与瘤共存
中西医肿瘤治疗

Coexistence with Cancer
Integrated Chinese and Western Medicine on Cancerous Diseases

主　编　　程井军　　莫音宏　　李　凌
　　　　　陈尚杰　　胡祥学
副主编　　王述菊　　曾佑祥　　卢永智
　　　　　张晓明　　闻后均

世界图书出版公司
西安　北京　广州　上海

图书在版编目（CIP）数据

与瘤共存：中西医肿瘤治疗/程井军等主编.—西安：世界
图书出版西安有限公司,2018.1(2018.6 重印)
ISBN 978 - 7 - 5192 - 4205 - 3

Ⅰ.①与… Ⅱ.①程… Ⅲ.①肿瘤—中西医结合疗法
Ⅳ.①R730.59

中国版本图书馆 CIP 数据核字(2018)第 017341 号

书　　名	与瘤共存：中西医肿瘤治疗	
	Yuliugongcun：Zhongxiyi Zhongliu Zhiliao	
主　　编	程井军　莫音宏　李　凌　陈尚杰　胡祥学	
责任编辑	胡玉平	
装帧设计	绝色设计	
出版发行	世界图书出版西安有限公司	
地　　址	西安市北大街 85 号	
邮　　编	710003	
电　　话	029 - 87214941　87233647（市场营销部）	
	029 - 87234767（总编室）	
网　　址	http://www.wpcxa.com	
邮　　箱	xast@ wpcxa.com	
经　　销	新华书店	
印　　刷	陕西奇彩印务有限责任公司	
开　　本	787mm×1092mm　1/16	
印　　张	20.25	
字　　数	450 千	
版　　次	2018 年 1 月第 1 版　2018 年 6 月第 2 次印刷	
国际书号	ISBN 978 - 7 - 5192 - 4205 - 3	
定　　价	86.00 元	

编　委

（按姓氏笔画排序）

王述菊（湖北中医药大学）

卢永智（武汉市黄陂区中医医院）

刘　彬（荆州市第一人民医院）

李　凌（宁波市第二医院）

吴　晴（华中科技大学校医院）

吴之平（武汉市武昌区水果湖街社区卫生服务中心）

陈友增（山西省晋中圣恩康复医院）

陈尚杰（深圳市宝安区人民医院）

张晓明（湖北中医药大学）

周　伟（湖北中医药大学）

胡祥学（湖北中医药大学）

闻后均（荆州市第一人民医院）

莫音宏（华中科技大学艺术教育中心）

高章远致（湖北中医药大学）

程井军（湖北中医药大学）

曾佑祥（武汉昌庆江南医院）

Foreword

前　言

　　肿瘤(tumour)是指机体在各种致瘤因子作用下,局部组织细胞增生所形成的新生物(neogrowth),因为这种新生物多呈占位性块状突起,因此也称赘生物(neoplasm)。

　　近年来恶性肿瘤呈现出发病率上升和年轻化两大趋势。人类为什么会患癌?肿瘤的发生,1/3 与吸烟有关,1/3 与饮食有关,1/3 与感染有关。从外因上说有物理因素、化学因素(人类癌症 80% 由外界环境因素引起,其中 90% 以上是化学致癌,如苯并芘、亚硝胺、黄曲霉菌毒素),生物因素(乙肝病毒致肝癌、乳头瘤病毒致宫颈癌、EB 病毒致鼻咽癌、幽门螺杆菌致胃癌)及环境污染;从内因上说有遗传因素、精神因素、免疫因素、不良生活方式。我国常见的九大肿瘤占恶性肿瘤的 90%,具体包括食管癌、胃癌、肝癌、大肠癌、鼻咽癌、肺癌、乳腺癌、宫颈癌、白血病,其他还有恶性淋巴瘤、脑瘤等。

　　我国的死亡谱依次为心脏病、脑血管疾病、癌症、糖尿病、抑郁症、呼吸道疾病、车祸、自杀。在部分地区,恶性肿瘤甚至高居榜首,与环境污染关系密切。中国的癌症预防迫在眉睫!

　　目前恶性肿瘤的三大常规治疗方法——手术、化疗和放疗,因其都无法根除肿瘤细胞,导致肿瘤再次复发或肿瘤细胞转移,且化疗和放疗还会损伤正常细胞,加重患者的痛苦,被专家们称为"只见肿瘤不见人""割韭菜式"疗法。

　　具体而言,手术被喻为肿瘤治疗的"破冰船"。外科手术治疗肿瘤已有相当长的历史。手术本身也具有两面性,它既是消除(降低)肿瘤负荷的有效手段,有时又有促进转移的倾向。因为手术难以清除微小肿瘤转移灶,且很多患者发现肿瘤时就已失去手术治疗的最佳时机。

　　化疗被喻为肿瘤治疗的"轰炸机"。肿瘤药物治疗作为一门较系统的科学,从 20世纪 40 年代逐步形成。化疗具体指应用化学药物治疗癌症,这些特殊的药物可杀灭肿瘤细胞,有时称为细胞毒药物。化疗存在诸多副作用,兹具体列举如下:

　　身体衰弱　　患者可出现疲乏无力、精神萎靡、出虚汗、嗜睡等。

　　免疫功能下降　　化疗药物可损害患者的免疫系统,导致免疫功能缺陷或下降。免疫功能指标如 E 玫瑰花环试验、CH50、C3、T 细胞亚群、NK 细胞活性、白介素 -2 等,在化疗后均可不同程度地较化疗前下降。大部分抗肿瘤化疗药物会有免疫抑制作用。

骨髓抑制 大多数化疗药物均可引起骨髓抑制,表现为白细胞和血小板下降,甚者红细胞、血红蛋白下降等。

消化障碍 食欲减退、饮食量减少、恶心、呕吐、腹胀、腹痛、腹泻或便秘等。很多化疗药物通过刺激胃肠道黏膜引发上述症状。

炎症反应 发热、头晕、头痛、口干、口舌生疮等。

心脏毒性 部分化疗药物可产生心脏毒性,损害心肌细胞,患者出现心慌、心悸、胸闷、心前区不适、气短等症状,甚至出现心力衰竭。心电图检查可出现 T 波改变或 ST 段改变等。

肾脏毒性 有些化疗药物大剂量可引起肾功能损害而出现腰痛、肾区不适等。

肺纤维化 环磷酰胺、长春新碱、博来霉素等可引起肺纤维化,胸片可见肺纹理增粗或呈条索状改变。对既往肺功能差的患者来说更为危险,甚者可危及生命。

静脉炎 绝大多数化疗药物的给药途径是静脉滴注,可引起不同程度的静脉炎,病变的血管颜色变成暗红色或暗黄色,局部疼痛,触之呈条索状。严重者可导致栓塞性静脉炎,发生血流受阻。

神经系统毒性 主要是指化疗药物对周围末梢神经产生损害作用,患者可出现肢端麻木、肢端感觉迟钝等,长春新碱、长春碱、长春酰胺、长春瑞滨等均可出现不同程度的神经毒不良反应。

肝脏毒性 几乎所有的化疗药物均可引起肝功能损害,轻者可出现肝功能异常,患者可出现肝区不适,甚者可导致中毒性肝炎。

膀胱炎 异环磷酰胺、斑蝥素、喜树碱等可使患者出现小腹不适或胀痛、血尿等一系列药物性膀胱炎症状。

研究结果表明,化疗缺乏对肿瘤杀伤的选择性。根据 Goldie-Coldman 假说及"一级动力学"理论,即使化疗周期持续下去,也不会把肿瘤细胞减至零。

放疗被喻为肿瘤治疗的"太阳能"。放疗就是放射治疗,指用射线消除病灶。自 1898 年居里夫人发现镭以后不久,镭即被用于治疗肿瘤。但放疗只是一种局部治疗手段,有其明显不足,主要表现在:对于肿瘤已经转移、扩散的患者,只能起到姑息性治疗作用,无法根治;放疗只对看得见的病灶起作用,无法杀灭血液、淋巴、体液里的肿瘤细胞及休眠的肿瘤细胞;放疗会降低人体免疫力,带来一系列全身功能紊乱与失调。

此外,细胞免疫疗法作为肿瘤治疗新方法逐渐引起医学界的关注,它指采集人体自身免疫细胞,经过体外培养,使其数量成千倍增多,靶向性杀伤功能增强,然后再回输至人体来杀灭血液及组织中的病原体、癌细胞、突变的细胞,打破免疫耐受,激活和增强机体的免疫能力,兼顾治疗和保健的双重功效。包含细胞因子诱导的杀伤细胞(CIK)疗法、树突状细胞(DC)疗法、API 生物免疫治疗、DC-CIK 细胞疗法、自然杀伤细胞(NK)疗法、DC-T 细胞疗法等。细胞免疫疗法的具体流程是用先进的血细胞分离机采集患者自身一定量的外周单核细胞;在 GMP 实验室里,分离单个核细胞置于培养瓶中,加入培养液和细胞因子刺激细胞活化增值;经过 7～14d 细胞培养,细胞数增至原有数量的几百到上千倍,免疫杀伤力增加 20～100 倍;采血后的 7～14d,开始回输 DC、CIK 细胞;经过多个疗程的治疗,有效杀灭患者体内肿瘤细胞,促进康复,改善患者的生活质量。

1992 年,美国 FDA 正式通过将生物免疫疗法视为癌症基本疗法之一的议题,该疗法在美国临床得到广泛应用。

2000 年,美国 Yamazaki 博士等在 *The Lancet* 杂志上报道了生物免疫疗法治疗肝癌的临床试验结果,结果显示该技术能够有效预防肿瘤的转移和复发。

2009 年 3 月,中国卫生部颁布的《医疗技术临床应用管理办法》中,将"自体免疫细胞治疗技术"纳入第三类技术进行管理,同时允许获得审批的医疗机构开展临床应用。

2011 年 4 月,CCTV《新闻联播》对生物免疫治疗技术进行了报道,指出生物免疫疗法治疗肿瘤取得重大突破,早期癌症 1/3 可治愈。

2011 年 10 月,法国科学家拉尔夫·斯坦曼因"发现树突状细胞及其在后天免疫中的作用"获得诺贝尔生理学或医学奖,标志着生物免疫治疗成为癌症治疗的新型疗法。

2012 年 3 月 6 日,中国卫生部正式将生物免疫治疗癌症纳入技术管理办法中。

2012 年 4 月 15 日,中国政府正式将生物细胞免疫治疗技术纳入医保,标志着生物免疫疗法正式进入国家医疗保障体系。

2016 年 4 月 12 日,某大学 21 岁学生魏则西因滑膜肉瘤病逝。他去世前在网上撰写治疗经过时称,在网上搜索出某医院的生物免疫疗法,随后在该医院治疗后致病情耽误,此后了解到,该技术在美国已被淘汰。该事件使得细胞免疫疗法受到广泛质疑。

如此看来,手术、化疗、放疗是肿瘤的三大常规治疗手段,能快速作用于肿瘤。然而手术对机体的损伤较大,且不能解决癌细胞转移的问题;放化疗有着严重的毒副作用,它们在杀死癌细胞的同时也会不可避免地损害正常细胞,降低人体免疫力。尽管这些手段也在不断改进,但都无法根除癌细胞,不能有效控制癌症的高复发率与高转移率,对患者 5 年存活率的提高收效甚微。肿瘤生物疗法目前可分为细胞治疗(用自身的细胞治自身的病)与非细胞治疗(如抗体、基因疫苗等治疗技术)两大类。其中,自体细胞免疫治疗技术目前还不成熟,仅被卫生部门限定在临床研究范畴。肿瘤的免疫治疗是以激发和增强机体的免疫功能,以达到控制和杀灭肿瘤细胞的目的。免疫疗法只能清除少量的、播散的肿瘤细胞,对于晚期的实体肿瘤疗效有限,其临床治疗的效果尚需进一步提高。

有鉴于此,我们提出以中医中药疗法为主导的"与瘤共存"理论,是指患者经过以中医中药疗法为主导的有效的抗肿瘤治疗后,常见的癌性症状(如出血、癌痛、咳嗽、吞咽困难等)消失,瘤体体积进一步缩小或不再扩大,癌细胞不再扩散,病情长期稳定并趋于好转,患者一般状况良好,可独立工作和生活;换言之,机体免疫保护功能大于肿瘤扩散能力,使癌细胞长期"静止""休眠",患者处于临床治愈的健康状态。

"与瘤共存"是中晚期癌症患者得以长期存活的出路,也是科研主攻方向;临床经验告诉我们,"与瘤共存"只有依靠全身有效的抗肿瘤治疗(非局部治疗)方能实现;中晚期癌症患者即使出现大量胸水、腹水或骨转移、肝转移等情况,如能及时进行有效的抗肿瘤综合治疗,大部分患者仍可长期与瘤共存。中医药防治肿瘤的具体机理在于中医中药疗法具有扶正固本、清热解毒、活血化瘀、软坚散结、化痰除湿等作用;中药或中西医结合治疗后,瘤体变软、缩小,甚至消失。

具体而言,中医药疗法治疗肿瘤作用如下:消积水——癌细胞如果侵犯脑膜、胸膜或腹膜之后,就容易形成脑积水、胸水或腹水。消癌肿——即消瘤体,瘤体可以变软、缩小,压迫症状减轻;多数患者瘤体明显缩小,部分患者瘤体消失。消癌痛——癌症到了晚期,或转移、扩散后,容易出现疼痛的症状,有的甚至是剧烈的疼痛。抗癌中药具有良好的镇痛效果,有的患者可以在短期见效。因为它是在杀灭癌细胞、消瘤体的基础上止痛的,因此具有高效性和彻底性。

根据笔者多年治疗肿瘤的临床经验,"与瘤共存"理论主要惠及如下恶性肿瘤患者:诊断为早期肿瘤的术前患者;手术后患者,可防止肿瘤转移复发;无法进行手术、放疗、化疗的中晚期患者;放疗、化疗失败的患者;放疗、化疗或生物免疫治疗配合中医药治疗的综合治疗患者。

2015年10月,从事中药研究多年的屠呦呦获得诺贝尔生理学或医学奖,为中医药走向世界指明了一条方向;习近平总书记指出,中医药学凝聚着深邃的哲学智慧和中华民族几千年的健康养生理念及实践经验。李克强总理曾讲到,"要集中优势力量开展疑难高发癌症治疗专项重点攻关",并指出,一些中药材治疗肿瘤的效果已经得到国际认可。因此,我们坚信以中医中药疗法为主导的"与瘤共存"理论必将为全世界肿瘤患者带来福音!

编 者

2018年1月

Contents

目　录

第一章 肿瘤学概论

第一节 肿瘤的流行病学

一、肿瘤流行病学概念

1. 定 义

肿瘤流行病学是研究肿瘤在人群中的分布规律、流行原因及预防措施的一门学科。

2. 任 务

肿瘤流行病学的主要任务是掌握癌情、探讨肿瘤的病因、预防肿瘤发生的措施及考核肿瘤预防措施的效果。

3. 研究对象

以群体为对象，而不是临床上的某个显性患者。肿瘤流行病学研究立足于总体，即观察的对象不仅限于临床的显性肿瘤患者和隐性患者，还包括处于癌前状态的患者。

4. 常用的流行病学研究方法

流行病学研究方法的分类目前有多种，从流行病学研究的性质来分，大致可分为描述流行病学研究、分析流行病学研究、实验流行病学研究及理论性研究四大类。描述流行病学研究主要有横断面研究、生态学研究等方法；分析流行病学研究主要有病例对照研究、队列研究等方法；实验流行病学研究主要有临床试验、现场试验、社区干预等方法；理论性研究主要有理论流行病学、流行病学方法研究等。

5. 肿瘤流行病学研究的资料来源

①肿瘤的登记报告，主要包括以人群或医院为基础的登记报告，是掌握肿瘤发病、死亡动态的一种基本方法。②肿瘤死亡回顾调查，是对既往居民死亡及死亡原因的调查。它可以在较短时间内获得关于较大地区内居民的死亡情况和死因全貌的资料，尤其对恶性肿瘤的流行病学调查有很大的帮助。③肿瘤患病情况调查，反映该地区恶性肿瘤发病水平和分布的特点。④肿瘤病理资料，在既无登记报告资料又无肿瘤普查资料时，病理诊断材料有时可提供有用线索。

6. 恶性肿瘤负担的描述指标

肿瘤发病率 是指一定时间内，某特定人群中某种恶性肿瘤新发病例出现的频率。计算发病率时，可根据研究疾病及研究问题的特点来选择时间单位，恶性肿瘤一般以年为时间单位，常以 10 万分率来表示。计算公式如下：

$$肿瘤发病率（/10 万）＝ \frac{一定时期某人群某恶性肿瘤新发病例数}{同期暴露人口数（10 万）}$$

肿瘤患病率　也称为现患率、流行率。是指在特定时间内，特定人群中某种肿瘤新旧病例数所占的比例。计算公式如下：

$$肿瘤患病率（/10 万）= \frac{特定时期某人群某恶性肿瘤新旧病例数}{同期观察人口数（10 万）}$$

患病率与发病率的区别表现在以下两个方面：①患病率的分子为特定时间内所调查人群中某种肿瘤的新旧病例数，而发病率的分子为一定时间内暴露人群中新发生的病例数。②患病率是由横断面调查获得的疾病频率，衡量肿瘤存在和流行的情况，是一种静态指标。而发病率是由发病报告或队列研究获得的疾病频率，衡量疾病的出现，为动态指标。

患病率主要受发病率和病程的影响。如果某地某病的发病率和病程在相当长的时间内保持稳定，则患病率、发病率和病程三者之间存在如下关系：

$$患病率 = 发病率 \times 平均病程$$

患病率升高和降低的意义视各种疾病的实际情况而定。如某种肿瘤的患病率增高，既可以是发病率真的增高，也可以是因治疗的改进使患者寿命延长所致。因此，患病率的资料要结合发病率、治愈率等方面的资料进行综合分析，才能做出正确的结论。

肿瘤死亡率　是指某人群在一定时期内死于某种肿瘤的人数在该人群中所占的比例。肿瘤死亡率是测量人群某种肿瘤死亡风险的常用指标。其分子为某种肿瘤的死亡人数，分母为该人群年平均人口数。计算公式如下：

$$肿瘤死亡率（/10 万）= \frac{某人群某年某恶性肿瘤死亡例数}{该人群同年平均人口数}$$

构成比与率的区别　构成比说明某一事物内部各组成部分所占的比重或分布，常以百分数表示，构成比的分子部分包括在分母内，因此，构成比不能说明某事件发生的频率或者强度，不同地区、不同条件下的构成比不能当作率使用，这种构成比也不能相互比较。构成比的计算公式为：

$$构成比（\%）= \frac{某一组成部分的数值}{同一事物各组成部分的数值总和} \times 100\%$$

标准化率　在分析肿瘤发病/死亡率的动态变化或比较不同地区、单位、职业的肿瘤发病率时要考虑到人口的性别、年龄等其他因素构成的影响，即不同地区人群之间的发病/死亡率的比较必须经过标准化的处理方可进行。

二、恶性肿瘤的流行情况

恶性肿瘤是全球第三大死因。世界卫生组织（WHO）2002 年的统计资料表明，全球恶性肿瘤新发病例 1090 万，死亡人数 670 万，现患人数 2460 万。2005 年统计的恶性肿瘤死亡人数已经上升至 760 万。解放军第 458 医院生物治疗中心调查研究认为，全球因恶性肿瘤死亡的人数已占总死亡人数的 12%，20 年后全球每年死于恶性肿瘤的人数将达到 1000 万，每年新增人数达 1500 万。此外，恶性肿瘤是造成全球 15～64 岁工作年龄人口死亡和伤残的第一位原因。

目前全世界发病率最高的恶性肿瘤是肺癌，每年新增患者 120 万，占肿瘤死亡的 17.8%；其次为乳腺癌，每年新增患者 100 万；随后依次为结直肠癌（94 万人）、胃癌（87 万人）、肝癌（56 万人）、宫颈癌（47 万人）、食管癌（41 万人）。其中危害最严重的为肺癌、胃癌和肝癌，分别占恶性肿瘤死亡的17.8%、10.4%和8.8%。

20世纪70年代我国的全人口、全死因回顾性调查和90年代的1/10人口死因回顾性抽样调查，基本摸清了我国人群的肿瘤死亡分布情况和变动趋势，使我国的肿瘤防治工作置于科学的基础之上，而我国特有的多种肿瘤高发现场为我国的肿瘤防治研究提供了宝贵的资源并能与世界共享。我国的肿瘤高发现场有：鼻咽癌—广东中山市、四会市；食管癌—河南林州、河北磁县、四川盐亭；胃癌—山东临朐、山东栖霞；肝癌—江苏启东、广西梧州；肺癌—云南个旧；宫颈癌—山西襄垣、山西阳城、陕西略阳；肠癌—浙江嘉善。

据1990—1992年调查资料，我国以消化道肿瘤死亡为主。男性肿瘤死亡的前四位是胃癌、肝癌、肺癌、食管癌，女性肿瘤死亡的前四位是胃癌、食管癌、肝癌、肺癌，与发达国家的肿瘤谱截然不同。1973—1992的20年间，肿瘤死亡上升了12%（校正率），占死因的17.9%，居死因第2位。在我国的大中城市，近年来可见肺癌、乳腺癌发病在上升。

据估计，2000年我国恶性肿瘤新发病例200万左右，死亡人数150万左右，现患病例300万左右。20世纪70年代以来，我国恶性肿瘤死亡率呈明显上升趋势。由于主要影响因素是人口年龄结构的变化与暴露于不良生活方式及环境的人口基数过大，未来的20~30年，我国癌症死亡率将继续上升。我国农村癌症死亡率的上升趋势明显高于城市，在农村高发区，癌症的危害尤为严重，值得重视。

20世纪70年代我国恶性肿瘤死亡依次为胃癌、食管癌、肝癌、肺癌及宫颈癌；90年代死亡依次为胃癌、肝癌、肺癌、食管癌及结直肠癌；而到2000年，恶性肿瘤死亡顺位为肺癌、肝癌、胃癌、食管癌及结直肠癌。可以看出，我国正处于由发展中国家高发癌谱向发达国家高发癌谱过渡的时期，已经形成二者共存的局面，使癌症防治的难度加大。

我国应该重点预防的癌症依次为肺癌、肝癌、胃癌、食管癌、结直肠癌、乳腺癌、宫颈癌及鼻咽癌，以上肿瘤合计占恶性肿瘤死亡的80%。当前在肝癌、胃癌、食管癌等死亡率居高不下的同时，肺癌、结直肠癌、乳腺癌等有明显上升趋势。恶性肿瘤的防治是最重要的公共卫生问题之一。

三、全球恶性肿瘤的发病现状及趋势

癌症是全球发病和死亡的主要原因，2012年约有1400万新发癌症病例和820万例癌症相关死亡。预计今后20年新发病例数将增加约70%。2012年，男性5种最常见确诊的癌症依次为肺癌、前列腺癌、结直肠癌、胃癌及肝癌。女性5种最常见确诊的癌症依次为乳腺癌、结肠直肠癌、肺癌、宫颈癌和胃癌。大约1/3的癌症死亡源自五种主要行为和饮食危险因素：高体重指数、水果和蔬菜摄入量低、缺乏运动、使用烟草及饮酒。烟草使用是最重大致癌危险因素，它导致了全球约20%的癌症死亡，以及全球约70%的肺癌死亡。如乙肝病毒和丙肝病毒及人乳头瘤病毒（HPV）等致癌感染导致的死亡病例在低收入和中等收入国家多达20%。全世界每年逾60%的癌症新病例发生在非洲、亚洲、中美洲及南美洲，这些地区约占全世界癌症死亡病例的70%。在未来20年中，估计每年癌症病例将由2012年的1400万上升到2200万。

癌症是一组可影响身体任何部位的多种疾病的通称，使用的其他术语为恶性肿瘤和赘生物。癌症的一个定义特征是快速产生异常细胞，这些细胞超越其通常边界生长并可侵袭身体的毗邻部位并扩散到其他器官，后者被称之为转移。转移是癌症致死的主要原因。

癌症是全球主要死亡原因之一，在2012年造成了820万人死亡。癌症的主要种类为肺癌（159万例死亡）、肝癌（74.5万例死亡）、胃癌（72.3万例死亡）、结直肠癌（69.4万例死亡）、乳腺癌（52.1万例死亡）及食管癌（40万例死亡）。从恶性肿瘤的发病情况分析，肺癌一直高居首位。

全球恶性肿瘤流行现状应该得到大家的关注，据预测，2020年全球恶性肿瘤新发病例将达2000万，死亡病例将达到1200万。癌症将成为人类健康的第一杀手，并成为全球最大的公共卫生问题。

癌症是由什么引起的？ 癌症源自一个单细胞。从一个正常细胞转变为一个肿瘤细胞要经过多阶段过程，通常从癌前病变发展为恶性肿瘤。这些变化是一个人的基因因素和三种外部因素之间相互作用的结果，这些外部因素包括：物理致癌物质，例如紫外线和电离辐射；化学致癌物质，例如石棉、烟草烟雾成分、黄曲霉毒素（一种食品污染物）和砷（一种饮水污染物）；以及生物致癌物质，例如由某些病毒、细菌或寄生虫引起的感染。

WHO通过其下属的国际癌症研究机构（IARC）进行致癌因素分类。老龄化是癌症形成的另一个基本因素。癌症发病率随年龄增长而显著升高，极可能是由于生命历程中特定癌症危险因素的积累，加上随着一个人逐渐变老，细胞修复机制在有效性上具有走下坡路的倾向。

癌症的危险因素 吸烟、酗酒、不健康饮食及缺乏身体活动在全世界范围内都是主要的癌症危险因素。一些慢性感染也是癌症的危险因素，在低收入和中等收入国家具有主要影响。乙肝病毒、丙肝病毒和一些种类的人乳头状瘤病毒可分别增加罹患肝癌和宫颈癌的风险。感染艾滋病毒可大大增加患癌症的风险，如宫颈癌。

四、我国恶性肿瘤的发病现状及趋势

1. 时间分布特征及趋势

我国恶性肿瘤发病率总体呈上升趋势，发病率以年均3%～5%的速度递增。部分登记地区1988—2007年恶性肿瘤发病率无大的波动，呈现一定的上升趋势。2004年我国恶性肿瘤发病率为250.03/10万，中国人口标化率（中标率）为138.98/10万；2005年发病率为258.39/10万，中标率为140.46/10万；2006年发病率为273.66/10万，中标率为146.52/10万；2007年发病率为276.16/10万，中标率为145.39/10万。从以上数据可以看出，2004—2007年恶性肿瘤发病率总体趋势是上升的，中标率变化幅度小，没有明显上升趋势。

2. 癌谱分布

我国癌谱呈现新的特征，既有发达国家又保留发展中国家的双重特征，即出现恶性肿瘤发病的"双重负担"局面。2000年我国恶性肿瘤发病率居前5位的是肺癌、肝癌、胃癌、食管癌、结直肠癌，2004年为肺癌、胃癌、肝癌、食管癌、乳腺癌，2005年为肺癌、胃癌、肝癌、结直肠癌、乳腺癌，2006 年为肺癌、胃癌、结直肠癌、肝癌、乳腺癌，2007 年为肺癌、胃癌、结直肠癌、肝癌、乳腺癌。从上述资料可以看出，肺癌一直处于癌谱首位，胃癌一直处于癌谱较高位置，即 2004 年后一直居第 2 位，结直肠癌的癌谱位置不断攀升，而肝癌在癌谱中位置下降。肺癌 1988—2005 年发病率以每年 1.63% 的速度增加，2000—2005 年间肺癌的新发病例增加了 12 万。乳腺癌发病率上升较快，河北省磁县 1991—1995 年乳腺癌发病率为 5.17/10 万，1996—2000 年为 8.51/10 万，2001—2005 年为 9.07/10 万，15 年间女性乳腺癌发病明显上升。我国乳腺癌发病率 2008 年达 21.6/10 万。Ziegler 等估计到 2021 年发病率将达 85/10 万。我国的结直肠癌发病率呈快速上升趋势，江苏省启东市 1978—2002 年结直肠癌发病率呈明显上升趋势；香港肠癌世界标化发病率 1983—2006 年增加了近 20%，粗发病率增加了 190%。胃癌 20 世纪 90 年代后期发病率开始下降，启东市胃癌 1978—2005 年发病率的标化率下降趋势比较明显。中国南部是世界上鼻咽癌发病率较高的地区之一，20 世纪 90 年代鼻咽癌的发病率开始下降，到 2008 年鼻咽癌发病率占恶性肿瘤的 11%，男性发病率为 2.8/10 万，女性为 1.9/10 万。然而，恶性肿瘤在不同性别间发病癌谱的变化趋势不同。1998—2002 年男性发病率前 5 位的肿瘤分别为肺癌、胃癌、肝癌、食管癌、鼻咽癌；而女性发病率前 5 位的肿瘤为乳腺癌、食管癌、胃癌、肺癌、肝癌。2004 年男性恶性肿瘤发病率居前 5 位的是肺癌、胃癌、肝癌、食管癌、结肠癌，女性为乳腺癌、肺癌、胃癌、肝癌、食管癌。2005—2007 年男性和女性发病率居前 5 位的恶性肿瘤每年相同，即男性为肺癌、胃癌、肝癌、结直肠癌、食管癌，女性为乳腺癌、肺癌、结直肠癌、胃癌、肝癌。可以看出，2000 年后肺癌和乳腺癌分别是男性和女性恶性肿瘤的首位病因。

3. 区域分布特征

（1）恶性肿瘤城乡分布特征

2005—2007 年每年城市恶性肿瘤发病率居前 3 位的均依次是肺癌、结直肠癌和胃癌，在农村则依次是胃癌、食管癌和肺癌。

（2）恶性肿瘤地区分布特征

我国几种常见的恶性肿瘤地区分布各具特色。肺癌主要高发于大城市，如上海市、大连市、广州市、海门市肺癌发病率居首位。值得注意的是云南省宣威市、个旧市和富源县是世界肺癌几个高发地区之一，病因有其特殊性。结直肠癌和乳腺癌的高发地区为上海市，上海市 1973—2005 年结直肠癌男女性标化发病率均呈明显上升；乳腺癌 1980 年后其标化率持续稳定上升，年度变化百分比（APC）增长达 3.38%。2006 年上海市结直肠癌和乳腺癌分别居全国发病的首位和第 2 位，结直肠癌发病率为 53.92/10 万，乳腺癌为 35.64/10 万。鼻咽癌好发于中国南方，在我国鼻咽癌以广东省发病率最高。广州市、四会市、中山市是鼻咽癌的高发地区，2006 年这几个地区鼻咽癌发病率居全国前几位，分别为 14.84/10 万、25.89/10 万、17.95/10 万。河北磁县、江苏扬中市和四川盐亭县的食管癌高发。磁县 1974—2002 年男性食管癌平均发病率为 140.13/10 万，女性 95.66/10 万；扬中市 1991—2002 年食管癌发病率为 82.44/10 万；盐亭县 1969—2003 年食管癌居首位。胃癌的地区间分布差异很大，高发地区主要集中于苏中里下河及长江以北区域，扬中市 1991—2002 年胃癌发病率为 109.69/10 万，占全部恶性肿瘤发病的 40.81%，2006 年胃癌发病率居于我国首位，为 146.3/10 万。江苏省启东市是我国肝癌高发区，肝癌是严重危害当地人民健康的首位恶性肿瘤，2006 年发病率位居全国首位，为 116.03/10 万。山西省阳城县宫颈癌的发病几十年来始终居高不下，而且有向年轻化发展的趋势，2006 年在我国发病率最高，为 37.44/10 万。

4. 人群分布特征

不同性别恶性肿瘤发病特征　我国恶性肿瘤发病率男性高于女性。2000 年男性恶性肿瘤发病率为 209.2/10 万，女性为 133.6/10 万；2005 年男性恶性肿瘤发病率为 210.8/10 万，女性为 140.6/10 万。WHO 统计，2008 年我国恶性肿瘤男性年龄标化率为 211.0/10 万，女性为 152.7/10 万。

不同年龄恶性肿瘤发病特征　癌症是一类与衰老有关的疾病，其发病率随年龄增加而升高。1997—1999 年上海市区 64% 的肿瘤患者为 60 岁以上老年人，研究显示上海市区老年人较常见的恶性肿瘤分别为肺癌、胃癌、肝癌和乳腺癌，而这些癌症正处于癌谱前几位，这可以解释老龄化可能是造成总体恶性肿瘤发病率升高的重要因素之一。2003—2007 年间全国肿瘤登记地区 0～44 岁组、45～54 岁组、55～64 岁组、65～74 岁组及 75 岁以上组的癌症发病率依次递增。

（1）影响我国恶性肿瘤发病时间趋势的原因

我国恶性肿瘤发病率上升，主要原因是人口的增长和老龄化。在过去的 50 年间，中国人口大幅度增长，从 20 世纪 50 年代的 5.5 亿增加到 2000 年的 12.4 亿，预测到 2020 年我国人口将达到 14.3 亿。老年人口占总人口的比例稳步增长，1990 年为 8.6%，2000 年为 10.1%，预测到 2025 年为 19.5%，而 2050 年将达到 29.9%。从发病机制而言，癌症是名副其实的分子病或基因病。如果若干关键基因的变异发生在生殖细胞阶段，此种癌症即为遗传性。大多数癌症呈散发性，各种关键基因的变异均发生于体细胞，这些癌症的发生与环境因素及生活方式密切相关，癌症的发生 1/3 与吸烟有关、1/3 与营养因素有关，其余 1/3 则与感染、职业暴露及环境污染等有关。

（2）影响我国恶性肿瘤发病癌谱变化的原因

吸烟、体质指数、心理因素、既往呼吸系统疾病史、家族肿瘤史可以解释我国城市约 78% 的肺癌发病原因。2002 年我国吸烟率为 24.0%，其中男性 50.2%，女性 2.8%，吸烟人数大约为 3.5 亿，居世界之首。此外，空气污染与肺癌发病有关，过量摄入油脂、动物脂肪、胆固醇和酒精增加了肺癌的发病风险。乳腺癌和结直肠癌发病率上升主要与经济发展带来生活方式的改变有关，如趋向西方化的生活方式、高脂低纤维饮食、运动量降低及由此导致的超重肥胖等。大量流行病学研究发现，西方的高脂肪低纤维饮食与肠癌的发生有密切关系；晚婚、晚育、生育数量的减少，甚至不育，也增加了乳腺癌的发病风险。肝癌发病率上升，主要是人口老龄化造成的，随着老年人口的增加，即使肝癌年龄别发病率稳定，甚至在低年龄组肝癌发病率有所下降的情况下，肝癌的粗发病率也将继续保持升高的趋势。胃癌和食管癌发病率下降的主要原因是社会、经济、生活水平的提高，卫生条件的改善，教育水平的提高，使得与感染和营养缺乏有关的恶性肿瘤发病率下降。

（3）影响我国恶性肿瘤区域分布的原因

癌症的城乡分布说明，在城市，与现代生活方式密切相关的癌症高发，在农村，与贫困、缺医少药等因素相关的癌症仍然高发。经济发达地区肺癌高发的原因相似，以上海为代表，烟草在上海的流行仍十分严重。目前男性吸烟率为 61.8%，女性为 1.2%，且青少年吸烟率有增长趋势。云南省宣威市与富源县肺癌发病特点及原因具有相同之处，即女性发病率高，室内燃煤污染是主要危险因素，当地人群遗传易感性是内在因素；云南个旧地区是肺癌点状高发区，矿粉和炼厂烟尘中高浓度的放射性气体氡及其子体和含垢中矿尘多种金属、非金属元素的协同作用是肺癌高发的原因。上海市结直肠癌和乳腺癌的高发主要与静坐的生活方式、肥胖和膳食结构变化有关，30% 以上的上海居民采取静坐的生活方式，超重率达 31.0%，肥胖率达 9.2%。20 年来上海市居民的膳食结构也发生了很大变化，畜肉类等动物性食物在膳食中所占的比重越来越大，谷类食物在膳食中的比重逐渐减少，油脂和食盐消费过多，蔬菜水果消费仍不高。广东鼻咽癌高发主要与 EB 病毒感染有关，遗传、吸烟、厨房与居室未分开则是四会市鼻咽癌发病的危险因素，进食含有亚硝酸胺类致癌物的咸鱼与广州市鼻咽癌密切相关，而且在儿童期越年幼进食则相对风险越大。四川省盐亭县食管癌高发与食用长时间浸泡的霉烂泡菜，饮用不清洁的地面水和大石缸装水有关，因为其中硝酸盐和亚硝酸盐含量高；同时与饮酒、吸烟、饮茶及热食嗜好有关。河北省磁县食管癌高发与饮用的地下水中硝酸盐、亚硝酸盐和亚硝胺的含量较高有关。苏中里下河及长江以北区域内胃癌的高发主要与进食速度快、喜食烫、辣食、肿瘤家族史等因素有关。江苏省启东市肝癌高发的危险因素有 5 个，即乙型肝炎史、直系亲属肝癌史、饮水类型、十年前住房油烟较多及精神压抑。HPV 感染是山西省阳城县宫颈癌发病的主导因素。

（4）影响人群分布特征的原因

疾病分布性别差异的主要原因是生活方式、职业差异及社会支持不同导致的暴露和接触致病因素机会大小不同。老年人恶性肿瘤的高发主要由于老年人身体内环境出现了变化，其特征是机体实质脏器的萎缩伴有功能降低，还表现为免疫衰退的 T 细胞活化受损、细胞免疫功能缺陷，所以老年人易患肿瘤。老年癌症患者是癌症患者中一个特殊的群体，而且随着老龄化的加速，这个群体还将不断扩大，年龄已成为恶性肿瘤发生的最大危险因素。

综上所述，我国恶性肿瘤的发病率日趋增高，严重影响了人们的存活质量和期望寿命，造成了人力和社会资源的损耗，还给患者及其家庭带来了不可估量的精神损失。我国经济、社会、环境和生活方式发生快速变化，人口结构也快速向老龄化转变，癌谱出现了新特点，既有发达国家又保留发展中国家流行特征的"双重负担"，这必将对经济、社会及家庭产生重要影响。恶性肿瘤防治是一项需要全社会参与的系统工程，要针对我国恶性肿瘤的流行特征，借鉴国内外经验，降低我国癌症发病率，减轻疾病负担。

五、肿瘤的预防与控制

无论在发达国家还是发展中国家，恶性肿瘤的危害都不容忽视，由于人口的老龄化等原因，使得恶性肿瘤增长的趋势不减，恶性肿瘤的预防与控制已经成为世界各国无法回避的公共卫生问题。

在环境因素致癌的理论提出后，人们发现 80% ~ 90% 的肿瘤是由环境因素造成的，包括生活方式、膳食、社会经济和文化等。因此从理论上说大部分肿瘤人类是可避免的。已有的研究表明，癌症的死亡中 1/3 与吸烟有关，1/3 与不合理膳食有关，其余 1/3 与感染、职业暴露及环境污染等有关，仅 1% ~ 3% 为遗传因素所致。这种定量的估计为癌症的预防与控制提供了明确的思路。

WHO 提出的"1/3 肿瘤患者可预防，1/3 肿瘤患者可治愈，1/3 肿瘤患者可延长生命、提高存活质量"是对肿瘤预防与控制工作的高度概括，也是肿瘤防治工作为之努力的目标。

恶性肿瘤的三级预防措施如下：

（1）肿瘤的一级预防

即病因学预防，指对一般人群消除或降低致癌因素，促进健康，防患于未然的预防措施。有效的预防措施包括以下几个方面：

戒烟　吸烟与肺癌等癌症的因果关系已被全球多次流行病学研究所确定，提供了迄今为止人类预防癌症的最好机会，并为若干发达国家的实践所证实。控制吸烟可减少大约 80% 以上的肺癌和 30% 的总癌死亡。据报道，20 世纪 90 年代美国男性肺癌的发病及死亡率的下降趋势带动了 90 年代美国肿瘤的总发病及死亡率也呈下降趋势，归功于大规模的戒烟。

合理膳食　膳食的作用具有普遍性，研究的焦点主要集中于膳食内脂肪和维生素的摄入。食用大量蔬菜和水果，会减少某些肿瘤的发生。

节制饮酒　饮酒会诱发许多肿瘤，主要有咽、口腔、食管肿瘤，并与吸烟具有协同作用。

免疫接种　已明确证实 HPV 与女性子宫颈癌的发生有关、乙肝病毒（HBV）可增加原发性肝癌的风险。由 WHO 资助的抗 HBV 感染的疫苗接种预防新生儿乙型肝炎进而降低肝癌发生的试验已在江苏省启东市进行了 18 年。HPV 疫苗预防子宫颈癌已经进入Ⅲ期临床试验。

防止职业致癌因素　如防止工作环境中的电离辐射、石棉等。

健康教育和健康促进　把已知的肿瘤危险因素、保护因素通过各种形式、途径告诉广大群众，使他们建立合理的饮食习惯、健康的生活方式等。

（2）肿瘤的二级预防

即发病学预防，指对特定高风险人群筛检癌前病变或早期肿瘤病例，从而进行早期发现、早期预防和早期治疗，其措施包括筛查和干预试验。

宫颈癌筛查　宫颈涂片已取得了广泛的认同，是降低宫颈癌死亡率的首选方法。高危性 HPV 检测目前在许多国家已开始用于高风险人群筛查。

乳腺癌筛查　在拍片技术比较高的条件下对乳房拍片，可降低乳腺癌死亡率，此外还应向群众教授乳房自检。

结直肠癌筛查　大便隐血（FOB）筛查早期结直肠癌，乙状结肠镜普查可明显降低死亡率。

胃癌普查　胃癌的内镜筛查在日本已取得成功，使早期胃癌的发现率超过 40%。

食管癌早期诊断和治疗　河南省林县开展的内镜下碘染色＋指示性活检筛查食管癌取得了良好的效果。检查发现的食管上皮重度不典型增生/原位癌可采取内镜黏膜切除、氩离子凝固治疗等微创治疗，效果良好。

（3）肿瘤的三级预防

肿瘤患者防止复发，减少其并发症，防止致残，提高存活率和康复率，以及减轻由肿瘤引起的疼痛等措施，如三阶梯止痛、临终关怀等。

第二节　肿瘤的中医发病机制

一、中医体质与肿瘤

恶性肿瘤是严重威胁人类健康的一种重大疾病，由于目前的医学对于恶性肿瘤缺乏有效的预防和控制手段，肿瘤的发病率逐年攀升，死亡率居高不下。因此，对于恶性肿瘤的研究，不管中医还是西医，谁能先得到突破，谁就能领先。尽管中医药在延缓肿瘤发展、改善生活质量、延长存活时间等方面具有鲜明的特色，在某些方面具有一定的优势，但一直未能取得明显的突破。

1. 中医对肿瘤认识的现状

中医药对于肿瘤的认识源远流长，可以追溯到殷商时期。历代医家根据临床实践，从不同角度对肿瘤进行了积极的探索研究，留有大量的医籍文献。一般认为，肿瘤是由于瘀滞、痰凝、毒聚、正虚而形成，即肿瘤是在人体正虚的状态下，由瘀、痰、毒等结聚而成。然而，肿瘤的生成，可能与痰、瘀、毒的作用有关，但绝不能等同于痰、瘀、毒等病理产物。因此，有人提出"癌毒"之说，指出"癌毒"是恶性肿瘤之本。但对于"癌毒"的形成、阴阳属性、发病机制及其临床治则等认识仍很模糊。说明目前中医对肿瘤的认识并没有真正触及肿瘤的实质，离解决肿瘤问题还有很长的路要走。

2. 中医治疗肿瘤中存在的问题

在肿瘤的治疗方面，我国从20世纪50年代开始对治疗恶性肿瘤的古代秘方、验方、单方进行发掘、整理；进入20世纪60年代以后，在现代医学的影响下，对大量的中草药进行体外、体内试验、筛选，进行有效成分的提取、分离及合成，取得了一定的疗效和成果。

但大多数肿瘤早期患者没有其他任何症状，也无舌脉的异常，既无瘀滞、痰凝、毒聚、正虚之象，也难以分辨其寒、热、虚、实，因而"无证可辨"。因此，临床上很多人就采用"辨病治疗"，只要是肿瘤，就用活血、散结、化痰、解毒之法，然后再加上几味现代研究具有抗癌作用的中药。这种方法在临床上固然可能取得一定的疗效，但多数情况难以解决根本问题。在肿瘤中晚期，由于癌瘤消耗机体大量的营养物质，浸润破坏器官的结构和功能，并可发生转移，对机体造成严重影响，出现多器官、多系统症状。往往出现瘀、痰、毒互结，寒、热、虚、实夹杂的局面。面对如此众多的症状，与初期"无证可辨"相反，而是"证多难辨"。总之，对于肿瘤的"辨病治疗"忽视了辨证，"辨证治疗"又难以把握精准，有时加入的抗癌药从中医理论的角度来看，甚至很不协调。在治疗中"只见肿瘤不见人"，忽视了肿瘤生长的"土壤"。因此，如何突破早期"辨证"困难，抓住晚期的"主证"方向，进行有效辨治，是中医肿瘤辨治面临的重要临床问题。

3. 肿瘤发病与中医体质

中医体质学提出，体质现象是人类生命活动的一种重要表现形式，它是由先天遗传和后天获得所形成的、个体在形态结构和功能活动方面所固有的、相对稳定的特性，与心理性格具有相关性。中医体质学说是以中医理论为主导，研究各种体质类型的生理、病理特点，并以此分析疾病的反应状态、病变的性质和发展趋向，指导预防和治疗的学说。中医学的各项学说中包含大量关于体质的理论，王琦等著的《中医体质学说》把这些理论加以总结和发展，开始形成中医学的体质学说。中医体质学说提出：形成不同体质的因素有先天、年龄、性别、精神、生活条件及饮食、地理环境、疾病、体育锻炼、社会因素等。体质因素与发病具有很强的相关性，个体体质的特殊性往往导致对某种致病因子或疾病的易感性。疾病的性质和病理过程，与患者的体质关系密切。疾病的演变往往取决于机体内部阴阳矛盾运动的倾向性，其中包括机体平素阴阳盛衰、阴阳动静等情况和趋势，由此而规定病势发展和阴阳、表里、寒热、虚实的八纲类型。根据中医基本理论，结合临床体质调查，提出了平和质、气虚质、阳虚质、阴虚质、痰湿质、湿热质、血瘀质、气郁质及特禀质九种临床体质分型设计。临证必须注意素禀特点、年龄长幼、男女之别、生活条件、地区差异等体质因素，重视体质与治病求本的关系，认识体质是同病异治、异病同治的重要物质基础，以及体质差异与针刺和药物的耐受性、反应性的关系，体质与用药宜忌的关系等。中医体质学说还认为，探讨体质的本质应与研究阴阳学说、脏腑经络的实质相结合，与探讨八纲和机体反应性的关系相结合。

王琦教授所列中医九种体质如下：

平和质——健康派

总体特征：阴阳气血调和，以体态适中、面色红润、精力充沛、不易生病、吃得好、睡得好、心情好等为主要特征。

占人群比例：32.75%。男性多于女性，年轻人多于老年人。

常见表现：面色、肤色润泽，头发稠密有光泽，目光有神，鼻色明润，嗅觉通利，唇色红润，不易疲劳，精力充沛，耐受寒热，睡眠良好，胃纳佳，二便正常，舌色淡红，苔薄白，脉和缓有力。

心理特征：性格随和开朗。

对外界环境适应能力：对自然环境和社会环境适应能力较强。

平和体质若不注意后天调养，亦可变为偏颇体质。

气虚质——气短派

总体特征：元气不足，以疲乏、气短、自汗等气虚表现为主要特征。

占人群比例：12.71%。以西部和东北地区多见，无业和重体力劳动者多见。

形体特征：肌肉松软不实。

常见表现：平素语音低弱，气短懒言，容易疲乏，精神不振，易出汗，舌淡红，舌边有齿痕，脉弱。

心理特征：性格内向，不喜冒险。

发病倾向：易患感冒、内脏下垂等病；病后康复缓慢。

对外界环境适应能力：不耐受风、寒、暑、湿邪。

阳虚质——怕冷派

总体特征：阳气不足，以畏寒怕冷、手足不温等虚寒表现为主要特征。

占人群比例：7.9%。以东北地区和女性多见。

形体特征：肌肉松软不实。

常见表现：平素畏冷，手足不温，喜热饮食，精神不振，舌淡胖嫩，脉沉迟。

心理特征：性格多沉静、内向。

发病倾向：易患痰饮、水肿、泄泻等病；感邪易从寒化。

对外界环境适应能力：耐夏不耐冬；易感风、寒、湿邪。

阴虚质——缺水派

总体特征：阴液亏少，以口燥咽干、手足心热等虚热表现为主要特征。

占人群比例：8.89%。以西部地区和年轻人多见。

形体特征：体形偏瘦。

常见表现：手足心热，口燥咽干，鼻微干，喜冷饮，大便干燥，舌红少津，脉细数。

心理特征：性情急躁，外向好动，活泼。

发病倾向：易患虚劳、失精、不寐等病；感邪易从热化。

对外界环境适应能力：耐冬不耐夏；不耐受暑、热、燥邪。

痰湿质——痰派

总体特征：痰湿凝聚，以形体肥胖、腹部肥满、口黏苔腻等痰湿表现为主要特征。

占人群比例：6.28%。以单位领导和男性多见，生活安逸的中老年人多见。

形体特征：形体肥胖，腹部肥满松软。

常见表现：面部皮肤油脂较多，多汗且黏，胸闷，痰多，口黏腻或甜，喜食肥甘甜黏，苔腻，脉滑。

心理特征：性格偏温和、稳重，多善于忍耐。

发病倾向：易患消渴、卒中、胸痹、高脂血等病。

对外界环境适应能力：对梅雨季节及湿重环境适应能力差。

湿热质——长痘派

总体特征：湿热内蕴，以面垢油光、口苦、苔黄腻等湿热表现为主要特征。

占人群比例：9.88%。以南部和东部地区多见，学生和商人多见。

形体特征：形体中等或偏瘦。

常见表现：面垢油光，易生痤疮，口苦口干，身重困倦，大便黏滞不畅或燥结，小便短黄，男性易阴囊潮湿，女性易带下增多，舌质偏红，苔黄腻，脉滑数。

心理特征：容易心烦急躁。

发病倾向：易患疮疖、黄疸、热淋等病。

对外界环境适应能力：对夏末秋初湿热气候，湿重或气温偏高环境较难适应。

血瘀质（冠心病、卒中）

常见表现：肤色晦暗，色素沉着，容易出现瘀斑，胸闷胸痛，口眼歪斜，半身不遂，口唇黯淡，舌黯或有瘀点，舌下络脉紫黯或增粗，脉涩。

气郁质——郁闷派

总体特征：气机郁滞，以神情抑郁、忧虑脆弱等气郁表现为主要特征。

占人群比例：8.73%。以年轻人和"林黛玉"式的女性多见；

形体特征：形体瘦者为多。

常见表现：神情抑郁，情感脆弱，烦闷不乐，舌淡红，苔薄白，脉弦。

心理特征：性格内向不稳定、敏感多虑。

发病倾向：易患脏躁、梅核气、百合病及郁证、失眠、抑郁症、神经官能症等。

对外界环境适应能力：对精神刺激适应能力较差；不适应阴雨天气。

特禀质——过敏派

总体特征：先天失常，以生理缺陷、过敏反应等为主要特征。

占人群比例：4.91%。多为遗传所致。

形体特征：过敏体质者一般无特殊表现；先天禀赋异常者，或有畸形，或有生理缺陷。

常见表现：过敏体质者常见哮喘、风团、咽痒、鼻塞、喷嚏等；患遗传性疾病者有垂直遗传、先天性、家族性特征；患胎传性疾病者具有母体影响胎儿个体生长发育及相关疾病特征。

心理特征：随禀质不同情况各异。

发病倾向：过敏体质者易患哮喘、荨麻疹、花粉症及药物过敏等；遗传性疾病如血友病、唐氏综合征等；胎传性疾病如五迟（立迟、行迟、发迟、齿迟和语迟），五软（头软、项软、手足软、肌肉软、口软），解颅，胎惊等。

对外界环境适应能力：适应能力差，如过敏体质者对易致过敏季节适应能力差，易引发宿疾。

体质与疾病和健康有着密切的关系。肿瘤作为人类的重大疾病也与体质有着密切的关系。首先，所有"慢性"病患者必然有明显的、发病前就长期存在的生理异常（形态异常或功能的太过或不及），就是我们常说的"素体"。这种生理异常是疾病发生的基本因素之一（内因），大多是体质性的。肿瘤作为一种慢性疾病，其发生并不是在病因的作用下即刻发生的，而是要长期暴露在高危因素下，从正常到癌前病变然后再到癌变这么一个较长的过程。因此，肿瘤的发生是一种体质性的变化；其次，不同体质类型与疾病关系的研究揭示了疾病发生发展的内在本质规律。不同体质类型决定了对某种致病因素或疾病的易感性，决定了疾病的证型，甚至决定了疾病的传变与转归。如某些肿瘤呈现地域、人种分布；或者在相同环境下，有的人发生肿瘤，有的人不发生。这些均从另一侧面反映了肿瘤疾病发生中可能存在的体质因素。因此，中医体质学强调从患者体质特征的基础上寻找发病规律。认为人们不仅要从"病"与"证"的角度去认识疾病，而且还要以"人"为背景，从整体和本质上把握疾病。认为每个患者在病机、体质类型和疾病种类3个方面存在着差别。因此，只有把"审机论治""辨质论治"和"辨病论治"三者有机地结合起来，才可能使医者的诊治最大限度地符合患者的实际，从而获得最好的疗效。

4. 肿瘤疾病的中医体质研究概况

基于中医体质在疾病中的重要影响，近来有学者对中医体质与肿瘤疾病的关系进行了积极的探索。周小军等的研究表明，鼻咽癌高危人群体质以单纯气虚质为特点，初诊鼻咽癌患者体质以热和瘀为特点，放疗1年后鼻咽癌患者体质以气虚质夹热、夹瘀及夹湿为特点。雷叶雁的研究结果提示，病理体质"阳虚质""痰湿质""湿热质""气郁质"可能是乳腺癌发生的危险因素，其中"阳虚质""气郁质"者共占乳癌人群的45.7%。体质指数与广州市女性乳腺癌发病的关系研究显示，随着体质指数的增加，已闭经的妇女患乳腺癌的风险增高，肥胖与乳腺癌的关系密切，表明控制体重的增加对预防女性乳腺癌发生具有重要作用。从这些研究来看，虽然还不够系统及规模化，但这些都是现代医家从中医体质方面研究肿瘤做出的一种不懈努力，启发了我们从中医体质角度对肿瘤进行研究可能会有更多的收获。

综上所述，中医药治疗肿瘤有着悠久的历史，积累了丰富的经验，具有一定的疗效，但仍不能完全解决肿瘤问题。要想进一步提高中医治疗肿瘤的疗效，不仅要寻找更为有效的方药，而且还要在认识上有新的突破，更要敢于跳出现有的理论框架、超越某些固有的经验，建立新的认识体系。中医体质学是从中医学的角度，对人类的体质现象进行研究，它有机地使中医理论与现代科学相结合，深化了中医对人类生命、健康和疾病的认识，拓宽了中医诊疗的思维模式，带动了整个中医诊疗体系的创新，必将为中医对肿瘤的研究带来新的曙光。

二、经络与肿瘤

经络纵横交错，遍布全身，是人体内运行气血的通道。经络系统是由经脉与络脉相互联系、彼此衔接而构成的体系。经络系统通过经气的活动，调节全身各部的机能，运行气血、协调阴阳，进而使整个机体保持协调和相对平衡。机体感受外邪、正气亏虚、起居不慎、情志受伤、饮食不节等，使经络受损、毒瘤阻滞经络，经络不通，气血壅滞，癌瘤积聚而成有形之肿块。本文从肿瘤的经络发病机制以及经络的治疗作用，阐述经络与肿瘤的密切关系，进一步明确经络在肿瘤治疗中的作用。

1. 肿瘤的经络发病机制

（1）古典文献对肿瘤经络发病机制的认识

肿瘤在中医古籍主要见于"癥瘕""积聚""肝积""乳岩""石瘿"等。其发生是以外感六淫、饮食不节、起居不慎、内伤七情等外因与内因因素相互作用为前提的，《灵枢·九针论》就指出："四时八风之客于经络之中，为瘤病者也。"《诸病源候论》亦云："肿之生也，皆由风邪寒热邪气，客于经络，使血涩不通，壅结皆成肿也。"《济生方》说："过餐五味，鱼腥乳酪，强食生冷果菜，停蓄胃脘……久则积结为癥瘕。"外感邪气阻滞经络致经络运行受阻久则成块，恣食生冷，膏粱厚味等损伤脾胃，脾失健运，痰湿内生，邪毒蕴结为肿块癌瘤，《灵枢·百病始生》中"起居不节，用力过度，则络脉伤……则并合凝聚不得散而积成矣。"指出起居不节使得经络损伤久成癌肿，气郁通过经络会让人体某一部位阳气怫郁，阻滞经络，经络不畅，久之变生癌毒，导致该部位的肿瘤。

（2）当代中医对肿瘤经络发病机制的认识

现代中医界多数人认为肿瘤的发生多与正气内虚、感受邪毒、七情怫郁、饮食损伤等因素相关。其基本病机是脏腑功能失调、气滞痰凝、瘀毒搏结。经络的作用主要有"联系脏腑、沟通内外，运行气血、营养全身，抗御病邪、营养全身"，由于感受外邪或者是经络系统自身亏虚，则使机体整体的功能活动紊乱，机体内外环境交流受阻，气血津液运行受阻，机体营养受限，正气亏虚，无力抗邪，病理产物积滞于经络而易成癌瘤。

刘永惠等认为由于机体正气亏虚、六淫外邪内侵等因素容易导致脏腑虚损，进而痰饮内停，气血壅滞，日久郁积成块，最终形成病理产物阻滞脉络，导致脏腑功能紊乱，气机失调，机体气血损耗而正气亏虚，经络之气机不畅，机体的局部微环境气血功能紊乱受阻，毒瘤积聚于经络之中成为有形之肿块。肿瘤的发生，是由于机体正气虚弱，外感邪毒侵入，使得机体的阴阳平衡失调，脏腑经络功能紊乱，导致经络痰食气血壅滞，日久积聚而成有形之实邪肿块。马玉宝等从经络与现代医学理论中的基因与电生理入手，与时俱进地把祖国医学与现代医学生物理论结合，进一步阐明由于经络生物电位的变化，导致机体微环境的变化，微环境即相当于络脉系统，使内环境失去协调统一，最终使抑癌基因失活，原癌期转化为癌基因。经络阻滞、癌瘤毒邪侵蚀机体，以及现代医学中放化疗法在肿瘤患者中的运用，除出现肿瘤自身病症外，还出现肿瘤的并发症，如疼痛、气虚、血瘀、乏力、呕吐、头晕等。

2. 经络治疗法在肿瘤治疗中的运用

经络系统是由经脉与络脉相互联系、彼此衔接而构成的体系，经脉包括十二经脉、奇经八脉，以及附属于十二经脉的十二经别、十二经筋、十二皮部，络脉包括十五络脉和难于计数的浮络、孙络等，经络系统本身构成机体的一个微环境，使得人体内部成为一个有机的整体，并通过经气的传导作用使人体内环境与外环境相联系，是人体通内达外的一个联络系统，使得机体与自然构成一个有机整体。经络通过"联系脏腑、沟通内外，运行气血、营养全身，抗御病邪、保卫机体"维持机体的正常功能活动，经络的治疗对肿瘤有较好的效果，可以改善症状、延长存活期、镇痛、减轻放化疗的不良反应。经络治疗法对肿瘤的治疗及肿瘤并发症的治疗，都具有重要的作用。

（1）经络腧穴的针刺和电针疗法在肿瘤治疗中的作用

运用中医基础理论，在人体腧穴上以不同的手法针刺操作，以达到防治与治疗疾病的目的的方法即为针刺疗法。电针法，即将针刺入腧穴得气后，在针具上接通接近人体生物电的微量电流，使针刺与电刺激相结合，达到防治疾病目的的方法。

对肿瘤自身病症的治疗作用　《灵枢·九针十二原》云："欲以微针通其经脉，调其气血，营其逆顺出入之会。"即指出了针刺腧穴后，通过疏通经脉、调理气血，进而治疗疾病。刺激不同归经的特定穴位，可以提高机体的免疫功能，改善癌症患者的症状。"关元"为小肠募穴，主治元气虚损等病症；"足三里"既为合穴，又为胃的下合穴，主治虚劳诸证，为强壮保健穴；"三阴交"主治脾胃虚弱诸证和阴虚等病症。这三个穴位主要为任脉、足阳明、足太阴经上的经穴，针刺可健脾益胃、协调三阴而提高机体的正气，当机体某个部位发生癌瘤病变时，医者可以根据不同部位肿瘤在其相应归经上的腧穴与其背俞穴上加以针刺，如肺癌时加肺经上的列缺、尺泽、内关及背俞穴肺俞等，肝癌时加肝经上的中都、太冲及背俞穴肝俞等，食管癌加天突、巨阙、膻中、鸠尾等，临床证明可以明显提高机体的正气，延长患者的存活期。马玉宝等认为，经气分布的变化使得趋癌倾向的产生而形成癌瘤，针刺经络腧穴可以重新调整经气的分布，使得经气的分布协调平衡，减轻趋癌倾向的发生从而预防和治疗肿瘤。孙德利等认为，针灸可以通过激活下丘脑—垂体—肾上腺轴及交感神经系统或者通过内源性阿片肽介导来调节免疫功能，使过强或过低的免疫功能恢复到正常水平，机体免疫功能的协调则有助于机体的功能恢复与肿瘤病症的减轻。孙德利等认为，肿瘤的发生发展与机体的免疫调节功能有着相互影响，并通过大量临床实践与实验室研究发现，针灸与肿瘤发病部位相关穴位，可以增强或者减低机体的免疫功能，对机体的免疫功能紊乱起着重要的调节作用。李永健等认为，针刺治疗肿瘤主要是根据机体气血经络的循行规律，来选取十四经络中相对应的经穴及阿是穴，激发机体经气的传感，针灸后可以提高机体免疫力，达到抗御肿瘤病邪的目的，缓解患者的病症痛苦。沈群认为，根据不同部位的肿瘤选用不同归经的特定穴位加以针刺，可以将刺激信号通过局部神经和外周感受器传入中枢神经系统，激活下丘脑—垂体—肾上腺轴及交感神经系统释放递质，进而使机体分泌细胞因子，调节机体的免疫机能，达到治疗肿瘤病症的目的。陆元庆等在肿瘤的顶部中心垂直刺入一枚毫针，然后在其四周呈 45°角向中心共刺入毫针 4 枚，刺入的 5 枚毫针都到达瘤体的中心位置，然后配合中药治疗甲状腺瘤 51 例，经过一段时间的治疗后，甲状腺瘤体基本消失，患者症状解除，其治愈率达到 74%。电针疗法，是将针刺入经穴得气后，在针具上通以接近人体生物电的微量电流，进而刺激人体经络腧穴的治疗方式。电针可以调整人体的生理功能，有促进气血循环、镇静、止痛、调整肌张力诸多作用。唐学正等在对电热针治疗浅表肿瘤 26 例临床观察的研究中，发现电热针有调整气血、疏通经络、解凝化瘀、软坚散结的作用，可以将热量集中于一定的区域，在肿瘤的病灶中心散热，而且电热针的温度也是可以调控的，可以以其最佳的温度刺激病变部位和人体整体，电热针在治疗肿瘤中可以以中医的理论进行辨证施治，可以在病变部位施治，或者是配合经络的循经取穴对肿瘤病症进行施治，除直接热效应外，同时也能够改变人体的免疫功能，增强机体的抗肿瘤能力，在观察的 26 例癌症患者中均取得了明显的疗效。

对肿瘤并发症的治疗作用 经穴有自身的治疗作用，膈俞主治贫血、血瘀诸证，血海为血之要穴，有活血之疗效，丰隆主治痰饮诸病证，阴陵泉为祛湿要穴，膻中主治气机不畅等病症，内关、中脘为止呕之要穴，针刺膈俞、丰隆、阴陵泉、膻中、内关、中脘等经穴可以活血化瘀通络、理气化痰、祛湿止痛、降气止呕，缓解肿瘤患者病症。安徽中医学院的苏雅等研究发现，针灸通过调节各组织器官、脏腑、经络的功能，可以改善人体内外的环境，提高人体的免疫力，控制肿瘤，改善肿瘤治疗相关副作用，使肿瘤患者病情稳定，提高患者的精神状态，进而改善癌因性疲乏。吕金胜等在中脘、内关、足三里三穴行针刺治疗的"胃三针"疗法，在防治肿瘤患者在化疗后所出现的恶心呕吐上取得了明显的疗效。

（2）艾灸经络腧穴在肿瘤病症中的作用

灸法属于温热疗法，主要是借助灸火的热力给予人体温热性刺激，通过经络腧穴的作用，达到防治疾病目的的一种方法。古籍中《医学入门·针灸》就记载："药之不及，针之不到，必须灸之。"说明了艾灸具有其独特的治疗作用。灸法可以起到温经散寒、扶阳固脱、消瘀散结、防病保健的重要作用。灸疗施灸的原料较多，但多以艾叶作为施灸的主要原料。

对肿瘤自身病症的治疗作用 书中就有灸法治疗肿瘤的记载，《外台秘要》第 23 卷记载着千金灸治疗瘰疬，并且指出了隔蒜灸可用于一切颈部瘰疬，用艾柱灸治疗唇癌（茧唇）。肿瘤的病机总与人体正气内虚及气滞血瘀痰积于经络有关，通过艾灸的温热之性施灸于肿瘤发生的人体部位及其归经，可以温经通络，活血化瘀，消瘀散结，达到调和机体阴阳、扶正固本、防病祛邪的作用，对肿瘤疾病可消散瘤体，起到标本兼治的作用。甘肃周海进等在乳腺肿块中央取穴及四周各一穴共五穴为主穴，配合足三里、阳陵泉、肝俞、太冲四穴，以艾条温和灸治疗乳腺增生症 52 例，结果证明该灸法对乳腺增生症有明显的治疗作用。

对肿瘤并发症的治疗作用　大椎、足三里、三阴交、膈俞、脾俞、肾俞、命门，采用隔姜灸，每天 1 次，连续灸疗 20d，休息 1 周后再行第二疗程艾灸，可以提高机体的正气，达到减轻化疗患者毒副作用的目的。大椎为手足三阳经与督脉之会，命门是十二经脉之根本，足三里为胃的合穴，其具有温阳建中的作用，在这些穴位上加桂鹿粉，掺和艾柱而灸之，每个穴位灸 5 壮，隔日 1 次，临床实践与实验室研究证明，对肿瘤患者在放化疗中所引起的白细胞减少症，能使患者的白细胞总数升高，有着很好的调节作用，起到了温阳补虚的作用，对患者的精神、食欲等症状有明显改善。侯新芳等通过临床及动物研究发现，艾灸组对患者放化疗毒副作用的减轻，减轻手术副作用，改善患者临床症状，提高机体的免疫力，艾灸可以直接提高免疫细胞的数量及提高其功能，可以调控肿瘤细胞相关基因的表达，其治疗作用是一种多层面、多方向、多靶点的治疗方法，对肿瘤患者有着很好的治疗作用。向田宏等在灸天冲穴治疗乳腺癌术后上肢运动受限的 1 例治疗中，发现在患者疗效最佳的右天冲穴施灸 15 壮后患者的上肢受限得到明显改善。夏玉卿等对电热针在治疗肿瘤的研究中，通过对 88 例不同程度的疼痛患者行电热针，治疗后患者疼痛缓解，有效缓解率达到 94.32%，经电热针治疗伴皮肤瘙痒的患者 79 例，缓解率达到 94.94%。

（3）穴位注射在肿瘤病症治疗中的运用

穴位注射是把具有治疗疾病作用的药水注入穴位，将针刺刺激和药物的性能及对穴位的渗透作用相结合以发挥综合效应，从而防止疾病的一种治疗方法。

对肿瘤自身的治疗作用　党东等认为穴位注射疗法是以中医基础理论的经络、腧穴、阿是穴的穴位效应，在其中注射相应的中西医药物，以促进人体经络、腧穴与药物的相互作用，达到穴位效应，药物的作用及针刺经络的物理刺激相结合"三位一体"的经络治疗疾病的方法。通过经穴对非小细胞肺癌疗效观察，根据经络辨证施治，以足三里、三阴交、肺俞为主穴，再根据患者的相关临床症状，加用配穴脾俞、胃俞、血海、膈俞、命门、丰隆、阴陵泉、合谷、曲池等。机体以气虚为主证，对主穴进行人参多糖注射，当机体以气阴两虚为主时，在主穴注射参麦注射液。气血不足则在主气血的相应经穴加以当归注射液；气滞血瘀则在血海、膈俞等予榄香烯注射液；脾肾阳虚，配穴脾俞、命门予以参附注射液，机体有相应的病症则配用相应的主治腧穴以相应的药物注射。陈毓芬等对原发性肝癌的针刺与穴位注射研究，以 20%~50% 的胎盘注射液注射入足三里、大椎、阿是穴，结合针刺穴位，发现对晚期原发性肝癌用穴位注射、针灸治疗综合中西药对症治疗，对肿瘤患者近期治愈及存活期的延长有重要的作用。

对肿瘤并发症的治疗作用　杜建华等以 1mg 的地塞米松注入双侧足三里作为治疗组，对照组则以传统的针刺治疗，以临床观察化疗后肿瘤患者的白细胞情况，发现治疗组的有效率为 100%，治疗组优于对照组，穴位注射法通过针刺腧穴可以调节经络气血及疏通经络，改善患者化疗后白细胞减少症，提高人体的免疫力，减轻肿瘤化疗后的毒副作用。刘文奇等通过双侧足三里注射甲氧氯普胺观察晚期肿瘤患者顽固性呃逆的疗效，研究发现其治疗的总有效率达 88.24%，可以有效地控制晚期肿瘤患者的呃逆。

（4）依据经穴的耳穴压豆与穴位敷贴在肿瘤治疗中的应用

早在 2000 多年前的医学帛书《阴阳十一脉灸经》就记述了"耳脉"，《灵枢·口问》云："耳者，宗脉之所聚也。"所以人体耳部与经络系统关系极为密切。手太阳、手阳明、手足少阳等经络都入耳中，足太阳、足阳明的经脉分别上行于耳前，至耳上角。六阴经，也都通过经别与阳脉相合，而与耳部相联系。按耳的解剖将耳部每个部位划分成若干个区，共计有 91 个穴位，各个分区与穴位又对应着相关经络与脏腑。耳穴压豆与穴位敷贴在肿瘤治疗中的应用主要在于对肿瘤并发症的治疗，减轻肿瘤患者放化疗的毒副反应上。杨利娟采用耳穴按压治疗化疗引起不良反应 32 例，其临床观察中以王不留行籽以胶布按经络学说及患者的相关症状按压于患者相应的耳穴，如耳尖主治发热、失眠等症状，主治腹痛、腹胀等病症，当肿瘤患者出现以上兼症则可予压豆治疗，隔时按压施治穴位。中医理论认为耳廓与人体脏腑有着密切的关系，耳穴按压可以刺激对应的穴位来调整脏腑功能，提高机体正气，以达到减轻癌症患者放化疗中的不良反应，结果显示总有效力达 93.75%。祝明池等对 66 例行化疗治疗的恶性肿瘤患者进行研究，平均分为对照组与研究组各 33 例，研究组取双侧足三里与内关穴行穴位敷贴，观察穴位敷贴后预防化疗患者呕吐的疗效，结果发现研究组中的总有效率达 97%，结果提示，对化疗的恶性肿瘤患者行穴位敷贴可有效防止呕吐的发生。在肿瘤患者的相关经络腧穴上行中医耳穴压豆、穴位敷贴等治疗，对癌症患者病症有显著作用，对肿瘤自身病症的治疗主要在于提高人体的免疫力，提高正气抗御病邪的能力，进而有助于肿瘤患者的恢复。

3. 小 结

经络系统与肿瘤病症发生发展及病症治疗有着极为密切的联系，近些年来对于经络与肿瘤的相互关系、经络在肿瘤病症中的治疗取得了显著的疗效，日益受到了国内外医学界的关注。但是，肿瘤的发病机制与经络的相关性很多相关理论还处在初步探索阶段，具体经络与不同的肿瘤病症的具体联系还不十分明确，还有待于进一步的临床与实验室研究，使理论得以提升。另外，经络在肿瘤治疗中的辨证施治不完善，经络治疗方法在肿瘤病症中的临床具体运用还不规范，经络治疗在肿瘤中的运用还处于初级的起步阶段，经络及其腧穴的选取与具体的肿瘤尚未统一，经络系统各种治疗方式的选取与配合治疗还没有具体的指导。因此，今后的临床实践与实验室研究可进一步对具体经络腧穴与相应的肿瘤病症相对应，让经络治疗的选取在不同癌症病症上有具体理论的指导，以便使经络系统在癌症的治疗与改善肿瘤患者的症状方面具有良好效果。

三、中医痰瘀与肿瘤

中国古代文献和中医典籍中很早就有关于肿瘤的记载，"癌"字最早出现在宋代的中医文献中，当时的医家直接看到体衰患者的晚期癌块，表面高低不平，质地坚硬，状如岩石，因而命名为"癌"，在此之前，生于体内的肿瘤，不论良性、恶性概称之为"癥瘕""积聚"，以下就痰瘀与肿瘤的理论基础及临床应用进行探讨。

1. 理论基础

（1）病因病机

病因为情志郁结、寒邪外袭以及病后体虚等以致肝脾受损、脏腑失和、瘀血内停、津液停聚。病机主要是人体正气虚弱、脏腑功能失调、血瘀津停、痰瘀互结。痰是人体水液代谢障碍所形成的病理产物，瘀血是体内血液运行不畅而形成的致病因素，两者作为病理因素又可作用于人体而形成致病因素。《灵枢·百病始生》篇中记载："厥气生足挽，挽生胫寒，胫寒则血脉凝涩，血脉凝涩则寒气入于肠胃，入于肠胃则腹胀。腹胀则肠外汁沫迫聚不得散，日以成积……肠胃之络伤，则血溢于肠外，肠外有寒，汁沫与血相搏，则并合凝聚不得散，而成积矣。"这是《内经》中明确提出的"积"乃气滞血瘀津聚而成。朱震亨在《丹溪心法》中谓"诸病皆由痰而生凡人身上、中、下有块者，多是痰""在中为痰饮，在右为食积，在左为死血"。痰与瘀血相互搏结是形成积聚、癥瘕的主要病机。笔者认为痰毒和瘀血作为病理因素在疾病进展中的相互关联（痰瘀相关）基于祖国医学"津血同源"这一基本理论。由于气血津液在生理上的密切相关性，痰可阻碍血液的运行而致瘀；瘀也可阻碍水液，津液的输布而致痰，互为因果，因而构成了痰瘀同源的必然性，共同构成了肿瘤形成的基本病机。脏腑功能障碍，升降出入失常，气滞血瘀，痰气交搏，痰瘀互结，络脉不畅，肿块内生，癌症乃成。

（2）转移关键

恶性肿瘤的转移是一个极其复杂的病理过程，受多种因素的影响。肿瘤转移是恶性肿瘤细胞脱离其原发肿瘤，通过各种转移方式，到达继发组织或器官得以继续增殖生长，形成与原发肿瘤具有相同性质的继发肿瘤的全过程。原发性肿瘤转变成浸润性肿瘤，直至发生远处转移，要发生多次的间质和基膜组织的降解以及血管的内渗、外渗等。肿瘤转移需要两个条件：第一是扩散，第二是在新的部位停留。而痰瘀正好符合这两个条件。痰乃体内津液输布失常，水湿凝聚而成，具有皮里膜外、全身上下，无处不到的特点。而瘀是体内血液运行迟滞，瘀滞状态。在肿瘤的发生发展过程中，六淫、七情、虚实寒热皆可导致人体脏腑功能失调，气血津液运行失常，若津液停蓄，积水成饮，饮凝成痰，痰阻气机，血不得生，又不得畅，脉络瘀阻，痰夹瘀血，形成肿物。可见，痰瘀是肿瘤转移的必要条件。王文萍提出了肿瘤转移的"痰毒流注"理论，以痰为基础，强调细胞间质中"痰毒"在肿瘤转移过程中的重要性。朱曾柏认为，恶性肿瘤的形成，以及发病后转变险恶，大都与痰毒有着密切的关系。根据"顽痰怪症""怪病责之于痰"等理论，认为痰由津液转化而成，痰毒凝聚成癌成瘤。

2. 临床表现

痰瘀形成并停滞体内，久留不去，则易变生各种疾病。与肿瘤相关的临床表现常可见到先痰后瘀、痰瘀互结的征象。笔者临床上观察各种肿瘤晚期患者舌苔变化，多见青紫舌，舌面多伴有瘀斑瘀点，舌苔厚腻。在血液循环方面，恶性肿瘤时常伴有高黏血症，即血液处于浓、黏、聚状态以及血液凝固性增高，而这些血液循环的变化不仅是血瘀证的特点，也是痰证的特点。临床上肿瘤转移之初多为无形之痰，不易诊断，与痰邪致病的隐匿性相似。痰的许多其他特性，如病因的多因性、因果性，致病的遏阳性、凝滞性、流动性、阻塞性、严重性，症状的广泛性、特异性、重浊性，均与肿瘤转移发病机制、预后极为相似，说明肿瘤转移中有痰的因素。临床肿瘤转移患者体表常见肿块，肿块固定不移，凹凸不平，刺痛，拒按，夜间痛甚，贫血，舌有瘀点、瘀斑，脉可见沉涩或结代，以及肌肤甲错，面色爪甲黯淡或青紫等瘀的表现，表明肿瘤转移中有瘀的因素。治疗方法基于对痰瘀互结在肿瘤发生中的认识，许多医家在肿瘤的治疗中亦往往化痰不离祛瘀，祛瘀不忘化痰，将祛瘀与化痰药配伍运用，使瘀消痰化而积除。临证用药中，三棱、莪术、川芎、当归、丹参、赤芍、土鳖虫、乳香、没药、穿山甲、红花等活血化瘀药常与制半夏、制南星、海藻、昆布、瓦楞子、夏枯草、浙贝母、土茯苓、山慈菇等化痰散结药同用。川芎嗪、苦参碱对肿瘤细胞与内皮细胞黏附因子表达（如 CD44、CD49）有明显影响。猪苓、薏苡仁、泽泻、半夏、山慈姑、瓜蒌、前胡、马兜铃、杏仁等祛湿化痰散结的中药，均被发现有较强的抗肿瘤活性，薏苡仁成品制剂康莱特注射液被广泛应用于临床，具有祛痰化湿作用的刺五加，其根茎的提取物有抑制大鼠肉瘤及库克瘤的转移扩散作用。以固涩燥湿的五倍子、明矾提取物进行局部注射，可使纤维结缔组织增生包裹，具有抗直肠癌转移的作用。三参冲剂对裸鼠肿瘤转移模型进行抑制的实验显示，其对肿瘤细胞与内皮细胞的黏附有明显的抑制作用，其机制可能是明显抑制 CD44、CD49 黏附因子的表达，其中成分苦参，即为祛痰湿的中药。祛痰湿类药物、活血化瘀类药物均具有不同程度的抗肿瘤效应，但作用环节不同，相互配伍能产生药效互补，发挥协同作用。综上所述，化痰祛瘀法治疗恶性肿瘤有较坚实的理论基础，化痰与祛瘀可使水津和血液得以正常运行和输布，从而达到治疗之目的。同时现代中药药理对化痰祛瘀药物的研究又为化痰祛瘀法治疗恶性肿瘤提供了有力的依据，因此化痰祛瘀法是治疗恶性肿瘤的基本大法，应贯穿于治疗的全过程。

　　谌玉佳等对肿瘤患者舌象进行研究发现痰瘀互结是肿瘤发生发展的重要机制。研究表明，肺癌（18.5%）、乳腺癌（18.9%）发病率最高，其中中老年共 423 例（占 83.4%），各类肿瘤发病平均年龄均为 45 岁以上，与《2013 年中国肿瘤登记年报》显示的数据一致。肺癌是肿瘤发病率最高的癌症，其次是乳腺癌，老年发病率与死亡率较高。老年组的暗舌、裂纹舌、舌下静脉迂曲所占比例较青中年组比例明显增加，提示老年人体内瘀滞状态较重。《灵枢·营卫生会》指出："壮者之气血盛，气道通，营卫气血行，木失其常……老者之气衰，气道、气血运行不畅。"老年气血阴阳亏虚，气虚血运不畅，体内气血不通，久成瘀滞。中医学理论认为，随着年龄增大，其正气愈虚，机体的防御功能减弱，故易受致癌因素的作用。王鹤等表示老年人群最容易患癌症，主要是由于三方面原因：致癌因子的累积作用，免疫功能下降，组织细胞易感性增高。本研究中暗舌（平均 77.7%）、白腻苔（平均 36.3%）、齿痕（平均 55.2%）、胖大舌（平均为 50.9%）及舌下脉络迂曲（平均 61.9%）占到了相当的比例，说明脾虚湿盛、痰凝血瘀为肿瘤患者的基本病机。提示临床用药应注意温补脾肾、祛湿化痰及活血化瘀药物的应用。淡红舌（14.2%）、薄白苔（35.1%）、正常舌大小（41.6%）等正常舌象也占一定比例，提示舌诊在肿瘤的中医诊断具有重要地位，但并非绝对准确，仍要辅助其他诊断手段协助应用。具体而言，各肿瘤类型舌色以暗舌为主，其中淡红舌中以乳腺癌比例最高（26.0%），与乳腺癌早期治疗有关。紫暗舌中肝胆恶性肿瘤所占比例（13.9%）最高，与其他学者研究一致，提示肝癌的病理机制可能与瘀血关系更为密切。陈泽霖等对 1046 例肿瘤患者进行舌象观察，发现肝癌组有 50.0% 为紫暗舌，吴俊德观察 250 例，发现紫暗舌中以肝癌所占比例（33.33%）最高。提示临床治疗肝胆恶性肿瘤可通过辨证适当加用活血化瘀的中药。化疗使肿瘤患者暗舌比例增加明显，尤其是紫暗舌，且化疗后则多见瘀斑及齿痕舌，说明化疗后机体气血运行不畅，瘀滞状态加重，临床上应在化疗后注重改善体质，使机体气行血畅。肿瘤患者舌形与年龄、性别、治疗等因素有关。对舌形研究发现男性裂纹舌多于女性，老年裂纹舌比例增加。此结果与其他学者研究一致。

裂纹舌多因血虚失养、阴液亏虚所致。张国红等认为裂纹舌与内分泌紊乱、某些慢性病有关，与年龄成正相关，机体营养不足，舌吸收营养能力降低，造成代谢障碍而引起裂纹舌。因此，老年人营养吸收功能减弱，裂纹舌比例增加。脾胃为后天之本，对裂纹舌患者应加用补益脾胃中药，增强机体消化吸收功能。恶性肿瘤患者齿痕舌出现率高（55.2%），其中以乳腺癌、肺癌、结直肠癌、胃癌所占比例较高。徐文均等通过观察326例癌症患者舌象，发现舌体胖大兼齿痕者比例高。齿痕舌多由脾虚不能运化水湿，以致水湿内停，舌体胖大，受牙齿挤压而形成齿痕。齿痕主脾虚或湿盛。化疗后齿痕舌较多见，这是由于化疗药为有毒药物，易损伤脾胃，脾胃功能受损，不能运化水湿，气血生成无源，气血亏虚，导致齿痕舌的产生。这也可以解释化疗期间患者多出现恶心呕吐等消化道反应，因此，在化疗期间，更应顾护脾胃功能。本研究发现女性点刺舌的发生率（6.5%）高于男性（2.3%）。但不同肿瘤类型的点刺舌总体分布无差异。点刺舌主热证，提示脏腑阳热亢盛，或血分热盛。赖思宏等和周幸来等观察到妇科肿瘤患者出现点刺舌的概率高于其他疾病。认为女性易情志不畅，导致肝郁气滞而抑郁，气郁化火而动怒，故易心火上炎出现点刺舌。在治疗中应注意调畅情志，协助治疗。舌苔乳腺癌薄白苔比例最高（47.9%），说明机体仍有胃气，正气未虚。剥腻苔中胃癌比例（21.1%）最高，脾胃为先天之本，脾胃功能受损，胃气衰败或胃阴枯竭，胃气不能蒸化水谷之气上承以续生新苔，且痰浊未化导致剥腻苔。白腻苔以肝胆恶性肿瘤所占比例（50.0%）最高，提示痰饮水湿是肝胆恶性肿瘤的重要病例产物。

总之，舌象的状况，是临床立法处方的重要依据之一。肿瘤患者以暗舌、白腻苔、齿痕、胖大舌及舌下脉络迂曲为主，裂纹舌所占比例亦较高，提示肿瘤患者以脾虚湿重、痰瘀互阻为主要病机，临床用药应顾护脾胃，切不可妄用清热解毒等大寒药物损伤脾阳，同时应使气血调畅，使机体重新达到新的阴阳平衡。

3. 治疗原则

由此看来，在肿瘤发病机制方面，痰瘀学术思想不容忽视。许多医家认识到"手术非但伤正，确有如割韭菜之嫌""放化疗损伤阴阳，徒伤正气"，痰瘀理论指导于肿瘤临床治疗确有效验。在痰瘀学术思想指导下，通过中医四诊相参来把握宏观辨证，经过宏观与微观、辨证与辨病相结合，采取"扶正不忘痰瘀毒邪、融化痰瘀莫忘清阳之气"的临床思路综合治疗肿瘤的经验总结如下。

（1）**宏观辨证，认识肿瘤基本病机**

中医认为肿瘤的基本病机是：缘其长期正气虚损，犹其肝之疏泄功能低下而致阴阳俱损、气不运湿而津败为痰为饮，久之则败津入络导致津血浑浊，痰瘀互结；痰瘀乃正气败坏之物，其毒越大则益加狂越无制，最易上穿下侵，伤害脏腑、筋骨百骸。终致阴阳两伤，气血俱损。正气衰竭，阴阳绝离，升降出入废弛，危在旦夕。

（2）**微观辨病，谨守病机制宜原则**

针对肿瘤的中医治法，在认识了病因之后，务必要谨守病机，重视情志、特别是六淫等致病因素，验之临床，坚持辨证与辨病相结合，以改善患者的整体功能状态为根本治疗目的。医家临证，必求其本，知犯何逆。本于阴阳水火，究其系何受损，了解正气受损程度，以扶正气；其次了解百脉外败津、百脉内痰瘀、无论脉外痰浊还是脉内痰瘀，皆属于正气败坏之物，正气败坏即有毒也。知其毒邪盛衰，以权衡拟方配伍；务必掌握肝之疏泄功能减弱程度，明确脾胃之功能目前状态，加强清阳之枢的功能，方可恢复脾胃运化之功，必须懂得木能固土，亦可松土之理，肝脾同治，以固根本；根据实际临床所需，或扶正祛邪并重；或扶正为主，祛邪为辅；或祛邪为主，扶正为辅；或先着重健脾胃，以开化源，改善脾胃功能，以利于食物和药物之吸收。同时对五脏虚损以补为法，对六腑以通为用。机动灵活地掌握治理痰瘀五大法则，通经活络，软坚散结，痰瘀同治，贯穿于始终。故强调："凡癌肿者，皆属于死精败津凝聚而成，其性黏滞不爽，缠绵难愈，久而久之，堆积成岩，由柔变硬，坚硬如石也。故治疗癌症，最忌破血。殊不知破血无益，反伤正气也。"

在用药方面，经全面准确辨证后，在益气、养血，或滋阴，或温阳基础上，投以软坚散结、通经透络、痰瘀同治、理气止痛之品，可达到抑制肿瘤细胞生长，限制肿瘤病灶扩大、逐渐将有形之积，由坚硬变软化、由大变小，甚或逐渐被融化于无形之中。所拟方药，方大、药专、定向、力宏。及时掌握变化，药随证转，顺病势而易。

总之，用药物调动患者体内之正气，加强脏腑功能，提高机体的免疫功能，抑制癌细胞生长和扩散程度，延长患者存活时间是最终治疗的目标。在这里必须指出的是，治疗各种大病和恶病，主张在辨证施治同时，必须加深患者睡眠，提高睡眠质量是加强肝进行修复自身免疫的可靠保障。

（3）手术伤正，术后需中医药扶正

在实际临床中常常遇到一些患者已经进行过手术、化疗、放疗等方法治疗，本来西医这些治疗方法就容易损伤正气，患者深感痛苦时，才转求中医治疗，面对此种现状，首先要加强扶理正气，调整阴阳，补益气血。在扶正气同时，切切牢记，虽然把局部肿瘤已切割掉，但潜伏于百脉中的痰瘀毒邪未清。痰瘀尚存，极易复发或转移。所以，要以扶正为主，继续清剿痰瘀毒邪为辅。并熟知某肿瘤最易转移何脏何腑或筋骨百骸之方向，随证加入部分防止转移之品。中医药要发挥中医之长，提高机体免疫功能，辅以解毒散结清化痰瘀之品，使余邪无处藏身，从整体观念出发，在具体临床治疗实践上采用"扶正固本"的治疗方法，改善患者的存活质量尽最大可能减轻放、化疗给患者带来的伤害。特别是在防止转移和复发方面可起到不可替代的良好作用。

手术伤正即行肿瘤切除术之后，正气必然受到损伤，阴阳损伤，气血俱亏，患者多见神疲乏力、肢软懒言，头晕目眩，面色萎黄或苍白少泽，唇甲色淡，纳呆少食等症状表现，此时，可重用参术芪归，兼以疏肝理气如补中益气汤、归脾汤等益气健脾养血，以复清阳之源之功；待一身清阳之气渐复，适当加用软坚散结、清化痰瘀毒邪之品，培补清阳之气是手术之后肿瘤患者的首选治法。

（4）化疗伤阳，中医药宜温补阳气

《素问·生气通天论》说："阳气者，若天与日，失其所则折寿而不彰。"从《内经》的病理观看，阳失所化，五脏气机不通则死。五脏贮藏精气，并源源不断地将清阳之气来充养整个机体，以维护生命代谢所需。任何一脏气失所化，气机不通，都会使整体协调关系遭受破坏，导致气血营运废止，精微不藏不布，代谢中断，生命终结；犹其肝主一身疏泄之功，肝乃一身清阳之枢尤为重要。

《内经》还强调，气、血、寒湿、毒等积聚与阳失气化，寒邪侵袭有密切关系。如《灵枢·百病始生》说："积之始生，得寒乃成，厥乃成积。"《灵枢·水胀》亦说："寒气客于肠外，与卫气相搏，气不得荣，因所有系，癖而内著，恶气乃起息肉乃生。"由此可见，在治疗各种癌症放化疗后，所必须重视温补肝肾之阳的严肃性以及加强清阳之海不断得到温煦的重要性。

"化疗伤阳"指患者发病后行化疗，或手术之后复予化疗防止病灶转移，所致化疗后患者除有程度不同的气虚外，尚有白细胞下降、恶心欲吐、畏寒易感冒、损伤肝脾之阳和肾阳等的表现，用药时则在辨证基础上加用吴茱萸、嫩桂枝、巴戟天、川花椒、附子、干姜、人参、鹿角粉等。对胃纳欠佳，服中药困难者，常以方作散，少量冲服，取效较好；对于中药中之精品细料的应用，此法更为适宜。共同作用使肝脾肾之阳渐充，有些患者带瘤存活也不失为成功之举。

（5）放疗伤阴，中医药莫忘填精益髓

《素问·阴阳应象大论》说："阴静阳躁，阳生阴长，阳杀阴藏。阳化气，阴成形。"张景岳在《景岳全书》中解释为："阳动而散，故化气；阴静而凝，故成形。"精血津液为有形的精微物质，皆由元阴所成，故又称阴液，它们之中贮存着能量。

如《素问·阴阳离合论》指出："阳予之正，阴为之主。"王冰解曰："阳施正气，万物方生。阴为主持，群形乃立。"张景岳解释为："阳正其气，万化乃生。阴主其质，万形乃成。《易经》曰：'乾知大始，坤作成物。'大抵阳先阴后，阳施阴受，阳之轻清未形，阴之重浊有质，即此之谓。"进一步阐明阴气是物质之根本。

"放疗伤阴"即放射线照射疗法用于头颈面等部肿瘤的治疗如鼻咽癌等，使用后患者多见一派阴虚内热之象，如口干咽燥，心烦易怒，心神不宁，大便秘结，口渴欲饮等，在辨证基础上可用生脉散、青蒿、地骨皮、银柴胡、北沙参、金石斛、增液汤等。阳气可急固阴精则难以速生，故填精益髓之法当需守方继进，同时兼顾中阳，方能阳布阴施。

（6）急则治标，疏肝畅达气机疗癌痛

不通则痛，痛则不通。气血凝滞，痰瘀互结，是肿瘤共同的病理特点，故癌性疼痛当急则治标，疏肝畅气。肝主一身之气机，气机畅达，痰瘀融化，则百脉中气机条达也。在辨证方药中，临床大家最喜用荔枝核、绿橘叶、炒枳壳等品。验之临床疗效颇佳。

四、情志与肿瘤

近年来，在肿瘤的病因学研究中，社会心理因素日渐受到重视，社会心理因素在中医学中属于情志因素的范畴。多数肿瘤患者，在发病前的较长一段时间即处于不良的情志刺激中，情志异常是肿瘤发病的危险因素。发病后，由于对疾病的恐惧和对生命的担忧，使得这种不良的情绪日渐加重，成为影响治疗、加重病情的不利因素。传统中医学与现代医学关于情志因素对于肿瘤类疾病的影响均有相关论述，为明确情志因素对肿瘤发病及治疗的影响，探讨如下。

1. 恶性肿瘤患者普遍存在情志异常

恶性肿瘤患者在发病前后普遍存在一定程度的心理、情志异常，心理、情志因素与肿瘤的发病存在直接相关性。在肿瘤发病前，多数患者已经有较长时间的情志异常史，情志异常是肿瘤发病的危险因素。王如跃等运用临床心理评定量表（LES、SDS）对中国香港妇科肿瘤患者进行病前和病后调查，发现妇科恶性肿瘤组在病前3个月至1年内的生活事件总频数、负性事件频数、精神紧张总值及负性精神紧张总值均显著高于良性肿瘤组，而妇科恶性肿瘤患者病后抑郁程度均显著高于对照组及良性肿瘤组，提示社会心理因素与妇科肿瘤关系较大。葛春芳等通过对1088例已经确诊恶性肿瘤患者的病前精神状况进行调查，发现肿瘤发病前2年存在精神创伤者为782例，占71.88%。在肿瘤确诊后，由于患者自身对疾病的悲观绝望和对前途的担忧消沉，使得情志异常问题在肿瘤患者人群中显得更加突出和普遍。有研究指出，恶性肿瘤患者中，有抑郁表现的占40%，有焦虑症状的占13%～33%。早期肿瘤患者中，20%～30%会出现人格适应障碍，如失眠、疲劳、情绪低落等。晚期肿瘤患者中，23%可出现意识丧失、幻觉等。呼健等利用症状自评量表（SCL-90）对61例恶性肿瘤患者进行测试，并与全国常模进行比较。结果显示恶性肿瘤患者的总分、总均分、阳性项目数及躯体化、抑郁、焦虑、恐怖等因子分值均显著高于国内常模，提示恶性肿瘤患者不仅有躯体疾患，而且还存在不同程度的心理障碍。王磊通过发放"七情问卷表"的方式对79例癌症患者进行测试，结果显示79例癌症患者均存在过激情志，其中表现过怒情志者有51例（64.56%），为情志异常之首。吴艳林等通过采用SCL-90量表对住院恶性肿瘤患者148例进行调查，结果发现恶性肿瘤患者躯体化、强迫、抑郁、焦虑、恐怖、精神病性因子等均高于正常人。可见，情志异常在恶性肿瘤患者中具有普遍性，长期的情志异常不仅会影响患者的生活质量，而且通过对机体免疫系统的抑制成为加重病情的有利因素。

2. 情志问题在肿瘤发病中的作用

（1）中医古籍的相关记载

肿瘤在中医古籍中属于"癥瘕""积聚"的范畴，此外，尚有噎膈、伏梁、乳岩、筋瘤、肠蕈等病名。传统医学认为，肿瘤类疾病的发生是由于各种致病因素引发脏腑功能失调，气血运行失常，导致气滞血瘀、痰湿结滞、热毒内壅所致，在诸多致病因素中，情志因素不可忽视。《素问·通评虚实论》曰："隔塞闭绝，上下不通，则暴忧之病也。"《灵枢·百病始生》曰："内伤于忧怒，则气上逆，气上逆则六腑不通，温气不行，凝血蕴里而不散，津液涩渗，著而不去，而积皆成也。"巢元方曰："此由忧患所至……使塞而噎。"孙思邈《千金要方》曰："七气者，寒气、热气、怒气、患气、忧气、愁气，此之为病皆生积聚。"元代朱震亨《格致余论》指出："忧怒抑郁、朝夕积累、脾气消阻、肝气积滞，遂成隐核，又名乳岩。"清代高秉钧《疡科心得集》曰："细论之，发于脏者为内因，不问虚实寒热，皆由气郁而成。如营、舌疳、乳岩之类。"又说"舌疮者，由心绪烦扰则生火，思虑伤脾则气郁，郁甚而成斯疾，其症最恶"。陈实功在《外科正宗》一书中指出："忧郁伤肝……所愿不得志，致经络痞涩，积聚成核。"清代高思敬《外科问答》曰："筋瘤……此症得自郁怒伤肝，忧思伤脾伤肺。"清代《妇科玉尺》："妇人积聚之病，皆血之所为，盖妇人多郁怒，郁怒则肝伤，而肝藏血者也；妇人多忧思，忧思则心伤，而心主血者也。心肝既伤，其血无所主则妄溢，不能藏则横行。"中医情志学说认为人有喜、怒、忧、思、悲、恐、惊七种情志，通过以上各家论述可见，在七种情志之中，怒和忧最容易造成气机阻滞、血瘀内结，从而成为诱发肿瘤发病最重要的两种情志。

（2）肿瘤情志病因学的现代研究

现代医学认为，免疫系统功能失常是肿瘤类疾病发生的内在原因之一，心理、情志因素对肿瘤发生、发展的影响主要源自其对机体免疫系统的抑制。心理应激因素对机体免疫系统的抑制作用主要通过神经内分泌系统的调节来实现，下丘脑－垂体－肾上腺（HPA）轴是其核心作用环节。不良的情绪刺激和心理波动通过 HPA 轴促进糖皮质激素的大量释放入血，血液中高浓度的糖皮质激素从多个方面对机体免疫系统产生抑制作用，如：引起淋巴器官萎缩、诱导 T 和 B 淋巴细胞的溶解、抑制抗体以及细胞因子（如 IL-1、IL-2、IFN-α 等）的产生和释放、降低 NK 细胞的活性等，以上因素共同使得机体免疫系统的免疫识别及免疫杀伤能力减弱，从而有利于肿瘤类疾病的发生和发展。李建中等研究发现，与非肿瘤患者相比，肿瘤患者免疫功能明显减退，主要表现为 IgM、$CD16^+$ 水平的降低。而肿瘤患者的 IgM、$CD3^+$ 数量的减少与负性生活事件、社会支持、抑郁情绪等因素相关。Holden 等发现，肿瘤患者应激状态下 IL-1β、TNF-α、IL-2、IFN-γ、MHC-II 类分子及 NK 细胞活性降低，而抑郁者则 IFN-γ 和 IL-1β 升高，IL-2 和 NK 细胞活性降低。侯颖等通过研究 34 例肿瘤患者心理健康状况与 T 淋巴细胞亚群的关系发现，抑郁与 T 抑制细胞（$CD8^+$）呈正相关。阎涛等对妇科恶性肿瘤患者调查研究显示，严重抑郁反应患者的 $CD4^+/CD8^+$ 比值、NK 细胞、TNF 显著低于无抑郁反应或轻度抑郁反应的患者，严重心理应激可导致妇科恶性肿瘤患者细胞免疫功能损害。ChurinA 等发现心理应激会导致胸腺 T 细胞分化增殖能力下降，T 细胞的功能降低，机体免疫功能受到抑制，外周血总 T 细胞（CD3）降低，T 辅助细胞（$CD4^+$）降低，而 $CD8^+$ 升高。冯氏等对 89 例胃癌患者进行抑郁自评量表（SDS）和焦虑自评量表（SAS）调查，并测定血清免疫球蛋白和外周血淋巴细胞亚群、淋巴因子等指标，发现胃癌患者有较明显的焦虑和抑郁情绪表现，而且其体液和细胞免疫功能都出现了明显下降，下降幅度与其抑郁程度呈正相关。王卉等发现肺癌患者中的抑郁与焦虑发生率分别为 39.58%、43.75%，并随着肺癌期别的升高而升高，并且发现 SDS、SAS 分数越高其 $CD4^+/CD8^+$ 就越低，即患者的免疫功能与抑郁焦虑之间存在负相关。通过上述研究，可以发现肿瘤患者的免疫功能均出现了一定程度的抑制，而这种抑制作用与肿瘤患者的心理应激呈正相关。除神经内分泌系统对机体免疫系统的影响，中枢神经系统以及分布于免疫器官表面的交感神经系统可以通过神经递质、神经肽等对免疫系统产生影响，如儿茶酚胺可抑制淋巴细胞对有丝分裂原的增殖反应。而机体免疫细胞所产生的细胞因子（如 IL-1、IL-6 和 TNF 等）又通过影响儿茶酚胺等的释放而对中枢神经系统产生影响。此外，有研究指出，应激反应可通过抑制 DNA 损伤修复而促进肿瘤的发生，Kiecolt-Glaser 等研究了不良应激同 DNA 损害修复之间的联系，结果显示经 X 线照射后，不良应激组与对照组相比表现出更严重的 DNA 损伤。同时，还发现焦虑患者中，焦虑程度严重的患者 DNA 损伤更多，提示不良应激与 DNA 损伤修复之间存在负相关关系。因此，可以推测应激可能通过抑制 DNA 修复而直接致癌。

3. 重视情志因素对肿瘤治疗的意义

（1）疏肝理气法为主治疗肿瘤

《素问·阴阳应象大论》曰："怒伤肝，悲胜怒；喜伤心，恐胜喜；思伤脾，怒胜思；忧伤肺，喜胜忧；恐伤肾，思胜恐。"怒和忧是引发肿瘤的主要情志因素。因而，疏肝健脾、理气解郁是治疗伴有情志异常的恶性肿瘤患者的主要原则。陈玉超等认为气机失调是消化道肿瘤发病的重要原因，并提出"瘤病多参郁，贵在调气疏通"，治疗上以疏肝理气为主。黄建东采用健脾调肝方配合对症应用西药治疗晚期原发性肝癌患者30例，发现治疗组在临床证候、生活质量及卡氏评分等方面均优于对照组。石明晴等运用补肾疏肝针刺手法干预 15 例术后及放化疗后的妇科肿瘤患者，发现治疗组患者的潮热汗出、失眠抑郁等症状以及血清中 E_2、LH 等激素水平与对照组相比差异有统计学意义。宋国平等应用以柴胡疏肝散配合归脾汤为主的疏肝健脾养血法治疗 30 例化疗后的恶性肿瘤患者，结果显示，治疗组在胃肠道反应、白细胞减少情况以及患者生活质量等方面与对照组均有明显差异。综上所述，应用疏肝健脾法治疗恶性肿瘤可以调畅情志、疏通气血、改善生活质量。

（2）综合治疗中重视心理干预

当前，肿瘤治疗提倡综合治疗，治疗过程中，针对肿瘤患者的心理状况，给予积极的心理干预，对改善肿瘤患者的免疫状况，提高疗效具有积极意义。卢文杰等对 45 例有抑郁的恶性肿瘤患者进行中医药及心理干预研究，发现试验组（中药配合心理治疗组）较对照组（普通治疗组）在改善肿瘤患者的社会支持评分、SAS 评分及 SDS 等方面均有统计学意义。熊墨年等采用中医非药物疗法——三元逆转法（心理处方、郭林气功、群体康复活动）配合抗肿瘤治疗（常规放化疗或生物治疗），观察了 94 例肿瘤患者汉密顿抑郁量表（HAMD）、生活质量评分（QOL）及 T 淋巴细胞亚群、NK 细胞抗肿瘤活性等指标的变化，发现与对照组相比，试验组患者无论在躯体症状、情绪状态还是免疫细胞的数量和活性方面均有统计学意义。贾玫等运用中医心理干预方法对 29 例恶性肿瘤患者行心理辅助治疗，发现行中医心理干预的治疗组患者的治疗前后相比，$CD3^+$、$CD4^+$、$CD4^+/CD8^+$ 等指标均有一定程度的上升。焦安秀等将 77 例肿瘤放疗患者随机分为干预组 38 例与对照组 39 例，对照组行放疗及常规对症治疗和护理，干预组则在放疗及常规对症治疗护理的基础上给予心理干预。结果发现干预组较对照组及治疗前的情绪状况有明显改善，且放疗后干预组的 $CD4^+$、NK 细胞均明显高于对照组，提示一定程度的心理干预有助于改善患病机体免疫状况。李建中等研究发现在抗肿瘤治疗的基础上进行健康教育及心理干预，除有效改善恶性肿瘤患者的情绪障碍外，还可改善 IgG、IgM、$CD3^+$、$CD4^+$、$CD8^+$ 及 $CD16^+$ 等免疫指标。

4. 存在问题与展望

尽管在肿瘤病因学研究上，情志因素日益受到重视，但情志因素在肿瘤的预防、治疗及调摄等方面的应用仍存在不足。首先，在肿瘤的预防宣传上，当前多强调吸烟、饮食不当、环境污染、有害物质接触等对于肿瘤发病的风险，而情绪上的焦虑、抑郁、紧张、消沉等尚未得到应有的重视；其次，在肿瘤的临床治疗上，多以手术、放疗以及以化疗为代表的药物治疗为主，治疗过程中患者的情志心理状况未得到应有的重视，治疗过程中相应的心理干预也是十分缺乏；此外，在肿瘤的日常调护中，多强调按时服药、及时复查、保证营养、加强锻炼等，而对患者的精神及人文关爱尚不足，这些因素都不利于肿瘤患者病情的治疗和恢复。因而，在肿瘤的病因、治疗及调护研究上，应该给予情志因素更多的关注。

第三节　肿瘤的现代医学发病机制

一、肿瘤基本特点

肿瘤是一类多步骤发生的，多基因突变受致的细胞克隆性进化性的疾病，它是以细胞异常增殖过多，凋亡过少为主要形式的失控性生长特征，以此说肿瘤也是一类细胞周期性的疾病。肿瘤一般分为良性肿瘤、恶性肿瘤及交界性肿瘤三种。可以通过手术、放疗、化疗、生物治疗、心理疏导等方法，对于癌症实行"三早"政策——早期发现、早期诊断、早期治疗，从而降低癌症的发病率和病死率。

1. 肿瘤的临床特征

肿瘤无论是良性还是恶性，也无论是间叶组织来源还是上皮组织来源，本质上都表现为细胞失去控制的异常增殖。良性肿瘤逐渐膨大，生长比较缓慢，由于瘤体不断增大可挤压周围组织，但是并不侵入邻近的正常的组织内，瘤体多呈球形，结节状，周围常形成包膜，与正常组织分界明显，很少复发。恶性肿瘤则对邻近正常组织有浸润侵犯并通过血管、淋巴管和体腔转移到身体其他的部位，而这往往是肿瘤致死的原因。正常情况下，恶性肿瘤在早期症状不明显，发展到一定阶段后才能逐渐表现出一系列的症状和体征。恶性肿瘤一般表现为局部表现、全身症状和系统功能紊乱三个方面。

（1）局部表现

肿块　是肿瘤细胞异常增生所形成的，位于体表的或浅在的肿瘤，是肿瘤的第一表现，相应的可见扩大或者增大增粗的静脉，因肿瘤性质的不同，而大小、硬度，移动度、压痛及边界均可不同，在位于深部的或内脏器官的肿块不易触及，但是可出现器官受压或者空腔器官梗阻症状。

压迫　压迫症状常常发生在颅内、颈部、椎管内、纵隔及腹膜后器官等。例如甲状腺肿瘤可能压迫喉返神经，出现声音嘶哑；如果压迫食管或者气管，就可能引起吞咽困难或呼吸困难。纵隔肿瘤压迫上腔静脉可能会出现头部肿胀、气急。浅表肺尖部肿瘤压迫交感神经会引起霍纳综合征（以同侧眼球内陷、瞳孔缩小、上睑下垂、血管扩张及面颈部无汗为特征）。腹膜后肿瘤物压迫输尿管会造成排尿困难、肾盂积液。椎管内肿瘤会压迫脊髓，引起截瘫。

疼痛　肿块的膨胀性生长、破溃或者感染等，末梢神经干受压迫或者刺激，引起局部隐痛、刺痛、灼热痛、跳痛或放射痛等；并且有时较为剧烈，以后逐渐加重，以至于疼痛难以忍受，影响睡眠，并且疼痛部位常常伴有明显的触痛。

溃疡　它是体表或胃肠道的恶性瘤生长快、血供不足而发生的细胞坏死导致的溃疡，常常呈火山口状、虫蚀样或菜花样，不一定出现疼痛，但有时会发生感染，并且伴有血性分泌物，这时可能会伴有溃疡部疼痛。

出血　由于肿瘤组织破溃或发生血管破裂可导致的出血。例如：上消化道肿瘤会有呕血或黑便现象出现；下消化道可能有黑便或伴有鲜血现象；泌尿道肿瘤除了血尿外常常伴有局部绞痛；肺癌会出现咯血或痰中带血的现象；子宫颈癌会有血性白带或者阴道不规则出血；肝癌破裂可导致腹腔内出血等。

梗阻　常发生于空腔器官，肿瘤可导致空腔管梗阻，发生的部位不同，其伴随症状也不相同。例如胰头癌压迫胆管可导致胆管阻塞既而出现黄疸；阻塞幽门可导致呕吐；肠肿瘤可导致肠梗阻；支气管瘤可导致肺不张。根据梗阻的程度可以分不完全性梗阻和完全性梗阻两种。

转移症状　例如，区域淋巴结肿大，其相应的部位静脉血流受阻，会导致肢体肿胀或者静脉曲张；骨转移可能有疼痛或触及硬结，甚至发生病理性骨折；肺癌会引起胸水；

肝癌会引起腹水等。

（2）全身症状

由于恶性肿瘤有一个相当漫长的潜伏期，这个致癌过程可长达 4～30 年之久，平均在 15～20 年，这说明了癌症的发生是由多种基因异常在多年的阶段中积累的结果。所以早期恶性肿瘤大多无明显的全身症状，或仅有非特异性的全身症状。如长期低热、消瘦、贫血、衰弱、乏力、体重突减、身形不正常等。由于肿瘤会影响营养的摄入（如消化道梗阻）或并发感染出血等，便可出现明显的全身症状。恶病质是恶性肿瘤晚期全身衰竭的表现。把体重下降 5% 或体重指数（BMI）＜20kg/m² 或已经出现骨骼肌量减少者体重下降 2% 界定为癌性恶病质的诊断标准。不同部位的肿瘤，恶病质出现早晚也不相同，消化道肿瘤则出现相对较早。

（3）系统功能紊乱

指肿瘤组织引起的所在器官系统和正常生理功能紊乱。例如：颅内肿瘤除了引起头痛外还能引起视力障碍、面瘫、偏瘫等神经系统的症状。肝癌除了肝大或肝区疼痛外，还可引起食欲不振，腹胀及胃功能失调现象，功能性分泌瘤像胰岛瘤、甲状旁腺瘤，嗜铬细胞瘤等。肺癌除了会引起咳嗽、咯血或血痰，还会出现胸痛、发热，甚至关节肿痛的现象；少数患者还可能出现进行性肌无力、肌肉萎缩等。

2. 肿瘤的形成特点

肿瘤细胞的形成是指导致细胞稳定性丧失的基因改变并不断积累的结果。它的基本特征是细胞的生长异常和分化异常，每个肿瘤都起源于单个细胞，肿瘤细胞的恶性行为是通过细胞的增殖传递给子代细胞的。这充分说明了肿瘤是涉及遗传物质（主要是DNA）改变的疾病。但是，这并不能说明肿瘤是遗传病，只能说肿瘤是涉及遗传物质结构或功能改变的疾病，即在肿瘤细胞发生、发展和形成的过程中与 DNA 的损伤有密切的关系。从肿瘤的基本特征和定义上出发。肿瘤理论上是任何可以使 DNA 损伤或改变，并且最后导致细胞异常生长和异常分化的物质都是潜在的致癌因素。实质上，肿瘤是人类长期对不良环境的适应付出的代价。许多肿瘤都是因环境因素和遗传基因等相互作用产生的。这里所指的环境因素包括饮食、生活习性、环境污染物、药物、辐射及感染源等。值得注意的是，虽然环境因素是肿瘤细胞发生的始动因素，但是个体的自身因素，像遗传特性、性别、年龄、免疫状况和营养状况等，在肿瘤细胞的发生和发展过程中都具有重要的作用。事实证明，许多人工合成或天然存在的化合物以及化学混合物经过动物实验或者流行病调查已经被证明对人致癌。这些事实充分概括了大多数肿瘤细胞发生的原因，是环境因素和遗传基因相互作用的结果。并给人们提供了一个重要的信息——大多数致肿瘤生长的因素是外源性而不是先天或遗传的，因此肿瘤是可以预防的。

3. 肿瘤的诊断要点

当前肿瘤的诊断仍然必须依赖于临床表现、影像学诊断、实验室检验和病理诊断的综合，金标准为病理性诊断。影像学检查和实验室检查的发展为肿瘤的早期发现起到了重要的作用，尤其是 CT、MRI、PET 及一些肿瘤标志物在临床诊断中的应用。PCR 技术及其他基因检测手段可以比较准确地反映肿瘤组织或体液中一些基因的变化，对肿瘤的诊疗和预后的判断具有一定的意义。特别是分子的诊断已经在肿瘤诊疗的临床实践中得到了广泛的应用。例如：乳腺癌雌激素受体（ER）和人类表皮生长因子受体－2（HER-

2）的阳性与否对于治疗方案的制定具有指导意义。而美国也已经正式批准基因芯片用于评估乳腺癌预后和治疗方案的选择；基因突变与肿瘤细胞对蛋白激酶抑制剂吉非替尼的敏感性有直接的关系。很多医院都已经把这两个基因的突变检测列为病理检查的常规。

二、代谢综合征与肿瘤

随着自然环境的恶化和人类平均寿命的延长，肿瘤的发病率越来越高，成为威胁人类生命的一个重要的危险因素。近年来大量流行病学研究显示代谢综合征（MS）与多种恶性肿瘤的发生、发展密切相关。腹型肥胖患者发生肿瘤的风险可增加 28%，发生高三酰甘油血症的风险增加 25%，发生高密度脂蛋白胆固醇血症的风险可增加 25%，而高血糖发病风险则增加 22%。其机制可能是 MS 引起异常的代谢状态及产生的一系列细胞因子和内环境的变化，在肿瘤细胞的形成及恶性转换过程中发挥相关作用。

1. MS 与肿瘤的流行病学

（1）MS 与肝癌

目前，肝癌的发病率增长非常快。导致肝癌发病风险增加的因素很多，如乙型肝炎病毒（HBV）、丙型肝炎病毒（HCV）感染及乙醇等。但尚有 5% ~ 30% 的患者并无 HBV、HCV 感染及乙醇的危险因素，大多为非酒精性脂肪肝（NAFLD）。而 NAFLD 被认为是 MS 典型的肝脏表现，其病理机制可能与胰岛素抵抗引起肝脏炎性改变、脂肪变性及新血管生成有关。另有研究表明，肥胖也是肝癌的高危因素，Larsson 等在欧洲、北美和亚洲进行的一项组群研究发现，超重人群较正常体质量人群肝癌的发病率明显升高，其中肥胖者肝癌发病率更高。

（2）MS 与前列腺癌

前列腺癌是西方国家男性发病率最高的肿瘤，在美国的恶性肿瘤死亡原因中居第 2 位。虽然在东方国家前列腺癌发病率要明显低于西方国家，但移民到西方国家的东方人其前列腺癌发病率也较东方人明显升高。有研究认为这可能与西方人的生活方式如缺乏锻炼、摄入大量油脂性食物有关，而这种方式同样可以引起 MS 的发生。MS 可以通过脂肪因子性激素和胰岛素样生长因子（IGF）等途径影响前列腺癌的发病。两项来自芬兰的调查研究结果显示，MS 患者患前列腺癌的风险明显增加，较无 MS 的人患前列腺癌风险分别增长 65% 和 94%。

（3）MS 与结直肠癌

Trevisan 等和 Colangelo 等提出 MS 是结直肠癌发病的危险因素，患者的死亡风险也更高。2 型糖尿病（T2DM）是 MS 最常见的临床表现，研究认为胰岛素抵抗及高胰岛素血症可增加结直肠癌的发病风险。另外，在胰岛素治疗的 T2DM 患者中，结直肠癌发生的风险要高于非胰岛素治疗的糖尿病患者，且风险与胰岛素应用的时间长短有关。其机制可能是由于 T2DM 多具有胰岛素抵抗，使用胰岛素治疗的 T2DM 患者其体内的胰岛素水平高于不使用胰岛素的患者，而胰岛素本身是一种可以促进肿瘤生长的因素。

（4）MS 与乳腺癌

乳腺癌是女性中发病率最高的肿瘤，肥胖对乳腺癌发病的影响在绝经前和绝经后是不同的。研究表明，绝经前肥胖可减少乳腺癌的发病率，而绝经后肥胖可增加乳腺癌的发病率。但是无论在绝经前还是绝经后，肥胖都会使乳腺癌的预后变差。绝经后妇女卵巢萎缩，机体的雌激素主要来源于脂肪组织把雄激素转变为雌激素，肥胖的妇女尤其是中心性肥胖的妇女，其产生雄激素的能力和把雄激素转化为雌激素的能力较正常体质量妇女均明显增加，导致绝经后妇女的雌激素水平较正常体质量妇女增高。而绝经后的高雌激素水平本身是致乳腺癌发病的重要因素之一。

（5）MS 与子宫内膜癌

子宫内膜癌是女性常见的肿瘤之一，发病率逐年增高。研究表明子宫内膜癌发病与高胰岛素血症、中心性肥胖、脂代谢异常、高血压等有密切联系，尤其中心性肥胖与子宫内膜癌的关系最为密切。Bershtein 等研究发现子宫内膜增生症患者多有胰岛素水平增高，这亦是高胰岛素血症导致子宫内膜癌的一个证据。高胰岛素血症可以增加肾上腺对促肾上腺皮质激素（ACTH）的敏感性，使肾上腺产生更多的雄激素，同时胰岛素受体后的磷酸化异常，也能增强肾上腺 P450c17 的表达，同样使肾上腺合成雄激素进一步增加。机体肝脏和脂肪可使雄激素转变为雌激素。MS 患者在肥胖和高雄激素的联合作用下使雌激素产生增加，而高浓度的血浆雌激素可诱发子宫内膜癌的发生。

2. MS 引起肿瘤发生的机制

（1）胰岛素抵抗和高胰岛素血症

胰岛素抵抗是指正常剂量的胰岛素产生弱于正常的反应，人体为保持正常的代谢状态，常代偿性地增加胰岛素的分泌。故胰岛素抵抗多伴有高胰岛素血症的存在，是 MS 发生的中心环节。目前研究已发现胰岛素抵抗可通过多种机制导致恶性肿瘤的发生。首先，高胰岛素血症和胰岛素抵抗在肿瘤细胞的形成以及向恶化阶段发展的过程中起重要作用。胰岛素水平增高可抑制胰岛素样生长因子结合蛋白（IGFBP）合成，而引起胰岛素样生长因子（IGF）活性增强，体内 IGF-1 过多表达可刺激肿瘤形成，包括盲肠结肠癌、前列腺癌及乳腺癌。再者，胰岛素本身也有促肿瘤生长的作用，超过生理剂量的胰岛素作为一种促进生长因素，可以促进细胞的增殖和突变，尤其对有缺陷的腺体和细胞，其促进增殖的作用可导致恶变的发生。此外，高胰岛素血症能提高上皮细胞能量利用，而能量过多利用可以刺激信号转导通路使细胞增殖，促进有缺陷细胞的增殖加快，从而促进恶性肿瘤细胞的生长。Stoll 等检测高胰岛素血症人群和正常人群的肿瘤标记物时发现，p53 在高胰岛素血症患者中表达降低，而 Her-2 和 Bcl-2 的表达增高，表明高胰岛素血症可以增加肿瘤的风险。

（2）瘦素抵抗和高瘦素血症

瘦素（leptin）是由肥胖基因合成、脂肪细胞分泌的一种多功能的多肽，参与肥胖的调控。瘦素受体主要分布于下丘脑，还分布于脂肪组织、骨骼肌、肝脏的末梢组织。瘦素通过作用于瘦素受体及磷脂酰肌醇 3 - 激酶通路抑制摄食。磷脂酰肌醇 3 - 激酶通路是胰岛素信号转导的重要通路之一，因此瘦素抵抗与胰岛素抵抗可能在 MS 的发病机制中共同起作用。体外研究表明，瘦素可促进血管内皮细胞增殖，刺激血管形成，由此可能致癌或参与癌变的进展。有研究表明，在前列腺癌中，瘦素通过白介素（IL）- 6 和 IGF-1 促进非雄激素依赖性前列腺癌细胞增殖。Stattin 等通过大规模的对照研究，检测了 235 例结肠癌、143 例直肠癌患者和 378 例对照者的血清瘦素水平，结果表明血清瘦素水平升高可使直肠癌的发病概率增加 3 倍。这些研究提示瘦素可能是结直肠癌发病的危险因子，是肥胖与结直肠癌的中间因素。

（3）低脂联素血症

脂联素（adiponectin）是一类蛋白质类激素，主要由脂肪组织分泌，具有增强胰岛素敏感性、抗炎症、抗动脉粥样硬化等多种作用，其在 MS 的发生、发展中起着非常重要的作用。低脂联素血症与肥胖并发症有很多关联，而且脂联素是目前发现的唯一可以抑制血管生成的脂肪因子。近来研究表明，低脂联素血症与某些肿瘤特别是与肥胖相关的生殖系统恶性肿瘤和消化系统恶性肿瘤的发生、发展有密切的关系。脂联素可以抑制肝癌细胞系 HepG2，前列腺癌细胞系 PC-3、LNCaP-FGC、DU145，乳腺癌细胞系 MCF-7、MDA-MB-231 的增殖，可以促进乳腺癌系 MCF-7 和 MDA-MB-231 细胞系的凋亡。脂联素可通过多条信号通路发挥抑制肿瘤细胞生长、增殖、诱导癌细胞凋亡的作用。Wang 等研究表明，脂联素作用于 MDA-MB-231 后，可活化腺苷酸活化蛋白激酶（AMPK），进而抑制蛋白激酶 B（Akt）/糖原合成酶激酶 -3β（GSK-3β）/β－链蛋白（β-catenin）信号通路，减少 β-catenin 核转位，降低周期素 D1（Cyclin D1）蛋白表达，从而使细胞周期停留在 G0 ~ G1 期，抑制了肿瘤细胞的增殖；Tang 等发现脂联素可通过激活 AMPK，下调核因子 κB（NF-κB）的活性，使得 $\alpha_5\beta_1$ 整合素的表达上调，抑制前列腺癌细胞的迁移。脂联素还可增加 bcl-4 的表达，诱导单核细胞凋亡，抑制肿瘤坏死因子 α（TNF-α）在成熟巨噬细胞中的表达，抑制成熟巨噬细胞的活化及多种炎症因子的释放，这些机制均可发生抗肿瘤的作用。而在 MS 中，患者脂联素水平明显减低，抗肿瘤作用减弱，从而导致肿瘤发生率的增加。

（4）过氧化物酶体增殖物激活受体（PPAR）γ 低表达

PPAR 家族是一种核受体家族，其作用较为广泛，涉及一系列的细胞生物活动，包括脂肪细胞的分化及凋亡等，其功能主要在于调节胰岛素的敏感性。Jackson 等发现在结直肠恶性肿瘤细胞中，PPARγ 基因及其蛋白质的表达显著低于非肿瘤组织，该受体的激动剂降苯联脂（methylclofenapate）可抑制结肠腺瘤性息肉病（adenon-matous polyposiscoli, APc）基因突变小鼠大肠息肉的发生、发展，提示 PPARγ 在大肠肿瘤发生过程中具有明确的抑制肿瘤作用。其机制可能与 PPARγ 具有良好的抗肿瘤血管生成作用相关。肿瘤的生长和转移依赖于新生血管的生成，一旦新生血管受到抑制，肿瘤的发生、发展将受到明显地抑制。

目前已有大量证据表明 MS 与恶性肿瘤有密切的联系，其基础为胰岛素抵抗；同时各种炎症因子的异常以及伴有病理状态也与恶性肿瘤的发生、发展有关，但其机制尚有许多不明之处。进一步明确机制并寻找有效靶点可能有助于降低 MS 发生肿瘤的风险。

三、miRNA 与肿瘤

miRNA 即微小 RNA，大多存在于真核生物中，长度多为 22 ~ 25 个核苷酸序列。因 miRNA 在肿瘤的发生、发展中表达紊乱而被广泛关注。近十几年来，肿瘤死亡率在我国不断上升，进入 21 世纪因肿瘤而死亡人数已达 150 万。随着研究的深入，miRNA 与肿瘤的关系越来越紧密，miRNA 对肿瘤的早期诊断、治疗、耐药、预后等起着重要作用。

1. miRNA 的发现及其生物合成

（1）miRNA 的发现

miRNA 是一类非编码的单链小 RNA 分子，呈高度保守性、时序表达的特异性，以及组织表达的特异性。最早发现的 miRNA 是 miR-Lin4，是在研究秀丽隐杆线虫发育存在缺陷时意外发现的。之后专家学者开始了对 miRNA 更进一步的探索，至今已经有 1000 种左右的 miRNA 陆续被发现。

（2）miRNA 合成参与的酶

miRNA 在真核生物体内的合成是一个复杂的过程，需要多种酶的参与。第一个重要的酶是聚合酶Ⅲ，它作用于编码 miRNA 的基因转录生成初始 miRNA，初始 RNA 长度几百至几千不等；第二个重要的酶是 Drosha，它将初级 miRNA 切割成 pre-miRNA，其具有发卡结构，长度约为 70 个核苷酸序列。此前的生化反应均在细胞核内进行，生成的 pre-miRNA 通过胞核转运至胞浆；第三个重要的酶是 Dicer，它可以把 pre-miRNA 切割成为双链 miRNA；第四个重要的酶是解旋酶，它作用于双链 miRNA，miRNA 与其互补链分离形成 miRNA，其长度不发生变化。miRNA 与效应复合物结合，可以作用于特定靶点 mRNA，抑制其表达。miRNA 互补链因热力学特异性不能与效应复合物结合，无生物活性，最后被降解。

2. miRNA 的基因结构、生物特性及其作用机制

miRNA 是指长度约 20nt 的非编码内源性单链 RNA 分子。在大多数哺乳动物中，70% 以上的 miRNA 位于已定位的转录 RNA：一类位于非编码转录区的内含子，如 miR15a-16-1 簇；一类如 miR21 簇是定位于转录区的外含子，另外还有一些基因与内含子或外显子重叠。

miRNA 广泛存在于哺乳动物中，miRNA 在不同的物种之间具有高度的保守性，同时在相同物种中也具有特异性。Neilson 等证实同一个体组织的不同阶段 miRNA 表达水平存在差异性。

miRNA 主要通过两种作用机制来调控靶 mRNA 的表达水平，关键因素是 miRNA 与靶基因集合区域的互补程度。当 miRNA 与靶基因结合程度高生成 miRISC，诱导靶基因的降解；当 miRNA 与靶基因只有部分互补、靶 mRNA 不能被降解时，其翻译被抑制。

3. RNA 编辑对 miRNA 的调节

A-to-I 编辑是 RNA 编辑的主要形式。A-to-I 主要是由腺苷脱氨酶（ADAR）介导的作用于 RNA 和蛋白质，从而改变其编码序列。Pre-miRNA 因具有发夹结构从而被 ADAR 当作靶标。Matthew 等通过对 99 个 miRNA 转录物进行研究，发现至少 6% 转录物在同一组织中经历了 A-to-I 编辑。A-to-I 编辑除了通过改变蛋白质编码间接调节转录，而且对转录物可以通过编辑来直接调节。RNA 编码不仅能把控 miRNA 的生物合成而且调控 miRNA 的多样性及其对靶 miRNA 结合部位的特异性。Kawahara 等证实通过对 miR-376 的 A-to-I 编辑，可以介导其作用于不同的靶基因，使其靶点多样性。

4. miRNA 表达的变化与肿瘤的关系

研究证明，miRNA 在正常组织与肿瘤组织中的表达存在差异性。一方面 miRNA 特异性与抑癌基因转录 mRNA 结合，抑癌基因的功能受到抑制，导致肿瘤发生，故 miRNA 起到癌基因的作用；另一方面 miRNA 特异性与癌基因转录 mRNA 结合，抑制癌基因的表达使肿瘤的发生得到有效控制，故 miRNA 可起到抑癌基因的作用。许多常见的肿瘤（如肺癌、乳腺癌、鼻咽癌、直肠癌、结肠癌等）都存在 miRNA 的表达异常。

（1）miRNA 与肺癌的关系

曾婷等分析了 miRNA-34a、c-mycmRNA 在 56 例诊断为原发性非小细胞肺癌（鳞癌38 例，腺癌 18 例）患者，肺癌组织和癌旁组织的 miR-34a 的表达量分别为 1.18（$s=0.25$）和 1.67（$s=0.31$）。肺癌组织和癌旁组织的 c-mycmRNA 表达量分别为 0.39（$s=0.12$）和 0.16（$s=0.09$）。可见非小细胞肺癌组织 miR-34a 的相对表达量低于癌旁组织，而 c-mycmRNA 显示则相反，差异具有统计学意义，miR34-a 与 c-mycmRNA 表达呈负相关关系。随着 miRNA34-a 表达量的增加，c-mycmRNA 表达水平下降（$r=-0.80$，$P<0.05$）。该研究说明，一是癌组织 miR-34a 的表达水平低于癌旁组织，二是癌组织c-mycmRNA水平高于癌旁组织；两者之间的关系正好相反，可能证实了 miR-34a 的靶向基因是 c-mycmRNA。

（2）miRNA 与乳腺癌的关系

黄秀芳等对 8 例乳腺癌组织标本进行研究，病理诊断都是乳腺浸润性导管癌，将癌组织与癌旁组织关于 miRNA 表达差异进行对比。将组织通过 Trizol 进行 RNA 抽提，采用miRNA 芯片杂交，及实时定量 RT-PCR。通过两种实验将癌组织与癌旁组织进行对比均发现，有 miR-365 等 9 个表达上调，有 miR-31 等 7 个表达下调。上述实验说明此 16 种miRNA 的表达水平的异常与乳腺癌发生密切相关。

（3）miRNA 与鼻咽癌的关系

H-Cchen 等采集 13 份 NPC 活检组织以及 9 份正常鼻咽组织，行基因芯片技术进行分析共有 35 个 miRNA 表达水平异常。miR-155 等表达水平上调，miR-145 等表达水平下调。Li 等将采集的 8 个鼻咽癌组织和 4 个正常鼻咽组织进行对比分析研究，发现在鼻咽癌组织中 miR-18a 过表达，33 个 miRNA 表达下调，如 miR-34b、miR-34c、miR-10b 等。可见 miRNA 与鼻咽癌的关系密切。

（4）miRNA 与食管癌的关系

Mathe 等对收集的 170 例食管癌组织进行病理分析：腺癌 70 例，其他 100 例为鳞状细胞癌。提取总 RNA，进一步分离提纯 miRNA，行芯片分析。均与各自癌旁正常组织做对照，食管鳞癌中，miR-21、miR-194 表达水平显著上调；食管腺癌中，miR-21 表达水平明显上调。设计 miR-194 引物，行 qRT-PCR，将食管鳞癌与腺癌两种 miRNA 表达水平作比较。miR-194 在鳞癌中均比腺癌表达量高，其表达量前后两种病理分型之比为 4.59。该研究说明食管癌的发生与 miRNA 有一定关联。

（5）miRNA 与结肠癌的关系

于振涛等对 15 例结肠癌研究，依据 Trizol 提取总 RNA。首先采用随机选取了部分miRNA 进行 RT-PCR，扩增循环分别为 40 个和 28 个，PCR 产物进行电泳后 EB 染色，紫外线下观察并拍照得出 40 个循环时正常组织和结肠癌组织中各个 miRNA 的 PCR 均达到平台期。然后用同样的实验方法探知，在远端正常结肠组织和结肠癌组织中表达的 miR-NA 共有 132 种。此外 miR-20 与 miR-141 呈上升趋势，miR-145 和 miR-195 呈下降趋势。采用成熟 miRNA 定量 PCR 得出结肠癌组织中的量与远端正常结肠中的量之比 >1.5 的miRNA 有 48 种。该研究证明结肠癌的发生与 miRNA 的表达异常有重要联系。

5. miRNA 关于对肿瘤的治疗

miRNA 特异性与癌基因靶点结合，可以抑制癌基因的表达水平，进一步起到抑制肿瘤的生长。目前基因治疗的研究尚不充分，但随着 miRNA 的研究深入，可能为基因治疗取得突破性进展。Liu 等发现，小牛血清培养 Y-90、A549、SPC-A1 肺癌细胞株，将各细胞株转染表达 miR-126 病毒，使 miR-126 在细胞株内过表达。miR-126 通过靶向 VEGF 使各细胞株增殖分裂受抑制，镜检显示均停留在 G1 期。将裸鼠接种 A549 癌细胞株，使 miR-126 过表达，体重较未转染细胞株裸鼠下降 22.4%。

随着对 miRNA 研究的不断深入，关于肿瘤与 miRNA 的相关进展已取得丰硕的成果。miRNA 的表达特异性地为肿瘤的诊断及预后评估提供了新的研究方向。目前对于 miRNA 在肿瘤方面的进展仅仅停留在研究发现其表达水平异常的层面，而关于 miRNA 的表达调控及其与转录靶 mRNA 及其作用靶点的特异性对应关系上尚未取得突破，随着科学进步，人们将对其进行不断的挖掘和探索，以肿瘤相关的 miRNA 为靶点的生物靶向治疗将成为肿瘤治疗的新热点。miRNA 研究具有广阔的前景及应用价值，它必将成为肿瘤诊疗的一把新利器。

四、乏氧与肿瘤

乏氧是许多实体瘤的共同特征，现已证实乏氧能诱导乏氧诱导因子（HIF）增高，从而激活大量的下游靶基因，进而促进包括免疫逃逸反应等在内的多种效应，从而促进肿瘤进展。

1. 乏氧与肿瘤的免疫逃逸反应

在实体瘤中，由于肿瘤细胞增殖迅速，且肿瘤血管存在结构和功能异常，实体瘤内常存在乏氧区域。人体应对乏氧环境最重要的调控子是乏氧诱导因子的转录因子，其能转录激活包括超过 1000 种的下游靶基因。乏氧诱导因子主要有 HIF-α 和 HIF-β 两种亚基，其中 HIF-α 是 HIF 的活性亚基，主要存在三种亚型，即 HIF-1α、HIF-2α 和 HIF-3α。在常氧环境下，HIF-α 被蛋白酶体降解。而在乏氧环境下，降解 HIF-α 的羟化酶活性受抑，HIF-α 得以保持稳定并迅速累积，进入细胞核并与 HIF-β 形成异二聚体转录复合物，结合到靶基因的乏氧反应元件（HRE），从而转录激活大量乏氧反应的靶基因。HIF-1 被认为是最主要的乏氧调控因子，在人体各种组织中广泛表达。在实体瘤中，现已证实乏氧能通过 HIF 激活多种下游靶基因，促进肿瘤在生长增殖、代谢重组、血管生成、上皮细胞—间充质转化、侵袭和转移、放疗及化疗抵抗、干细胞维持等方面的作用。最近研究发现，乏氧还能促进肿瘤细胞对人体免疫系统的逃逸能力，以进一步促进肿瘤进展。肿瘤细胞在癌变过程中，一方面需要大量繁衍增生；另一方面则需对抗来自宿主体内免疫系统的清除作用，因为癌细胞突破宿主免疫系统的防线，才能侵入深部组织与蔓延。肿瘤癌变过程与宿主免疫反应有其交互作用影响，若癌细胞占优势就会造成免疫抑制与免疫逃逸。其主要机制有两种：一种通过改变抗原，如抗原变异、抗原伪装、表膜更新；另一种为直接破坏免疫系统，如抑制 B 细胞、细胞毒性 T 细胞及激活抑制性 T 细胞等。

2. 乏氧增强肿瘤细胞的免疫抵抗效应

（1）乏氧诱导肿瘤细胞释放免疫抑制分子

在乏氧条件下，肿瘤细胞会释放大量免疫抑制分子。例如，在严重乏氧微环境下，垂死细胞向胞外释放 ATP，随即 CD73 和 CD39 将其代谢为腺苷。胞外可溶性的腺苷结合 T 细胞上的特定受体后能增加其胞内 cAMP 的水平，从而抑制其功能。肿瘤起源的细胞因子在乏氧条件下还能释放 IL-10 和 TGF-b，从而诱导肿瘤相关的巨噬细胞（TAM）向具有免疫抑制活性的 M2 巨噬细胞分化。TGF-b 还能抑制 T 细胞增殖和效应子的功能，促进调节 T 细胞的产生（T_{reg}），阻断自然杀伤（NK）细胞发挥细胞毒性功能的受体表达。TGF-b 还能下调树突细胞（DC）的抗原呈递功能，从而抑制 T 细胞分化和发挥功能。在乏氧的结肠癌和头颈鳞状细胞癌中，HIF-1 还能活化产生半乳凝集素－1 和半乳凝集素－3，从而诱导活化的淋巴细胞凋亡。乏氧的肿瘤细胞可以通过上调 COX-2 增加前列腺素 E_2（PGE_2）的表达，增加了效应 T 细胞内的腺苷/cAMP 信号浓度，抑制了 DC 的成熟，促进了 T_{reg} 的分化，从而引起免疫抑制。此外，PGE_2 还能结合到 MDSC 的 EP-4 受体上，发挥免疫抑制效应。

（2）**乏氧改变肿瘤细胞检查点调控子表达**

除了减弱免疫效应子的细胞溶解毒性外，乏氧还能改变细胞表面免疫检查点调控子，增加了肿瘤细胞内在的针对免疫杀伤的抵抗。如肿瘤细胞能通过 HIF-1α 激活金属蛋白酶 ADAM10 的表达，从而使脱落细胞表面压力诱导的人类主要组织相容性复合物 1 类相关基因 A/B（MICA/B）表达，从而减少与 NK 细胞和 T 细胞上受体的接触，避免了细胞溶解 HIF-1α 增加与抑制性共刺激分子相互作用配体（如 PD-L1）的表达，抵抗 CTL 介导的溶解，并增加 CTL 的凋亡。

3. **乏氧减弱机体的免疫杀伤作用**

（1）**乏氧诱导血管生成的免疫效应**

越来越多的证据表明，乏氧诱导的血管生成也与免疫耐受有关。乏氧能诱导血管内皮生长因子（VEGF）和其他促血管生成因子的表达，早前已证实 VEGF 能抑制树突细胞成熟，阻断其将肿瘤相关的抗原呈递给辅助 T 细胞。最近研究发现，VEGF 能促进树突细胞增加程序性死亡配体 1（PD-L1 或 B7-H1）的表达，从而下调 T 细胞的功能。此外，VEGF 还能促进髓源性抑制细胞（MDSC）聚集到肿瘤组织和二级淋巴器官中，从而抑制抗肿瘤 T 细胞反应，同时促使血管生成因子和转移因子释放，促进肿瘤进展。现已在肿瘤患者中证实，抗 VEGF 治疗能增强活化的 DC 和 T 细胞的免疫功能，从而增强对肿瘤的免疫抵抗。

（2）**乏氧对免疫效应因子的直接作用**

乏氧除了诱导肿瘤细胞释放免疫抑制分子外，还能直接损伤机体的抗肿瘤免疫反应。首先，乏氧能通过多种机制抑制免疫反应中最重要的 T 细胞功能。例如，乏氧能抑制 T 细胞存活，通过增加 FoxP3 的表达调节 T_{reg} 分化，通过增加 DC 中 CD86 表达减弱效应 T 细胞功能。此外已在体外实验中证实，乏氧能通过抑制 NK 细胞激活及抑制受体，降低表面 NKG2D 和 CD16 的表面表达，从而抑制 NK 细胞调控的对多发性骨髓瘤细胞的杀伤作用。但是，最近 Palazon A 等发现 HIF-1α 能上调有 T 细胞激活效应的 TNF 受体家族中 CD137 表达，当敲除 HIF-1α 后，CD137 表达水平明显降低，T 细胞活化明显减弱，提示乏氧对 T 细胞的调节可能存在双重效应。

4. **针对乏氧诱导免疫逃逸的治疗**

以上研究表明，乏氧能通过 HIF 激活多种通路和下游靶基因，从而增强肿瘤的免疫逃逸，促进肿瘤进展，因此通过靶向 HIF 以削弱肿瘤细胞对机体的免疫逃逸是目前的研究热点之一。目前已有多种药物证实有抑制 HIF 活性的作用，但特异性针对 HIF 的抑制剂尚未研发成功。miRNA 是一种短链的非编码蛋白质的 RNA 分子，通过影响靶 mRNA 的稳定性来抑制特定基因的表达。最近，Lavinia R 等发现，强制使 miR-199a-5p 表达可导致体外乏氧骨髓瘤细胞 HIF-1α 和下游促血管生成因子如 VEGF-α、IL-8 和 TGF-b 等的下调。因此，靶向血管生成的 miR-199a-5p 有针对乏氧诱导免疫逃逸的治疗潜力。此外，某些中药成分如藤黄酸、HS-1793（白藜芦醇类似物）等也证实有抑制 HIF 的作用，但其特异性还有待进一步验证。

5. 结 论

肿瘤免疫逃逸是多方面的过程，主要包括免疫效应子的抑制和内在肿瘤细胞对免疫效应子的细胞毒活性的抵抗。乏氧能通过调整肿瘤细胞的内在特点和肿瘤细胞外的基质组成，来参与肿瘤免疫逃逸的多个方面。由于乏氧反应的主要调控子是乏氧诱导因子，因此靶向抑制 HIF 治疗肿瘤免疫逃逸成为很有潜力的方向。

五、自噬与肿瘤

自噬（autophagy）是真核细胞内的一种降解途径，能通过溶酶体使细胞内受损的细胞器及蛋白质等成分降解，广泛存在于人体的正常细胞和恶性肿瘤细胞中。自噬与恶性肿瘤的关系是近年生物医学领域的研究热点，多数研究采用不同的方法探讨二者的关系，而研究结论偏向于自噬在恶性肿瘤中起着促进与抑制的双重作用，但针对这些研究方法的文献综述较少。以下针对自噬在恶性肿瘤中常用的研究方法及其优缺点进行总结，以期为恶性肿瘤研究工作中自噬研究方法的选择及结果解释提供帮助。

1. 自噬与恶性肿瘤

自噬的概念最先由比利时科学家 Christiande Duve 提出，它是真核细胞内的一种降解途径，能通过溶酶体使细胞内受损的细胞器及蛋白质等成分降解。自噬性降解是机体内的一种病理生理过程，这一过程主要包括隔离膜（isolation membrane）或吞噬泡（phago-phore）的形成及延伸、自噬体（autophagosome）的形成、自噬体和溶酶体融合形成自噬溶酶体（autolysosome），最终胞内物质降解，产生的降解产物如氨基酸、脂肪酸等可被细胞再利用。自噬现象的出现是以实现细胞的稳态和细胞器的更新为目的，对细胞来说是一种有利的修复与防御机制。Meijer 等研究表明，哺乳动物细胞有着基础的自噬来降解并回收损伤的细胞器及蛋白质，同时，自噬降解后的产物可为细胞提供存活所必需的能量。而 Gozuacik 等的研究提出，一些恶性肿瘤的发生伴随有自噬水平的抑制。自噬与恶性肿瘤的关系吸引了众多研究人员的关注，成为国际学术界的研究热点。大量研究发现，自噬与恶性肿瘤的耐药、复发和转移相关，而自噬相对恶性肿瘤的发生、发展来说是一把双刃剑，既可起到促进的作用又可表现出抑制的效果。我们认为这除了与自噬本身的复杂性及其作用于恶性肿瘤的方式、途径及分子机制不尽相同外，还与研究自噬所采用的方法相关。

2. 自噬的人工干预和调节

正常情况下培养的细胞自噬活性很低，而一些恶性肿瘤的自噬水平又是受抑制的。这不利于自噬现象的观察，对自噬进行人工干预和调节就显得很有必要。研究中常用工具药得以实现，有时根据研究目的，使用到一些遗传学技术，可以在基因的分子水平上对自噬进行干预。

（1）**工具药**

自噬的工具药可分为与自噬相关的抑制剂和诱导剂两种。常用的自噬抑制剂有 3－甲基腺嘌呤（3-MA）、巴弗洛霉素 A1 及氯喹；而常用的自噬诱导剂有西罗莫司、氯化锂及构造营养缺乏的环境。工具药可以根据不同的原理干预和调节自噬，例如，3-MA 可抑制 ClassⅢ磷脂酰肌醇－3 激酶（PI3K）信号通路来抑制自噬体的形成，以此阻断自噬发生的步骤，而西罗莫司可抑制 mTOR 通路，以此诱导自噬活性增强。因此，工具药的选择应根据研究目的而定。

（2）**遗传学技术**

自噬的遗传学技术包括 RNA 干扰（RNAi）技术和近年发展起来的 CRISPR-Cas9 技术（最新出现的一种由 RNA 指导的 Cas9 核酸酶对靶向基因进行编辑的技术）。RNAi 是指利用与靶基因序列同源的双链 RNA（dsRNA）可诱导特异性基因沉默的一种现象，因此 RNAi 技术可用于沉默或直接敲除目标基因的表达，同时具有较高特异性的特点，该技术目前普遍用于基因分子水平上的研究。通过 RNAi 技术沉默恶性肿瘤中与自噬相关的基因，观察自噬活性的变化，从而得出自噬与恶性肿瘤间的联系，可以为恶性肿瘤的靶向治疗提供新思路。CRISPR-Cas9 技术被称为接近目标基因组编辑的最终工具包，因其在基因组编辑中所体现出的超高效率和简易技术而吸引着众多科研工作者，同时被认为是在体细胞基因分子水平治疗上的一个新机遇。Kim 等通过 CRISPR-Cas9 技术成功敲除自噬相关基因 *ATG5*，用以研究敲除 *ATG5* 后的黑色素瘤细胞中自噬抵抗 BH3 模拟棉酚所起的保护作用。CRISPR-Cas9 技术开启了自噬与恶性肿瘤关系研究方法的新篇章，而对于通过自噬相关分子及基因治疗恶性肿瘤，更是提供了无限的可能与巨大的探索空间。综上所述，遗传学技术相比工具药特异性更强，二者相互结合，可以更好地使研究者根据研究目的对自噬进行人工干预和调节。

3. **自噬的检测方法**

自噬在体内是一个随时间不断变化的过程，自噬发生的步骤犹如一条流水线，先是隔离膜或吞噬泡的集结和延伸，接着自噬体形成，形成的自噬体与溶酶体融合，最后自噬性底物降解，产物就会被输送至细胞质中为细胞提供能量。为了保证细胞快速适应恶劣环境的变化，这一流水线的过程就会非常快，使自噬现象的检测比较困难。目前，自噬的检测方法主要基于这条流水线中的某一"时空点"或者某一"时空段"，相对自噬这一动态过程，这些检测方法本质上均是静态的。

（1）**基于"时空点"的检测**

该类检测常用的有透射电子显微镜、LC3 免疫印迹及 LC3 单荧光检测，这些均基于自噬体的直接或间接检测原理。

透射电子显微镜　透射电子显微镜主要通过观察自噬性结构的形成及数量来判断自噬的发生，所观察的自噬性结构中最主要的是自噬体，因此是自噬体的直接检测方法。透射电子显微镜检测结果的准确性基于观察者对自噬体在镜下结构的准确判断，这就不可避免地存在一定的主观性，同时，样本的制备也可影响观察者的判断。例如，脂质双分子层受制备过程所用试剂的影响而发生改变，影响对自噬体膜的判断，也可因不同切面自噬体数量不一而在推算整个细胞的自噬情况时结果出现误差。由此可见，透射电子显微镜探索自噬现象是基于形态学的观察，同样存在着不足的地方，使用时应结合其他检测来相互验证。

LC3 免疫印迹　LC3 为自噬体膜上多功能标记蛋白。自噬形成时，弥漫于细胞质中的 LC3（即 LC3-Ⅰ）与磷脂酰乙醇胺（PE）偶联，转变成 LC3-Ⅱ附着于自噬体膜上，当自噬体向溶酶体呈递后方才降解消失。因此，通过免疫印迹检测 LC3-Ⅱ的表达或测定 LC3-Ⅱ与 LC3-Ⅰ比值可以从一定程度反映自噬体数量的多少，这种检测即是基于自噬体间接的检测原理。这一方法的缺陷在于 LC3 抗体对 LC3 蛋白的两种类型亲和力不相同，对 LC3-Ⅱ有更高的亲和力，因此会出现较高的假阳性率。

绿色荧光蛋白（GFP）-LC3 单荧光检测　该方法的检测原理也是基于 LC3 在自噬形成过程中与 PE 偶联并锚定于自噬体膜上的现象，利用 GFP 与 LC3 融合，根据荧光显微镜下绿色荧光斑点来示踪自噬形成。自噬没有发生时，GFP-LC3 融合蛋白弥漫分布于细胞质中，而当自噬发生之后，GFP-LC3 融合蛋白就会集结且锚定在自噬体膜上，此时使用荧光显微镜即可观察到相对明显的绿色荧光斑点，而这些斑点代表的就是自噬体，再通过计数斑点数，就可以估测自噬体的数量。

（2）基于"时空段"的检测

该种检测有别于"时空点"检测。"时空点"检测得出的结果大多解释为自噬体数量的多少，而这可能由于自噬某一通路受阻使得自噬体数量多少与自噬活性强弱不相符。"时空段"的检测包含了自噬形成的多个步骤及自噬降解过程的检测，因此可检测到自噬流（autophagic flux），这使得在形态学检测基础上进一步进行功能学检测成为可能，可在一定程度上得知自噬活性的强弱，但仍旧无法实时地监测自噬现象所发生的全部过程。"时空段"常见的检测方法有红色荧光蛋白（RFP）-GFP-LC3 双荧光检测、LC3 动态检测、长寿命蛋白降解检测。

RFP-GFP-LC3 双荧光检测　在 GFP-LC3 单荧光指示体系的基础上，增加 RFP，利用 GFP 在酸性环境下其绿色荧光会发生淬灭而 RFP 对酸性环境不敏感及其红色荧光不会发生淬灭的原理进行自噬活性的检测。结果判读时，通过显微镜成像后红绿荧光融合，融合后出现的黄色斑点即是自噬体，红色斑点是自噬溶酶体。因此，可通过计数不同颜色的斑点来反映自噬流的强弱。这种检测方法的缺点在于不能反映出自噬降解的过程，同时，溶酶体酶的活力及其 pH 值也可影响信号的检测。

LC3 动态检测　从自噬体形成、自噬体向溶酶体呈递，到自噬性底物降解，这些步骤的发生均伴随着 LC3 量的不断变化。通过 LC3 动态检测，即可将这个变化的过程反映出来，从而反映自噬活性的强弱。LC3 动态检测所采用的技术手段有免疫印迹，也可通过流式细胞仪检测，也有研究通过加入一种溶酶体抑制剂来比较 LC3-Ⅱ前后的差别，得出加入溶酶体抑制剂后 LC3-Ⅱ表达增多的那部分，代表的即是被溶酶体所要降解的自噬体。

长寿命蛋白降解检测　哺乳动物体内蛋白质的降解可通过蛋白酶体 ATP 依赖的泛素降解和溶酶体 ATP 非依赖降解两种途径，蛋白酶体主要负责降解短寿命蛋白，而长寿命蛋白则主要通过溶酶体途径降解。根据溶酶体降解长寿命蛋白并在自噬诱导后与自噬体相融合的特性，将同位素标记法应用于细胞培养基，细胞合成的蛋白就会被同位素标记，而后把细胞转移至不含同位素的普通细胞培养基，使被标记的短寿命蛋白优先降解，随后开始自噬诱导，诱导后自噬活性增强，长寿命蛋白随之降解，此时测定上清液的放射活性，即可反映出细胞经由自噬降解底物的能力。

4. 自噬在体内的研究方法

自噬在体内的研究方法已有先例，Mizushima 已成功构建了 GFP-LC3 转基因小鼠，使得体内实时监控自噬成为可能。但目前有关自噬在体内的研究方法的文献不多，因此，使用 GFP-LC3 转基因小鼠进行体内自噬研究时，要结合体外自噬的检测方法，以避免单一方法的局限性。

5. 小结与展望

本部分简单概述了自噬与恶性肿瘤的研究现状，并列举了自噬的人工干预和调节方法、自噬的检测方法及自噬在体内的研究方法，这些方法普遍应用于恶性肿瘤中自噬现象的研究。遗憾的是，目前还没有一种方法可以准确可靠而特异地检测自噬，因此，自噬在恶性肿瘤中表现出的抑制与促进的双重作用也可能与自噬的研究方法使用不当相关。为了避免研究方法引起实验结果解释上的错误，就需要研究者理性地评估每一个研究结论。同时，自噬研究方法上的不足也为有志研究这一领域的科研工作者提供了巨大的探索空间，自噬与恶性肿瘤关系的研究也有望为恶性肿瘤的临床治疗提供新靶点。

第二章　肿瘤的中医治疗

第一节　胃癌的中医治疗

一、中医学对胃癌的认识

胃癌在中医学中多属于"反胃""噎膈""积聚"范畴。胃癌的发生，与邪热、食积、痰湿、郁滞等因素有关。中医学认为，癌毒既不同于六淫邪气，亦不完全等同于一般的内生五邪及气滞、血瘀、痰阻诸邪，而是由于各种致病因素长期刺激，综合作用产生的一类特殊毒邪。胃癌的病因病理有内因和外因，以内因为主，由于长期情志不畅，饮食不节，中焦脾胃受损，日久致痰湿瘀血内酿；同时机体久受毒邪（致癌因素）侵袭，蕴毒于内，导致气滞、血瘀、湿停、浊聚、痰结、毒邪蕴热，互为因果，前后相兼，积聚遂成。古典医籍对此早有深刻认识，《内经》曰："壮人无积，虚人则有之。"明确指出癌症发病以全身正气亏虚为本，局部瘀湿痰毒互结成积为标。因此气血亏虚贯穿胃癌发病始终，益气养血健脾祛湿是中医药治疗胃癌之本。《伤寒论》云："阳明之为病，胃家实是也。"阳明多实，多热，为胃之本经，由于胃为阳腑，以通为补，痰湿瘀毒易于停积而发病，且最易耗伤气血津液，因此如若饮食不节，胃内痰浊、湿浊、热毒等阻遏中焦，导致气滞络瘀、浊毒内蕴、邪毒盘结，日久进一步导致气阴两伤，出现邪实正虚，交互为病。《外证医案汇编·乳岩附论》云："正气虚则成岩。"《医宗必读》也指出："积之成者，正气不足，而后邪气居之。"过度劳累、饮食内伤和久病不愈等均可导致人体正气亏虚，脏腑功能失调，正虚则无力抗拒外邪，如果长期接触毒邪，易致内虚与外邪互为因果，引起浊毒内蕴，日久形成肿瘤。现代学者多认为胃癌的发生与人体内留伏、凝聚有毒物质有关。"毒"，主要是指人体长期受环境污染、不良水质、化肥农药、饮食不洁、光电噪音及放射性物质等因素影响，如果人体体质较差，正气无力抗邪，进一步致痰浊、瘀血交互为患，形成癌肿。

早期胃癌一般没有明显症状，主要靠临床筛查中发现，中医临床接诊的患者相当一部分以中晚期胃癌为主，此时患者大多患病已久、正气耗伤，脾胃虚损、瘀毒内结，临床表现颇为复杂。患者由于脾胃亏虚，失其运化，出现上腹痞满、食少纳差、腹胀、胃脘疼痛；胃气上逆则恶心呕吐，进食梗阻或不畅；毒邪结聚、阻塞络道，以致血行不畅，瘀血内生，舌质紫黯或有瘀点瘀斑；脾失健运，传导无力，则大便或溏或结等；胃络损伤则可见黑便；运化失司，则气血亏虚，出现体倦乏力，神疲懒言，面白无华，舌淡红、少苔或剥苔，脉沉细等临床表现。因此治宜扶正祛邪兼顾，益气养血、化痰利湿，活血化瘀，消肿散结，使祛邪而不伤正，扶正而不留邪。根据大量文献统计归纳发现，现代多数医家认为，晚期胃癌的病机为本虚表实，全身属虚，局部属实，本虚指脾胃虚弱、正气亏虚，标实指气滞、湿阻、痰凝、热毒、血瘀等。脾虚贯穿于胃癌病程的始终，在胃癌发生发展、预后转归中的起着关键性作用。

二、胃癌的中医治疗方法

1. 辨证论治

（1）肝胃不和

临床表现：胃脘胀痛或窜及两胁，嗳气频繁，嘈杂泛酸，呕逆呕吐，口苦口干，大便不畅，舌质淡红，苔薄白或薄黄，脉沉或弦细。

治法：疏肝理气，和胃降逆。

方药：柴胡疏肝散合平胃散化裁。柴胡 12g，枳壳 10g，白芍 10g，川芎 12g，香附 8g，陈皮 10g，厚朴 8g，苍术 10g，甘草 5g。

加减：嗳气频作加旋覆花、沉香；胃脘痛甚加延胡索、木香、川楝子；肝郁化热见泛酸嘈杂加左金丸；气郁痰阻加旋覆花、代赭石、生姜；兼口苦、便秘加大黄、枳实；气郁化火伤津之干呕、舌红少津加麦冬、太子参；气滞血瘀见刺痛拒按加蒲黄、五灵脂、丹参。

（2）湿热瘀毒

临床表现：脘腹刺痛，灼热反胃，食后痛甚，脘腹拒按，可扪及痞块，或有呕血便血，或食入即吐，或食入经久仍复吐出，舌质暗紫或有瘀点，苔黄腻，脉弦滑或滑数。

治法：清热解毒，活血祛瘀。

方药：自拟清化瘀毒方。蒲公英 15g，夏枯草 15g，旋覆花 10g，陈皮 10g，厚朴 10g，半夏 10g，丹参 12g，赤芍 15g，砂仁 6g，黄连 9g，生石膏 30g，半枝莲 15g，山慈菇 10g，薏苡仁 12g，生甘草 6g。

加减：兼有气滞气逆加八月札、枳壳；兼有血瘀加丹参、桃仁；恶心呕吐症状顽固者加姜竹茹、代赭石。

（3）瘀血内结

临床表现：胃脘刺痛而拒按，痛有定处，或可扪及腹内积块，腹满不食，或呕吐物如赤豆汁样，或黑便如柏油样，或左颈窝有痰核，形体日渐消瘦，舌质紫黯或有瘀点，脉涩。

治法：活血化瘀，行气止痛。

方药：膈下逐瘀汤化裁。五灵脂 10g，当归 12g，川芎 12g，桃仁 8g，牡丹皮 12g，赤芍 9g，乌药 8g，延胡索 10g，甘草 5g，香附子 6g，红花 10g，枳壳 5g。

加减：可加三棱、莪术破结行瘀；但有呕血或黑便者，应注意把握活血药物的种类和剂量，可配伍白及、仙鹤草、地榆、槐花以止血；加海藻、瓜蒌化痰软坚；加沙参、麦冬、白芍滋阴养血。吞咽梗阻、腹满不食也可改用通幽汤破结行瘀，滋阴养血。

（4）胃热伤阴

临床表现：胃脘部灼热，口干欲饮，胃脘嘈杂，食后剧痛，进食时可有吞咽梗噎难下，甚至食后即吐，纳差，五心烦热，大便干燥，形体消瘦，舌红少苔，或舌黄少津，脉细数。

治法：养阴清热，解毒和胃。

方药：麦门冬汤合玉女煎加减。麦门冬30g，半夏8g，甘草6g，人参9g，粳米3g，大枣4枚，生石膏30g，熟地黄12g，知母8g，牛膝8g。

加减：频繁呃逆加旋覆花、代赭石；胃脘痛甚加延胡索、香橼、佛手；大便秘结不通加大黄、厚朴；兼见气滞血瘀而见刺痛拒按加五灵脂、蒲黄。

（5）脾胃虚寒

临床表现：胃脘部隐痛，喜温喜按，腹部可触及积块，朝食暮吐或暮食朝吐，宿谷不化，泛吐清水，面色㿠白，肢冷神疲，大便溏薄，可呈柏油样，舌淡而胖，苔白滑润，脉沉缓。

治法：温中散寒，健脾和胃。

方药：理中汤合六君子汤加减。人参10g，白术12g，炙甘草8g，干姜8g，茯苓10g，砂仁3g（冲服），山药12g，莲子10g，煨葛根15g，木香6g。

加减：理中汤加肉桂、附子即桂附理中汤，以增加温阳补虚散寒之力；全身浮肿可合真武汤以温阳化气利水；便血可合黄土汤温中健脾、益阴止血。

（6）气血两亏

临床表现：脘腹隐痛或胀痛，面色苍白无华，身困乏力，心悸气短，头晕目眩，虚烦不寐，饮食不下，呕吐频作，形体消瘦，自汗盗汗，面浮肢肿，或可扪及腹部积块，舌淡苔白，脉沉细无力。

治法：补气养血，健脾和胃。

方药：自拟八珍汤化裁。党参15g，黄芪15g，茯苓12g，白术12g，当归10g，半夏10g，陈皮12g，白芍15g，砂仁6g，枳实9g，阿胶12g，何首乌15g，山慈菇10g，薏苡仁12g，甘草6g。

加减：癌块坚硬可加夏枯草、海藻、瓦楞子等软坚散结；兼有瘀滞疼痛加徐长卿、延胡索、金铃子、三七等行气化瘀；兼有痰食积滞加六神曲、鸡内金等化痰消滞药；呕吐频繁加旋覆花、代赭石、竹茹等降逆止呕。

胃癌晚期癌肿大损元气，嗜耗精血，贫血、恶病质相继出现，时有衰脱之危，此时治疗不应将癌肿的消除作为主要目标，宜扶助正气，正旺以抗邪御邪、延长寿命为重点。气血两虚型胃癌由于正气大亏，脏腑功能削弱，应用补剂宜缓而图之，剂量不宜过大，以免出现"虚不受补"而适得其反。

2. 民间验方

·参芪白石汤：党参15g，生黄芪15g，生白术10g，白英30g，白花蛇舌草30g，仙鹤草30g，生薏苡仁30g，七叶一枝花30g，石见穿18g。水煎服，每天1剂。健脾利湿，清热解毒。适用于胃癌。

·八月野藤汤：八月札15g，藤梨根30g，石见穿30g，白花蛇舌草30g，菝葜30g，野葡萄藤30g，红藤15g，白毛藤30。水煎服，每天1剂。理气活血，解毒消积。适用于胃癌。

·温中化积汤：橘络3g，炮姜3g，生半夏9g，生南星9g，仙灵脾12g，炒白术9g，茯苓12g，生牡蛎30g，炒鱼鳔9g，人参6g，补骨脂12g，地鳖虫6g，水蛭3g，全蝎3g，蚕茧3g。水煎服，每天1剂。温肾健脾，祛瘀化痰。适用于胃癌。

·藤虎汤：藤梨根 60g，虎杖 30g，白花蛇百草 30g，半枝莲 30g，石打穿 30g，丹参 15g，瞿麦 15g，延胡索 9g，香附 9g，姜黄 9g，陈皮 9g，茯苓 9g，甘草 6g。水煎服，每天 1 剂。清热解毒，活血化瘀，理气止痛。适用于胃癌。

·白蛇六味汤：白英 30g，蛇莓 30g，龙葵 30g，丹参 15g，当归 9g，郁金 9g。水煎服，每天 1 剂。清热消肿，活血化瘀。适用于胃癌。

·藤梨根汤：藤梨根 90g，龙葵 60g，石打穿 30g，鸟不宿 30g，鬼箭羽 30g，铁刺铃 60g，无花果 30g，九香虫 9g。水煎服，每天 1 剂。解毒活血，清热利湿。适用于胃癌。

·硇蛭赭石汤：水蛭 2g，硇砂 0.5g，夏枯草 15g，党参 15g，木香 3g，白矾 3g，月石 3g，紫贝齿 30g，槟榔 10g，玄参 10g，代赭石 30g，川大黄 5g，丹参 30g，陈皮 6g。水煎服，每天 1 剂。理气化痰，攻积逐瘀。适用于胃癌。本方攻积逐瘀之力甚，溃疡型胃癌宜慎用。

·和胃降逆汤：旋覆花 15g，威灵仙 15g，姜半夏 9g，刀豆子 9g，急性子 9g，姜竹茹 9g，代赭石 30g，冰球子 9g，五灵脂 9g，菝葜 15g。水煎服，每天 1 剂。理气和胃降逆。适用于胃癌。

·双海汤：海藻 15g，海带 12g，夏枯草 12g，生牡蛎 30g。水煎服，每天 1 剂。软坚散结。适用于胃癌。

·蟾皮莪术汤：干蟾皮 9g，莪术 9g，生马钱子 3g，八月札 12g，枸杞子 30g，瓜蒌 30g，白花蛇百草 30g，白毛藤 30g，煅瓦楞 30g，生薏苡仁 30g，槟榔 15g，赤芍 15g，夏枯草 15g，广木香 9g。水煎服，每天 1 剂。解毒消肿，理气活血，软坚散结。适用于胃癌。

·棉根莲枣汤：棉花根 60g，藤梨根 60g，白茅根 15g，半枝莲 60g，连钱草 15g，大枣 3 个。水煎服，每天 1 剂。清热解毒，益气和中。适用于胃癌。

·仁耳汤：薏苡仁 120g，银耳 30g，郁金 30g，大蒜 10 瓣，青蛙两只约 150g。上药共炖煮，每隔一晚服 1 剂。适用于胃癌。安徽和县地区民间用此方专治胃癌，流传多年。

·蟾皮莪术汤：干蟾皮 6g，莪术 9g，生马钱子 3g，八月札 30g，蒲公英 12g，瓜蒌 30g，白花蛇舌草 30g，白毛藤 30g，煅瓦楞 30g，生薏苡仁 30g，槟榔 15g，赤芍 15g，夏枯草 15g，广木香 9g。每天 1 剂，水煎服，每天 2 次。解毒消肿，理气活血，软坚散结。适用于胃癌。

·陈延昌胃癌验方：生黄芪 20g，薏苡仁 20g，煅瓦楞 20g，喜树果 30g，云茯苓 20g，白术 10g，枳壳 10g，女贞子 20g，藤梨根 60g。每天 1 剂，水煎服，每天服 2 次。益气扶正，和胃抗癌。适用于胃癌。

·扶正消瘤汤：党参 12g，黄芪 12g，生地黄 10g，枸杞子 10g，川楝子 8g，鳖甲 10g，牡丹皮 10g，半边莲 12g，半枝莲 12g，水红花子 12g，白花蛇舌草 12g。每天 1 剂，水煎服，每天服 2 次。补气养胃，软坚散结，清热解毒。适用于胃癌。

·三根汤：藤梨根 90g，杨梅根 90g，虎杖根 60g，焦山楂 6g，鸡内金 6g。每天 1 剂，水煎，每天两次分服。清热解毒，消积活血。适用于胃癌。

·蟾蜍酒：活蟾蜍 5 只，黄酒 500g。共蒸，去蜍取酒，冷藏备用。每次服 10ml，每天 3 次。解毒消肿。适用于胃癌、肝癌及食管癌。

·铁树饮：红枣大的 8 枚、小的 10 枚（共 18 枚），铁树 1 叶，半枝莲 50g，白花蛇舌草50g。四味药为一剂可煎两次。第一次用水量大约15碗煎两个小时，第二次约10碗水煎两小时，然后将药汤日夜当茶饮服。清热解毒，抗癌散结。适用于胃癌。

· 赤芝饮：赤芝20g，平盖灵芝40g，桑黄40g，松针40g，桦褐40g。此药可煲7～8次，直至煲出来的水无色才换药，代茶饮。养阴益胃，抗癌解毒。适用于胃癌。

3. 食　疗

· 蔗姜饮：甘蔗、生姜各适量。取甘蔗压汁半杯，生姜汁1匙和匀炖即成。每周2次，炖温后服用。和中健胃。适宜胃癌初期用。

· 蘑菇豆腐粥：蘑菇、豆腐、油、盐各适量。蘑菇洗净，豆腐切小块，加水共煮，熟后再放油、盐等调料，每次吃小半碗，每天服两次。扶正抗癌。适用于胃癌早期或胃癌术后。

· 韭菜牛乳饮：韭菜汁60g，牛乳20g，生姜汁5g，竹沥30g，童便60g。5种汁液混合一起。为一日量，连续服用6～10d。润燥、养阴、止呕。适用于贲门部胃癌、吞咽困难、食物难下、阴津枯槁者。

· 核桃树枝煮鸡蛋：核桃树枝1尺长（约食指粗），鸡蛋两个。核桃树枝截成八九段，水煎好去渣，用此水再煮鸡蛋2个，分两次将鸡蛋吃下，连续服用。扶正抗癌。适用于胃癌早期，或胃癌术后能进食者。

· 红糖煲豆腐：豆腐100g，红糖60g，清水1碗。红糖用清水冲开，加入豆腐，煮10min后即成。和胃止血。适用于胃癌吐血者。

· 陈皮红枣饮：橘子皮1块，红枣3枚。红枣去核与橘子皮共煎水即成。每天1次。行气健脾，降逆止呕。适用于胃癌虚寒呕吐者。

· 莱菔粥：莱菔子30g，粳米适量。先将莱菔子炒熟后，与粳米共煮成粥。每天1次，早餐服食。消积除胀。适用于胃癌腹胀明显者。

· 陈皮瘦肉粥：陈皮9g，乌贼鱼骨12g，猪瘦肉50g，粳米适量。用陈皮、鱼骨与米煮粥，煮熟后去陈皮和乌贼骨，加入瘦肉片再煮，食盐少许调味食用。每天2次，早、晚餐吃。养阴益胃，理气消胀。适用于胃癌阴虚且有腹胀者。

· 芡实六珍糕：芡实、山药、茯苓、莲肉、薏苡仁、扁豆各30g，米粉500g。将上述全部加工成粉末与米粉和匀即成。每天2次或3次，每次6g，加糖调味，开水冲服，也可做糕点食用。健脾止泻。适用于胃癌出现脾胃虚弱的患者。

· 鲫鱼粉：大活鲫鱼一条。鲫鱼去肠留鳞，大蒜切成片，填满鱼腹，纸包泥封，烧存性，研成细末。每一次服5g，以米汤送服，每日2～3次。行气利水，补益气血。适用于胃癌气血双亏型。

平时要避免烟酒、咖啡、茶、辛辣等刺激性食物。避免芹菜等粗纤维食物，以免下肚后摩擦脆弱的胃壁，使伤口更难愈合，空腹时也不要喝可乐等碳酸饮料。此外，急性胃炎患者由于反复发病和出血症状，容易出现缺铁性贫血，因此食物应选择含铁丰富的红肉及富含维生素C的食物，例如橙子、柠檬等，以促进铁质吸收。

4. 中成药

（1）注射剂

对于伴发热者，可选择痰热清注射液、清开灵注射液、血必净注射液；对于热毒症状明显者，可辨证予以复方苦参注射液；对于脾虚痰湿突出者，可予康莱特注射液；对于中晚期正气虚弱患者，可予以香菇多糖注射液、黄芪注射液扶助正气，提高免疫力；对于化疗后心肌损伤者，可配合参麦注射液、生脉注射液，保护心肌细胞；化疗后肝损伤者，可配合华蟾素、艾迪注射液抗癌解毒保肝治疗。

（2）口服制剂

·扶正口服液：由炙黄芪、冬虫夏草等组成，用于气血双亏，见面色苍白或萎黄，气短懒言，心悸怔忡，肢体无力酸痛，失眠健忘，及放化疗后白细胞减少免疫功能紊乱、体质虚弱等。口服 50ml，每天 2～3 次。

·益肾养肝口服液：配方中以黄芪、山茱萸等为主，用于肝肾不足、血少津亏引起的慢性劳损，见头晕目眩，视物模糊、神疲倦怠、腰背四肢肿胀疼痛、口眼干燥、四肢酸胀无力等。口服 50ml，每天 2～3 次。

·快胃疏肝丸：青皮、丁香、木香等为主，功效为疏肝快胃，理气止痛、制酸，用于肝胃不和，见嗳气吞酸、胸闷不舒、胃脘疼痛等症。口服 9g，每天 1 次。

·西黄丸：清热解毒，和营消肿，口服 3g，每天 2 次。也可用醋调糊外敷于痛处用于癌痛剧者。

·平消胶囊：活血化瘀，止痛散结，口服，每次 4～8 粒，每天 3 次。

5. 针灸治疗

（1）针刺止痛

主穴取中脘、下脘、章门、脾俞、胃俞、膈俞、足三里、三阴交；配穴取丰隆、公孙、肾俞。

（2）针刺止呃

①针刺双侧内关、足三里。平补平泻法，留针 40min，每天 1 次。②针刺迎香穴。③针刺缺盆穴。

（3）艾灸止痛

取穴中脘、下脘、胃俞、脾俞、关元、神阙、足三里、三阴交。

（4）耳针止呃

主穴取膈、胃、肝、脾、交感；配穴取神门、皮质下、肾上腺。

（5）穴位封闭止呃法

用维生素 B_1、B_6 各 2ml，或甲氧氯普胺 20mg，取双侧内关或双足三里作穴位封闭，有效率在 95% 以上。

（6）术后顽固性呃逆或重症患者呃逆

①按压百会穴：患者坐卧位均可，操作者左手扶头，右手中指指端点按百会穴上，施以揉压，由轻渐重，至产生较强酸胀感为度。②拇指按压膻中穴。③按压止呃穴、巨阙穴。

三、抗胃癌中药的现代药理学研究

1. 单味中药

单味药及其有效成分一直是抗肿瘤药物筛选的热点，近些年试验发现多种中药有效成分都具有细胞周期阻滞作用。人参皂苷可以使人胃癌细胞 SGC-7901、BGC-823、MKN-45 细胞周期阻滞于 G0/G1 期；黄芪多糖、大黄素分别可以对 MKN-45 和 BGC-823 发挥 G0/G1 期阻滞作用；苦参碱及蝙蝠葛的活性成分均可以改变人胃癌细胞 SGC-7901 周期分布，使细胞阻滞于 G1 期；华蟾素和大蒜素均可以将 SGC-7901 细胞阻滞于 G1 期；枸杞子多糖对多种人胃癌细胞具有周期阻滞作用；莪术油、肿节风注射液、白藜芦醇、温郁金二萜类化合物可引起 SGC-7901 细胞 S 期阻滞。小檗碱、吴茱萸碱、甜橙黄酮可以使人胃癌细胞 AGS 阻滞于 G2/M 期，抑制肿瘤增殖；苍耳素可使 MKN-45 细胞阻滞于 G2/M 期并导致细胞凋亡；黄芪皂苷可使多种胃癌细胞阻滞于 G2/M 期。另有文献报道，白屈菜碱、苦参酮、红景天苷等均具有诱导 SGC-7901 发生 G2/M 期阻滞的作用。

2. 中药复方

传统中药多以复方入药，而由于中药复方成分复杂，研究时往往要考虑其整体效应。在对人参黄芪复方的相关研究中发现，相较于单药，复方提取物可将 MGC-803 细胞阻滞于 G0/G1 期，更好地抑制细胞增殖；有学者将重楼、党参、连翘的提取物配伍使用，发现该复方可以使 MKN-45 细胞发生 G0/G1 期阻滞，抑制其增殖；健脾消癌方水提液对 MGC-803 细胞具有明显 G2/M 期阻滞作用，并能诱导凋亡；中药胃康舒宁提取物、四君子汤提取物活性成分配伍均对 SGC-7901 细胞有不同时期的周期阻滞作用；中药胃康宁的含药血清可以将 MGC-803 细胞阻滞于 G0/G1 期，使之不能进入或延迟进入 S 期；解毒消癌饮含药血清对 BGC-823 细胞有 G0/S 期阻滞作用。

3. 中药抗癌的分子机制

目前中药抗癌机制的研究重点逐步从药效学评价转移到周期调控分子机制方向。研究发现，人参皂苷 Rgl 抑制 BGC-823 增殖的机制，可能与上调 p16-p21，抑制 Cyclin-CDK 复合物，使细胞阻滞于 Gl 期有关；姜黄素能下调 CyclinD1 在 mRNA 和蛋白水平的表达，抑制细胞从 G1 期向 S 期转化；胃康宁阻滞细胞周期、抑制生长的机制，可能与其抑制胃癌细胞周期相关因子 CyclinD2、CDK4 和 CDK6 的表达，同时增强抑制因子 p16 的表达有关；橘红素通过上调 CyclinB1 表达和抑制 EPK 磷酸化，从而诱导 AGS 细胞周期阻滞于 S 期；蝙蝠葛活性成分可明显下调周期蛋白 CyclinD1 表达，同时上调抑制因子 p16 表达，启动 G1/S 期检测点，干预细胞周期，抑制增殖；白毛藤导致 BGC-823 细胞 G2/M 期阻滞的机制可能与其上调 p53 基因 mRNA 表达有关。

第二节 食管癌的中医治疗

一、中医学对食管癌的认识

食管癌的证候在祖国医学早期文献中曾有大量描述，2000 多年前的医学典籍《内经》中就有"肠覃""石瘕""膈中"记载，《难经》曾记载"积聚"，《诸病源候论》中也载有"癥瘕""石疽""石痈"；在病理因素上，历代医家大多归因于瘀滞痰湿，《如丹溪心法》曰："凡人上、中、下有块者，多是痰。"

综合历代医家的认识，一般认为食管癌的发生有气滞、血瘀、痰凝、热毒、正虚几个因素。如明代张景岳认为："噎膈一证，必以忧愁、思虑、积郁而成。"因忧思伤脾、气机郁结，气结则津液不得输流便聚而成痰。肝郁气机失于宣畅，致气滞血瘀、痰瘀互结、阻于食道，妨于饮食下咽而发为本病。正如清代医家徐灵胎在评《临证指南医案·噎膈》时所指出的："噎膈之证，必有瘀血、顽痰、逆气阻隔胃气。"

本病病位在食管，属胃气所主，基本病理改变为食管狭窄，发病机制与胃、脾、肝、肾等脏腑有密切关系。本病以气滞、痰凝、血瘀为标，正气亏虚为本。噎膈日久，耗气伤阴，精血被夺，形体消瘦，大便不适，多属肿瘤晚期。

中医治疗强调整体观念，认识疾病不只是局限在癌症病灶本身，也要考虑患者全身情况。癌症本身的多中心生长、癌症局部治疗的复发或再生长以及癌症的转移问题，这也是局部治疗所难以解决的。癌症的发生除了外因，也和患者自身免疫功能低下有密切关系，中医药治疗能有效改善患者体质，提高免疫功能，激发患者自身的抗肿瘤能力。

手术一方面能切除肉眼可见的肿瘤并控制癌细胞的浸润转移，但同时也会带来术后的功能障碍，而出现一些新的症状。放化疗对消化道和造血系统也有明显的影响。对于这类现象，在服用中药后，常可获得显著改善。

中药与手术的结合　手术前以中药扶正治疗，可增加手术切除率，减少手术并发症。术前的中药抗癌治疗，目的在于控制癌症的发展。手术后可用中药调理，以扶正和祛邪相结合，根据不同病种及脏腑特性，采用辨证与辨病相结合来遣方用药。

中药与放疗的结合　放射性损伤耗气伤阴，加之患者体质亏虚，故放疗后患者多出现气阴两虚，因此可以益气养阴扶正中药为主，辅以清热解毒散结等祛邪治疗，一方面可减轻患者放疗的不良反应，同时可降低复发率，提高疗效。

中药与化疗相结合　化疗一般在手术之后，此时患者正气受损，出现消瘦、乏力、纳差，自汗等虚弱症状，因此在化疗期间治疗以补为主，增强体质，提高机体的免疫力，减少白细胞下降和肝肾损害，增强对化疗药物的耐受性，使化疗得以顺利进行，能显著提高远期疗效。

二、食管癌的中医治疗方法

祖国医学对肿瘤的辨证施治是根据发病原因，症状体征（包括脉象、舌苔舌质），肿瘤部位，病理类型，病程长短等不同情况，以气血阴阳为纲，以脏腑经络为目，从整体出发，以辨病和辨证结合为特色，选择具体的治疗方法。食管癌初期多以气郁痰结为病机特点，故治以理气开郁化痰；食管癌中期的病理表现为痰瘀互结，故治以理气化痰，活血化瘀；食管癌后期津枯血竭，治以滋阴养血润燥，酌加化瘀开结之品。

1. 辨证论治

（1）痰气交阻

临床表现：该型多为早期食管癌的表现，无明显吞咽困难，只是吞咽时感食管内噎滞、异物感或灼痛，胸郁闷不适及背部沉紧感，时隐时沉的吞咽不利感。X线检查主要为早期食管癌的病变。舌质淡黯，舌苔薄白，脉弦细。

治法：理气降逆，燥湿化痰。

方药：以旋覆代赭汤为主方加减。旋覆花10g（包煎），代赭石30g，人参10g，法半夏10g，厚朴10g，生姜5g，大枣30g，炙甘草3g。

加减：气虚加黄芪、黄精；血虚加当归、何首乌；阴虚加沙参、麦冬；阳虚去法半夏，加熟附片、桂枝；胸痛加延胡索、山楂、谷芽、麦芽；大便溏泄去代赭石加白术、茯苓、扁豆；气郁胸闷加郁金、全瓜蒌。

（2）痰瘀互结

临床表现：胸骨后刺痛，痛有定处，咽食梗阻不畅，或食后即吐，或呕吐痰涎，或呕出物如赤豆汁，大便干结，坚如羊屎，形体更为消瘦，肌肤枯燥，面色晦滞。该型X线检查多属早、中期髓质型、蕈伞型食管癌。舌有紫斑，苔腻，脉细涩。

治法：化痰软坚，活血化瘀。

方药：沙参15g，茯苓15g，丹参15g，川贝母10g，郁金12g，砂仁壳6g（后下），荷叶蒂10g，杵头糠10g，桃仁10g，红花6g，川芎10g，当归10g，威灵仙15g。

加减：瘀血甚者加三七、赤芍、蜣螂虫；泛吐黏痰者加海藻、昆布、黄药子；服药即吐，难于咽下者，可先服玉枢丹，再服煎药。

（3）阴虚热毒

临床表现：口干咽燥，心烦不寐，或潮热盗汗，溲赤便秘。该型X线检查多为晚期髓质型、缩窄型食管癌，或同步放化疗的患者。舌红少津或紫绛或裂纹，舌苔薄黄或少苔，或光剥，脉弦细数。

治法：养阴清热，解毒散瘀。

方药：以沙参麦冬汤为主方加减。沙参10g，玉竹10g，麦冬10g，白扁豆15g，天花粉10g，冬桑叶5g，石斛12g，生地黄12g，生甘草3g。

加减：热毒者加金银花、山豆根、露蜂房、紫草根；咽燥口干者加丹参、玄参；潮热盗汗者加银柴胡、地骨皮、知母；肠中燥屎，大便不通者加大黄、何首乌，中病即止，避免再伤津液；抗癌加白花蛇舌草、半枝莲、石见穿等。

（4）气血两虚

临床表现：长时间梗阻严峻，水饮不下，形体消瘦，面白气短，语声低微，头晕心悸，肢倦体乏，舌质淡苔白，脉纤细无力。

治法：益气补血，养心健脾。

方药：以八珍汤为主方加减。人参6g，白术10g，茯苓10g，炙甘草3g，熟地黄10g，当归10g，芍药10g，川芎6g。

加减：可辨病加用解毒散结之药如白花蛇舌草、夏枯草、天葵子等；梗阻严重者加生半夏、生南星、急性子等；纳呆腹胀者加鸡内金、焦楂曲、枳壳；便溏腹泻者加炒苍术、淮山药；口干咽燥者加沙参、麦冬；放疗后白细胞减少者加黄芪、枸杞子、鸡血藤；恶心呕吐者加炒竹茹、代赭石、制半夏。

2. 民间验方

· 白花蛇舌草30g，蒲公英80g，半枝莲12g，山豆根15g，山慈菇10g，鸦胆子10g，露蜂房10g，三七参9g，斑蝥去头足1g，蟾酥0.5g。水煎服，每天1剂。清热解毒，活血祛瘀、消癌散结。适用于食管癌瘀毒内结型。

· 黄芪30g，党参15g，白术9g，山药30g，白芍15g，熟地黄20g，当归11g，赤芍12g，急性子6g，白花蛇舌草40g，焦三仙各9g，生甘草6g。每天1剂，水煎服。益气养血扶正，化瘀解毒祛邪。适用于食管癌气管癌血虚兼瘀毒内结型。

· 藤梨根60g，野葡萄根60g，干蟾皮12g，急性子12g，半枝莲60g，紫草30g，天龙6g，姜半夏6g，甘草6g，丹参30g，蛇舌草30g，马钱子3g。每天1剂，水煎服。气虚血瘀，毒邪侵袭。适用于食管癌瘀毒内结型。

·土鳖虫 15g，蜈蚣 2 条，山慈菇 20g，半枝莲 20g，党参 20g，半夏 10g。每天 1 剂，水煎服，7 剂为一疗程。益气活血，解毒化痰。适用于食管癌瘀毒内结型吞咽困难者。

·生地黄 20g，石斛 30g，生黄芪 15g，青皮 9g，八月札 30g，胆南星 12g，天竹黄 12g，花蕊石 15g，仙鹤草 30g，牛膝炭 12g，石燕 30g，白花蛇舌草 30g，半枝莲 30g，石见穿 30g。每天 1 剂，水煎服。滋阴养胃，化痰散结。适用于食管癌阴虚痰瘀型。

·龙葵 30g，万毒虎 30g，白英 30g，白花蛇舌草 30g，半枝莲 100g。每天 1 剂，水煎服。清热解毒，抗癌消肿。适用于食管癌。

·僵蚕 15g，玄参 30g，夏枯草 30g，红枣 150g，麦冬 30g，莪术 10g，金银花 15g，壁虎 5 条，甘草 10g。每天 1 剂，水煎服。扶正解毒。适用于食管癌。

·穿破石 60g，三棱 15g，马鞭草 15g。每天 1 剂，水煎服。活血解毒散结。适用于食管癌。

·活壁虎 5 条，白酒 500ml。以锡壶盛酒，将壁虎放入，2d 后即可服用。每次服 10ml（慢慢吮之），早、中、晚饭前半小时服。祛瘀消肿。适用于食管癌全梗阻者。

·露蜂房 20g，全蝎 20g，山慈菇 30g，白僵蚕 30g，蟾蜍皮 15g，白酒 450ml。将药捣碎，酒浸于净器中，7 日后开取，每次空腹饮 10~15ml，每天 3 次。解毒抗癌，散结消肿。适用于食管癌。

·枳壳 30g，干漆（炒）6g，五灵脂 18g，郁金 15g，白矾 18g，仙鹤草 18g，火硝 18g，制马钱子 12g。共研为细末，水注为丸，每次服 5~6g，每天 3 次，开水送下。攻坚破积。适用于食管癌。

·党参 12g，麦冬 15g，麦冬 15g，山药 15g，生赭石 30g，知母 10g，天花粉 10g，当归 10g，法半夏 10g，枸杞子 10g，瓜蒌仁 10g，土鳖虫 10g。每天 1 剂，水煎服。益气化痰活血。适用于食管癌。

·半枝莲 30g，白花蛇舌草 30g，刘寄奴 30g，金佛草 10g，代赭石 30g（先煎），柴胡 10g，香附 10g，郁金 10g，炒枳壳 10g，沙参 10g，麦冬 10g，玄参 10g，清半夏 10g，丹参 10g。每天 1 剂，水煎服。益气活血，解毒化瘀。适用于食管癌患者。

·板蓝根 30g，猫眼草 30g，人工牛黄 6g，硇砂 3g，威灵仙 60g，制南星 30g。将上药制成浸膏干粉，每次服 5 分，每天服 4 次。清热解毒化痰。适用于食管癌。

·硇砂 2.7g，海藻 15g，昆布 15g，草豆蔻 9g，乌梅 3 个，白花蛇舌草 120g，半枝莲 60g。每天 1 剂，水煎 2 次分服。解毒软坚散结。适用于食管癌。

·硼砂 60g，火硝 30g，硇砂 6g，礞石 15g，沉香 9g，冰片 9g。共研细末，制成散剂，口服，每次 1g，含化后缓缓吞咽，每隔半小时至 1h 一次，待黏沫吐尽，能进食时可改为 3h1 次，连服 2d 停药。解毒化痰散结。适用于食管癌。

·陈皮 12g，清半夏 12g，木香 12g，丹参 30g，厚朴 12g，三棱 12g，莪术 12g，蚤休 30g，枳壳 12g，吴茱萸 5g，黄连 12g，大黄 6g，白芷 7g，砂仁 6g，甘草 5g。每天 1 剂，水煎服。理气化痰，活血散结。适用于食管癌。

·八角莲 10g，八月札 30g，急性子 15g，半枝莲 15g，丹参 12g，青木香 10g，生山楂 12g。每天 1 剂，水煎服。理气活血化痰。适于治疗食管癌。

3. 食疗

·瓜蒌饼：去籽瓜蒌瓤 250g，白糖 100g，面粉 800g。以小火煨熬蒌瓤，拌匀压成馅备用。面粉做成面团，包馅后制成面饼，烙熟或蒸熟食用，经常服食。清热止咳。适用于食管癌咳喘不止者。

·鸡蛋菊花汤：鸡蛋 1 个，菊花 5g，藕汁适量，陈醋少许。鸡蛋液与菊花、藕汁、陈醋调匀后，隔水蒸炖熟后即成，每天 1 次。止血活血，消肿止痛。适用于食管癌咳嗽加重、呕吐明显者。

·刀豆梨：大梨 1 个，刀豆 49 粒，红糖 30g。将梨挖去核，放满刀豆，再封盖好，连同剩余的刀豆同放碗中。入笼蒸 1h，去净刀豆后即成，经常服用，吃梨喝汤。利咽消肿。适用于食管癌吞咽困难者。

·紫苏醋散：紫苏 30g，醋适量。将紫苏研成细末加水 1500ml，水煮过滤取汁，加等量醋后再煮干。每天 3 次，每次 1.5g。利咽宽中。适于食管癌吞咽困难者。

·蒜鲫鱼：活鲫鱼 1 条（约 300g），大蒜适量。鱼去肠杂留鳞，大蒜切成细块，填入鱼腹，纸包泥封，晒干。炭火烧干，研成细末即成。每天 3g，每次 3g，用米汤送服。解毒、消肿、补虚。适宜于食管癌初期。

·生芦根粥：鲜芦根 30g，红米 50g。用清水 1500ml 煎煮芦根，取汁 1000ml，加米于汁中煮粥即成，经常食用。清热、生津。适宜于食管癌初期。

·枸杞子乌骨鸡：枸杞子 30g，乌骨鸡 100g，调料适量。将枸杞子乌骨鸡加调料后煮烂，然后打成匀浆或加适量淀粉或米汤，成薄糊状，煮沸即成，每天多次服用。补虚强身，滋阴退热。适用于食管癌体质虚弱者。

·阿胶炖肉：阿胶 6g，瘦猪肉 100g，调料适量。先加水炖猪肉，熟后加胶炖化，加调料即成，每天 1 次。补血活血，滋阴润肺。适用于出血日久、身体虚弱、有贫血等症的食管癌患者。

·蒲葵子饮：蒲葵子 50g，大枣 6 枚，白糖 20g。将蒲葵子、大枣洗净去核；再将蒲葵子、大枣放入瓦锅内，加清水适量，置武火上烧沸，再用文火煎煮 25min，过滤去渣，在汁液内加入白糖，搅匀即成。每天 3 次，每次饮 100ml。补气血，消癌肿。适用于食管癌患者。

·鹅血饮：鹅血 100ml。趁热饮服，每天 1 次，连服 10d。亦可将鹅血稍加胡椒末煮汤吃。也可用鸡、鸭血代替。益气养血，抗癌消肿。适用于食管癌。

·芝麻胡桃粉：芝麻、胡桃仁各 250g。共研细末，少加白糖拌和，时时食用。滋阴养血，抗癌消肿。适用于食管癌。

·糯米山药粉：糯米粉、山药粉等量。加入适量白糖拌和，再加入胡椒粉少许，分次食用。益气养血，滋阴抗癌。适用于食管癌。

·韭菜饮：韭菜 500g，牛奶 250g，白糖 30g。将韭菜洗净，切碎，用纱布绞出汁液，与牛奶混合均匀；再将韭菜汁和牛奶混合液放入锅内，置中火上烧沸，加入白糖即成。每天 1 次，早晨饮用。养胃，消肿，止呕。食管癌患者食用，对呕吐、恶心等有疗效。

·诃子菱角饮：诃子（藏青果）15g，菱角 15g，薏苡仁 30g，白糖 20g。将诃子、菱角洗净，一切两半；薏苡仁淘洗干净，去泥沙；再将菱角、诃子、薏苡仁放入锅内，加清水适量，置武火上烧沸，再用文火煮 35min，加入白糖即成。每天 3 次，每次饮 100ml。祛湿，利水，消痞，散结。适用于食管癌患者。

4. 针灸治疗

基本穴位　主穴为天鼎、天突、膻中、上脘、内关、足三里、膈俞、合谷。病灶在颈段者加配穴扶突、气舍、大杼、风门等；在中段者加配穴气户、俞府、承满、肺俞、心俞等；在下段者加配穴期门、不容、承满、梁门等。如兼胸骨后痛配华盖，背痛配外关、后溪；进食困难或滴水不入者重刺内关，针锋向上，使针感达到胸部；食管内出血者，配尺泽、列缺、曲泽；痰多者灸大椎、中府、中魁，针大杼、风门、肺俞、列缺、合谷。

食管癌梗阻显著者　主穴分二组，一组有膈俞、膈关、内关；另一组有天突、中脘、足三里、公孙。配穴：痰多、便秘者加丰隆、大肠俞、天枢；胸痛引背者加心俞、阿是穴；痞塞、噫气加大陵。两组主穴间日交替运用一次，休息 3d，3 次为一疗程。手法均采用平补平泻，捻转行针 20～30min，同时让患者做吞咽动作，能较好地改善梗阻症状。

三、抗食管癌中药的现代药理学研究

冬凌草　又名冰凌草，为唇形科香茶菜属植物，具有清热解毒、消炎止痛、健脾活血等作用。试验显示，冬凌草能使肿瘤细胞核固缩并裂解，对多种动物移植性肿瘤有一定作用。

一枝黄花　又名满山黄、蛇头王，为菊科植物一枝黄花的全草或根。味辛苦，性凉，有小毒。具有疏风清热、解毒消肿之功。有研究者用一枝黄花煎汤代茶饮治疗食管癌，取得较好的疗效。

青龙衣　又名胡桃青皮，为胡桃科植物核桃楸的未成熟果实，味苦涩，性平，入肝脾二经，有毒。青龙衣的作用机制主要是扶正固本，提高机体的免疫功能，对机体限制肿瘤的发展起着重要的作用。

壁虎　又名守宫、天龙。味咸，性寒，有小毒。有祛风定惊、解毒散结功效。《四川中药志》曰："能祛风，破血积包块，治肿瘤。"现代研究表明，壁虎能抑制人体肿瘤细胞呼吸，具有抗肿瘤效应。国内学者曾报道用壁虎酒治疗食管癌 42 例，总有效率 92.86%。

鲜半夏　系涉县产的天南星科植物半夏块茎，味辛，性温，有毒，有燥湿化痰、降逆止呕、消痞散结的功效。国内学者用鲜半夏捣成糊制成丸，治疗食管癌梗阻 25 例，有效 12 例，显效 9 例。

通光藤　味苦，性微寒，具有清热解毒、止咳平喘、活血止痛等功效，试验研究表明，其具有抑制多种肿瘤细胞株生长的作用，能明显增强 ConA 诱导的小鼠 T 淋巴细胞增殖反应。

蟾蜍或蟾酥　蟾蜍为蟾蜍科动物中华大蟾蜍或黑眶蟾蜍的全体，蟾酥是由蟾蜍耳后腺及皮肤腺分泌的白色浆液加工而成。二者性味及功效相似，味辛，性温，有毒。均有解毒散结、消积利水、杀虫消疳的作用，现代医学认为，蟾酥有局部麻醉、抗炎、抗肿瘤，对中枢神经系统有镇痛作用。国内学者报道用蟾蜍去内脏，清水煮 1h，早晚 2 次频饮，10d 为一疗程，停 3～5d，连续 3～5 个疗程。治疗食管癌 30 例，总有效率 83%。

第三节 肝癌的中医治疗

一、中医学对肝癌的认识

肝癌在祖国医学上属于"胀气""癥瘕""积聚"等范畴。肿瘤的产生多是本虚标实的慢性过程，肝癌也是如此。肝癌的正气亏虚包括先天之肾精不足和后天之脾胃亏虚，邪毒包括气滞、血瘀、痰湿、癌毒等病理因素。

先天之肾精不足 肾精为先天之本，肾精不足的原因有两个方面：其一，受于父母的先天易感体质，脏腑虚羸，患者素体禀赋不足，不耐外邪而发为本病；其二，《难经》记载："肝病传脾，脾当传子。"因肝主藏血，肾主藏精，这种精血同源的生理关系导致了肝肾在病理上的互相影响。患者肝血亏虚，精血不能化生，可导致肾精不足。

后天之脾胃亏虚 脾气亏虚是肝癌发生的关键因素，脾胃为后天之本，主运化水谷精微以充养四肢百骸，若脾胃健运，化生气血布散全身，肝亦得养。反之，若饮食失节致脾胃虚弱，生化乏源，气血亏虚，卫外不固，邪毒趁机而入，变生诸证。正如《济生续方》在阐述积聚病因时所说"凡人脾胃虚弱，或饮食过度或生冷过度，不能克化，致成积聚结块"。

痰瘀毒滞因素 气滞、血瘀、痰湿、癌毒等均是导致肝癌发生的重要原因，贯穿于肝癌的发病始末。长期情志抑郁、急躁易怒，导致肝失疏泄，气机郁滞，痰湿凝聚，酿生湿热，日久形成瘀血，终致痰湿、瘀血互结于胁下，形成胁肋积块，发为本病；或长期接触化学致癌物质，癌毒深入血分，胶结凝聚不散，形成肿瘤。正如《景岳全书·积聚》记载："积之类，其病多在血分，血有形而静也。"《奇效良方》也说道："气上逆，则六腑不通，但气不行，凝血蕴里不散，津液凝涩不去而成积矣。"说明气滞血瘀，特别是津液代谢失常、痰湿内聚对积证形成的作用。

肝癌发病之初，多为肝郁脾虚，气血瘀滞；日久则气郁化火，湿热内生，致火毒内蕴，血瘀气壅；病至晚期，邪毒耗气伤血，则见肝肾阴虚、生风动血，或见阴阳两虚之证。又或素体正气亏虚阴阳气血不足，脏腑功能失调，复感湿热邪毒，深伏体内，留着不去，久则以引起气机逆乱，变证多端。

二、肝癌的中医治疗方法

1. 辨证论治

（1）**肝气郁结**

临床表现：右胁胀痛、坠疼，胸闷不舒，恼怒后加重，饮食减少，肝大，舌苔薄白，脉弦。

治法：疏肝解郁，理气化滞。

方药：逍遥散加味。柴胡12g，当归12g，白芍15g，白术10g，茯苓10g，郁金10g，香附10g，八月札30g，甘草4g，沙苑子15g，青皮10g。

加减：肝痛甚加川楝子、延胡索；肝郁化火加牡丹皮、山栀子。

（2）气滞血瘀

临床表现：胁痛如锥刺，痛牵腰背，固定不移，入夜剧痛，纳差，恶心，脘腹胀闷，胁下痞硬，呃逆嗳气，舌苔淡白，质紫暗，舌边尤甚，呈紫斑状，脉弦涩。

治法：破瘀散结，行气解毒。

方药：化瘀汤。丹参15g，白花蛇舌草30g，大黄8g，醋鳖甲30g，川楝子8g，当归12g，莪术12g，穿山甲6g，山栀15g，赤芍12g，醋香附20g，蜈蚣5条，郁金10g。

（3）肝胆湿热

临床表现：肝区疼痛，发热黄疸，烦躁难眠，口苦、口干，恶心作呕，纳食减少，大便干燥，小便短赤不利，肝大不平，质硬伴腹水，肝功损害，胆红素升高，舌质红或红绛，苔黄腻，脉弦或弦滑数。

治法：清热祛湿，利胆退黄。

方药：加减茵陈汤。七叶一枝花10g，白花蛇舌草30g，九节茶30g，龙葵草30g，半边莲30g，仙鹤草30g，地耳草30g，茵陈30g，菝葜根30g，半枝莲20g，猪苓20g，郁金10g，三七粉（另冲服）3g。

加减：胸腹胀痛，大便秘结，小便赤涩加大黄、瓜蒌；黄疸重加白毛藤、虎杖；口渴重加石斛、知母；腹水重加生薏苡仁、绞股蓝、腹水草。

（4）脾虚湿困

临床表现：腹胀，有时腹泻。肝脏肿大，质硬不平，肝功能轻度损害，下肢浮肿或有腹水，舌质淡，苔薄腻，脉滑或濡。

治法：益气，健脾，化湿。

方药：四君子汤加味。党参15g，白术12g，茯苓15g，白扁豆15g，薏苡仁20g，茯苓12g，白花蛇舌草20g，猫人参15g，藤梨根15g，车前草12g，甘草4g。

加减：上腹胀满加枳实、厚朴；腹泻加神曲、麦芽、焦山楂；全腹胀满加乌药、槟榔、大腹皮、降香、沉香；腹水再加泽泻、猪苓；湿滞加苍术、厚朴。

（5）肝肾阴虚

临床表现：胁肋隐痛，绵绵不休，纳少消瘦，低热盗汗，五心烦热，头晕目眩，黄疸尿赤，或腹胀如鼓，青筋暴露，呕血，便血，皮下出血，舌红少苔，脉细虚数。

治法：养血柔肝，滋阴益肾。

方药：一贯煎加味。北沙参9g，麦冬9g，当归9g，生地黄30g，枸杞子15g，桑椹子15g，女贞子15g，旱莲草10g，怀牛膝9g，山药15g，藤梨根15g，半枝莲12g，杜仲9g，川楝子6g。

加减：烦热眩晕加生龟甲、生鳖甲、山茱萸；低热盗汗加白芍、牡丹皮、嫩青蒿；乏力腹胀加生黄芪、茯苓皮、大腹皮。

（6）瘀毒伤损

临床表现：多见于晚期，临床多见气血肝脾俱虚的脉证，患者表现出腹部胀满，胁痛纳差，乏力身困，或见腹水、下肢浮肿、身目黄染等症状，大便稀溏，舌淡红，苔薄白，脉细弱。

治法：祛瘀排毒，益气扶正。

方药：拟参芪三甲汤。生晒参5g，黄芪15g，炙龟甲15g，醋鳖甲15g，茯苓15g，生牡蛎 15g，薏苡仁 30g，九节茶 30g，龙葵草 30g，半边莲 30g，菝葜根 30g，仙鹤草 30g，半枝莲 20g，白花蛇舌草 30g。每天 1 剂。

加减：若伴发热者，可加银柴胡、淡竹叶、夏枯草；若胁痛较频或加剧，可加川楝子、延胡索、犀黄丸，布包同煎。

以上各型中出现腹水者，可加山橘子根 30g，猫须草 20g，葶苈子 15g，同煎，并加琥珀粉 3g，另冲服，以助通调水道，消除臌胀。若咯血、鼻衄、牙宣、紫斑或妇女月经过多，可再加紫珠草、仙鹤草各 20g，同煎，以助凉血化瘀，收敛止血，暴吐便血者，须及时行中西医结合抢救治疗。若发现患者性格改变或行为失常，甚至神昏者，可再加用石菖蒲、莲子心、连翘心各 10g，同煎，安宫牛黄丸或至宝丹，每天 2 粒，药汤送下。

2. 民间验方

·三七丹参散：三七 500g，丹参 500g，白芍 500g，龙葵 500g，山豆根 500g，儿茶 50g，蜈蚣 50g，蟾酥 10g。共研为细末，装瓶勿泄气。每次三分，每天 3 次，开水送下。适用于原发性肝癌各型。

·抗肝癌组方 1：金银花 15g，没药 10g，乳香 6g，炮山甲 10g，皂角刺 6g，天花粉 10g，贝母 10g，牛蒡子 10g，连翘 6g，甘草 5g。水煎服，每天 1 剂，分两次服。清热解毒、活血散结。适用于肝癌。

·抗肝癌组方 2：姜黄 10g，枳壳 6g，川厚朴（姜汁制）15g，苍术 10g，金银花 12g。水煎服，每天 1 剂，分两次服。清热解毒，活血理气。适用于肝癌。

·抗肝癌组方 3：川厚朴（姜汁制）10g，苍术 10g，陈皮 10g，川芎 10g，酒制大黄 10g，麦芽 15g，瞿麦 15g，沉香 4g，广木香 5g。水煎服，每天 1 剂，分两次服。理气活血，消食散结。适用于肝癌。

·抗肝癌组方 4：党参 10g，白术 10g，淮山药（炒）10g，黄芪 10g，茯苓 10g，木通 10g，金银花 15g，川厚朴（姜汁制）10g。水煎服，每天 1 剂，分两次服。补气健脾，清热解毒。适用于肝癌。

·肝癌一号散：半枝莲 200g，瓦楞子 100g，漏芦 100g，丹参 50g，乌梅 100g，山豆根 200g，栀子 50g，郁金 50g，党参 50g，白术 50g，陈皮 50g，半夏 50g。上药共研细末，每包 3g。成人每次服一包，每日 2~3 次。清热解毒，活血散结，补气健脾。适用于中晚期肝癌。

·黄芪 30g，半枝莲 60g，白花蛇舌草 90g，大黄 3g，金银花 9g，黄芩 9g，柴胡 12g，生牡蛎 15g，栀子 6g，当归 9g，延胡索 9g，甘草 6g。煎汤，每天早、中、晚各一次。补气健脾，清热解毒。适用于原发性肝癌。

·当归 15g，青皮 6g，柴胡 15g，蒲公英 6g，栀子（炒脆）9g，白芍 8g，牡丹皮 9g，没药 6g，枳壳 6g，金银花 15g，甘草 15g，川贝母 9g，茯苓 12g。水三大碗煎八分，每天早、晚各 1 次，一剂药可煎 3 次服用。理气活血。适用于原发性肝癌肝郁气滞明显者。

·合欢花 9g，姜味草 9g，青皮 2g，川芎 6g，柴胡 9g，小茴香 6g，草豆蔻 9g，木香 6g，生黄芪 15g，茵陈 9g，生牡蛎 15g，茜草 9g。水煎服，每天 3 次。理气疏肝，化痰散结。适用于原发性肝癌肝郁气滞明显者。

·姜味草 27g，柴胡 9g，青皮 2g，川芎 18g，小茴香 18g，草豆蔻 25g，半枝莲 18g。将以上药粉碎合蜜为丸，每丸 9g，每天 4 次。理气散结。适用于原发性肝癌肝郁气滞型。

· 黄芪 30g，半枝莲 30g，舌草 30g，牛根草 25g，丹参 20g，仙鹤草 20g，黄连 15g，黄芩 15g，白术 15g，猪苓 15g。水煎服，每日 3 次。补气健脾，清热燥湿。适用于原发性肝癌气虚兼有湿热者。

· 柴胡蚤休汤：炒柴胡 10g，蚤休 15g，茯苓 10g，赤芍 10g，白芍 10g，茜草 10g，当归 10g，郁金 10g，制香附 10g，黄芩 15g，莪术 15g，全瓜蒌 20g，生鳖甲 20g，虎杖 20g，甘草 10g。水煎服，每天 1 剂，每天服 2 次。疏肝活血，理气化痰。适用于原发性肝癌肝郁血瘀型。

· 清化抗癌汤：茵陈 12g，山栀 9g，三棱 9g，莪术 9g，穿山甲 9g，广郁金 9g，炒枳壳 9g，生牡蛎 30g，半枝莲 30g，七叶一枝花 30g，白花蛇舌草 30g，露蜂房 15g。水煎服，每天 1 剂，每天服 2 次。清热解毒，理气活血。适用于原发性肝癌肝郁血瘀型。

· 鼠妇破血饮：干燥鼠妇 60g。加水适量，水煎 2 次，混合后分 4 次口服，每天 1 剂。鼠妇有破血利水、解毒止痛的功效，适用于肝癌剧痛者。

· 加减参赭培气汤：生赭石 15g（先煎），太子参 10g，生怀山药 15g，天花粉 10g，天冬 10g，制鳖甲 15g，赤芍 15g，桃仁 15g，红花 10g，夏枯草 15g，生黄芪 30g，枸杞子 30g，焦山楂 30g，泽泻 15g，猪苓 15g，龙葵 15g，白英 15g，白芍 10g，焦六曲 30g，三七粉 3g（分冲）。水煎服，每天 3 次。调气，化瘀，利水，解毒。适用于肝癌晚期气虚血瘀兼有腹水者。

· 健脾活血汤：生黄芪 15g，党参 15g，白术 9g，云茯苓 9g，柴胡 9g，穿山甲 9g，桃仁 9g，丹参 9g，苏木 9g，蚤休 30g，牡蛎 30g，鼠妇 12g。每天 1 剂，水煎服，每天服 2 次。健脾理气，破血抗癌。适用于原发性肝癌正虚血瘀型。

· 理气消癥汤：八月札 15g，金铃子 9g，丹参 12g，漏芦 15g，白花蛇舌草 30g，红藤 15g，生牡蛎 30g，半枝莲 30g。每天 1 剂，水煎服，每天服 2 次。理气化瘀，清热解毒。适用于原发性肝癌气滞血瘀兼湿热壅滞者。

· 消癌散：白术 20g，当归 30g，山慈菇 30g，昆布 12g，海藻 12g，半枝莲 30g，白花蛇舌草 25g，三棱 10g，太子参 30g。每天 1 剂，水煎服，每天服 3 次。益气活血，软坚散结，清热解毒。可用作原发性肝癌的基本方，并辨证加减。

· 化癌散：天然牛黄 8g，田七粉 200g，藏红花 80g，冬虫夏草 120g。上药共研细末，分成 50 包。每天 1 包，温开水送服，连服 100 包。清热解毒，活血化瘀，扶正祛邪。适用于原发性肝癌各型。

· 柴胡 15g，白术 10g，白花蛇舌草 30g，半枝莲 30g，赤、白芍各 10g，白英 40g，龙葵 30g，莪术 15g，鳖甲 15g，焦山楂 15g，神曲 15g，枳壳 10g，延胡索 15g，川楝子 15g，斑蝥 1 个（去头足翅），白蚤休 15g，昆布 20g，海藻 20g，生黄芪 20g，女贞子 20g，枸杞子 15g，生薏苡仁 20g。每天 1 剂，水煎服，每天 3 次，或共研细末，每服 10～15g，每天 3 次，温开水送服。疏肝理气，活血化瘀，解毒消癥。适用于原发性肝癌中、晚期患者。

3. 食 疗

· 田螺鸡骨草汤：鸡骨草 30g，田螺 250g。先用清水养田螺 24～28h，勤换水以去除污泥，取田螺肉洗净，与鸡骨草一起作汤，佐餐食用。清热利湿，疏肝止痛。民间常用于急性、慢性肝炎，脂肪肝，肝硬化和早期肝癌的防治。

·乌龟双药汤：芡实 50g，田七 15g（捣碎），乌龟一只约 500g 左右，瘦猪肉 90g。乌龟去内脏斩碎，瘦猪肉切细，合以上双药，加水适量，炖至烂熟，和盐调味即成。活血化瘀，软坚散结，滋阴补肾。适用于晚期肝癌伴疼痛不适者。

·平肝芍药汤：白芍 12g，炙甘草 6g，柏子仁 15g，瘦肉适量，蜜枣 4 枚，盐少许。把以上各药同瘦肉置瓦煲，加清水煲约两小时即成。养血，滋阴，柔肝。适用于肝脏虚弱、胁间疼痛的各期肝癌。

·白术双肉饮：白术 12g，兔肉 250～300g，大田螺 10～20 个（取肉）。田螺去泥洗净，沸水烫死取其肉，然后把螺肉、兔肉放锅中，加白术、清水适量文火炖两小时，和盐调味即成。补中益气，清肝解毒。适用于晚期肝癌并腹水、黄疸的辅助食疗。

·鲤鱼姜糖赤豆汤：鲤鱼一条约 500g，赤小豆 50g。鲤鱼剖开去肠杂，留鳞洗净，放入油锅文火煎至双面微黄，同赤小豆一起置瓦堡加水煮熟，再入姜糖略煲即成。补气养血，利尿消肿，清热解毒。适用于晚期肝癌并腹水、黄疸的辅助食疗。

·枸杞子甲鱼：枸杞子 30g，甲鱼 150g。将枸杞子、甲鱼共蒸至熟烂即可，枸杞子与甲鱼汤均可食用。滋阴，清热，散结，凉血，提高机体免疫力。适用于原发性肝癌气血亏虚、肝肾不足者。

·茯苓清蒸桂鱼：茯苓 15g，桂鱼 150g。加水及调料同蒸至熟烂即成。吃鱼喝汤。健脾利湿，益气补血。适用于原发性肝癌气血亏虚者。

·蓟菜鲫鱼汤：蓟菜 30g，鲫鱼 1 条。蓟菜与鲫鱼共同煮汤，加适当调料即成。凉血散瘀，平胃止呕。适用于原发性肝癌血热瘀滞者。

·青果烧鸡蛋：青果 20g，鸡蛋 1 只。先将青果煮熟后再加入卧鸡蛋，共同煮混后可食用。每周 3 次，每次 1 个鸡蛋。破血散瘀。适用于肝癌剧痛、腹水明显者。

·猕猴桃根炖肉：鲜猕猴桃根 100g，猪瘦肉 200g。将上述两物在硝锅内加水同煮，炖熟后去药渣即成。清热解毒，利湿活血。适用于肝癌肝胆湿热者。

·马齿苋卤鸡蛋：马齿苋适量，鲜鸡蛋 2 只。先用马齿苋加水煮制成马齿苋卤，再取 300ml，用齿汁煮鸡蛋。每天 1 次，连汤齐服。清热解毒，消肿去瘀。适宜于晚期肝癌发热不退，口渴烦躁者。

·山药扁豆粥：淮山药 30g，扁豆 10g，粳米 100g。将山药洗净去皮切片，扁豆煮半熟加粳米，山药煮成粥。每天 2 次，早、晚餐食用。健脾化湿。适用于晚期肝癌患者脾虚、泄泻等症。

4. 针灸治疗

各型肝癌　取穴三阴交、曲池、肝俞、脾俞、中脘、章门、足三里。心悸失眠加内关、神门；尿少加阴陵泉、关元；纳差加胃俞；腹水加肾俞、水分、三阴交。治法：每次取主穴 3～4 个，据症酌加配穴、背部穴，针刺得气后，轻刺激施补法 1min，即去针，腹部穴宜留针 15～20min，用平补平泻法，四肢穴以中等强度的刺激，施平补平泻法。2min 之后，留 20～25min。留针期间，每隔 5min，行针 1 次。针后在气海、关元、肝俞，用艾条熏灸或太乙神针灸半小时，以局部出现红晕为度。隔日 1 次，15 次为一疗程，间隔 5～7d，继续下一疗程。

肝硬化腹水　以针刺透穴（中脘透水分，水分透气海，气海透中极）疗法治疗。有健脾补肾、行气利水、通利三焦、标本兼治的功效，效果显著。

肝癌早期　主穴取章门、期门、肝俞、内关、公孙或太白穴位。配穴：①若疼痛加外关、足三里、支沟、阳陵泉穴位，以理气活血止痛辅助治疗两胁疼痛；②若呃逆加膈俞穴以降胃气止呕，治疗有呕吐者；③若腹水加气海、三阴交、水道、阳陵泉、阴陵泉穴位；④若上消化道出血加尺泽、列缺、曲泽、合谷穴位；⑤若肝昏迷加少商、涌泉、人中、十宣、太溪穴位；⑥针刺足三里、脾俞、阳陵泉、胃俞等穴以调补脾胃，治疗食欲不振；⑦针灸内关、曲池、足三里穴，可消除或缓解放化疗过程中出现的恶心呕吐等。肝癌早期以针刺为主，晚期以艾灸为主。针刺以平补平泻法，得气后提插捻转，留针 15～20min；疼痛者可留针 20～30min，每隔 5～10min 行针一次。每天 1 次，10～15d 为一疗程，休息 3～5d，再开始另一疗程。

三、抗肝癌中药的现代药理学研究

1. 补益类

人参　药理实验显示，人参可提高肿瘤患者免疫系统的监视功能，抑制肿瘤的发展；能兴奋网状内皮系统机能；对受损伤机体，能促进正常细胞生长，对肿瘤细胞无促进作用。

黄芪　具有兴奋中枢神经系统、增强网状内皮系统的吞噬功能，提高抗病能力；具有既能抑制体液免疫反应，又能提高细胞免疫功能的双向调节作用，保肝及防止肝糖原减少。

龟甲　能提高机体抗肿瘤的免疫功能，提取物对癌细胞有抑制作用。

鳖甲　药理作用、药敏试验对肝癌细胞敏感，并能增强机体免疫能力，临床多与龟甲同用，但是鳖甲擅长于软坚、通血脉；龟甲偏于滋阴益肾健骨。

薏苡仁　药理实验证实其对癌细胞有抑制作用，临床应用于治疗各种痰湿型肿瘤如消化道癌肿、肺癌、宫颈癌及扁平疣。

茯苓　能促进机体 T 细胞活化，使免疫监督系统复活，提高 E - 玫瑰花瓣形成率与淋巴细胞转化率，保护或避免肝组织受损，对癌细胞有抑制作用。

2. 清热解毒类

九节茶　又名肿节风、草珊瑚，味辛、苦，性平。具有清热解毒、活血散瘀双重功效。药理实验证实其对癌细胞有抑制作用，并有较广谱的抑菌功能，临床可用于治疗消化系统肿瘤如肝癌、胰腺癌、食管癌、胃癌、直肠癌等。

半边莲　药理实验对癌细胞有抑制作用，并有较强的利尿作用，治疗各种消化道肿瘤。

龙葵　为茄科一年生草本植物龙葵的全草。味苦，性寒。具有清热解毒、活血散瘀双重功效，且能消肿利尿。药理实验证实其具有抗肿瘤和抗炎作用，可用于多种癌症。

半枝莲　药理实验证实其对癌细胞有抑制作用，并有较广谱的抑菌和利尿作用，适用于各种肿瘤。

白花蛇舌草　对癌细胞有抑制作用，能刺激网状内皮系统，增强白细胞的吞噬能力，广泛用于各种肿瘤。

七叶一枝花　又名重楼。味苦，性微寒。具有较强的清热解毒作用，并能消肿。药理试验对癌细胞及实体型肝癌有抑制作用，并有广谱抑菌作用，各种肿瘤皆可选择应用。

3. 活血软坚类

菝葜　为百合科落叶攀缘灌木植物的根状茎，别名金刚藤。味甘、酸，性平。解毒消肿，活血祛风。对癌细胞有抑制作用，抗癌且不伤正，常用于消化系统肿瘤，临床常用于肝癌、胰腺癌、胆囊癌、胃癌、肠癌、鼻渊癌、历节风痹、疔疮痈肿。

莪术　药理实验证实其对癌细胞有直接杀灭作用，对癌细胞、肝癌实体型有抑制作用，临床常用于肝癌等。

牡蛎　药理实验证实其对肿瘤细胞和脊髓灰质炎病毒有抑制作用。

郁金　药理实验证实其对癌细胞有抑制作用，促进胆汁分泌和排泄，纠正蛋白倒置而达到保护肝脏作用，临床用于治疗肝癌等。

猪苓　提取物能提高细胞免疫，激活T细胞，具抗癌作用及较强的利尿作用。

仙鹤草　药理实验证实其具有抗癌细胞作用，并有收缩内脏血管、加速凝血时间、增加血小板等作用。

第四节　胰腺癌的中医治疗

一、中医学对胰腺癌的认识

中医医籍中对于胰腺癌的描述散见于"症积""痞块""积聚""黄疸"等病症中，综合看来，认为胰腺癌属"伏梁"范畴比较贴切。如《难经·五十六难》中说："心之积名曰伏梁，起脐上，大如臂，至心下，久不愈，上下左右皆有根，病名曰伏梁……裹大脓血，居肠胃之外，不可治。"《儒门事亲》："其一伏梁，上下左右皆有跟，有大脓血……"《难经》对积聚有过细致描述："积者，阴气也，其始发有常处，其痛不离其部，上下有所终始，左右有所穷处。"

古代医家认识到，正虚邪实是积聚发病的根本原因，如《素问·评热病论》云："邪之所凑，其气必虚。"《灵枢·百病始生篇》谓："壮人无积，虚则有之。"指出正气不足是肿瘤发生的基础，胰腺癌亦如是。如清代沈金鳌《杂病源流犀烛》中论曰："皆由心经气血两虚，以致邪留不去也，治宜活血凉血，散热通结，宜伏梁丸。病症虚实夹杂，病位在脾，病机有湿、热、瘀、毒，以气血亏虚为主。"

现代医家普遍认为，胰腺癌的病机为脾胃受损，正气亏虚，肝气乘脾，木郁脾虚，生湿化热，气滞血瘀，痰瘀湿热相搏而成。何立丽认为，胰腺癌病机在于脾胃亏虚为本，癌毒侵犯为标，并提出根据胰腺"化雨不藏"的特点，须保持"腑气通畅"，治疗上健脾益气为主，理气通腑为辅。尤建良则指出，胰腺癌的病机关键在于脾胃功能失调，且存在气滞血瘀、痰瘀湿热的病理改变。周晓红认为，胰腺癌多因中阳不振，湿困中焦，郁而化热，气血瘀滞而发；复因接受过手术、化疗，导致正气受戕，加重肝脾失调。余桂清认为，胰腺癌是长期饮食不节及情志失调，脾胃失其运化，湿热困阻中焦、气血运行不畅，致瘀毒内阻，并可进一步引起气血不足、肾气亏虚。顾缨等认为胰腺癌病位在肝脾两脏，中焦脾虚则是内因，肝脾功能失调是发病的关键，湿热瘀毒既是病理产物，也是致病因素。何裕民等认为其病因多为饮食不节、情志失调、嗜好烟酒等，致使肝郁脾虚、湿热壅滞、瘀毒内阻而成，晚期常伴有气阴不足、肾气亏损等。杨炳奎认为肝胆气机郁滞为内因，外感湿热毒邪外邪，内外交困，疏泄失常，湿热瘀血胶着不化，形成积证。曹志成认为外感湿热困脾，思虑及饮食不节伤脾，久而痰湿与瘀血变生癌瘤。孙玉冰等认为本病是由七情内伤、肝脾受损、饮食失常、外感湿导致脾胃运化失常、肝胆气机不畅而发病。结合各位现代医家观点来看，胰腺癌病变部位在脾胃、肝、胆，涉及肾，病理性质为本虚标实，虚实错杂，气滞、血瘀、湿热、毒邪为标，气血两虚为本。

二、胰腺癌的中医治疗方法

1. 辨证论治

（1）脾虚痰湿

临床表现：上腹部不适或疼痛，胸脘胀闷，不思饮食，恶心呕吐，口干不多饮，面色无华，消瘦倦怠，大便溏泻，舌淡红，苔薄或薄腻，脉弦细。

治法：健脾理气，化痰祛湿。

方药：香砂六君子汤加减。木香 10g，砂仁 6g，陈皮 12g，茯苓 15g，党参 12g，白术 12g，制半夏 10g，白扁豆 12g，麦芽 15g，薏苡仁 20g，苍术 8g，炙甘草 8g。

加减：食欲不振较甚者可加山楂；腹部结块较硬可加胆南星、猫爪草以化痰散结；尿少肢肿可加车前草、木瓜。

（2）湿热壅结

临床表现：上腹部胀满不适或胀痛，低热，头身困重倦怠，口渴而不喜饮，口苦口臭，或见身黄、目黄、小便黄，便溏臭秽，舌红，苔黄或腻，脉数。

治法：清热化湿。

方药：茵陈汤加减。茵陈 30g，栀子 12g，生大黄 10g，车前草 20g，苍术 8g，茯苓 15g，肿节风 15g，蛇莓 12g，八月札 15g，半枝莲 15g。

加减：腹胀较甚者可加木香、大腹皮；小便不利可加通草、瞿麦；胸胁不畅可加柴胡、香附。

（3）肝郁血瘀

临床表现：上腹痞块，胀满疼痛拒按，痛无休止，痛处固定，伴有呃逆或恶心呕吐，纳呆食少，面色晦暗，形体消瘦，便秘或溏，舌质青紫，边有瘀点瘀斑，苔薄白，脉涩或弦细。

治法：活血消痞，行气止痛。

方药：膈下逐瘀汤加减。桃仁 12g，川芎 12g，当归 12g，牡丹皮 10g，五灵脂 10g，香附 10g，乌药 10g，枳壳 10g，延胡索 12g，赤芍 12g，红花 8g，生甘草 8g。

加减：瘀血内结较甚者，加三棱、莪术；若有黄疸者，加茵陈、田基黄；若病程迁延，乏力甚者，去五灵脂，加党参、白术、茯苓。

（4）阴虚内热

临床表现：上腹部胀满不适或胀痛，痛势隐隐，心烦不寐，咽干口燥，口干喜饮，低热，盗汗，午后颧红，舌质红苔燥或少苔，脉细数。

治法：养阴清热。

方药：益胃汤合一贯煎加减。生地黄 15g，麦冬 15g，北沙参 15g，玉竹 12g，冰糖 10g，薏苡仁 15g，川楝子 8g，半枝莲 12g，石见穿 12g，八月札 12g。

加减：大便秘结严重可加大黄、芒硝；腹胀明显者，加大腹皮、香附；腹部肿块坚实可加三棱、莪术；兼血虚者，加白芍、何首乌。

（5）气血两亏型

临床表现：腹部隐隐，腹胀纳差，神疲乏力，面白无华，消瘦，爪甲淡白，舌质淡，苔白滑，脉沉细。

治法：补气养血，化瘀散结。

方药：八珍汤加减。党参15g，熟地黄12g，当归12g，炒白术12g，白芍12g，鸡血藤20g，山药15g，黄精12g，川芎10g，茯苓15g，炙甘草8g。

加减：腹胀便秘者，可酌加木香、砂仁、厚朴；腹部包块明显者加夏枯草、穿山甲、龙葵。

胰腺癌的治疗需把握辨病与辨证相结合，灵活施治的原则，胰腺癌病情复杂，多生变证，常规分型论治往往与实际实况并不完全切合。《素问·至真要大论》云："谨守病机，各司其属，有者求之，无者求之，实责之，虚者责之。"由于中气亏虚贯穿于疾病始终，故可以健脾益气为基本治法，在此基础上，根据病程分期、症状、体质、手术或放化疗反应等因素，辅以除湿化痰、理气活血，解毒散结等法辨证施治。重视外敷内服、针药并施的综合治疗。对于化疗后出现的恶心、呕吐、纳食减退、气短乏力不良反应，可以用清胆和胃、化痰止呕、益气健脾药物促进患者康复，以减轻化疗反应。尤建良等创立的"中药三步周期疗法"，即化疗前益气养阴，扶正固本；化疗中降逆和胃，醒脾调中；化疗后补气生血，温肾化瘀，以增效减毒，对于改善患者依从性、提高生活质量有积极的意义。

胰腺癌属于高度恶性肿瘤，治疗的根本在于抑制癌细胞浸润及转移。在胰腺癌不同阶段，可酌情加入攻邪抗癌之品，如半枝莲、白花蛇舌草、蛇六谷、肿节风、红豆杉、拳参、菝葜等。但需注意切勿一味堆砌抗癌药物，忽视整体与辨证。

2. 民间验方

·丹参30g，生薏苡仁30g，赤芍15g，蒲公英40g，白花蛇舌草40g。每天1剂，水煎3次后合并药液，分早、中、晚内服，连续用药至症状消失。活血散瘀，抗癌消肿。适用于胰腺癌。

·金银花15g，连翘10g，蒲公英15g，夏枯草15g，山豆根20g，生大黄8g，象贝母12g，生牡蛎30g，玄参15g，天花粉10g，生鳖甲20g，山慈菇30g。每天1剂，水煎3次后合并药液，分早、中、晚内服。清热解毒，化痰散结。适用于胰腺癌痰毒蕴结型者。

·肉桂12g，麻黄15g，白芥子15g，生半夏10g，生天南星10g，鹿角胶15g，白僵蚕12g，皂角刺15g。每天1剂，水煎3次后合并药液，分早、中、晚内服。温化寒痰，抗癌散结。适用于胰腺癌寒痰凝滞型者。

·皂角刺15g，白芥子15g，黄药子6g，海藻12g，昆布12g，瓜蒌30g，土贝母15g，穿山甲8g，土鳖虫15g，桃仁泥12g，红花12g，乳香6g，没药6g，水红花子10g。每天1剂，水煎3次后合并药液，分早、中、晚内服。活血散寒，抗癌消肿。适用于胰腺癌寒凝瘀阻型者。

·生地黄12g，生龟甲20g，鳖甲15g，知母10g，二至丸12g，何首乌12g，当归12g，丹参12g，鸡血藤15g，白芍12g。每天1剂，水煎3次后合并药液，分早、中、晚内服。养血滋阴，抗癌散结。适用于胰腺癌阴亏血燥型者。

· 柴胡10g，枳壳10g，郁金10g，干蟾皮10g，鸡内金10g，八月札30g，白术30g，猪苓30g，茯苓30g，生薏苡仁30g，菝葜30g，半枝莲30g，白花蛇舌草30g，生山楂15g。每天1剂，水煎3次后合并药液，分早、中、晚内服。疏肝解郁，清热利湿。适用于胰腺癌肝郁气滞兼有湿热者。

· 丹参20g，桃仁20g，白花蛇舌草20g，三棱20g，莪术20g，王不留行20g，山豆根20g，炙鳖甲20g，炙穿山甲20g，菝葜20g，八月札15g，焦山楂15g。每天1剂，水煎3次后合并药液，分早、中、晚内服。活血化瘀，软坚散结。适用于胰腺癌瘀血停滞者。

· 制大黄10g，炒柴胡10g，黄连12g，黄芩10g，栀子12g，郁金10g，赤芍10g，薏苡仁20g，茯苓20g，蒲公英20g，茵陈20g，白花蛇舌草30g，土茯苓20g，莪术10g，壁虎5g。每天1剂，水煎3次后合并药液，分早、中、晚内服。清热解毒利湿。适用于胰腺癌湿热毒邪型者。

· 三棱10g，莪术10g，郁金15g，枳壳10g，枳实10g，木香6g，柴胡12g，天龙10g，炙穿山甲20g，茵陈20g，黄芩10g，薏苡仁20g，焦山楂20g，焦神曲20g。每天1剂，水煎3次后合并药液，分早、中、晚内服。疏肝解郁，活血化瘀。适用于胰腺癌气滞血瘀型者。

· 党参15g，苍术10g，白术12g，茯苓20g，莪术10g，焦谷芽20g，木香6g，陈皮8g，半夏10g，茯苓20g，枳壳10g，川朴10g，天龙10g，豆蔻仁12g，砂仁6g，生甘草6g。每天1剂，水煎3次后合并药液，分早、中、晚内服。健脾和胃，理气散结。适用于胰腺癌脾虚湿热型者。

· 太子参30g，北沙参20g，麦冬15g，天花粉20g，生地黄12g，地骨皮12g，焦山楂20g，焦神曲20g，木香6g，大腹皮20g，白花蛇舌草30g，茯苓15g，莪术10g，大黄8g。每天1剂，水煎3次后合并药液，分早、中、晚内服。益气扶正，散结消肿。适用于胰腺癌正虚邪实型者。

3. 食 疗

· 淡豆豉瘦肉红枣汤：淡豆豉50g，瘦肉50g，红枣7枚，清水9碗。将淡豆豉、瘦肉、红枣放入水中煎6h后剩一碗时即成。每天1次，每次1剂，可连服3个月。补气健脾，滋阴养血。适用于胰腺癌气血亏虚者。

· 栗子糕：生板栗500g，白糖250g。板栗放锅内水煮30min，冷却后去皮放入碗内再蒸30min，趁热加入白糖后压拌均匀成泥状；再以塑料盖为模具，把栗子泥填压成泥饼状即成。可连续服用。益胃补肾。适用于胰腺癌气血亏虚者。

· 桑菊枸杞子饮：桑叶9g，菊花9g，枸杞子9g，决明子6g。将上述四味药用水煎熟即可。代茶饮，可连续服用。清肝泻火。适用于胰腺癌肝郁化火者。

· 栀子仁枸杞子粥：栀子仁10g，鲜藕60g（或藕节），白茅根30g，枸杞子40g，粳米130g。将栀子仁、藕节、白茅根、枸杞子装入纱布袋内扎紧，加水煮煎药汁。粳米下锅，下入药汁、清水，烧沸，小火煮烂成稀粥，可加蜂蜜适量调味即可。清热利湿，凉血止血，除烦止渴。适用于胰腺癌湿热壅滞者。

· 赤豆鲤鱼：大鲤鱼一尾（约1000g），赤豆50g，陈皮6g，玫瑰花15g。姜、盐、绿叶蔬菜、鸡汤各适量。鲤鱼洗净，赤豆煮之开裂与陈皮放入鱼腹内。鱼放盆内加入姜、盐、赤豆汤、鸡汤、玫瑰花、蒸约 60~90min，出笼放绿叶蔬菜入鱼汤即可。活血化瘀，理气散结，利水消肿。适用于胰腺癌气血瘀滞者。

·荠菜豆腐羹：佛甲草 120g，荠菜 180g，豆腐 200g，净芦笋 28g，黄豆芽汤 750g，调料适量。将佛甲草切段，装入纱布袋，加水适量，煎煮药汁，留用。炒锅烧热，加入黄豆芽汁、药汁、豆腐丁、芦笋片和盐，烧沸，放入荠菜，烧沸，加入味精、熟花生油，出锅即可。清热和脾，消肿解毒。适用于胰腺癌湿热壅滞者。

胰腺癌患者进行食疗的同时，还可以吃以下食物，有利于患者的恢复：①谷类（大米、面粉），瘦猪肉，鸡，鱼，虾，蛋，豆制品，蔬菜以及水果等；②清淡易消化、低脂肪饮食，少吃多餐，如稀藕粉、米汤、西红柿汤、蛋汤、去渣绿豆汤、菜汁、稀面汤、猪肝汤以及豆浆等；③增强免疫、抗胰腺癌作用食物，如甲鱼、龟、鲟、鲨鱼、鲐鱼、鲥鱼、蛇、山药、菜豆、香菇和大枣等；④具有抗癌止痛作用的食物，如鲨鱼、海马、鲈鱼、核桃、麦芽、韭菜和苦瓜等；⑤抗感染食物，如鲩鱼、刀鱼、鳖、野鸭肉、水蛇、绿豆芽、橄榄、乌梅、绿豆和赤豆等。

4. 针灸治疗

针灸治疗胰腺癌的癌痛，体针取三阴交、太冲、公孙（双侧）。常规消毒后，快速进针，有酸、胀、麻、沉感时，留针 10min，5~7 次为一疗程。也可耳针治疗，取穴交感、神门、三焦、脾穴（两侧），每天 1 次，5 次一疗程。

三、抗胰腺癌中药的现代药理学研究

双氢青蒿素　中药青蒿味苦辛、性寒，归肝、胆、三焦、肾经，具有清透虚热、凉血除蒸、截疟的功效，其主要药用成分是青蒿素，双氢青蒿素由青蒿素衍化而来。有学者用双氢青蒿素、吉西他滨和双氢青蒿素联合吉西他滨分别处理构建好的裸鼠胰腺癌移植瘤模型，结果表明，双氢青蒿素联合吉西他滨能明显抑制裸鼠 SW1990 细胞皮下移植瘤的生长，其机制可能与抑制细胞中凋亡相关蛋白 Bcl-2 和 C-myc 的表达有关。

大黄素　大黄是多种廖科大黄属的多年生草本植物的合称，味苦性寒，归脾、胃、肝、大肠经，具有泻火解毒、活血祛瘀的作用，主要有效成分是大黄素。体外研究表明，大黄素抑制胰腺癌 BXPC-3 细胞增殖、迁移和侵袭，促进细胞凋亡。其重要作用机制之一，可能是抑制 NF-kB 及其调控蛋白 Survivin 和基质金属蛋白酶 –9。

人参皂苷　为中药人参的主要有效成分，是一种固醇类化合物，它通过抑制 Pim-3 的表达以及促进 Bad 活性形式——磷酸化 Bad——的形成而诱导肿瘤细胞的凋亡，抑制肿瘤细胞的增殖。

冬凌草甲素　冬凌草，味甘苦，性微寒，归肺、胃、肝经，具有清热解毒、健胃活血、抗肿瘤等作用，其主要有效成分是冬凌草甲素，体外研究表明冬凌草甲素可显著抑制胰腺癌 SW1990 细胞增殖，促进细胞凋亡，其作用机制可能与 F-actin 解聚、诱导凋亡发生有关。冬凌草甲素以时间和剂量依赖性方式抑制 BXPC-3 细胞的增殖。

白藜芦醇　白藜芦醇是从虎杖等植物中提取的一种多酚类化合物。虎杖系廖科廖属双子叶植物，味微苦，性微寒，归肝、胆、肺经，具有清热解毒、利胆退黄、散瘀定痛等作用。研究发现白藜芦醇可促进胰腺癌 PC-2 细胞凋亡，抑制其增殖。其机制可能与抑制 Hedgehog 信号通路中 Ihh、Ptch 和 Smo 的表达相关。

吴茱萸碱　吴茱萸味苦辛，性热，具有降逆止呕、清热止痛的功效，吴茱萸碱是一种从吴茱萸中提取的生物碱。吴茱萸碱可通过抑制 Wnt 信号通路活性，呈剂量依赖性抑制胰腺癌细胞株 BXPC-3 和 PANC-1 的细胞株增殖，诱导其凋亡和自噬发生。

白头翁皂苷 A　白头翁系毛茛科白头翁属多年生草本植物，味苦，性寒，归胃、大肠经，具有清热解毒、凉血止痢、燥湿杀虫的功效。白头翁皂苷 A 是从白头翁的干燥根中提取的一种成分。白头翁皂苷 A 促进胰腺癌细胞株 BXPC-3、SW1990 癌细胞的凋亡，降低 Bcl-2 的表达。进一步研究显示，白头翁皂苷 A 可能是修复 DNA 损伤、导致癌症细胞 G2 阻滞和凋亡发挥其抗肿瘤效应。

姜黄素　姜黄系芭蕉目姜科姜黄属多年生草本植物，味苦辛，性温，归脾、肝经，具有行气破血、温通经脉的功效。姜黄素是一种从姜黄等的根茎中提取得到的黄色色素。姜黄素对胰腺癌 PANC-1 细胞生长的抑制作用呈时效、量效依赖性，还能明显降低 PANC-1 细胞侵袭和转移。另有研究显示，姜黄素可协同吉西他滨抑制胰腺癌细胞的增殖、诱导细胞凋亡，并影响肿瘤干细胞表型。

华蟾素　华蟾素分离的非极性组分可能通过抑制肿瘤细胞的糖酵解和呼吸过程、通过抑制 Na^+-K^+-ATP 酶、提高细胞内的 cAMP 浓度从而促进蛋白质的磷酸化、促进巨噬细胞吞噬功能等机制发挥抗癌作用。

蝎毒多肽　对胰腺癌细胞有明显的增殖抑制作用，而且经 PESV 处理的细胞的黏附、侵袭力和运动能力明显降低；其分子机制可能是通过上调 E - 钙黏蛋白表达，下调纤黏蛋白及基质金属蛋白酶 - 9 的表达，降低了其对细胞外基质和基底膜的降解，导致细胞侵袭力的降低，抑制肿瘤细胞的侵袭和转移。

第五节　大肠癌的中医治疗

一、中医学对大肠癌的认识

根据历代医家的描述，大肠癌在祖国医学中可归属于属"癥瘕""锁肛痔""积聚""肠覃""瘕""下痢""肠风""肠澼""脏毒"等范畴。《灵枢·五变》篇最早发现了肠中积聚的疾病："人之善病肠中积聚者……如此则肠胃恶，恶者邪气留止，积聚乃伤。"清代祁坤《外科大成·论痔论》详细描述了锁肛痔的症状："锁肛痔，肛门内外如竹节锁紧，形如海蜇，里急后重，便粪细而带扁，时流臭水，此无治法。"这与肛门部位的癌症症状极为相似。《丹溪心法》认为："脏毒者，蕴积毒久而始见。"《医宗金鉴》中描述："发于内者，兼阴虚湿热下注肛门，内结蕴肿，刺痛如锥。"表明大肠癌发病与外邪侵袭及正气内虚密切相关。《外科正宗》曾描写到："夫脏毒者，醇酒厚味……肛门结成肿块。"强调大肠癌的发病与嗜食肥甘厚腻相关。《医学入门》有云："伤风犯胃，泄久湿毒成癖，注入大肠。"指出本病与内外合邪致毒相关。

中医学根据历代众多医家对该病的描述，结合临床实际，普遍认为大肠癌的发病主要因六淫外侵、饮食不节、七情内伤，加之正气不足，脾虚失运，气、血、毒、瘀蕴结大肠，传导失司日久发为大肠癌肿。如赖象权等认为本病发生的前提是痰浊湿热内蕴，脾胃肠腑气机不畅，日久化火，痰、气、火相夹，酿成壅脓。王小宁等认为，大肠癌发病的内因在于脾虚气弱，外因瘀毒留滞是发病的必要条件。刘嘉湘指出大肠癌主要由正气亏虚，脾胃运化失司，湿毒郁久化热，浸淫肠道，日久痰热瘀毒聚结，酿成肿块。吴继萍认为大肠癌源于脾胃虚弱，水谷精微不化，中焦气机不畅，痰浊湿热内生，血行瘀滞，形成癌肿。李真认为大肠癌的主要病因为"毒邪"，并将其概括为"食毒、瘀毒和外来毒邪"三种，食毒乃为饮食不节，脾胃亏虚，痰湿内生所致；瘀毒则由情绪紊乱导致气血运行不畅，瘀滞成毒；外来毒邪是由于电离辐射、环境污染等因素而致毒邪内蕴。总的看来，大肠癌发病以正气亏虚为内因，邪毒内侵为外因，内外因交互影响，形成恶性循环，进一步加重正虚邪实的病理机制，终致气、血、毒、瘀胶结不化，大肠传导失司，日久发为大肠癌肿。

中医药治疗肿瘤历史悠久，在防治肿瘤方面有着独特的优势。临床资料显示，中医药可减少放化疗的毒副作用，增加疗效，调整免疫机能，防止癌肿转移和复发，改善患者的生活质量、延长患者存活期。

二、大肠癌的中医治疗方法

1. 辨证论治

（1）脾虚湿热

临床表现：腹胀便溏久泻久利，神疲乏力，少气懒言，面色苍白，食欲不振，色淡苔薄白、脉沉缓；或里急后重，便下脓血，苔黄腻，脉滑数或沉细滑。

治法：健脾理气，清热利湿。

方药：苍术、白术各15g，生薏苡仁30g，云茯苓10g，厚朴10g，黄柏10g，白英30g，龙葵30g，藤梨根30g，败酱草30g，白头翁20g，延胡索10g，川楝子10g，川黄连3g。

（2）肝胃不和

临床表现：胸胁满闷，纳食减退，腹胀，恶心，口苦，大便干结，小便色黄，烦躁易怒，舌红苔黄、脉弦。

治法：健脾舒肝和胃。

方药：柴胡15g，白芍12g，川芎12g，香附子10g，枳壳10g，甘草8g，陈皮8g，川楝子6g，川黄连8g，生栀子8g。

（3）湿热瘀毒

临床表现：腹痛腹胀，痛定拒按，腹有包块，矢气胀减，便下脓血黏液，或里急后重，或便溏便细，舌黯红，有瘀斑，苔薄黄，脉弦数。

治法：清热解毒，理气化滞，祛瘀攻积。

方药：三棱10g，莪术10g，川楝子10g，木香10g，厚朴10g，尾连20g，败酱草20g，红藤20g，半枝莲30g，土茯苓30g，藤梨根30g，马齿苋30g，白英30g，儿茶10g。

（4）气血两虚

临床表现：发作性腹部隐痛，痛处不定，淡红色血便，大便稀薄、频数，舌质淡白，脉细数；或见形体消瘦，神疲乏力，面色萎黄，头晕耳鸣，气短，自汗，苔薄白。

治法：补气养血，涩肠止泻。

方药：党参15g，白术12g，山药20g，茯苓15g，当归12g，熟地黄12g，白芍药

12g，诃子肉 10g，罂粟壳 10g，老鹤草 12g。

（5）脾肾寒湿

临床表现：阵发性腹部冷痛或隐痛，痛无定处，喜按喜温，淡红色黏液血便，大便质烂，次数增多，舌质淡暗，胖大有齿痕，脉沉细。兼见神疲懒言，气短乏力，面色㿠白，口唇色淡，纳呆食少，畏寒肢冷，腰膝酸软，小便清长，夜尿频多，苔白滑。

治法：温肾健脾，祛寒胜湿。

方药：党参 20g，苍白术各 10g，云茯苓 10g，补骨脂 10g，吴茱萸 10g，肉豆蔻 10g，五味子 10g，干姜 6g，黄芪 20g，老鹤草 10g，石榴皮 10g。

加减：如纳谷不香者，酌加神曲、葛根、木通、山楂、麦芽；手足麻木者酌加白扁豆、牡蛎、僵蚕、防风、生龙骨通络；肢末发凉酌加吴茱萸、肉桂、漏芦、附子、细辛；睡眠欠佳者酌加浮小麦、夜交藤、合欢皮、莲子、酸枣仁；泄泻频作可酌加五味子、黄连、木瓜、木香、灯心草；大便有白脓可酌加败酱草、莱菔子、大血藤、杏仁、厚朴；肛门灼热者酌加黄芩、黄柏、黄连、苦参；里急后重者酌加木香、槟榔、酒军、秦皮、葛根、延胡索；小便热赤者酌加猪苓、竹叶、瞿麦、木通；小便不畅者酌加车前草、泽泻、腹皮、猪苓；久泻久痢者酌加石榴皮、椿根皮、肉豆蔻、诃子肉、罂粟壳、儿茶、老鹤草、赤石脂、禹余粮；大便带血者酌加延胡索、白屈菜、生蒲黄、五灵脂、沉香、乳香、赤芍、莪术、大腹皮、厚朴、乌药、川楝子。

2. 中药外治

历代医家积累了大量外治大肠癌的方法，如祁坤在《外科大成》中详细记载了大肠癌全病程的外科治疗方法：脏毒初起宜用贵金丸、冲生散、一煎散下之，同时外用金黄散，以清凉膏调敷。若病势已成，攻伐、下利均无效者应用托法，同时用蟾酥锭涂之，则肿块渐渐腐烂。等到脓成，用猪脊髓调敷珍珠散及冰片敷于局部。

现代医家在前人基础上，创造了不少外治法。

· 熏洗法：黄柏 30g。五倍子 30g，连翘 30g，花椒 30g，白花蛇舌草 30g，白芷 30g，冰片 10g，芒硝 30g，明矾 30g，人中白 30g。将上药煎煮，每天 1 剂，于便后及每晚睡前水煎熏洗肛门，每次 10min 左右。清热解毒，止痛散结，凉血止血。另还可用以下配方：蛇床子、苦参、薄荷加水 1000ml，煮沸后加入大黄 10g，再熬 2min 后又将雄黄、芒硝各 10g 放入盆中，将药汁倒入盆中搅拌，趁热气上冒之际蹲于盆上，熏蒸肛门处，待水变温后，换为坐浴。每晚 1 次，3 个月为一疗程。清热利湿解毒，消肿止痛。主治肛管癌、直肠癌。此方中蛇床子苦温，燥湿杀虫；苦参苦寒清热燥湿；大黄、芒硝苦寒，泄热通腑软坚消肿；雄黄辛温，解毒辟秽，薄荷辛凉疏解。全方共奏清热利湿、解毒辟秽、消肿止痛之功。

· 外敷法：乳香 3g，没药 3g，血竭 3g，冰片 3g，硼砂 3g，青黛 3g，人中白 3g，石膏 3g，明矾 3g。若疼痛、出血明显者，加制马钱子 0.3g，三七粉 3g，白及 3g。以上方药加工为细粉，用麻油及凡士林调匀后，取适量外敷患处。清热解毒，消痈散结。主要用于肠癌术后吻合口浸润、疼痛、出血及局部再发灶。

· 穴位外敷：老葱 500g，活蟾蜍 1 个，麝香 1g，斑蝥 10 个（研末）。活蟾蜍破腹后纳入麝香、斑蝥外敷关元穴，将炒热的老葱敷贴于上，上置热水袋以保持葱的温度。软坚散结，通腑温胆。主治大肠癌所致不完全性肠梗阻。此方中蟾蜍、麝香辛温辟秽化浊，通经活络；斑蝥辛寒，解毒止痛；老葱中空辛温，通阳散结。四药相互为用，消肿散结，通腑止痛。

3. 灌肠治疗

·大黄 15g，川厚朴 20g，枳实 15g，芒硝 15g，炒莱菔子 25g，桃仁 15g，赤芍 15g，黄芪 30g。每天 1 剂，上下午常法煮煎，各取 100~150ml 灌肠，剩余药液内服或胃管注入，夹管 2~3h。

·生大黄 15g，熟大黄 15g，莱菔子 50g，厚朴 30g，枳实 30g，木香 10g，青皮 10g，陈皮 10g，丁香 10g，炮姜 10g。血瘀甚者，加赤芍 15g 和红花 10g；热毒甚者，加蚤休 30g 和败酱草 30g。用水煎煮中药，每剂煎煮至 100~150ml，中药温度保持在 39℃~42℃，每天保留灌肠 2 次，每次 1 剂。先插入钢管 20cm 左右，在插入后迅速将药液倒入，灌肠后，让患者先左侧仰卧，后右侧仰卧，最后需平躺保持 30min 以上再起来，有助于药液的吸收，发挥药效。

·鸦胆子 15 粒，白及 15g，苦参 30g，白头翁 30g，徐长卿 30g，乳香 30g，每药 30g。上药加水 1000ml，煎至 300~500ml，放至温热后用空针抽取，接上肛管注入直肠，保留灌肠，30min 左右，隔日 1 次。清热解毒，活血祛瘀。适用于治疗结肠癌。

·紫草 20g，地榆 20g，石见穿 20g，黄连 20g，黄芩 20g，冰片 5g。水煎去渣约 100~200ml，加冰片，每天大便之后保留灌肠，每天 1 次。15d 为一疗程。清热燥湿，凉血止血。适用于肠癌患者便血、疼痛。

·生大黄 10g，厚朴 10g，枳实 10g，番泻叶 9g，延胡索 9g。每天 1 剂，水煎 100ml，保留灌肠，每天 1 次。5~7d 为一个疗程。清热通腑，破气消积。适用于结直肠癌不完全性肠梗阻患者。

·半枝莲 30g，土茯苓 30g，生地黄榆 30g，仙鹤草 20g，苦参 30g，败酱草 30g，野葡萄根 40g，生大黄 15g，槐花 30g，鸦胆子乳剂 10g（后兑入）。将以上中药用冷水浸 40min 后开始煎煮，煮沸后取汁 300ml，再煮沸 20min 即可。每天一次，保留灌肠，连续使用 7d。清热解毒，凉血止血。适合晚期肠癌有血便不止的患者。

4. 食疗

·西洋参无花果炖兔肉：兔肉 100g，西洋参 10g，无花果 30g。将兔肉洗净，切块。将西洋参洗净，切薄片，无花果洗净，把全部配料一起放入炖盅内，加水适量，炖盅加盖，文火隔开水炖 2h，调味即可。随意饮汤食肉。益气养阴，清肠解毒。适用于大肠癌属脾阴不足、热毒蕴结者，症见形体消瘦、神疲体倦、乏力、纳差。

·青木香橘皮粉：青木香 100g，鲜橘皮 100g。将青木香、鲜橘皮分别拣杂，洗净，晒干或烘干，青木香切成极薄片并剁碎，鲜橘皮切碎，共研成细末，装瓶，防潮，备用。每天 3 次，每次 15g，温开水送服。行气止痛，抗癌解毒。适用于大肠癌患者腹部胀痛者。

·乌药蜜饮：乌药 15g，延胡索 15g，半枝莲 20g，蜂蜜 30g。先将乌药、延胡索、半枝莲分别拣杂，洗净，晾干或晒干，乌药、延胡索切成薄片，半枝莲切成碎小段，同放入砂锅，加水浸泡片刻，煎煮 20min，用洁净纱布过滤，去渣，收取滤汁放入容器，调入蜂蜜，拌和均匀即成。早晚 2 次分服。行气活血，散寒止痛。适用于大肠癌寒凝气滞引起的腹部疼痛。

·箬竹叶绿豆粽：新鲜箬竹叶 1kg，绿豆 500g，糯米 2kg。箬竹叶洗净滤干，绿豆冷水浸泡半小时，与糯米一起洗净利滤干，捶匀。用箬竹叶 4 张，绿豆糯米 30~40g，包成三角粽或四角粽，用线扎牢。然后，将粽子放于锅内，冷水浸没，用旺火煮 3~4h，直到汤变浓，糯米绿豆均熟为止。每天两次，每次喝粽汤 1 小碗，吃粽子 2 只。解毒化积。适用于直肠癌。

·荷蒂汤：鲜荷蒂 5 个，如无鲜荷蒂可用干者替代，冰糖少许。先将荷蒂洗净，剪碎、加适量水，煎煮 1h 后取汤，加冰糖后即成。每天 1 剂，分 3 次饮用。清热，凉血，止血。适用于大肠癌大便出血不止者。

·菱薏藤汤：菱角 10 个，薏苡仁 12g，鲜紫苏 12g。将紫苏撕成片，再与菱角、薏苡仁用水煎汤即成。每天 3g。清热解毒，健脾渗湿。适用于大肠癌大便溏泄者。

5. 针灸治疗

对于运用针灸法治疗大肠癌，陈实功认为："夫脏毒者，醇酒厚味、勤劳辛苦……脓胀痛者针之。"张介宾在《景岳全书·积聚》中详细记载了针灸的操作方法，认为应先于肿块上施针，如若肿块较大，则在肿块首尾各加一针，针毕，根据不同部位的肿块选择穴位进行艾灸。如积块在上腹，选用上脘、中脘、期门、章门；如积块在下腹，选用天枢、章门、肾俞、气海、关元、中极、水道。施灸时应先上后下，先灸 7 壮或 14 壮，以后渐次增加。

现代医家积累了大量经验，简要介绍如下：

·针灸治疗大肠癌：癌根 1（在脚底弓顶端，相当于第 1 跖骨与第 1 楔骨之关节面，第 1 和第 2 趾骨肌腱之间）、癌根 2（在癌根 1 前 3cm）、大肠俞、关元俞、三阴交、关元透中极。常规用碘酒、酒精消毒皮肤后，用 0.5%~1% 普鲁卡因 5~10ml 局部麻醉，并麻醉腱膜及腱膜下组织；在癌根穴横行切开皮肤组织，切口约 0.5~1.5cm，用直血管钳作钝性分离脂肪及皮下组织，取出周围脂肪，看到腱膜后，行针局部刺激，再向涌泉、公孙和失眠穴进行透穴，刺激时患者有本酸麻感，常放射至大小腿；最后用小弯止血钳夹 3~5cm 长的肠线，放在肌群下，对好皮肤切口，压迫止血，立即贴上二虚膏（拔毒膏），盖上敷料，绷带固定。

·穴位激光治疗：大肠俞、足三里、大椎、肾俞、痞根、痞块、癌根、再生穴。用氦-氖分子激光聚焦照射穴位治疗，频率为 10~25/s，每天照射 3~5 次，每穴照射穴 4~5min，隔日或隔两天照射一次，疗程 6 个月。

·对放化疗全身反应的辅助治疗：肾俞、命门、膏肓、足三里。采用氦-氖激光器，激光输出功率 3~8mw，照射 1 次，每穴照射 3min，每天照射 1 次，每个穴位照射最多不超过 15 次。

·对放化疗直肠、膀胱反应的辅助治疗：双侧合谷、天枢、上巨虚、足三里；配穴：里急后重者加气海；黏液便者加阳陵泉、三阴交；血便者加下巨虚。行平补平泻手法，得气后留针 20min，每天针一次，1~2 周为一疗程。

·对癌性疼痛的辅助治疗：双侧足三里。行提插捻转等手法，得气为宜，留针 15min，每天一次，15 次为一疗程。

·对放化疗胃肠道反应的辅助治疗：内关、曲池、足三里。以提插捻转为主，留针 15~30min，在放化疗开始前同时进行，隔日 1 次。

·耳穴对放化疗胃肠道反应的辅助治疗：恶心呕吐明显取内分泌、胃；食欲不振明显取胃、内分泌、交感；呃逆显著取食道、贲门。上述各症分别取肾、贲门、食道、脾俞、胃。用胶布将王不留行籽贴于穴位上，每天按摩 3~4 次，每贴 7 日。

三、抗大肠癌中药的现代药理学研究

苦参素　苦参为豆科植物，其主要成分为苦参素。苦参素是一类含有苦参次碱 15 酮基本结构的化合物，其中氧化苦参碱含量在 98% 以上。苦参素主要通过抑制肿瘤细胞增殖、诱导细胞凋亡、阻断细胞周期、抑制端粒酶活性、抗浸润和远处转移、抑制肿瘤新生血管形成起到抗肿瘤作用。

败酱草　性微寒，味辛、苦，归肝、胃、大肠经，具有清热解毒、消肿排脓、祛瘀止痛的功效。用于肠炎、肠痈、痢疾及消化道肿瘤等疾病，也常被用于大肠癌患者的治疗。研究表明其主要化学成分有免疫多糖、熊果酸、乌索酸、败酱草素等，这些成分具有增强免疫、抗氧化、抗肿瘤的作用。

吉祥草　性甘味平，具有清肺止咳、凉血止血、解毒利咽的功效。研究表明其植株中含有固醇类化学成分。有报道称百合科植物中一些固醇皂苷类化合物具有非常强的抗肿瘤活性。研究显示吉祥草不同部位的提取物对人结肠癌 HT-29 体外细胞凋亡有显著诱导作用，并呈剂量依赖关系。

穿琥宁　是从中药穿心莲叶中提取的有效成分穿心莲内酯与琥珀酸酐所得的脱水穿心莲内酯琥珀酸半酯单钾盐。研究发现大剂量的穿琥宁对 T-8/5-FU 耐药细胞有轻度抑制作用，而中、低浓度对其细胞生长无明显抑制作用。但穿琥宁与化疗药物联合应用，却可增加化疗药物对肿瘤细胞的杀伤作用。

藤梨根　性凉，味咸、酸、涩，无毒，具有清热解毒、利尿止血、祛风除湿的功效，研究表明，藤梨根醇提取物对人大肠癌 LOLV 细胞的生长抑制作用随着药物浓度的升高和作用时间的延长而增强，对人大肠癌 LOLV 细胞具有明显的凋亡效应。

姜黄素　为姜科姜黄属多年生草本植物姜黄（curcumalongal）的干燥根茎，其主要有效成分姜黄素（curcumin）是一种植物多酚。研究发现姜黄素对人结肠癌多药耐药细胞株 HIF-8/5-FU 具有耐药逆转作用，其逆转作用机制可能是通过解除耐药细胞对 Caspase-3 的抑制，诱导更多的耐药细胞凋亡而实现的。

小檗碱　小檗碱（berberine）是从黄连、黄柏、三棵针、唐松草等植物中提取的季胺类化合物，临床常作为抗肠道细菌感染类药物应用。研究发现小檗碱能使结肠癌肿瘤细胞停滞于 G2/M 期并诱导细胞凋亡。

五味子乙素　系木兰科植物五味子的干燥成熟果实的提取物，能降低肝细胞转氨酶活性、抑制脂质过氧化，具有抗氧化、护肝等功效。研究发现五味子乙素能提高耐奥沙利铂结肠癌细胞株 THC-8307/OXA 的药物敏感性，还可促进化疗药物的抗肿瘤活性。

血桐　血桐为大戟科血桐属植物，有泻下通便、抗癌的功效。多用于大便秘结、恶性肿瘤、神经系统及心血管系统疾病的治疗。已有研究从该属植物中发现了具有抗癌活性的物质和活性先导物，在民间也有用血桐叶煮水饮用治疗结肠癌的用法。现代药理学研究结果表明，血桐叶水提取物对人结肠癌 LOLV 细胞的增殖具有明显的抑制作用。

西洋参　西洋参提取物及其活性成分的抗癌能力已在许多不同的动物模型中进行了评估。基于人大肠癌裸鼠模型的研究发现，西洋参提取物有显著的抗癌活性。

第六节　肺癌的中医治疗

一、中医学对肺癌的认识

中医药治疗中晚期肺癌具有一定的优势，中国古代医学文献虽然并虽无肺癌的病名，但类似肺癌证候的记载有很多，根据临床表现可归于肺积、肺胀、肺岩、息贲、痰饮、痞癖、咳嗽、胸痛、咯血、喘证、积聚、虚劳等范畴。

肺为华盖之脏，位居上焦，不耐寒热，易为燥伤。正虚是肺癌发生基础，因虚而得病，因虚而致实，因虚而患癌，正如《外证医案》所云"正气虚则成岩"。肺癌的基本病机为正虚邪实，肿瘤的发生多因正气不足、气血阴阳失衡、气血津液运行失常、痰瘀互结而酿生本病。由于肺癌具有久咳不止、痰中带血、胸痛、易发生远处转移等特点，因此临证时从痰、瘀两方面进行辨证施治。如《杂病源流犀烛》所说"邪积胸中，阻塞气道，气不宣通，为痰为血，皆邪正相搏，邪既胜，正不得制之，遂结成形而有块"。烟气、雾霾等长期熏灼肺腑，导致肺不布津、三焦水液运化失调，津聚为痰、病久瘀血阻滞，痰瘀互结，聚而成癌肿，加之痰邪随经络走窜，其性黏滞，易留着于脑髓、骨、脏腑等处，表现为远处转移。瘀血停滞经络四肢，出现肢体疼痛，病久则气阴两虚、阴损及阳、肺肾亏虚，而放化疗则进一步加重正气亏虚。总之本病以正虚为本、痰瘀为标，因此本病治疗如《医宗必读》所说"初者病邪初起，正气尚强，邪气尚浅，则任受攻；中者受病渐久，邪气较深，正气较弱，任受且攻且补；末者病势经久，邪气侵凌，正气消残，则任受补"。

现代医家对肺癌认识更近一步，朴炳奎等指出，肺癌发病在于本虚标实，肺脾两脏受损，癌毒壅滞，病机为痰毒阻络。宁振峰等指出，肺癌为虚、痰、毒、积相互影响的结果。贾英杰认为"毒瘀互结"是癌症的基本病机，三焦气机升降出入失调是癌毒产生的根源，"毒""瘀"始终贯穿于病程的始末。尤杰则认为正虚不仅是肺癌形成的内在依据，同时也是病情发展、演变的关键所在，益气养血扶正在治疗中至关重要。徐振华认为正气亏虚，肺脾肾阴阳失调是疾病发生的基础。邪气入内，阻于胸中，脉络不畅，痰瘀胶结，形成痞块，正虚为本，邪实为标。同样，郑健也认为肺癌的发病主要在于正气亏虚，脏腑气血阴阳失调贯穿于疾病的始终。吴林生认为肺癌主要是由于肺脾亏虚，外邪壅滞，致肺失宣降，三焦水道失调，气滞痰凝，瘀痰胶结，日久形成痞块。各医家的看法大同小异，均认为正气不足、脏腑气血阴阳失调是肺癌的主要病理机制。

二、肺癌的中医治疗方法

1. 辨证论治

（1）气阴两虚

临床表现：咳嗽频繁，甚则气短不得续，痰少，中有少许血丝，形体消瘦，口干，或有五心烦热，舌红少苔，脉细数。

治法：益气养阴，解毒散结。

方药：百合固金汤化裁。南沙参15g，北沙参15g，玄参12g，百合12g，石斛12g，半枝莲12g，白花蛇舌草12g，桔梗10g，猫人参15g，秦艽12g，麦冬10g，仙鹤草15g，杏仁9g，全瓜蒌15g，五味子8g。

（2）痰毒内蕴

临床表现：咳嗽剧烈、咯痰黏稠，痰多血少，头身困重，身倦嗜睡，面色晦暗，舌质暗，苔黄厚腻，脉细数。此时瘤块尚小，质地尚软。

治法：化痰散毒。

方药：小陷胸汤加减。瓜蒌壳20g，紫菀20g，款冬花20g，制半夏10g，黄连6g，白花蛇舌草30g，薤白30g，半枝莲15g，蒲公英20g。

加减：热盛加虎杖；胸痛加羌活、葛根；血多加花蕊石、侧柏叶、陈棕炭。

（3）瘀血内结

临床表现：咳嗽胸痛、痰中带血、咯血块，面色黧黑，喘促，胸痛明显，夜不能寐，胸胁胀满、大便干结、舌紫黯舌质紫暗，有瘀斑，苔黄燥，脉细涩。此时瘤块坚硬，连及多脏腑。

治法：化瘀散结。

方药：失笑散加减。蒲黄10g，五灵脂10g，浙贝母15g，制半夏12g，虎杖15g，桃仁10g，红花10g，赤芍10g，川芎10g。

加减：胸痛难忍加莨菪花20g；喘促甚加炙麻黄10g，地龙20g。

（4）阴虚火旺

临床表现：瘤块巨大，咳嗽剧烈，咯血鲜红，量多，口干咽燥，舌红，少苔，盗汗，脉细数。

治法：养阴散结。

方药：大补阴丸加味。鳖甲20g，莪术10g，黄柏10g，知母20g，冬凌草20g，猫爪草20g，前胡12g，枳壳8g，杏仁12g，瓜蒌皮15g。

加减：阴伤甚者换鳖甲为龟甲。

（5）气阴两虚

临床表现：咳嗽不止，气怯声低，神疲乏力，或有自汗盗汗，口干不欲饮，纳差，腹胀，大便干，虚坐努责，舌少苔或有齿痕，脉细数。

治法：养阴补气，佐以杀毒散结。

方药：滋水救肺汤。百合30g，薏苡仁30g，麦冬20g，玉竹20g，石斛20g，鳖甲10g，北沙参、五味子10g。

（6）肺肾亏虚

临床表现：咳嗽气短，神疲乏力，胸闷纳少，形容憔悴，毛发脱落，头痛，记忆力下降，腰膝酸软，肢体活动困难，甚则肢体废痿不用，舌淡、苔白、脉沉。

治法：温补脾肾，解毒散结。

方药：金水六君煎化裁。太子参30g，黄芪12g，茯苓15g，白术12g，补骨脂12g，五味子10g，熟地黄10g，半夏8g，黄精12g，制南星10g，仙茅10g，菟丝子9g，山茱萸15g，杜仲9g，仙灵脾10g，杏仁12g，款冬花12g。

（7）阴阳两虚

临床表现：面色㿠白，咳嗽，痰少，胸闷，喘急汗出，耳鸣，腰腿酸软，形瘦，畏寒肢冷，舌淡苔白，脉沉细。

治法：阴阳双补。

方药：遵循张景岳的"壮水之主，以制阳光，益火之源，以消阴翳"大法，方选一贯煎合二陈汤加减。沙参20g，枸杞子15g，麦冬12g，当归12g，生熟地黄各12g，山茱萸20g，陈皮12g，制半夏10g，茯苓15g，甘草8g，百部8g，白前10g，杏仁10g。

2. 注意事项

（1）**始终将益气养阴放在首位，兼顾痰瘀**

肺脏受邪，常表现为气阴不足的证候。同时，肺癌患者多需要行介入、手术、放化疗等治疗，在杀伤肿瘤细胞的同时也损伤了正常细胞，耗气伤阴。因此，约80%的初诊或放化疗后晚期肺癌患者存在气阴两虚的表现。肺脏受侵，水湿停聚，聚湿生痰，致气血运行不畅，出现血瘀的病理变化，因此，痰瘀互结也是肺癌病机变化中的突出方面。历代医家提供了许多很好的化痰逐瘀方剂，例如苏子降气汤半夏厚朴汤、化痰兼理气；二陈汤、三子养亲汤祛痰兼除湿；藿朴夏苓汤、三仁汤、黄连温胆汤化痰兼清热；贝母瓜蒌散化痰兼散结；血府逐瘀汤、复元活血汤活血化瘀。朱丹溪指出："善治痰者，不治痰而治气，气顺则一身之津液，亦随气而顺矣……大凡治痰，用利药过多，致脾气虚，则痰易生而多。"也就是说痰瘀的形成与气的运行、脾的功能失常有密切关系。因此，在治痰瘀之时应兼顾理气解郁。

（2）**在治疗肺癌的过程中，要强调顾护胃气**

正如李东垣说："人以胃气为本，有胃气则生，无胃气则死，胃气一败，百药难施。"在肺癌早期和中期，患者体质尚好，但经过手术、放疗、化疗等"祛邪"治疗，以及攻伐为主的中药治疗，都可伤及脾胃，故应在方中适当加以健脾益胃药，如生党参、黄芪、薏苡仁、白术等保护胃气，培固气血生化之源，使气血充足，抗病能力增加。到了肺癌晚期，正气亏虚，患者明显出现进食改变，如进食量少或不能进食，呈恶病质状态者，治疗方面应以扶正为主，在方中可加用补益肝肾的药物，如肉苁蓉、枸杞子、冬虫夏草、山茱萸、补骨脂、仙灵脾等补益先天之本。

（3）**注重辨证与辨病、辨期相结合**

在肺癌的实际诊疗工作中，还可以根据异常实验室指标来进行加减，例如白细胞减少，加用党参、黄芪、熟地黄、大枣、黄精、鸡血藤、何首乌、枸杞子、补骨脂等；血小板减少，加用花生衣、仙鹤草等。肝功能损害，可以加用田基黄、虎杖、垂盆草、五味子等保肝降酶；这些都体现了中西医结合治疗的灵活性。在肺癌的晚期，变证丛生，发热、呼吸困难、胸水、疼痛、大咯血等都是临床常见的症状，此时必须辨病施治。例如，肝转移而引起黄疸者，可加虎杖、茵陈、八月札以利湿退黄；热伤肺络而痰血者，酌加茜草根、仙鹤草、白茅根、白及等；出现胸水者，加用葶苈子、桑白皮、马鞭草逐饮利水。

（4）**合理使用有毒药物**

现代研究表明，许多有毒药物有一定的抗肿瘤作用。如全蝎、蜈蚣、蟾蜍皮等，在使用有毒药物时要注意几点：①服用时自小剂量始，逐渐加量，而且不可久服。②掌握服用时间，有毒药物晨起空腹服用或两饭之间服用效果好。③肿瘤患者如果存在肝肾功能的异常，长期服用有毒中药，还必须及时检测肝肾功能，发现异常需要立即减量或停用。④可以通过配伍减轻毒性，例如使用茯苓、泽泻等利尿通淋的中药来减轻斑蝥的泌尿系毒性，为减轻消化道反应还可以配以和胃健脾的中药。

3. 民间验方

·核桃树枝 60g，草河车 30g，女贞子 30g，白花蛇舌草 30g，淡竹叶 30g。水煎服，每天 1 剂。解毒抗癌。适用于肺癌。

·牡丹皮 12g，生地黄 12g，鱼腥草 30g，蒲公英 30g，丹参 12g，王不留行 12g，野菊花 12g，五味子 9g，夏枯草 15g，海藻 15g，海带 15g。水煎服，每日 1 剂，早晚服。滋阴清热，化瘀散结。适用于肺癌。

·夏枯草 30g，海藻 30g，海带 30g，生牡蛎 30g，石见穿 30g，徐长卿 30g，牡丹皮 9g，瓜蒌 15g，生地黄 15g，野菊花 15g，王不留行 15g，铁树叶 30g，蜀羊泉 15g，望江南 30g，鱼腥草 30g，蒲公英 30g。水煎服，每天 1 剂。清热解毒，化瘀散结。适用于肺癌。

·仙鹤草、蟾蜍、人参若干。将药制成片剂，每片合生药 0.4g，每次 6 片，每天 3 次，可连服数月至 1 年。补气扶正，解毒消癌。适用于肺癌。

·紫草根 60g，人工牛黄 10g，七叶一枝花 60g，前胡 30g，鱼腥草 30g。将紫草根、七叶一枝花、鱼腥草、前胡制成浸膏，干燥后粉碎，掺加人工牛黄和匀。每次 15g，每天 3 次。清热解毒。适用于肺癌。

·鱼腥草 30g，瓜蒌皮，八月札 15g，生薏苡仁 30g，石上柏 30g，白花蛇舌草 30g，石见穿 30g，山豆根 15g，生牡蛎 30g，夏枯草 30g，赤芍 12g，龙葵 15g。水煎服，每天 1 剂。软坚化痰，解毒散结。适用于肺癌。

·垂盆草 30g，白英各 30g。水煎服，每天 1 剂。抗癌消肿，对肺癌有效。适用于肺癌。

·当归 12g，赤芍 12g，川芎 12g，枳壳 12g，桔梗 12g，桃仁 12g，红花 12g，牛膝 12g，三棱 12g，莪术 12g，生地黄 15g，浙贝母 15g，百部 15g，蚤休 30g，柴胡 10g，甘草 5g。水煎服，每天 1 剂，早晚分服。行气活血，化瘀散结。适用于肺癌。

·白花蛇舌草 20g，猫爪草 20g，黄芩 15g，猪苓 15g，大蓟 20g，小蓟 20g，三七 6g（冲服），延胡索 20g，黄芪 20g，党参 20g，薏苡仁 20g，生半夏 20g，守宫 2 条（为末冲服）。水煎服，每天 1 剂。扶正解毒，散结消癌。适用于肺癌。

·红参 200g，田七 200g，菟丝子 400g，穿山甲 200g，浙贝母 200g，淫羊藿 200g，射干 200g，补骨脂 400g，龟甲 400g，黄芪 400g，茯苓 400g，巴戟天 400g，威灵仙 400g，金樱子 400g，生半夏 300g，生南星 100g，七叶一枝花 300g，天竹黄 100g，海马 100g，五味子 100g，陈皮 100g。将药共为细末，炼蜜为丸，每丸重 10g，每次 1 丸，每日 3 次。解毒化痰，抗癌散结。适用于肺癌。

·炙黄芪 15g，柴胡 15g，清半夏 15g，西洋参 10g，香附 10g，神曲 10g，瓜蒌 20g，鱼腥草 20g，川贝母 20g，白蔻 6g，陈皮 6g，升麻 6g，白及 6g，三七 4g，炙甘草 4g，九香虫 10g，桑叶 10g，炒莱菔子 10g，灯心草、竹叶为引。水煎服，每天 1 剂，30d 为一疗程。补气托毒，化痰散结。适用于肺癌。

·白花蛇舌草 50g，半枝莲 50g，露蜂房 25g，鱼腥草 50g，山豆根 12g，山慈菇 20g，紫花地丁 30g，薏苡仁 30g，海藻 30g，昆布 30g，大贝母 15g，瓜蒌 15g。水煎服，每天 1 剂。清热消痰，解毒散结。适用于肺癌。

·生黄芪 30g，生白术 12g，北沙参 30g，天冬 12g，石上柏 30g，石见穿 30g，白花蛇舌草 30g，蝉蜕 15g，山豆根 15g，夏枯草 15g，海藻 15g，昆布 12g，生南星 30g，瓜蒌皮 15g，生牡蛎 30g。水煎服，每天 1 剂。益肺养阴，抗癌散结。适用于肺癌。

4. 中药外敷

有学者报道运用中药外敷联合胸腔内化疗治疗肺癌恶性胸腔积液患者 30 例，药物组成：黄芪 30g，薏苡仁 30g，莪术 15g，茯苓 15g，当归 10g，桂枝 10g，桃仁 10g，葶苈子 10g。将上药研细加蜂蜜外敷于胸部，患者胸腔积液得到明显缓解，总有效率为 80%。另有报道用外敷中药配合胸腔热化疗治疗癌症合并胸腔积液 26 例，药物组成：生黄芪 15g，乌药 15g，蛇莓 15g，茯苓皮 15g，桑白皮 15g，葶苈子 15g，生姜皮 15g，桂枝 12g，大戟 2g，冰片 5g，硼砂 5g。诸药浓缩成颗粒，加水调和成糊状贴敷于患侧胸壁，总有效率为 83.33%。还有文献记录用中药外敷治疗肺癌疼痛 35 例，药物组成：山奈 20g，藤黄 20g，乳香 20g，没药 20g，蚤休 20g，蓖麻仁 20g，茴香 20g。诸药研粉，加醋和温水调和，敷于疼痛部位，总有效率为 88.5%。

5. 食　疗

·杏仁荸荠藕粉羹：苦杏仁 15g，荸荠 50g，藕粉 50g，冰糖 15g。先将苦杏仁放入温开水中泡胀，去皮尖，备用。再将荸荠洗净，连皮切碎，剁成荸荠泥糊，待用。烧锅置火上，加清水适量，放入杏仁浸泡液，煎煮 30min，过滤取汁，与荸荠泥糊同放入锅中，拌和均匀，小火煨煮至沸，拌入调匀的湿藕粉及冰糖（研末），边拌边煨煮成羹。早晚两次分服。清肺止咳，化痰抗癌。适用于肺癌咳嗽痰多者。

·冰糖杏仁糊：甜杏仁 15g，苦杏仁 3g，粳米 50g，冰糖适量。将甜杏仁和苦杏仁用清水泡软去皮，捣烂加粳米、清水及冰糖煮成稠粥，隔日 1 次。润肺祛痰、止咳平喘、润肠通便。适用于肺癌咳嗽痰多，大便不通者。

·二果猪肺汤：罗汉果 15g，无花果 50g，猪肺 1 具，苦杏仁 10g。先将苦杏仁放入温开水中泡胀，去皮尖，连同浸泡液放入碗中，备用。将罗汉果、无花果洗净，切成片待用。将猪肺漂洗干净后，切片放入砂锅，加清水煮沸，加入杏仁，改用小火煨煮 1h，待猪肺熟烂，放入罗汉果、无花果片，继续用小火煨煮 30min，加精盐、味精，拌匀即成。润肺滋阴，化痰止咳。适用于肺癌肺阴亏虚，咳嗽咳痰者。

·白芨炖燕窝：白芨 9g，燕窝 9g，冰糖适量。将白芨、燕窝隔水炖至极烂，过滤去渣。加冰糖适量调味后再炖片刻即成，每天 1～2 次。补肺养阴，止咳止血。适用于肺癌肺热阴虚、咳嗽痰中带血者。

·杏仁牛乳粥：甜杏仁 10 枚，牛乳 100ml，大枣 5 枚，粳米 50g，桑白皮 10g，生姜 3g。杏仁用水浸泡，去皮尖，加入牛乳绞取汁液，大枣去核，生姜切片，备用。先煮桑白皮、姜枣，煎取汤液，加米煮粥，临熟时点入杏仁汁，再继续煮至粥成，每天两次。止咳平喘，补中养胃，防癌抗癌。适用于肺癌、肺气肿、肺心痛患者。

·五味子炖肉：五味子 50g，鸭肉或猪瘦肉适量。五味子与肉一起蒸食或炖食，并酌情加入调料，肉、药、汤俱服。补肺益肾，止咳平喘。适宜于肺癌肾虚者。

·莲子鸡：莲子参 15g，鸡或鸭、猪肉适量。莲子参与肉共炖熟，适当加入调料即可。补肺，益气，生津。适用于肺癌气血不足者。

·冬瓜皮蚕豆汤：冬瓜皮 60g，冬瓜子 60g，蚕豆 60g。将上述食物放入锅内加水 3 碗煎至 1 碗，再加入适当调料即成，去渣饮用。除湿，利水，消肿。适用于肺癌有胸水者。

·姜汁牛肉饭：鲜牛肉 150g，生姜 50g，大米 500g，酱油、花生油、葱、姜各少许。现将鲜牛肉洗净切碎做成肉糜状，把生姜挤压出汁约有两羹，放入牛肉中再放酱油、花生油、葱末调匀备用。把米淘洗干净后用水煮至八成熟时捞出沥水，共拌好，笼蒸 1h 即可。益气补中。适用于肺癌放化疗后气虚体弱者。

·羊骨粥：羊骨两具（约重 100g 左右），粳米或糯米 100g，食盐、生姜、葱白各少许。先将羊骨洗净槌成小块（如乒乓球大小），加水煎煮，取其汤液与洗净的粳米（或糯米）同煮为粥，粥熟后加入食盐，即能食之。温补阳气。适用于肺癌阳气亏虚、畏寒肢冷者。

·白果枣粥：白果 25g，红枣 20 枚、糯米 50g。将白果、红枣、糯米共同煮粥即成。早、晚空腹温服。解毒消肿。适用于肺癌。

·鱼腥草炖雪梨：鱼腥草 100g，雪梨 250g，白糖适量。先将新鲜雪梨洗净，连皮切成碎小块备用。再将鱼腥草拣杂，洗净，晾干后切成碎小段，放入砂锅，加水适量，煮沸后用小火煎煮 30min，用纱布过滤，去渣，收集过滤液汁再放入砂锅，加入生梨碎小块，调入白糖，用小火煨煮至梨块完全酥烂，即可食用。早晚两次分服，吃梨，饮汤汁。清肺止咳，清化痰热。适用于肺癌肺热壅盛，咳嗽痰多、吐黄稠脓痰者。

·甘草雪梨煲猪肺：甘草 10g，雪梨 2 个，猪肺约 250g。梨削皮切成块，猪肺洗净切成片，挤去泡沫，与甘草同放砂锅内。加冰糖少许，清水适量小火熬者 3h 后服用。每天 1 次。润肺除痰。适用于肺癌咳嗽不止者。

·橄榄萝卜饮：青橄榄 400g，白萝卜 1000g。先将青橄榄拣杂，洗净，盛入碗中，备用。将白萝卜洗净剖开，切成片或切成条状，与橄榄同放入砂锅，加水足量，大火煮沸后，改用小火煨煮 40min，加少许精盐，拌匀即成。吃萝卜、饮汤汁，并嚼食橄榄，缓缓咽下。清肺化痰。适用于肺癌痰热咳嗽者。

·银杏蒸鸭：白果 200g，白鸭 1 只。白果去壳，开水煮熟后去皮、蕊，再用开水焯后混入杀好去骨的鸭肉中。加清汤，笼蒸 2h 至鸭肉熟烂后食用。补虚平喘，利水退肿。适宜于晚期肺癌喘息无力、全身虚弱、痰多者。

另外，一些常见的食物对肺癌也具有一定的治疗作用。①番茄：含有大量维生素 C、胡萝卜素、番茄红素、维生素 B 族，番茄红素是抗氧化性最强的类胡萝卜素。②胡萝卜：含有丰富的胡萝卜素，且在高温下也很少被破坏。长期吸烟的人，每天如能饮半杯胡萝卜汁，对肺部有很好的保养作用。③大蒜：含有大蒜素，能从多个方面阻断致癌物质亚硝胺的合成。对于预防食管癌、胃癌及多种癌瘤均有一定的作用，以生食效果较好。但阴虚火旺者不宜多食。④茄子：富含维生素 P，茄科蔬菜含有重要的植化物，研究显示可以阻止癌细胞的形成。⑤芹菜：除含有大量纤维素可预防大肠癌外。还可以抵消烟草中有毒物质对肺的损害，在一定程度上防治肺癌。⑥芦笋：含有丰富的组织蛋白核酸叶酸、微量元素晒和游离态存在的天门冬酰胺，对各种癌症患者都有预防和治疗功效，尤其对膀胱癌、肺癌、皮肤癌有特殊疗效。⑦椰菜：富含维生素 C、胡萝卜素、钙、钾等，非常适合癌症患者食用。⑧红薯：含有丰富的胡萝卜素、维生素 E、维生素 C 及赖氨酸，有一定抗癌作用。⑨洋葱：含有大蒜中的一些抗癌物质，同时还含有谷胱甘肽，后者能与致癌物质结合，有解毒作用。也应以生食为妙。

6. 针灸与穴位注射

针灸对于肺癌的治疗作用，一在于可改善患者的症状，如用于咳嗽、咳痰、胸闷等症状，其次可提高肺癌患者免疫力，常用瘢痕灸的方法；另外，正在进行放疗或化疗的患者，使用针灸可改善血象，减少胃肠道的反应。

针灸治疗取得疗效的另一个关键因素是选穴及手法。选穴原则是循经取穴，远隔当先，以调理为主，选择针与灸的原则是实证多用针刺，虚证多用灸法。对于肺癌患者来说，放化疗同时服用清肺散结丸再以针灸辅助治疗，可使患者更快地恢复身体、改善各种症状。

针刺治疗肺癌，选穴内关、胸区、风门、肺俞、定喘、百会、丰隆突、足三里、大椎等。针刺百会、内关、胸区、风门、肺俞、定喘及丰隆突，并以 20%～50% 紫河车注射液 14～16ml 分别注入足三里及大椎穴。每天或隔日 1 次，连续治疗 15d 为一疗程，休息 3d，再开始下一疗程。适用于肺癌晚期疼痛、咳嗽、咳痰、胸闷等症。穴位注射治疗中晚期肺癌，可选穴肺俞、中府、太渊、膏肓、气海、神门、脾俞、肾俞等。

对于肺癌的一些症状，针灸治疗也能较好地缓解，如肺癌中重度癌性疼痛患者可选双侧孔最、肺俞、手三里、合谷、风门及局部阿是穴；化疗后胃肠道反应可隔姜灸中脘、足三里穴。

三、抗肺癌中药的现代药理学研究

灵芝　灵芝多糖在小鼠体内实验中能够使 Lewis 肺癌细胞 *Bax* 基因表达量不同增加，突变 p53 蛋白表达减弱。突变 p53 不同于 p53，它抑癌功能丧失，加速细胞进入增殖周期使得细胞持续分裂，同时使增殖的细胞分化障碍导致细胞癌变。有研究表明肺癌患者分泌的免疫抑制分子 VEGF、TGF-β_1 和 IL-10 等水平明显增高，使得肿瘤逃避机体免疫监视。有实验显示，灵芝多糖可明显抑制 LA795 肺癌细胞 *VEGF* 的基因转录；同时使 LA795 肺癌细胞 TGF-β_1 的表达水平降低，下调 LA795 肺癌细胞的 IL-10 的分泌。

白术　实验研究发现白术挥发油是白术抗肿瘤增殖、转移的有效成分，具有抑制人高转移肺癌 PG 细胞增殖、黏附、侵袭的作用，且具有一定的剂量依赖性。

蟾皮　蟾皮中存在多种化学成分，近年来用于多种癌肿或配合化疗、放疗治疗癌症。多项临床报道显示，华蟾素不但具有直接抗肿瘤作用，且与化疗药物合用具有协同作用，并能减轻化疗药物的毒副作用，提高存活质量。

党参　从党参根皮中分离出 5 种呋喃香豆素类成分：异欧前胡素、欧前胡素、花椒毒酚、珊瑚菜内酯、5－羟基－甲氧基补骨脂素，对肺癌 A-5497 细胞均表现出不同程度的增殖抑制作用，其中异欧前胡素效果显著。

半枝莲　半枝莲的主要生理活性物质为黄酮类化合物和二萜类化合物。国内学者发现，半枝莲乙醇提取物可显著抑制人肺癌细胞株 A549 的生长，推测其抗肿瘤机制主要是促进细胞编程性死亡和细胞毒作用。另有研究者观察半枝莲提取物诱导人肺癌 SPC-A-1 细胞凋亡作用，并检测凋亡相关基因 Survivin 和 Caspase-3 的表达情况，发现半枝莲的乙醇提取物对 SPC-A-1 细胞具有明显的抑制增殖和诱导癌细胞凋亡的作用，并呈现一定的剂量依赖性。

藏药巴夏嘎　从藏药巴夏嘎中得到的鸭嘴花碱，能抑制人肺癌细胞株 A549 和 Lewis 肺癌细胞株 LLC 的细胞增殖，特别对 LLC 细胞的增殖抑制作用显著。

白花蛇舌草　具有明显的抗肿瘤活性，临床应用上经常用于肺癌的防治。白花蛇舌草抗肿瘤的活性成分主要有黄酮类化合物、甾醇类化合物、三萜类化合物、多糖等成分，药理研究表明白花蛇舌草可用于治疗各种肿瘤。体内外药理实验显示，其对肺癌有显著的抑制作用。有学者研究表明白花蛇舌草的抗癌作用机制在于抑制原癌基因 Bcl-2 蛋白表达，从而诱导人肺癌 SPC-A-1 细胞凋亡。

刺五加　实验证实，刺五加多糖能抑制 H446 细胞增殖，经过刺五加多糖作用的肺癌细胞周期改变，G2/M 期细胞数量增多，S 期细胞数量减少，说明刺五加多糖通过影响细胞 DNA 复制诱导 G2/M 期阻滞。

虎杖　研究发现虎杖提取物在体外对人肺癌 A549 细胞株有显著的抑制增殖和诱导凋亡作用。其抑制增殖作用机制可能与下调 Ki-67、p21ras 蛋白表达，细胞周期发生 G0/G1 期阻滞有关；诱导凋亡作用机制可能与下调 bd-2 蛋白表达，上调 Caspase-3、Caspase-8 和 Caspase-9 蛋白表达，经由细胞凋亡的死亡受体和线粒体通路完成凋亡的启动和执行。

斑蝥　斑蝥素为斑蝥的有效成分，相关实验结果证实斑蝥素对肝癌、食管癌、肺癌、胃癌、肉瘤具有良好的疗效。国内学者研究发现，斑蝥素是一种细胞周期相对特异性的药物，可通过有丝分裂原激活蛋白激酶（MAPK）信号传导通路，降低胞外信号调节激素（ERK）和 phos-ERK 的表达，相应地升高 Myt-1 激酶活性，增强对 p34cdc2 的抑制，特异性地引发细胞分裂 G2/M 期阻滞。也可通过调节 cyclinB1、p21、survivin、ERK1/ERK2、phos-ERK1/phos-ERK2 等蛋白的表达或改变活性引起 G2/M 期阻滞。

夏枯草　夏枯草中分离的三萜类化合物 3α，19α，24 三羟基－乌苏－12 烯－28 酸、3β，16α，24 三羟基－齐墩果酸－12 烯－28 酸，对人肺癌细胞株 A549 有明显的抑制作用，并随着药物浓度增加和时间推移抑制作用增强。夏枯草中另一三萜类成分科罗索酸，其对肺癌细胞 SPC-A1 有增殖抑制及凋亡作用。

第七节　肾癌的中医治疗

一、中医学对肾癌的认识

中医学中对于肾癌的论述，散见于"肾岩""肾积""血尿""腰痛"等疾病中。肾癌早期发现率低，根治机会不多，对于晚期肾癌和转移性肾癌主要依靠内科综合治疗。中医药毒副作用少，有利于临床症状的改善，可提高患者内科治疗的耐受性，在肾癌的综合治疗中有着不可替代的重要价值。

早在《黄帝内经·灵枢·百病始生篇》中就详细论述了类似肾癌的病症"其著于膂筋，在肠后者饥则积见，按之不得。其著于输之脉者，闭塞不通，津液不下，孔窍干壅"。《素问·四时刺逆从论》中云："少阴……涩则病积溲血。"《疡医大全》中更生动形象地描绘了肾癌的临床表现："石疽生腰胯之间，肉色不变，坚硬如石，经月不变，若黑陷不起，麻木不痛，呕哕不食，精神错乱，脉散或代者死。"

历代文献指出，肾元亏虚是肾癌发生的内在因素，饮食不节、内生湿热、情志过激、房劳多度均是肾癌发生发展的重要条件。患者饮食不节，恣食肥甘，脾失健运，酿生湿热，蕴结于肾；或为情志不遂，肝失疏泄，气滞血瘀，毒瘀互结，瘀阻于肾；或外阴不洁，秽浊之气内侵肾脉，邪毒入里蓄积于肾；或冒雨涉水，加之素体热盛，内外相合，湿热毒邪蕴结肾脏；或恣情纵欲，肾元受损，肾虚气化失司，水湿内停，酿湿生痰，痰湿郁结于肾；或年老体弱，或久病及肾，而致脾肾气虚，酿生痰湿，久而化热，毒热互结于肾所致。

（1）肾元亏虚是肾癌发生的必要内因

肾癌多见于老年人，肾为先天之本，而元气生成对于抗御内外邪毒举足轻重，年老后肾气渐亏，无力制约癌毒，故肾癌发病率迅速上升。《灵枢·百病始生篇》所云："壮人无积，虚人则有之。"《灵枢·口问》云："故邪之所在，皆为不足。"肾元亏虚不仅是肾癌发生的内在原因，也是其疾病发展之结果。癌邪一旦入侵，又反过来加剧肾脏元气虚损，则癌毒愈强，形成恶性循环，终致癌毒顽结，正气衰败之恶境。

（2）肝、脾、肾三脏功能失调是肾癌的重要病机

肾癌病位在肾，但其发生与肝脾功能失职密不可分。《景岳全书》指出："凡脾胃不足及虚弱失调之人，多有积聚之病……肝肾不足及虚弱失调之人，多有积聚之病。"提出了脾胃虚弱、肝肾亏虚是肾癌的病因。肝肾同源，精血互生，肝血亏虚则无以化精，进一步导致肾精亏损；肝郁气滞，气不行血，则气血瘀滞于肾经；脾胃虚弱，运化失司，酿生痰湿，气滞血瘀相互搏结，终成积聚。肝脾肾三脏的亏损不仅是肾癌发生的重要原因，也是肾癌浸润、转移和恶化的重要推手。

（3）痰瘀毒互结是肾癌发生发展的关键因素

肝脾肾三藏功能失调，气血津液的运行失常，致使痰瘀互结于体内，蕴久化热成毒，火毒与痰、瘀互结促进了肾癌的发展；反过来癌毒又进一步促进了痰、瘀、毒的胶着顽固。

二、肾癌的中医治疗方法

1. 辨证论治

（1）湿热下注

临床表现：尿血鲜红，或尿急、尿频、尿灼热疼痛，小腹坠胀，腰部疼痛，或可有发热，口渴欲饮，多汗，烦躁，大便干结，舌质红，舌苔黄腻，脉滑数。

治法：清热利湿。

方药：萹蓄15g，瞿麦15g，海金沙20g，木通10g，黄连12g，车前子（布包）15g，滑石（布包）15g，栀子10g，生地黄15g，大黄炭10g，灯心草6g，甘草6g，白花蛇舌草30g，半枝莲15g，白茅根30g，小蓟20g。

（2）瘀血内阻

临床表现：尿中或可夹有血块或血丝，腰痛持续性疼痛，多呈刺痛或钝痛，痛处固定不移，腰部或腹部可触及肿块，面色晦暗无光泽，舌质紫黯，可见瘀点或瘀斑，苔薄白，脉弦涩。

治法：活血化瘀，散结消癥。

方药：桃红四物汤加味。桃仁10g，红花10g，川芎10g，熟地黄15g，当归10g，白芍10g，黄芪30g，三七粉（冲服）6g，莪术15g，石见穿30g。

（3）**脾胃虚弱**

临床表现：可见尿血，腰部隐隐作痛，伴见神疲乏力，纳呆便溏，少气懒言，语声低微，脘腹满闷，面色苍白，恶心呕吐，舌淡，苔薄白，脉细弱。

治法：健脾和胃，调畅气机。

方药：香砂六君子汤加减。木香10g，甘草8g，人参10g，茯苓12g，白术10g，砂仁6g，枳壳8g，厚朴6g，神曲15g。

加减：头晕耳鸣加何首乌、潼蒺藜、白蒺藜、菊花；腹部肿块胀痛加丹参、红花、川楝子、大腹皮。

（4）**脾肾气虚**

临床表现：血尿，腰部疼痛不明显或隐隐作痛，痛势和缓，腰膝酸软，畏寒肢冷，纳谷不香，腹痛便溏，小便不利，或见两下肢水肿，舌淡，苔白腻，脉沉细无力。

治法：温补脾肾。

方药：肾气丸合四君子汤加减。桂枝10g，制附片10g，熟地黄12g，山药20g，山茱萸12g，泽泻12g，党参10g，茯苓15g，薏苡仁30g，生白术12g，补骨脂15g，仙灵脾12g，三七粉（冲服）6g，仙鹤草20g，血余炭10g。

（5）**肝肾阴虚**

临床表现：血尿，尿时隐痛，头晕耳鸣，腰膝酸软疼痛，口燥咽干，渴欲饮水，潮热盗汗，神疲乏力，或可扪及腰腹肿块，痛处固定不移，形体消瘦，舌红，舌苔薄黄或少苔无苔，脉沉细。

治法：滋补肝肾。

方药：大补阴丸加味。熟地黄15g，知母12g，黄柏12g，枸杞子15g，山茱萸12g，鹿角（烊化）10g，龟甲（烊化）10g，山药15g，川牛膝15g，猫人参20g，半枝莲10g，仙鹤草20g，炒蒲黄10g，白茅根30g。

（6）**气血两虚**

临床表现：多见于肾癌晚期。持续血尿，尿时无疼痛，腰腹肿块疼痛明显，心慌心悸，气短乏力，声音低弱，纳食减少，面色苍白，形体消瘦，舌质淡或见瘀斑、瘀点，苔薄白，脉沉细无力。

治法：补气养血。

方药：十全大补汤化裁。党参20g，白术10g，茯苓15g，甘草10g，熟地黄15g，白芍药10g，当归10g，阿胶（烊化）10g，川芎5g，石见穿15g，血余炭10g。

肾癌早期，患者正气尚盛，气滞痰凝血瘀，应以理气化痰散结为主，若有虚象可酌加扶正之品；进一步发展则邪毒胶固，损伤正气，脾肾不足，此时应祛邪兼顾扶正；晚期常因肝脾肾三脏功能失调，气血衰弱，无以抗邪，癌毒走窜经络，故宜扶正祛邪并重。肾癌转移较多为肺和会阴转移，辨证其为湿毒浊瘀互结，肺肾两伤，故以攻邪为主，佐以补虚扶正。

2. 民间验方

· 肾癌无苦味复方：红豆蔻 10g，生卷柏 10g，制鳖甲 20g，山茱萸 20g，木瓜 10g，黄精 10g，旱莲草 10g，当归 10g，杜仲 10g，天麻 10g，制龟甲 20g。水煎服，每天 1 剂，连服 30 剂。滋阴散结。适于肾癌患者。

· 肾癌苦味复方：败酱草 10g，佛手柑 10g，石菖蒲 10g，补骨脂 10g，大蓟 10g，白及 10g，仙鹤草 10g，白芍 10g，延胡索 10g，制首乌 10g，女贞子 10g。水煎服，每天 1 剂，连服 30 剂。清热解毒，养血滋阴。适于肾癌患者。

· 肾癌优选复方：红豆蔻 10g，山茱萸 20g，制鳖甲 20g，补骨脂 10g，石菖蒲 10g，生地黄 30g，仙鹤草 10g，杜仲 10g，延胡索 10g，天麻 10g，制龟甲 20g，制首乌 10g，女贞子 10g。水煎服，每天 1 剂，连服 30 剂。补肾滋阴，养血散结。适于肾癌患者。

· 肾癌优化复方：红豆蔻 10g，山茱萸 20g，败酱草 10g，佛手柑 10g，石菖蒲 10g，生地黄 30g，仙鹤草 10g，杜仲 10g，当归 10g，白芍 10g，天麻 10g，女贞子 10g。水煎服，每天 1 剂，连服 30 剂。清热解毒，补肾滋阴。适于肾癌患者。

· 生地黄 30g，山药 30g，山茱萸 15g，茯苓 30g，桑寄生 30g，鳖甲 30g（先煎），三七粉 6g（冲服），阿胶 12g（烊化），小蓟 12g，半枝莲 30g，白花蛇舌草 30g。水煎服，每天 1 剂。滋阴散结，清热解毒。适于肾癌患者。

· 制大黄 12g，水蛭 3g，土鳖虫 6g，莪术 15g，生地黄 30g，红参 10g（嚼服）。水煎服，每天 1 剂。疼痛剧烈加延胡索 15g，郁金 10g，乳香 10g，没药 10g；出血多加炒蒲黄 10g，阿胶 15g（烊化），三七粉 6g（冲服）。水煎服，每天 1 剂。破血散结，益气活血。适于肾癌患者。

· 八月札 120g，猪苓 30g，石上柏 15g，薏苡仁 60g，防己 12g，夏枯草 30g，石见穿 30g。水煎服，每天 1 剂。理气散结。适于肾癌患者。

· 牡蛎 15g，穿山甲 12g，全蝎 6g，青皮 6g，木香 4.5g，五灵脂 9g，桃仁 9g，杏仁 9g。水煎服，每天 1 剂。攻坚破积，理气化痰，滋阴潜阳。适于肾癌患者。

3. 食 疗

· 黄芪枸杞子煲鲤鱼：黄芪 30g，枸杞子 20g，鲤鱼 1 只（约 500g）。用纱布包黄芪，去鱼鳞及内脏，洗净切块。加水适量炖熟烂，去黄芪渣，加油，盐少许调味分次服用。益气养阴，滋补肝肾。适于肾癌术后体虚者。

· 枸杞子海参瘦肉煎：枸杞子 15g，海参 250g，猪瘦肉 100g。先将海参浸透，剖洗干净，然后与猪瘦肉均切成片状，加水适量共煮至烂熟，调味食用，分次服完。滋补肝肾，益气养阴。适于肾癌术后体虚者。

· 香菇虫草炖鸡：香菇 20g，冬虫夏草 15g，未下蛋母鸡 1 只（约 10mg）。将鸡去毛及头脚和内脏后，纳香菇、冬虫夏草入鸡腹，竹签缝口，加水适量慢火炖 2h，调味服食，可分 2~3 次服完。平补气血。适于肾癌晚期体质亏虚者。

· 黄芪虫草炖老鸭：黄芪 30g，冬虫夏草 15g，老鸭 1 只。用布包黄芪，去鸭毛和内脏。将黄芪、冬虫夏草纳入鸭腹，竹签缝合，加适量水炖至烂熟，少量盐调味，喝汤吃肉，分次服用。益气养血，滋阴增液。适于肾癌术后气阴两虚者。

· 内金谷姜兔肉汤：鸡内金 12g，谷芽 30g，生姜 3 片，兔肉 100g。加水适量共煲汤，少量盐调味，喝汤吃肉。每天或隔日 1 次。消食和胃，滋补气血。适于肾癌体虚者。

·砂仁淮山炖猪肚：砂仁 15g，淮山药 50g，猪肚 1 只。砂仁打破，猪肚洗净并去除脂肪，将砂仁、淮山药纳入猪肚内，加水适量，慢火炖至猪肚烂熟，少量盐调味，喝汤或佐膳。消食和胃，补气健脾。适于肾癌放疗后厌食体虚者。

·枸杞子甲鱼瘦肉汤：枸杞子 30g，甲鱼 1 只（约 500g），猪瘦肉 150g。甲鱼去内脏，洗净切块，加清水适量，与枸杞子、猪瘦肉共炖烂熟，分 2～3 次服完。滋补肝肾。适于肾癌术后气阴两虚者。

·乌龟猪蹄人参汤：乌龟 1 只（150g～250g），猪蹄 250g，人参 10g。先用沸水烫乌龟使其排尽尿液，截去头爪，去除内脏，洗净后与猪蹄均切块。加水适量，慢火炖熟烂，分次服用。益气养血，滋阴补肾。适于肾癌术后气阴两虚者。

·龙眼猪骨炖乌龟：龙眼肉 30g，猪脊骨 300g，乌龟 1 只（120～250g）。将猪脊骨斩细。用沸水烫乌龟，使其排尽尿液，截去头爪，去除内脏，洗净切块。加适量水久熬，少量盐调味分次服用。滋补心血，养阴增液。适于肾癌术后气血及肾阴亏虚者。

·燕窝炖洋参：燕窝 6g，西洋参 9g。燕窝用温水泡后去燕毛，西洋参切片，加清水适量，隔水炖 12h 后服用。益气养阴。适于肾癌术后气阴两虚者。

·梨汁蔗浆荸荠露：雪梨汁 1 份，甘蔗汁 2 份，荸荠 1 份。三者和匀冷服，或加热后温服。滋阴增液。适于肾癌阴液亏虚者。

·牛奶冰糖煮鸡蛋：牛奶 250g，冰糖 30g，鸡蛋 2 个。先用清水少许煮溶冰糖，倒入牛奶煮沸，即放鸡蛋，拌匀，煮沸即可。每天 1 次。益气养血，滋阴增液。适于肾癌气阴两虚者。

·牛奶蛋清莲子糊：鲜牛奶 250ml，鲜鸡蛋 2 个，石莲子 50g。将石莲子磨粉，加水适量煮莲子粉成糊状，放入冰糖或白砂糖调味，再放入牛奶和鸡蛋清拌匀，煮沸即可服食。每天或隔日 1 次。益气养血，滋补肝肾。适于肾癌体质亏虚者。

药食同源，部分食品兼具抗癌作用，制作食疗时可有针对性地选择应用。如薏苡仁含有薏苡仁脂，对癌细胞有明显抑制作用；大蒜、豆制品、绿茶、无花果、杏仁、荸荠、乌梅、百合、银耳、蚌肉等，也都具有一定抗癌作用；香蕈、莼菜、龙眼肉等均有不同程度的提高免疫力作用。

4. 针灸及按摩治疗

（1）针灸治疗癌症的原理

①通过提高人体的免疫功能，来增强患者抑瘤、抗癌的能力。②疏通经络，运行气血，恢复患者气血循环，疏通瘀滞，从而消散瘤体。③缓解癌性疼痛。所谓"痛则不通，通则不痛"。针法缓解癌痛不仅疗效快，作用较持久还很便捷。④缓解和消除肿瘤患者的放化疗不良反应。

（2）针刺取穴

可选择肾俞、阳池、支沟、曲池、足三里、关元、中极、三阴交、上巨虚、承山、膀胱俞、长强、腰俞、命门、气海、胃俞、胆俞、膈俞、神道、肺俞、风门、华盖、中庭、上脘、下脘、神阙等穴位。

（3）穴位注射

取穴三阴交、昆仑、足三里，并以复方丹参注射液 2ml 稀释在 5ml 生理盐水中，每次分别注射 1ml，每天或隔日一次，连续 10d 为一疗程。休息 5d 后再开始另一疗程。适用于肿瘤疼痛及血尿有条索状血块、排尿困难者。

（4）局部按摩

取穴曲池、合谷、肾俞、三阴交等穴，采用擦、拿、摇、拍、击等手法，扶正固本，理气活血化瘀。适用于肾脏肿瘤、气机不畅之腰痛和血尿等症。

三、抗肾癌中药的现代药理学研究

复方中药紫龙金　研究发现，复方中药紫龙金含药血清能通过诱导细胞凋亡抑制 Ketr-3 细胞体外增殖与裸鼠移植瘤生长，且与直接加入法体外增殖抑制实验结果基本一致。

鸦胆子　实验研究显示，鸦油乳及土贝母制剂能抑制体外培养的人肾颗粒细胞癌细胞系 GRC-1 和裸鼠移植性人肾透明细胞癌 RLC-310 的生长，并抑制细胞周期 G0/G1。

槌果藤　实验研究显示，槌果藤能通过下调 p-mTOR 的表达抑制肾癌细胞增殖、侵袭和迁移。

第八节　前列腺癌的中医治疗

一、中医学对前列腺癌的认识

根据前列腺癌的临床表现，中医学一般将其归为"积聚""癥瘕""淋证""癃闭"等疾病范畴。《黄帝内经》论道："肾藏精，主生殖，开窍于前后二阴。"《灵枢·经脉篇》足厥阴肝经"起于大指丛毛之际……循股阴，八毛中，环阴器，抵小腹，挟胃，属肝……"表明前列腺由肾所主，为肝经所巡行，与脾胃关系密切。前列腺癌的病因可分内、外两种，外因如外感六淫和饮食不洁等，内因如七情失调、脏腑功能紊乱等。邪正盛衰是疾病发生的基本原因，它不但决定疾病的虚实，还影响疾病的预后、转归。前列腺癌的发生、发展有着正气不足的内因，也有痰、湿、瘀、毒等致病因素的影响，内外因共同作用导致机体功能失调、痰浊结聚、邪毒壅积。前列腺癌早期以湿热、癌毒互结为主；手术期以气血亏虚为主；内分泌治疗期以阴阳失调为主，兼夹湿、毒、瘀；化疗期以脾肾虚为主，兼夹瘀、毒、湿；骨转移期（晚期）以肾阳亏虚、正气衰竭为主，兼夹瘀、毒。总之，前列腺癌的发生是各种致病因素作用机体，导致脏腑功能失调、气血失和、正气亏损，以及气血凝滞、痰浊结聚、邪毒壅积而成；其病机总属正虚邪实、虚实夹杂。

前列腺癌多发于中老年人，正如《内经》所述"男子七八，肝气衰，筋不能动，天癸竭，精少，肾脏衰，形体皆极"，《景岳全书》亦认为"脾肾不足及虚弱失调之人，多有积聚之病"。不管是早中期或是中晚期患者，肾气亏虚、瘀血败精聚积下焦是前列腺癌主要的病因病机，已被现代医家所广泛认可和采用。

二、前列腺癌的中医治疗方法

1. 辨证论治

（1）肾精亏虚

临床表现：夜尿增多，尿意频数，尿流稍细，腰膝酸软，体力较差，口干不欲饮，舌质淡红或淡紫，苔白或少苔，脉沉或细。

治法：滋阴补肾，益气健脾。

方药：六味地黄汤合四君子汤化裁。熟地黄 15g，淮山药 12g，牡丹皮 12g，泽泻 10g，茯苓 12g，枸杞子 12g，女贞子 15g，麦冬 12g，益智仁 12g，补骨脂 12g，淫羊藿 15g，黄精 12g，党参 15g，太子参 15g，白术 9g，甘草 3g，黄芪 18g。适用于前列腺癌早期，癌瘤局限于包膜内的患者。

（2）湿热蕴积

临床表现：病情发展，小便不畅，尿线变细，排尿无力，滴沥不通或成癃闭，小腹胀满，大便干燥或秘结，腰酸肢痛，口干口苦，舌质红或紫黯，苔黄腻，脉滑数或细弦。

治法：利湿清热，散结通水。

方药：八正散化裁。萹蓄 30g，瞿麦 30g，木通 10g，赤芍 15g，金钱草 30g，败酱草 30g，白花蛇舌草 30g，忍冬藤 30g，白茅根 30g，丹参 30g，泽兰 15g，土茯苓 30g，薏苡仁 30g，地鳖虫 30g。适用于前列腺癌早中期并发感染者。

（3）脾虚湿盛

临床表现：小便流浊，排尿无力，甚或滴沥难下，小腹胀满，面色不华，肢体困倦，不思饮食，舌质淡舌边有齿痕，舌苔白腻，脉虚或细弱。

治法：健脾利湿，佐以杀癌消肿。

方药：参苓白术散加减。党参 10g，炒白术 15g，茯苓 24g，薏苡仁 30g，砂仁 7g，泽泻 15g，当归 10g，白扁豆 30g，陈皮 10g，半枝莲 20g，猫人参 20g。适用于前列腺癌早中期患者。

（4）瘀血内结

临床表现：小便滴沥，尿如细线，或癃闭不通，小腹作痛，时痛剧难忍，烦躁不安，舌质紫黯，脉涩或弦细。

治法：活血化瘀，通水消结。

方药：膈下逐瘀汤化裁。当归尾 10g，赤芍 10g，桃仁 10g，红花 10g，炮山甲 10g，丹参 15g，败酱草 30g，瞿麦 30g，马鞭草 30g，猪苓 30g，薏苡仁 30g。适用于前列腺癌中晚期或手术后有局部血液循环不畅者。

（5）肝肾阴虚

临床表现：尿道口常有白浊、会阴坠胀，头晕目眩，耳鸣，口燥咽干，失眠多梦，腰膝酸软，潮热盗汗，遗精，舌红少苔，脉细数。

治法：滋补肝肾，清泄相火。

方药：知柏地黄汤加减。知母 15g，黄柏 10g，熟地黄 30g，泽泻 15g，牡丹皮 15g，茯苓 30g，制首乌 15g，黄精 15g，白藤 10g，丹参 15g，土茯苓 15g，七叶一枝花 12g。适用于前列腺癌年老体弱或术后患者。

（6）脾肾两虚

临床表现：疲乏无力，体形消瘦，面色无华，腰疼身痛，动则气促，小便不畅。不思饮食，卧床不起，口苦干不思饮，舌质淡红或红赤、绛紫，甚者舌体短缩，脉沉细无力或细弦。

治法：益气补肾，抗癌消癌。

方药：参芪蓉仙汤化裁。生黄芪15g，潞党参12g，仙灵脾12g，肉苁蓉6g，巴戟天6g，枸杞子12g，制首乌12g，穿山甲15g，淮牛膝12g，制大黄6g，炒黄柏10g，知母6g，土茯苓15g，七叶一枝花12g，白花蛇舌草15g，杭白芍12g，炙甘草6g。适用于老年患者或手术、放化疗后体质亏虚者。

（7）肾阳不足

临床表现：小便淋涩挟精，甚或滴沥难下、癃闭不通，畏寒，腰膝酸冷，阳痿，早泄，或有下肢水肿，五更泄泻，舌质淡胖，脉沉弱。

治法：温肾壮阳。

方药：金匮肾气丸加减。制附片10g，菟丝子10g，仙灵脾10g，狗脊12g，杜仲10g，黄精10g，当归15g，山药15g，茯苓24g，土茯苓15g，白花蛇舌草15g。适用于手术或放化疗后的患者。

加减：乏力重者加黄芪、太子参；失眠加远志、酸枣仁；食欲不振加焦山楂、焦神曲；恶心者加生姜、竹茹；骨痛加延胡索、姜黄；下肢水肿加泽兰、泽泻；潮热加女贞子、旱莲草；盗汗加浮小麦、麻黄根；心悸加薤白、瓜蒌；小便不利加川牛膝、冬葵子；血尿加重者加小蓟草、旱莲草、生地黄、阿胶等补虚止血；小便不畅者加沉香、郁金、台乌药等；小便疼痛加重者加延胡索、王不留行、三棱、莪术等；小便黄浊者加车前子、萹蓄、瞿麦、金钱草、滑石、草薢等。

2. 民间验方

·瘀散结通利汤：当归10g，桃仁10g，红花10g，青皮10g，草薢10g，瞿麦10g，冬葵子10g，车前子10g，穿山甲6g，乌药15g，石韦20g。水煎内服，每天1剂，6周为一疗程。活血化瘀，利尿通淋。适用于前列腺癌瘀血阻滞者。

·知柏五子汤：黄柏10g，太子参10g，乌梅10g，白芍10g，金樱子10g，覆盆子10g，川续断10g，芡实15g，益智仁15g，枸杞子15g，牡蛎15g，桑寄生15g，甘草15g，知母6g，菟丝子12g，茯苓12g，地龙12g，红花12g。水煎内服，每天1剂，7d为一疗程。滋阴清热。适用于前列腺癌湿热蕴积兼见肝肾不足者。

·黄花鱼耳石当归汤：黄花鱼耳石15g，当归15g。水煎内服，每天1剂，7d为一疗程。清热利尿。适用于前列腺癌有湿热蕴积表现者。

·白花蛇舌草50g，半枝莲50g，半边莲50g，白茅根50g。每天1剂，水煎服。清热解毒，利尿通淋。适用于前列腺癌有湿热蕴积表现者。

·昆布30g，海藻30g，三棱10g，莪术10g，当归15g，丹参30g，郁金10g，猪苓30g。每天1剂，水煎服。破血逐瘀，利尿通淋。适用于前列腺癌瘀血阻滞者。

·夏枯草50g，龙葵草30g，王不留行30g，薏苡仁60g，败酱草30g，金钱草30g。每天1剂，水煎服。清热活血，利尿通淋。适用于前列腺癌有湿热及瘀血者。

·夏枯草30g，海藻30g，皂角刺10g，莪术15g，山慈菇10g，牛膝10g，乌药10g，王不留行10g，木通6g，琥珀末1.5g（冲服）。每天1剂，水煎服。清热破血，利尿通淋。适用于前列腺癌有湿热及瘀血者。

·地鳖虫10g，白花蛇舌草10g，徐长卿10g，当归10g，蜂房6g，炙甘草6g，蜈蚣3g，党参12g，黄芪12g，鸡血藤15g，熟地黄15g，乳香9g，没药9g。每天1剂，水煎服。清热活血，扶正抗癌。主治前列腺癌骨转移。

3. 食疗

·单吃南瓜子：生南瓜子100g。每日分3次剥皮嚼食，每次间隔4h，一般连吃8～10个老南瓜的瓜子即可有效，无任何副作用。适用于前列腺癌。

·杜仲炖羊肾：羊肾一对，炒杜仲20g，牛膝20g，巴戟天20g。后3味与羊肾共煮，熟后以盐、姜等调味即可。补肾壮阳。主治前列腺癌肝肾亏虚者。

·绿豆车前饮：绿豆60g，车前子30g。将车前子用细纱布包好，绿豆淘洗干净，同置锅中加水烧开，改用小火煮至豆烂，去车前子即可食用。补肾壮阳。主治前列腺癌肝肾亏虚者。

·芪杞炖乳鸽：乳鸽1只，黄芪30g，枸杞子30g。先将鸽子去内脏洗净，腹内纳入黄芪、枸杞子，加调料适量，煮至熟烂。益气养阴，滋补肝肾。主治前列腺癌气血不足兼有肝肾亏虚者。

·蛇草薏苡仁粥：白花蛇舌草100g，菱粉60g，薏苡仁60g。将白花蛇舌草洗净，加水1500ml，煮开后用文火煎15min，去渣取汁，加薏苡仁煮至薏苡仁裂开，再加菱粉，煮熟为度。清热解毒，养阴利尿。主治前列腺癌湿热蕴积兼有阴虚者。

·猕猴桃饮：鲜猕猴桃50g。猕猴桃去皮、核，捣烂，加温开水250ml搅匀后饮服，每天2次。清热解毒，养阴利尿。主治前列腺癌湿热壅盛兼有阴虚者。

·杨梅饮：杨梅60g。杨梅去核，捣烂，加温开水250ml。搅匀后饮服，每天2次。清热养阴。主治前列腺癌湿热壅盛者。

·葵髓茶：向日葵杆的内髓芯30g。将葵髓芯加水煎汁即可。清热养阴。主治前列腺癌下焦湿热者。

·荸荠饮：荸荠150g（带皮）。洗净，切碎捣烂，加温开水250ml，搅拌后滤去渣皮。取汁服，每天2次。清热养阴。主治前列腺癌下焦湿热者。

·黄瓜饮：鲜黄瓜头（不带蒂的那一头）5个。加水250ml煮汁服，每日2次，连服7d。清热养阴。主治前列腺癌下焦湿热者。

·马齿车前饮：马齿苋60g，车前草60g。将两味药物洗净加水煎汤代茶饮。清热解毒，抗癌利尿。主治前列腺癌湿热壅盛者。

·丝瓜甜酒饮：老丝瓜200g。将丝瓜焙黄研末，分两次用甜酒冲服。清热解毒，抗癌利尿。主治前列腺癌瘀血阻滞者。

·墨鱼汤：墨鱼200g，桃仁10g。将墨鱼洗净切片，与桃仁同入锅，加水适量煮，熟后食墨鱼饮汤。活血养阴，抗癌解毒。主治前列腺癌瘀血阻滞兼有阴虚者。

4. 针灸治疗

·取穴关元、合谷、三阴交。小便不通急针刺上述穴位，用强泻法，留针20min。每天1次，10次为一个疗程。适应于前列腺癌湿热型患者。

·取穴三阴交、中极、阴陵泉。针用泻法，留针30min。每天1次，10次为一个疗程。适应于肝气郁滞型前列腺癌。

·取穴足三里、三阴交、关元、照海。针用平补平泻法，留针 30min。每天 1 次，10 次为一个疗程。适应于下焦瘀阻型前列腺癌。

·取穴中极、阴陵泉、照海。针用平补平泻法，留针 30min，每天 1 次，10 次为一个疗程。适应于肾阴亏耗型前列腺癌。

·取穴中极、气海、照海。针施补法，留针 30min。每天 1 次，10 次为一个疗程。适应于肾阳不足型前列腺癌。

·取穴关元、阴陵泉、太溪、足三里。针刺施补法，留针 30min。每天 1 次，10 次为一个疗程；灸法可艾灸上述穴位，每穴灸 3~4min，每天或隔日 1 次，可与针刺法交替应用。适应于脾肾阳虚型前列腺癌。

三、抗前列腺癌中药单药及复方的现代药理学研究

中医疗法通过调节免疫功能达到扶正作用，通过杀灭肿瘤细胞达到祛邪之目的，扶正和祛邪协同是中医治疗恶性肿瘤的基本治法。

临床使用的一部分中药能提高人体免疫力，如黄芪、党参、茯苓、陈皮、生地黄、熟地黄、山茱萸、山药、赤芍、白芍、肉苁蓉、淫羊藿、柴胡、女贞子、墨旱莲、何首乌、猪苓、枸杞子、龟甲、阿胶等，这些中药对巨噬细胞的吞噬作用、体液免疫和细胞免疫功能均有一定程度的促进作用。而另一些中药及其提取物则具有抗癌效应，如姜黄素、槲皮素、苦参碱、五倍子酸、茶多酚、冬凌草甲素、葡萄籽提取物、龙葵碱、龙葵碱、油菜花粉提取物、土槿乙酸、苦参碱、石榴皮多酚、蛇床子素、补骨脂酚、薄荷醇、牛蒡子苷、穿心莲内酯、胡桃醌、雪莲黄酮总苷、甘草酸苷、吴茱萸碱、熊果酸、白花丹素、当归提取物、前胡素、澎蜞菊提取物、黑米皮提取物、青蒿琥酯、山柰酚、川芎嗪、三七中分离出的 25-OCH$_3$-PPD、人参皂苷、原人参二醇、三氧化二砷、迷迭香、姜黄、生姜、虎杖、黄连、伏牛花等。下面对具有抗前列腺癌作用的中药做简要介绍：

红参　研究显示人参皂苷 Rg3 能显著诱导前列腺癌 PC-3m 细胞发生凋亡，半胱氨酸蛋白酶 8 的活化可能是其诱导凋亡的机制。

花青素　山楂等多种植物中含有抗肿瘤作用的原花青素，已被证实可以在体外抑制前列腺癌 LN-CaP、PC-3 细胞增殖，并促进其凋亡。

姜黄素　研究发现姜黄素可通过上调半胱氨酸蛋白酶 3 蛋白的表达来抑制前列腺癌细胞体外生长、增加凋亡率。另有研究发现姜黄素可抑制前列腺癌 LNCap 细胞血清前列腺特异性抗原与 AR 受体的表达，体外可抑制 LNCap 细胞增殖，诱导凋亡，并呈现时间和剂量依赖性。

枸杞子多糖　研究显示枸杞子多糖对人前列腺癌 DU-145 细胞增殖有显著抑制作用，并且其机制可能与诱导凋亡的相关基因表达有关。

雷公藤　研究发现雷公藤内酯醇可增强前列腺癌 DU-145 细胞对多柔比星的敏感性，其逆转耐药机制与下调多药耐药基因 1 的表达有关。另有研究发现雷公藤红素可通过抑制 AKT、mTOR 和 P70S6 信号的转导，从而发挥其抑制前列腺癌细胞增殖和诱导细胞凋亡的作用。

蟾酥　研究发现从蟾酥中提取的单体蟾毒灵可抑制前列腺癌三种细胞株 LNCaP、PC-

3 和 DU-l45 细胞的增殖并可促进其凋亡。

薏苡仁 研究发现薏苡仁油具有诱导肿瘤细胞凋亡、阻滞肿瘤细胞有丝分裂、杀伤癌细胞及提高免疫功能的作用，能够用于前列腺癌的治疗。

吴茱萸碱 研究证实吴茱萸碱能够抑制 PC-3 细胞增殖，同时通过激活 Caspase 通路及下调 bcl22 表达和增加 bax 等信号通路诱导其凋亡。

白黎芦醇 研究发现白黎芦醇通过下调 Survivin 蛋白的表达而诱导 PC-3 细胞凋亡，并改变细胞周期分布，抑制细胞增殖。

天花粉蛋白 研究表明天花粉蛋白具有抗小鼠前列腺癌细胞 RM-1 的作用，其作用机制之一是诱导肿瘤细胞凋亡，而 *bax* 基因在天花粉蛋白诱导 RM-1 细胞凋亡过程中起重要调控作用。

没药 研究显示两个没药倍半萜单体化合物对 LNCaP 细胞均有显著的抑制作用，使细胞停滞于 G0/G1 期，而其机制可能是通过上调 P21WAFPCIP1 的表达、下调 cyclinD 蛋白的表达来实现的。

人参胡桃汤 研究显示，人参胡桃汤含药血清可抑制 PC-3 细胞增殖、促进其凋亡、下调 bcl-2 和上调 bax 的表达，可使 PC-3 细胞的形态发生改变、降低 PSA 的表达，还可阻滞 G1 期向 S 期转化。

复方中药紫龙金片 已证实其对前列腺癌的体外增殖和侵袭的抑制作用。通过检测复方中药紫龙金片对细胞间黏附分子-1 和上皮型钙黏蛋白表达的影响，证实复方中药紫龙金片可抑制前列腺癌细胞增殖、降低集落生长和体外侵袭能力，其作用可能是通过增加 ICAM-1 和 E-Cadlherin 细胞株表达而实现的。

抗肿瘤中药复方 复方 A 由白花蛇舌草、半枝莲、土茯苓和莪术组成；复方 B 由白花蛇舌草、半枝莲、土茯苓、莪术、三棱和皂角刺组成，有学者研究其对人前列腺癌细胞株 PC-3 在体外与体内生长的影响，发现中药复方 A 和 B 在体外可显著抑制 PC-3 细胞增殖，诱导凋亡作用明显，同时在体内复方 A、B 均能抑制肿瘤生长，且复方 B 的抑瘤作用强于复方 A。

复方苦参注射液 该注射液由苦参、冬虫夏草等多味中草药提取而成，研究发现复方苦参注射液可下调细胞周期蛋白 E 的表达而抑制 PC-3 细胞增殖，且呈时间和剂量的依赖性。

前列消癥汤 基本方为生薏苡仁、炙黄芪、黄精、白花蛇舌草、土贝母、莪术、猪苓。研究发现其含药血清能抑制 PC-3 细胞增殖，减弱 PC-3 细胞的侵袭力；下调 PI3K/AKT 中 Akt、mTOR 和 NF-κB 表达，上调 PTEN 表达；流式细胞仪研究发现其对细胞周期的影响一般是将其阻滞于 G2/M 期，且这种细胞周期阻滞出现于细胞凋亡发生之前，同时还可诱导一定程度的 PC-3M 细胞的凋亡。

扶正抑瘤方 基本方为生黄芪、党参、茯苓、当归、黄精、杜仲、土贝母、半枝莲、白花蛇舌草。临床研究表明，扶正抑瘤法的应用能在一定治疗时段提高前列腺癌患者原发灶的树突状细胞总体数量及活化能力；实验室研究表明，扶正抑瘤方含药血清能抑制体外人前列腺癌细胞 PC-3 增殖，其抗肿瘤活性可能与诱导肿瘤细胞凋亡有关。

扶正消癥方 基本方由人参、黄芪、斑蝥、蟾蜍等组成，研究显示该方能抑制人前列腺癌 DU-145 增殖，阻滞 G1 期向 S 期转化，并可加速肿瘤细胞凋亡。

第九节 膀胱癌的中医治疗

一、中医学对膀胱癌的认识

在中医历代医学典籍中，与膀胱癌的症状体征类似的疾病散见于"尿血""癃闭""血淋"等范畴。在两千多年。前的《黄帝内经》中就有大量相关论述，如《素问·宣明五气论》指出"膀胱不利为癃……"，《素问·气厥论》认为："胞移热于膀胱，则癃溺血。"《四时刺逆从论》又有云"少阳……涩则病积溲血"等等。汉代以后，临床医家对癃闭及血尿的研究逐渐完善，如隋代巢元方《诸病源候论》提出血淋的病名："血淋者，是热淋之甚者，即尿血，谓之血淋。"朱丹溪在《丹溪心法》中进一步阐明了血淋和溺血的区别："大抵小便出血……痛者谓之淋，不痛者谓之溺血。"

膀胱癌的发病机制关键在于正气亏虚和外邪侵袭两个方面。患者身体素虚，脾肾不足，因而中焦脾胃运化失司，下焦肾和膀胱气化不利，故致水液停滞，化生郁热，湿热下注，膀胱开阖失利，而致尿频、尿急、尿痛。热灼络脉，血液不循常道，或气虚无力摄血而致血离经脉，则见血淋、溺血。湿热阻滞日久，内生痰瘀，湿热和痰瘀胶结，终成癌毒，腐蚀肌肉，耗损正气，消灼阴液，致发热、贫血、消瘦之恶病质表现。

古代医家对于膀胱癌的类似疾病有比较全面的治疗措施，如元代朱丹溪认为小便不通有"气虚""血虚""有痰""风闭""实热"等多种原因，并根据辨证施治的原则，运用探吐法来治疗癃闭。张景岳为气虚所致癃闭制定了"得其化"的治疗原则，并根据疾病进展程度制定了相应的方药如"病未至甚，用左归、右归、六味、八味等汤丸……病已至甚，则必用八味丸料或加减金匮肾气汤大剂煎服"。清代医家唐容川将尿血从脏腑辨证角度分为心经遗热、肝经遗热、肺经遗热，并分别使用导赤散、龙胆泻肝汤等治疗。《医宗必读》将血淋分为血虚、血冷、血热、血瘀四种情况，分别选用六味地黄丸、金匮肾气丸、小蓟饮子、桃红四物汤等加减治疗。

二、膀胱癌的中医治疗方法

1. 辨证论治

（1）**膀胱湿热**

临床表现：小便黄赤灼热，口渴，心烦，腰际酸楚，下肢浮肿，或小便淋沥，短少，甚则不通，小腹胀满，舌质红，苔黄腻，脉细数。

治法：清利膀胱湿热。

方药：小蓟饮子加减。生地黄12g，小蓟10g，滑石12g，通草6g，炒蒲黄10g，竹叶10g，藕节12g，当归6g，山栀子10g，甘草4g，白花蛇舌草12g，半枝莲15g，土茯苓10g。

加减：发热加柴胡、青蒿梗；胸部痞闷加佛手片、绿萼梅、代代花、玫瑰花。

（2）**瘀毒蕴结**

临床表现：腹痛剧烈，可触及包块，小便不通，或尿色暗红，夹杂血块，舌质紫暗，有瘀点，苔黑，脉涩弦。

治法：活血化瘀，散结止痛。

方药：膈下逐瘀汤合失笑散。五灵脂6g，当归9g，川芎6g，桃仁9g，蒲黄8g，牡丹皮6g，赤芍6g，乌药6g，延胡索3g，甘草9g，香附4.5g，红花9g，枳壳4.5g。

加减：脾虚腹胀加砂仁、白蔻仁、茯苓、白术、陈皮；大便秘结加大黄、番泻叶、麻仁丸；尿血加炒槐花、地榆炭、十灰丸；纳谷不香者，加谷芽。

（3）阴虚湿热

临床表现：尿血，或伴小便淋涩灼痛，口苦，口黏腻，肢体困重，消瘦，低热，盗汗，颧红，五心烦热，舌红，苔黄腻，脉细数或滑敏。

治法：滋阴清热化湿。

方药：知柏地黄汤加减。熟地黄10g，山药12g，山茱萸10g，茯苓12g，泽泻10g，牡丹皮10g，知母10g，黄柏6g，女贞子10g，旱莲草12g，石韦10g，海金沙10g。

加减：气短、乏力、头晕者，加党参、黄芪、茯苓、女贞子。

（4）脾肾气虚

临床表现：尿血，血色淡红，小便余沥不尽，或有涩痛，形体消瘦，神疲乏力，食少，腹胀，便溏，舌淡，苔白，脉弱。

治法：健脾益肾，软坚散结。

方药：补中益气汤合左归饮加减。党参20g，黄芪15g，薏苡仁30g，升麻8g，柴胡5g，补骨脂12g，杜仲10g，白术12g，黄精12g，枸杞子20g，熟地黄12g，山茱萸15g，山药12g，甘草6g。

加减：尿血者，可加白茅根、大蓟、小蓟、侧柏叶。

（5）气阴两虚

临床表现：尿血，尿少，神疲乏力，气短懒言，咽干口燥，面色淡红或颧红，舌淡，苔少或有裂纹，脉弱而数。

治法：益气滋阴。

方药：五阴煎加减。熟地黄10g，白芍10g，山药10g，扁豆10g，莲子肉10g，白术10g，茯苓12g，人参10g，五味子5g，甘草4g。

加减：气短自汗者，可加黄芪、山茱萸；潮热颧红者，加地骨皮、银柴胡、白薇。

（6）气虚血瘀

临床表现：尿血，血色紫暗或夹块，少腹刺痛或胀痛。神疲乏力，气短懒言，舌质紫暗或有斑点，脉虚而涩。

治法：补气活血。

方药：补阳还五汤加味。黄芪12g。当归尾10g，赤芍10g，地龙10g，川芎6g，桃仁10g，红花6g，党参10g，莪术10g，土茯苓12g。

（7）寒湿蕴结

临床表现：小便癃闭，滴沥不尽或尿频溲长，尿色淡红，偶挟血块，四肢厥冷，畏寒，小腹胀满，形体虚胖，面色㿠白，舌淡胖，苔白微腻，脉沉细。

治法：利水渗湿，温阳化气。

方药：五苓散加味。猪苓10g，泽泻15g，白术10g，茯苓10g，桂枝7g，山慈菇12g，龙葵12g。

加减：小腹胀满不舒较甚，加乌药、川楝子、延胡索；小便浑浊加萆薢、射干；尿色鲜红不止加血余炭、小蓟、仙鹤草。

2. 民间验方

· 寄生猪苓汤：沙苑子 15g，山慈菇 15g，桑寄生 15g，猪苓 12g，白花蛇舌草 30g。每天 1 剂，水煎服，每天 2 次。补肾解毒，清热利水。主治膀胱癌。

· 知柏银蓟汤：知母 9g，黄柏 6g，大蓟 9g，小蓟 9g，生地黄 12g，蒲黄炭 12g，泽泻 12g，金银花 9g，山茱萸 3g，琥珀末 1.5g（吞服）。每天 1 剂，水煎服，每天 2 次。滋阴解毒，清热利湿。主治膀胱癌。

· 膀胱癌验方：白花蛇舌草 30g，白茅根 20g，石韦 10g，瞿麦 15g，萹蓄 10g，猪苓 12g，川牛膝 15g，仙鹤草 30g，白英 40g，龙葵 30g，蛇莓 15g，苦参 20g，喜树果 30g，大蓟 15g，小蓟 15g，焦山楂 12g，神曲 15g，枳壳 10g，生黄芪 15g，女贞子 15g，红花 20g。每天 1 剂，水煎服，每天 2 次。清热利湿，活血祛瘀，扶正抗癌。主治膀胱癌。

· 僵蚕软坚汤：生牡蛎 60g，昆布 15g，海藻 15g，土木鳖 5g，僵蚕 15g，炮山甲 10g，山慈菇 12g，半枝莲 30g。每天 1 剂，水煎服，每天 2 次。化痰软坚，散瘀消积，清热解毒。主治膀胱癌。

· 金钱草 30g，白毛藤 30g，土茯苓 30g，薏苡根 30g，白花蛇舌草 30g，蛇莓 15g。每天 1 剂，水煎服。解毒利湿通淋，对膀胱癌患者尿痛、尿涩等症状有效。主治膀胱癌。

· 白花蛇舌草 30g，蛇莓 30g，蛇六谷 30g，土茯苓 30g，龙葵 30g，白英 30g，土大黄 30g。每天 1 剂，水煎服。清热解毒，利湿消肿，适用于膀胱癌尿血者。主治膀胱癌。

· 鲜芝麻 90g，鲜黄花 60g，半边莲 30g，鹿茸草 15g，酢浆草 15g，佩兰 9g。每天 1 剂，水煎服。清热解毒，利尿抗癌。适用于膀胱癌。

· 龙葵 15g，白英 15g，蛇莓 15g，石见穿 15g，半枝莲 15g。每天 1 剂，水煎服。清热散结，软坚抗癌。适用于膀胱癌。

· 凤尾草 30g，水杨梅根 60g。每天 1 剂，水煎服。散结消肿，抗癌。适用于膀胱癌。

3. 膀胱灌注治疗

· 莪术 30g，蟾酥 10g，猪苓 30g。煎成 300ml 药液，膀胱灌注并保留 30min，1 日 2 次。抗癌利尿，消肿散结。适用于膀胱癌。

· 猪苓 20g，白花蛇舌草 20g，蚤休 20g，半支莲 20g，扁蓄 10g，制黄柏 10g，薏苡仁 20g。煎成 300ml 药液，加温后膀胱灌注，保留 30min，每日 2 次。清热解毒，抗癌消肿。适用于膀胱癌。

· 复方五矾溶液：五倍子 30g，明矾 30g。煎成 300ml 药液，加温后膀胱灌注，保留 30min，每天 2 次。清热散结，抗癌消肿。适用于膀胱癌。

4. 针灸治疗

（1）毫针疗法

实证取穴中极、膀胱俞、三阴交、阴陵泉、尺泽，用补法。虚证取穴肾俞、脾俞、三焦俞、关元、阴谷、二阴交，用泻法。

（2）耳针疗法

取穴膀胱、肾、尿道、三焦。

（3）梅花针疗法

取小腹部任脉、肾经、胃经。

（4）穴位注射

取穴足三里、关元、三阴交，用维生素 B_1 注射液，每穴注入 $0.2 \sim 0.3ml$。

（5）灸疗法

主穴取神阙、关元、中极、命门、三焦俞、三阴交；配穴取百会、肾俞、小肠俞、膀胱俞、委阳、阴陵泉、至阴等。

三、抗膀胱癌中药及其提取物的现代药理学研究

卡瓦胡椒素 研究显示不同作用时间段的卡瓦胡椒素能不同程度地抑制膀胱癌细胞的增殖，并诱导细胞凋亡现象，呈时间和剂量依赖性。其机制可能在于抑制 CDKl 蛋白质激酶的表达，下调了 p21/WAFl 表达，导致 G2/M 期阻滞，并下调了突变型 p53 的表达，诱导细胞凋亡；随着时间的推移，程度也越明显。

水飞蓟宾 研究发现水飞蓟宾对膀胱癌 T24 和 5637 细胞增殖有明显抑制现象，并且随着时间推移，趋势越来越明显，并呈现出一定的剂量依赖性，其作用机制可能为水飞蓟宾作用膀胱癌细胞后出现早期凋亡。

紫铆因 研究发现，紫铆因可通过阻断膀胱癌细胞中细胞外信号调节激酶 ERKl/2 和核因子 NF-κB 信号通路，继而使 CyclinD1 及 COX2 细胞增殖相关基因下调而起到阻滞膀胱肿瘤增殖作用。

白术 国内学者发现白术挥发油对人膀胱肿瘤 T24 细胞有诱导凋亡的作用，研究显示在 $50 \sim 200ms/ml$ 药物浓度范围内，浓度越大凋亡现象越明显；进一步研究发现白术挥发油不仅可以通过诱导人膀胱肿瘤细胞 T24 凋亡，还可通过直接杀伤作用破坏膀胱肿瘤 T24 细胞。

大黄 国内学者用异丹叶大黄素作用于膀胱癌 UMUC3 细胞 24h 后，细胞 DNA 含量检测提示，当药物浓度在 51mmol/L 时即可使肿瘤细胞阻滞于 G0/G1 期，导致了细胞增殖抑制，并呈现出剂量赖性；其机制可能为下调了细胞周期蛋白 D1（Cyclin-D₁）基因及蛋白水平有关，研究还显示丹叶大黄素同时影响了膀胱癌 UMUC3 细胞的迁移能力。

白藜芦醇 研究显示白藜芦醇可显著抑制膀胱癌 T24 细胞增殖，使 G1 期发生阻滞，并呈一定剂量依赖；深入研究阻滞机制发现，白藜芦醇增强了 T24 细胞中 WAFl/p21 表达，降低了周期素依赖激酶（CDK4）及 Cyclin-D1 的表达，并且这些作用呈显著的浓度依赖性，说明白藜芦醇抑制 T24 细胞增殖的可能机制是上调 WAFl/p21、下调 CDK 和 Cyclin-D1 基因表达。

鸦胆子 国内学者用鸦胆子油乳液对膀胱癌小鼠进行膀胱灌注，发现鸦油乳可直接破坏膀胱癌细胞，阻止其由 G0/G1 期进展，抑制合成。

蟾毒灵 是中药蟾酥主要有效成分之一。研究发现用蟾毒灵单体对人膀胱癌 T24 细胞处理 24h 后可明显下调 Cyclin-D1 mRNA 水平，使细胞发生 G0/G1 期阻滞，最终导致增殖抑制。

姜黄素 研究发现去甲基姜黄素可明显抑制膀胱癌 T24 细胞增殖，随着药物作用时间延长及药物浓度的增加，增殖抑制率呈一定程度的增加，其作用机制可能与下调 PCNA

及上调 p27 的表达量密切相关。

黄芪多糖　研究发现，显示 LAK 和单核细胞对黄芪多糖预处理后的膀胱癌细胞的细胞毒作用明显增加，提示黄芪多糖可增强 LAK 细胞和单核细胞的杀伤作用，明显提高机体免疫力。

土荆皮　研究显示土荆皮乙酸可促使膀胱癌 5637 细胞凋亡，且与剂量呈一定的正相关，机制可能与上调 *Caspase*-3、下调 *Survivin* 基因表达水平有关。

甘草　研究显示，一定浓度的甘草苷作用膀胱癌 T24 细胞 24h、48h、72h 后，可通过增强 Caspase-3 表达使细胞发生凋亡，并具有明显的时间和浓度依赖性。

陈皮　多甲氧基黄酮研究发现，陈皮多甲氧基黄酮可明显抑制鸡胚绒毛尿囊膜血管生成，使其血管内皮生长因子（VEGF）和碱性成纤维细胞生长因子（bFGF）表达明显下降，这可能是其抑制肿瘤血管形成，产生抗肿瘤作用的机制之一。

羟喜树碱　研究发现，羟喜树碱可诱导 T24 细胞凋亡发生，抑制的程度具有时间和剂量依赖性。

香菇多糖　研究显示，不同浓度的香菇多糖可以增加膀胱癌肿瘤 BIU47 细胞内活性氧含量，并呈浓度依赖性，活性氧可加速细胞结构的破坏，最后抑制了肿瘤细胞的增殖。

萝卜硫素　研究发现，萝卜硫素可使 5637 细胞的增殖抑制，其原因是有丝分裂停滞，但不是阻滞 G2 期，而是与周期蛋白 B1 和磷酸化 CDKl 相关，使两者复合物增加。萝卜硫素诱导的细胞凋亡与激活外源性途径启动子 Caspase-8 和内源性启动子 Caspase-9 有关，最终通过活化 Caspase-3 执行凋亡。

第十节　卵巢癌的中医治疗

一、中医学对卵巢癌的认识

根据卵巢癌的临床特征，求之于古代文献记载，卵巢癌可属妇科杂病"肠覃""积聚""石瘕""瘕"等范畴。多由寒凝、气滞、血瘀引起。最早在《黄帝内经》有就对肠覃证候的描述："寒气客于肠外，与卫气相搏，气不得营，因有所系，癖而内生，恶气乃起，息内乃生。"又论"石瘕"病因是"寒气客于子门，子门闭塞，气不得通，恶血当泻不泻"，说明了外感六淫可引发癌。《内经》云："风雨寒热不得虚，邪不能独伤人。"《诸病源候论》指出："疝瘕之病，由饮食不节，寒温不调，气血劳伤，脏腑虚弱，受于风冷，令人与腹内血气柏结所生。"《三因极一病证方论》认为，妇科肿瘤的发生，多因"经脉失于将理，产蓐不善调护，内作七情，外感六淫、阴阳劳逸，饮食生冷，遂致营卫不疏，新陈干忤，随经败浊，淋露凝滞，为瘕。"这些都说明妇科肿瘤并非单一因素可致，而是与诸多因素有关。但其根本在于正虚为本，邪实为标而致气血失调。

中医学认为本病病位在女子胞，与肝、脾、肾三脏相关。《医宗金鉴·妇科心法要诀》指出："凡治诸积，宜先审身形之壮弱，病势之缓急而治之。"卵巢癌患者表现出显著的阶段性，可将其分为早中晚三期分别分析病机演变。

卵巢癌早期患者，多见素体情志抑郁，气机不畅，或因手术、化疗、放疗等治疗后，癌毒消散，正伤阴亏、肝失濡养，可见乏力等脾虚症状；又因脾虚转输失常，水湿内停，酿生湿热。此期患者以肝郁气滞、肝郁脾虚多见。

中期患者以肝郁脾虚多见，多见于未能手术或术后复发及转移患者，患者肝失疏泄，横逆乘脾，脾胃运化失常，水湿内聚，土壅木郁；又因肝司藏血，脾司统血，肝脾失调，以至气血运行不畅，痰湿瘀血交互为患。

晚期卵巢癌患者证候复杂，临床可见中脘痞满，腹部肿块，腹大如鼓，全身肿胀等，其表现可涉及中医的积证、聚证、鼓胀和水肿等病证。肝失疏泄，气机不畅，阻碍血运，导致痰毒、瘀血、水湿等病理产物停聚，表现为积证、鼓胀等；水湿不化，泛溢肌肤，故可出现水肿；晚期患者肾火虚衰，开阖失司，气化不利，且脾阳失其温煦，不能散布水谷精微至四肢百骸，故可见腹大如鼓、腰以下肿甚等证候表现。正如隋代巢元方在《诸病源候论》一书中论述"癥积"时所指出的："若积引岁月，人皆柴瘦，腹转大，遂致死（卵巢癌合并腹水的表现）。"

综上所述，肝郁脾虚、气机不畅为发病的重要原因，并贯穿疾病始终；随着疾病的进展，病久而及脾，脾伤而运化不足，中焦愈发亏虚，同时脾虚则不能制木，故中期脾虚症状为标，气机不畅为本，治疗时健脾不忘调畅气机；病久累及肾脏，以肝、脾、肾三脏亏虚为主，气滞、痰浊、湿热、癌毒错杂为患，治疗时以扶正为主，同时应配以理气化痰、清热剔毒之品。

二、卵巢癌的中医治疗方法

1. 辨证论治

在中医治疗卵巢癌中，调畅气机应贯穿整个中医治疗过程，针对不同的主证进行相应的辨证论治，以达到良好的治疗效果。

（1）气血瘀滞

临床表现：为腹部坚硬，固定肿块，小腹疼痛，坠胀不适，面色晦暗，形体消瘦，肌肤甲错，神疲乏力，胃纳减少，二便不利，舌质黯紫有瘀斑，脉细或弦。

治法：活血化瘀，理气止痛，兼扶正固本。

方药：党参 15g，丹参 12g，三棱 12g，莪术 12g，赤芍 12g，川楝子 9g，七叶一枝花 15g，黄芪 12g，石见穿 15g，延胡索 12g，乌药 9g，木香 6g，鸡内金 10g。

加减：癌肿较大，加鳖甲、山甲片、牡蛎；淋巴结转移，加猫爪草。

（2）肝郁脾虚

临床表现：为腹部肿块，固定不移，大便溏薄、少腹胀痛，情绪焦虑或精神抑郁，食少纳呆、神疲懒言、体倦乏力，或见胁肋胀满疼痛，口苦咽干，舌质淡、舌体稍胖或有齿痕，脉弦。

治法：疏肝解郁，健脾益气。

方药：白术 20g，白芍 15g，陈皮 15g，防风 6g，木香 10g，砂仁 10g，云茯苓 20g，山药 20g，半枝莲 15g，七叶一枝花 15g，鸡内金 10g，甘草 10g。

加减：胸闷不舒，加香附、枳壳；积块难消，加山甲片、鳖甲；疼痛较甚，加延胡索、乌药；淋巴结转移，加猫爪草；肺转移，加瓜蒌、桔梗、葶苈子；肝转移，加柴胡、白花蛇舌草、莪术。

（3）湿热瘀毒

临床表现：为腹部肿块，腹胀，纳差不欲饮，二便不畅，或伴有不规则阴道流血，舌质黯红或绛紫，舌苔黄腻，脉滑或数。

治法：清热利湿，解毒散结。

方药：桂枝 10g，白术 12g，莪术 9g，黄芪 15g，车前子 12g，泽泻 10g，白花蛇舌草 15g，猪苓 12g，龙葵 15g，半枝莲 15g，大腹皮 15g，白英 10g，瞿麦 12g，薏苡仁 2g。

加减：肿瘤较大，加夏枯草、鳖甲、生牡蛎；疼痛较甚，加郁金、延胡索、三棱；便秘，加生大黄。

（4）气阴两虚

临床表现：为腹中积块日久，日渐消瘦，神疲乏力，面色苍白，时有低热或腹大如鼓，不思饮食，舌红少苔，脉弦或弱。

治法：滋补肝肾，软坚消癥。

方药：熟地黄 15g，茯苓 15g，山药 15g，泽泻 12g，山茱萸 12g，牡丹皮 12g，补骨脂 12g，鳖甲 15g，巴戟天 12g，党参 15g，黄芪 15g，龙葵 15g，女贞子 12g，三棱 9g，白花蛇舌草 15g，鸡内金 10g。

加减：白细胞下降，加鸡血藤、当归、枸杞子；恶心呕吐，加半夏、生姜；癌肿较大，加露蜂房、穿山甲、生牡蛎。

（5）痰湿凝聚

临床表现：为腹部肿块，腹水明显，胃脘胀痛，身倦无力，纳呆，舌淡苔白腻，脉滑。

治法：健脾利湿，化瘀软坚。

方药：苍术 12g，附子 10g，香附 8，茯苓 15g，半夏 9g，黄芪 15g，党参 12g，胆南星 10g，陈皮 8g，三棱 9g，莪术 9g，枳壳 10g，薏苡仁 15g，绞股蓝 15g。

加减：小腹冷痛，加桂枝、补骨脂、鹿角霜；胸闷不舒，加柴胡、郁金；纳呆，加鸡内金、山楂、神曲。

（6）脾肾亏虚

临床表现：腹部肿块，大量腹水，下肢水肿，腰以下为甚，按压后凹陷，甚或直肠滑脱不收，头晕，耳鸣，神疲困倦，动则气促，腰膝酸软无力，夜晚尿频，大便溏泻或干结难排，舌淡。脉沉弱。

治法：健脾益肾，软坚散结。

方药：炙附子 10g，白术 12g，山药 15g，茯苓 12g，猪苓 12g，薏苡仁 15g，杜仲 12g，补骨脂 12g，肉豆蔻 12g，山茱萸 15g，熟地黄 12g，半枝莲 12g，猫人参 12g，炙甘草 8g。

加减：积块较大，加鳖甲、穿山甲、生牡蛎；腰膝酸软显著者，加女贞子、枸杞子、桑椹、当归；顽固性腹水难以消退，加天葵子、冬瓜子、车前子。

2. 民间验方

·两头尖 30g，白毛藤 25g，当归 15g，生、熟地黄各 25g，莪术 15g，生大黄 15g，熟大黄 15g，炒白芍 12g，鹿角胶 15g，水蛭虫 10g，土鳖虫 10g，鼠妇 10g，玉米须 50g，牛角鳃 50g。以水煎服，每天 1 剂。连服 10d，停 3d 后再服。活血化瘀，养血滋阴。适用于气滞血瘀、气阴两虚型卵巢癌。

·铁树叶 30g，八月札 30g，白花蛇舌草 30g，半枝莲 30g，露蜂房 9g，白术 9g，陈皮 6g。水煎，分两次服，每天 1 剂。清热解毒，理气抗癌。适用于卵巢癌初中期，腹胀，有积块，身热心烦，口干咽燥，舌红，脉弦，在化疗期或停用化疗时均可应用。

·炒穿山甲 60g，当归 30g，川芎 30g，丹参 30g，醋炒莪术 15g，醋炒三棱 15g，醋炒百灵脂 15g，炒黑丑 15g，醋延胡索 15g，川牛膝 15g，醋大黄 15g，肉桂 15g，麝香 0.6g（麝香来源有困难者也可不用）。除麝香外，共焙干研成极细粉末，再加麝香和匀，用瓷瓶密封备用，也可炼蜜为丸，每天 3 次，每次 6～9g，饭前温开水送服。破血逐瘀。适用于卵巢癌中期，瘀血内结，小腹包块，质硬不移，疼痛拒按，舌紫或有瘀斑，脉沉涩。服药期间应加强营养，勿忌口。

·阳起石 60g，当归 60g，桃仁 60g，赤芍 60g，大黄 60g，三棱 90g，土鳖甲 90g，云母石 120g，枳壳 30g。上药共研细末，饭糊为丸，每次 18g，每天 3 次，温开水送服。破血逐瘀，温补肾阳。适用于卵巢癌晚期邪实证虚，小腹有包块，积块坚硬，疼痛拒按，口干便秘，腰膝酸软，舌紫暗，脉沉弦。

·露蜂房 20g，蛇蜕 15g，地龙 15g，血余炭 10g，棕榈炭 10g，木鳖子 9g。上药共研为细末，水合为丸，如梧桐子大，每次 10 粒，每天 2 次。抗癌、解毒、止血。适用于卵巢癌中期癌情稳定阶段，腹胀满或疼痛，可触及包块，舌淡红，脉弦。

·水蛭 10g，虻虫 10g，土鳖虫 10g，桃仁 10g，王不留行 15g，草河车 15g，蔻仁 15g，白芷 15g，郁金 15g，当归 15g，赤芍 15g，生牡蛎 30g，夏枯草 30g，陈皮 9g，红花 9g。上药共为细末，水合为丸，如梧桐子大，每次 10 粒，早晚各服 1 次，或水煎服，每天 1 剂。破血逐瘀。适用于卵巢癌中期，瘀血内结，小腹包块坚硬，固定不移，疼痛拒按，舌紫暗或有瘀斑，脉沉涩。

·党参 9g，白术 9g，白芍 9g，天冬 9g，黄芪 9g，麦冬 9g，枸杞子 9g，牡丹皮 9g，鹿角霜 9g，生地黄 9g，佛手 6g，木香 6g，天花粉 15g，五味子 5g。上药加水煎煮 2 次，将两煎药液混合，早晚分服，每天 1 剂。补气养阴。适用于卵巢癌经化疗治疗后身体虚弱，气阴两虚，神疲乏力，胸闷腹胀，舌淡，脉沉缓。

·白毛藤 25g，两头尖 25g. 生地黄 25g，当归 25g，熟地黄 25g，莪术 15g，生大黄 15g，炒白芍 15g，熟大黄 15g，鹿角胶（烊化）25g，水蝗虫 10g，虻虫 10g，鼠妇 10g，玉米须 50g，牛角鳃 50g。上药加水煎煮 2 次，每天 1 剂，分两次服，连服 10 剂，停药 3 天再服。破血逐瘀，养血助阳。适用于卵巢癌中晚期，瘀毒内结而血虚，小腹结块坚硬，疼痛拒按，面色无华，身体消瘦，舌紫暗，脉沉涩。

·当归 30g，山茱萸 30g，川牛膝 30g，醋炒香附 30g，土茯苓 30g，金银花 30g，金银花叶 30g，赤豆卷（用赤小豆发出芽 0.3cm 长，即晒干）90g，肉苁蓉（晒洗，去盐）90g。上药共研为细末，炼蜜为丸，每丸重 9g，每夜服 1 丸，嚼细，白开水送下，或水煎服，每天 1 剂。清热解毒，补肾养血。适用于卵巢癌中晚期，腹胀疼痛，有包块，身热口干，舌质红，苔黄，脉弦滑。

·香附 15g，乌药 9g，小茴香 9g，川楝子 9g，橘核 9g，荔枝核 9g，莪术 9g，茯苓 12g，艾叶 3g，甘草 3g。上药加水煎煮 2 次，将两煎药液混合，分两次服，每天 1 剂。疏肝散寒，理气止痛。适用于卵巢癌初期，少腹胀痛拒按，痛时胀而有形，小腹有冷感，舌淡苔白，脉沉弦而涩。

· 生地黄9g，白芍9g，天冬9g，麦冬9g，玄参9g，牡丹皮9g，枸杞子9g，地骨皮9g，沙参9g，天花粉15g，旱莲草15g，五味子5g。水煎2次，药液对匀，分两次服，每天1剂。补肾养阴，清退虚热。适用于卵巢癌经化疗治疗后阴虚，腰膝酸软，头晕目眩，手足心热，口干而燥，舌红少苔，脉沉细数。

· 党参9g，白术9g，白芍9g，茯苓9g，生地黄9g，当归9g，熟地黄9g，补骨脂9g，木香9g，鹿角霜9g，龙眼肉9g，枸杞子9g，陈皮9g，黄芪12g。水煎两次，分两次服，每天1剂。益气养血，填补肾精。适用于卵巢癌经化疗治疗后气虚，神疲乏力，面色无华，腰膝酸软，舌淡苔白，脉沉细弱。

· 桃仁9g，红花9g，当归10g，白芍10g，三棱10g，莪术10g，川楝子10g，川芎6g，青皮6g，熟地黄15g，鳖甲15g，炮山甲15g，鸡血藤15g，党参15g，生牡蛎30g，黄芪30g，延胡索10g。水煎，分两次服，每天1剂。破血逐瘀，填精补肾。适用于卵巢癌晚期，腹部疼痛，有积块，胸闷腹胀，神疲乏力，面色苍白，形体消瘦，舌紫暗，脉沉弦。

· 桂枝15g，大黄15g，桃仁15g，茯苓40g，牡丹皮20g，白芍20g，阿胶（烊化）20g，甘遂5g。上药加水煎煮2次，将两煎药液混合均匀，早晚分服，每天1剂。破血逐瘀，补血养血。适用于卵巢癌中期，血虚血瘀，腹部包块，状如履杯，胀满坠痛，舌质暗或有瘀斑，脉沉弦。

· 乌梅60g，红花60g，龟甲60g，川芎60g，地龙60g，鳖甲60g，露蜂房30g，鸦胆子30g，乌贼骨30g，海藻40g，玳瑁40g。上药分3次按药顺序陈古瓦上，上覆盖一瓦，以旺火煅焦，共研细末，分成120包，每次1包，每天2次。活血化瘀，抗癌散结。适用于卵巢癌晚期，腹部隆满，积块大，坚硬不移，阴道流血，舌质淡紫，苔薄白，脉细数。

· 车前子（包）30g，酒当归30g，生牡蛎（先煎）30g，滑石（包）15g，海藻15g，昆布15g，鳖甲（先煎）15g，荔枝核12g，川楝子10g，醋延胡索10g，肉桂6g，熟附子4g。上药用凉水浸泡1h，小火煎约40min，其中鳖甲、生牡蛎先煎1h，每天1剂，早晚空腹服用。软坚散结，散寒止痛。适用于卵巢囊性恶性肿瘤，气滞血瘀，腹部胀满，疼痛，有包块，质硬，经水先后无定期，血下紫暗有块，舌质暗红或有瘀斑，脉弦。

· 生黄芪30g，山药30g，女贞子30g，土茯苓30g，楮实子30g，益母草30g，党参15g，太子参15g，白术15g，黄精15g，枸杞子15g，桑寄生15g，急性子15g，茜草15g，砂仁8g，当归20g，水红花子20g，生牡蛎20g，抽葫芦20g，阿胶（烊化）10g。每天1剂，煎1h，分两次服。益气养血，补肾软坚。适用于卵巢颗粒细胞癌，腹部肿块，面色晦暗无华，气短乏力，不思饮食，情志郁闷，语声低微，大便溏薄，舌质淡，边有齿痕，苔白薄腻，脉沉细无力。

· 生黄芪30g，山药30g，鸡血藤30g，女贞子30g，土茯苓30g，夏枯草30g，石见穿30g，益母草30g，水红花子30g，茜草30g，党参15g，黄精15g，当归15g，白术15g，生薏苡仁15g，刘寄奴15g，桑寄生15g，急性子15g，枸杞子10g，蚤休10g，浮小麦20g，荔枝核20g。上药先用清水浸泡40min，煎煮两次，药液对匀，分两次服，每天1

剂。益气养血，补肾止痛。适用于卵巢子宫内膜癌，小腹部肿物，疼痛，心悸气短，四肢无力，头晕自汗，贫血，舌质淡，苔薄白，脉沉细涩。

· 土鳖虫 15g，蟾蜍 15g，土茯苓 15g，猪苓 15g，党参 15g，白花蛇舌草 18g，薏苡仁 18g，半枝莲 18g，白术 10g，三棱 10g，莪术 12g，甘草 3g。上药水煎 3 次，分 3 次服，每天 1 剂，如无明显反应，可连服 2～3 个月以上。破血逐瘀。适用于卵巢癌中晚期，小腹积块，坚硬不移，疼痛如刺，神疲乏力，舌淡红，苔白，脉沉细，对不宜手术及放疗、化疗者，或用各种攻伐疗法之后为抑制残癌，较为适宜。

3. 针灸治疗

（1）穴位埋药

取穴足三里（双）、三阴交（双）、关元。取麝香 0.1～0.5g，在局麻下，双侧足三里穴位切开皮肤至皮下，稍作分离后，每次每穴埋麝香 0.1～0.3g，严密包扎伤口，以后每隔 15d，在足三里（双）、三阴交（双）、关元穴交替埋藏麝香一次，12 次后基本控制腹水。然后改为每天肌注自制的 1% 麝香注射液 2ml，15d 为一疗程，休息 15d 后继续注射，每隔 3 个月做一次穴位埋藏治疗。适用于卵巢癌并发腹水患者，可消退腹水。

（2）针刺穴位

取穴大椎、足三里、血海、关元等。用补泻结合手法，每天 1 次，每次 15～30min。能提高血细胞及血小板数目，提高机体免疫力，维持化疗的顺利进行。如腹痛可针刺双侧阳陵泉、双侧三阴交、气海、关元、双侧足三里。腹水严重者腹部穴位不宜针刺，适当应用灸法可有效。

三、抗卵巢癌中药的现代药理学研究

薏苡仁　通过比较实验发现，薏苡仁注射液可抑制血管内皮分裂和迁移，使细胞周期阻滞与 G2/M 期，并以抗体的形式阻断血管生成正向调控因子或它的受体；干扰内皮细胞分化成完整毛细血管，防止新生血管与宿主之间的吻合形成，对肿瘤血管生成的抑制作用非常显著。

苦参碱　研究发现氧化苦参碱对 SKOV3 细胞生长有明显的抑制作用，且这种抑制作用呈浓度依赖性。在一定浓度下能促进肿瘤细胞的凋亡。其抗癌机制与诱导肿瘤细胞凋亡有关。

榄香烯　榄香烯是姜科植物温莪术中提取的萜烯类化合物，具有行气破血、消积敛结的功效。基础及临床试验等研究结果均表明 β 榄香烯是温莪术抗肿瘤作用的主要物质基础，具有抗瘤谱广泛、疗效确切、毒副作用轻微等突出优点。

蟾酥　中药蟾酥中的蟾毒配基 Bufalin 可显著抑制毛细管的生成，FCM 分析可见血管内皮细胞阻滞于 G2/M 期，血管内皮细胞增殖受到明显抑制。

雷公藤　雷公藤的主要有效成分雷公藤红素能抑制血管内皮细胞的游走和增殖，而抑制肿瘤血管生成，使癌细胞缺血凋亡，其疗效超过多柔比星。

鸦胆子油　有报道称，鸦胆子油滴与癌细胞黏附时间长，可穿过细胞膜，最终作用于核 DNA，使癌细胞死亡，可刺激单核 - 巨噬系统细胞，增强细胞免疫功能。

第十一节　乳腺癌的中医治疗

一、中医学对乳腺癌的认识

乳腺癌，中医称之为"乳岩""乳石痈""乳栗"等。在《素问·灵枢·痈疽篇》中就提及"疽者，上皮夭以坚，上如牛领之皮"。这符合乳腺癌的橘皮样水肿表现。《诸病源候论·乳石痈候》："石痈之状，微强不甚大，不赤，微痛热但结核如石。"《妇人大全良方》中载："若初起，内结小核，或如鳖棋子，不赤不疼，积之岁月渐大，馋岩崩破如熟石榴，或内演深洞，此属肝脾郁怒，气血亏损，名曰乳岩。"明代《医学正传》曰："乳癌始有核，肿结如鳖、棋子大，不痛不痒，五七日方成疮，初宜多用疏肝理气行血之药……若成疮之后，则如岩穴之凹，或如人口有唇，赤汁浓水浸淫，胸胁气攻疼痛。"至清代《医宗金鉴》载有"乳岩初起如枣栗，渐如棋子，无红无热，有时隐痛……若年深日久，始觉大痛，牵引胸胁……腐烂深如岩壑，反花突如泛莲……即成败症"。这些描述与现代医学的乳腺癌极为相似。

《外科正宗》中记载"忧郁伤肝，思虑伤脾"，认为外感六淫、七情内伤、饮食不节等引起的气血失调与乳腺癌发病有关系。肝主疏泄，喜条达，恶抑郁。后天失养或先天不足致肝肾亏损，冲任失调引起肝失疏泄；或情志不畅引起肝失条达，致使气机郁结、气滞血瘀，日久致脾土受损，痰浊内生，肝脾两伤，痰瘀互结于乳，形成乳房积块。病至后期可损及冲任，伤及五脏六腑。本病属本虚标实。气滞、气郁、痰凝、血瘀为标，冲任失调、脏腑虚损为本。总而言之，本病与肝、脾、肾关系密切，其病因病机多表现为情志不畅，肝失条达，乳络瘀滞，肝气横逆犯脾，水湿不化，痰气凝结，痰瘀互结于乳，遂生癌肿。

古代医家很早就对乳腺癌的治疗有过探索，并实际取得了一定疗效，如东晋葛洪所著《肘后备急方》中提到："痈结肿坚如石，或如大核，色不变，或作石痈不消。"主张用鹿角、白蔹、煅烧后的粗理黄色磨石，三者磨粉，加入苦酒和泥，外敷患处，并内服连翘汤。书中还提到用灸法治疗，"当上灸百壮，石子当碎出，不出者可益壮"，并且提出禁用针治的观点。其后历代医家对乳腺癌的认识逐步深入，治疗也日趋完善。隋唐及之前的时期，治疗多以外治对症治疗为主，手段包括艾灸以及药物外敷、外洗，内服药物也多以清热解毒为主；宋金元时期，治疗上主要以辨证论治和对症治疗相结合，以内治为主，开始提倡情志疗法，治法多以疏肝解郁、益气健脾、行气活血为主；明清时期，治疗可谓百花齐放，治疗上多根据疾病进展分期辨证论治，并且对乳岩的预后、转移、淋巴肿大、癌前病变等都有新的认识，即乳岩早期多以疏肝解郁、益气养血为主，辅以化痰消肿解毒等药物；对于晚期已形成的破溃，局部以清热解毒之品外敷；内服汤药以扶正为主，多补益气血。

二、乳腺癌的中医治疗方法

1. 辨证论治

（1）冲任失调

临床表现：乳房内单发肿块，坚硬如石，不红不痛，与周围分界不清，两胁作胀，有时窜痛，疼痛发作与情绪有关，月经来潮前胀痛增剧，腰膝酸软，乏力倦怠，月经不调，目涩口干，舌质红，或紫暗，苔薄黄或苔少而有裂纹，脉沉弦或弦细无力。

治法：调摄冲任，疏肝解郁。

方药：逍遥散合香贝养荣汤为主方化裁。柴胡15g，白芍12g，黄芩8g，甘草8g，大枣8g，仙茅15g，苁蓉15g，菟丝子15g，山慈菇10g，鹿角片10g，龟甲10g，补骨脂10g，熟地黄20g。

加减：如见红肿、溃烂、血水淋漓者加蒲公英、紫草、凤尾草；失眠加远志、茯神、炒枣仁。

（2）肝郁化火

临床表现：乳房肿块，质地较硬，状似覆碗，推之不移，边缘不清，皮色紫暗，上布血丝，心烦易怒，便干溲赤，舌红苔黄，脉弦数。

治法：疏肝理气，化痰散结。

方药：丹栀逍遥散加味。柴胡15g，白芍12g，牡丹皮12g，生栀子12g，黄芩8g，甘草8g，大枣8g，漏芦15g，郁金10g，山慈菇10g，龙葵15g，瓜蒌15g，半枝莲30g。

加减：如有乳房胀痛加王不留行、路路通、延胡索；皮肤紫黯加水蛭、桃仁、红花；气虚体弱加人参、黄芪；阴虚血亏加鸡血藤、玄参、天麦冬；食欲不振加白术、山楂。

（3）毒热蕴结

临床表现：乳房肿块增大，溃烂疼痛，血水淋漓，恶臭，面红目赤，心烦口干，便秘，小便短赤，舌红绛、无苔或苔黄，脉数有力。

治法：清热解毒，化坚散结。

方药：黄连解毒汤合活血散瘀汤。黄连9g，栀子9g，黄芩6g，黄柏6g，川芎10g，当归尾12g，赤芍10g，苏木10g，牡丹皮12g，枳壳8g，瓜蒌仁（去壳）12，桃仁6g，槟榔5g，大黄（酒炒）6g，猫人参15g。

加减：如有肝肾阴虚者加用一贯煎；发热较甚，加蒲公英、紫花地丁；大便干结，加瓜蒌、酒大黄。

（4）气血两亏

临床表现：多见于乳腺癌晚期。肿块延及胸腋及锁骨上下，甚则肝、肺及骨骼转移，肿块推之不移，表面凹凸不平，呈结节状，肿瘤可破溃，污水清稀有臭味，心悸乏力，面色苍白，神疲无力，失眠盗汗，大便溏薄，小便清长，舌淡苔白腻，脉沉细无力。

治法：益气养血，扶正祛邪，佐以化痰散结。

方药：十全大补汤或香贝养荣汤加减。党参10g，黄芪10g，白术10g，白芍10g，茯苓10g，肉桂3g，熟地黄15g，当归15g，川芎6g，陈皮8g，川芎10g，贝母8g，香附8g，桔梗9g，山慈菇10g，龙葵15g，甘草6g。

加减：转移肿块增大加僵蚕、白花蛇舌草、石见穿；流脓渗出者加血余炭、蜂房、金银花、连翘；流脓恶臭者加薏苡仁、土茯苓、仙鹤草；气虚体弱者加北沙参、丹参、黄芪等。

炎性乳腺癌病变发展快，全乳房受累，灼热疼痛。确诊后可用如下自拟方治疗：夏枯草15g，白花蛇舌草12g，车前草12g，黄芪12g，黄连15g，黄芩8g，制大黄8g，黄精12g，栀子12g，甘草6g。

另外，还可结合辨病用药，有利于提高临床疗效，如乳腺癌骨转移可加用桑寄生、狗脊、葛根、桑枝、牛膝、千年健、伸筋草等；脑转移可加用猪苓、茯苓、车前子、川芎、天麻、菊花等；癌性疼痛可加用延胡索、乳香、没药、丹参、冰片、全蝎、蜈蚣、水蛭、寻骨风、威灵仙、地龙、汉防己、川续断。

2. 民间验方

· 蒺藜补肾合剂：蒺藜 30g，熟地黄 20g，山药 15g，山茱萸 10g，枸杞子 15g，炙甘草 6g，杜仲 15g，肉桂 3g，附子 15g。水煎服，每天 1 剂，分两次服。滋补肝肾。适用于手术后三阴性乳腺癌。

· 抗骨转移方：寻骨风 15g，威灵仙 12g，地龙 12g，汉防己 10g，川续断 12g，䗪虫 10g。水煎服，每天 1 剂，分两次服。祛风通络，补肾壮骨。适用于晚期乳腺癌骨转移疼痛。

· 消炎镇痛方：玄参 10g，金银花 10g，怀牛膝 10g，柴胡 5g，当归 10g，白芍 10g，薏苡仁 15g，木瓜 10g，山慈菇 10g，重楼 30g，全蝎 5g，炙鳖甲、煅龙骨、牡蛎各 30g，远志 10g，三七粉 3g，鸡内金 10g，炒谷麦芽各 15g。水煎服，每天 1 剂，分两次服。清热解毒，抗癌散结。适用于乳腺癌肿痛发热者。

· 抗放射性皮损方：生黄芪 30g，金银花 10g，连翘 10g，当归 10g，怀牛膝 10g，醋柴胡 5g，炒白芍 10g，炙鳖甲 30g，王不留行 10g，露蜂房 10g，白花蛇舌草 10g，生地黄 10g，玄参 10g，牡丹皮 10g，重楼 30g。水煎服，每天 1 剂，分两次服。补气养血，解毒抗癌。适用于乳腺癌放疗后正虚邪恋者。

· 山慈菇 200g，蟹壳 100g，蟹爪（带爪尖）100g。共研细末，以蜜为丸，每丸重 10g，每天 3 次，每次 1~2 丸，饭后用。解毒散结。适用于乳腺癌。

· 乳香 30g，没药 30g，雄黄 15g，麝香 4.5g。共研细末，每服 5g，陈酒送下。消肿散结止痛。适用于乳腺癌。

· 全蝎 6g，蜈蚣 2 条，核桃 4 个。将核桃一开两半，一半去仁，将两药放入再将另一半对合捆住，放火上烧之冒过青烟为度研末，分两次服，黄酒送下，每天 2 次。抗癌散结。适用于适用于乳腺癌。

· 半枝莲 30g，六耳棱 30g，野菊花 30g。每天 1 剂，水煎服。解毒抗癌。适用于乳房纤维瘤。

· 土贝母 15g，核桃隔 15g，金银花 15g，连翘 15g。每天 1 剂，酒水煎服。清热解毒，抗癌散结。适用于乳腺癌已溃。

· 金银花 30g，乳香 10g，没药 10g，赤芍 10g，延胡索 15g，香附 12g，川芎 15g，连翘 12g，当归 10g。将所有药物均匀混合，然后加入适量的水或蜂蜜加热搅拌成糊状，再将适量调配好的中药均匀涂抹于纱布上，敷于患侧上肢，要求药物覆盖整个水肿部位，然后胶布固定。药物敷 12h，每天 1 次，7d 为一疗程。清热解毒，破血逐瘀。适用于乳腺癌术后淋巴水肿。

· 王不留行 30g，八月札 30g，穿山甲 12g。每天 1 剂，水煎服。破血逐瘀。适用于乳腺癌。

· 五倍子、雄鼠屎、露蜂房各等分。共为末，每次 3g，每天 2 次。抗癌解毒。适用于乳腺癌。

·乳香60g，没药60g，鸦胆子（去壳）20g。上药共捣烂，米醋1250g，慢火熬成膏，摊于布上外敷，每两天换药一次。活血解毒。适用于乳腺癌。

·六棱菊30g，野菊花30g，半枝莲30g。每天1剂，水煎服。清热、解毒、抗癌，适用于乳腺癌。

·扛板归30g，土牛膝30g，白花蛇舌草30g。每天1剂，水煎服。清热解毒，活血抗癌，适用于乳腺癌。

·狼毒500g，红枣500g。将二者共煮，去狼毒。吃红枣，每次5枚，每天2~3次。益气解毒。适用于乳腺癌。

·天葵4.5g，贝母9g，煅牡蛎12g，甘草3g。水煎服，每天1剂，分两次服。化痰软坚。适用于乳腺癌。

·蒲公英9g，紫花地丁9g，炮甲珠6g，瓜蒌60g，金银花15g，当归30g，黄芪15g，天花粉6g，白芷15g，桔梗15g，赤芍6g，薤白15g，远志9g，肉桂9g，甘草6g。每天1剂，水煎服，分3次早、中、晚饭前2h服用。软坚散结，益气养血。适用于乳腺癌。

·苗儿根10g，蛇莓草10g，石见穿10g，铁菱角10g，大贝母10g，五爪龙10g，牛膝各10g，八仙草20g，白花蛇舌草10g，半枝莲10g，凤尾草10g，粉丹草3g。水煎服，每天1剂，分两次服。清热解毒，消肿散结。适用于乳腺癌。

·党参15g，麦冬12g，桃仁9g，夏枯草12g，海藻12g，昆布12g，王不留行30g，石见穿30g，黄药子30g，漏芦15g，赤芍15g，葶苈子30g，牡蛎30g，车前子30g，大枣10个。每天1剂，水煎服，分两次服。益气养阴，软坚散结。适用于乳腺癌。

·牛黄3g，乳香180g，没药180g，雄黄180g，蟾酥180g，胆矾6g，朱砂9g，血竭9g，寒水石6g，轻粉6g，蜈蚣30条，蜗牛60条，冰片3g，麝香3g。将药共研细末，水泛为丸，如芥子大，口服，每次5~6丸，每天1~2次。解毒抗癌，破血散瘀。适用于乳腺癌。

3. 食疗

·灵芝煲乌龟：灵芝100g，大枣50g，乌龟1只（约500g）。将乌龟用清水煮沸，去掉甲壳和内脏，切块小炒，与大枣、灵芝煲成汤。滋阴补血。适用于乳腺癌放化疗后虚弱者。

·橘皮粥：橘皮50g，橘叶50g，橘核10g，粳米100g，红糖10g。将青橘皮、青橘叶和橘核放入锅内加清水适量煎煮成汁，再倒入粳米，煮熟后放入红糖搅匀。适用于乳腺癌早期患者，可以行气、散结。

·山药炖老鸭：鸭子1只（约1000g），鸡内金12g，怀山药20g，党参15g，橘叶25g。宰杀鸭子，去毛、爪及内杂，洗净切块，入沸水中焯，洗去浮沫。将山药、党参、橘叶、鸡内金，一并用纱布包好扎紧。砂锅加水，放入鸭块、料酒、姜块、胡椒、药包、盐和葱段等，用大火煮沸，改小火炖2h，加味精调味，即可食用。理气散结，健脾渗湿。可用于乳腺癌患者康复。

·金香鲫鱼汤：广郁金10g，制香附6g，当归10g，白芍药12g，陈皮5g，鲫鱼1条（约300g）。先将鲫鱼去鳞、鳃及内杂，并将郁金、陈皮、香附、白芍、当归等用布包后扎口。炒锅烧热，加少许油，稍煎鱼，加料酒、盐、水、药包葱、姜，煮沸15min，加味精、胡椒，数分钟后，捞去药包，起锅装盆，即可食用。理气疏肝，化瘀软坚。适用于乳腺癌肝气郁滞者。

· 海带忍冬牛肉煲：海带 50g，忍冬藤 20g，土茯苓 20g，牛肉 200g。牛肉切成块，海带水发、洗净并切丝，忍冬藤、土茯苓用布包后扎口，一并放入砂锅，加水、姜块、葱卷、料酒，先用大火煮沸，捞去浮沫、姜、葱，加盐、胡椒、咖喱粉（少许），用小火炖 2h，再加味精调味即可。软坚散结，清热解毒。适用于乳腺癌。

· 薏米粥：薏苡仁 20g，糯米（或粳米）50g。将薏苡仁洗净后，放入锅内，加水 500ml，煮至八成熟，加入糯米（或粳米）煮成稠粥即可。化湿消肿，和中运脾。适合乳腺癌脾胃亏虚者。

· 灵芝黄芪肉汤：灵芝 15g，黄芪 15g，黄精 15g，鸡血藤 15g，猪瘦肉 100g。共煮汤，油、盐、味精调味，每天 1 剂。益气健脾，养血抗癌。适用于乳腺癌术后头晕、乏力、纳差之体虚患者。

· 参芪猴头鸡汤：党参 15g，黄芪 30g，猴头菌 100g，大枣 10 枚，母鸡肉 250g，清汤适量。猴头菌泡发切块，鸡肉切块，共放蒸钵内，加料酒、姜、葱，以湿棉纸封口，炖熟食用。补气养血，行气止痛。适用于乳癌手术后或化疗后神疲、气短、心悸等气血亏虚患者。

· 金龟虫草汤：金钱龟一只（约 250～500g），冬虫夏草 15g，沙参 30g，灵芝 15g，蜜枣 6 枚。金钱龟去内脏，连龟甲斩为块，用文火炖约 1h，调味分早、晚两次食用。每天 1 剂。补益肺肾，养阴润燥，止咳化痰。适用于乳腺癌放疗后出现放射性肺炎、皮炎等。

· 银杏莲子藕粉羹：银杏 20g，莲子 30g，藕粉 50g。将银杏敲扁去外壳，莲子去心浸泡半小时，加水同煮约 40min，至莲子酥烂后加入适量冰糖。藕粉加冷水搅成匀浆，到进汤锅内，煮开成羹。补气养阴，活血化瘀。适用于乳腺癌患者提高免疫力食用。

· 海藻海带汤：海藻 30g，水发海带丝 50g。将海带，海藻洗净，加水适量共煮，加入油、盐、葱、姜、胡椒粉等调味品，做菜食用。软坚散结。适用于乳腺癌患者消散乳核和转移性淋巴结，可经常食用。

4. 针灸治疗

针灸防治乳癌主要从调整足阳明胃经、足厥阴肝经、足太阴脾经入手，符合中医经络学中的经脉循行规律，即"乳房属胃经，乳头属肝经"。最常用的穴位有足三里、三阴交、太冲、内关、屋翳、膻中、合谷、肾俞、膈俞、中脘、翳风、百会、肝俞、阳陵泉、曲池。

· 乳腺癌正虚毒炽证：主穴取肩井、膺窗、乳根、膻中、上脘、大椎、心俞、脾俞、肺俞、膈俞、肩贞、少泽、三阴交、消块（两手下垂，位于前缝的尖端），配穴取肩外俞、秉风、附分、魄户、神堂、胆俞、意舍。

· 乳腺癌术后淋巴水肿针刺：以局部取穴为主，围绕皮肤最肿胀处排刺，每隔 1～1.5 寸取一穴，肩髃、肩贞、肩髎、曲池、合谷、外关等。嘱患者取仰卧位，选用 30 号 1.5 寸毫针，穴位处皮肤常规消毒后刺入，诸穴均施用提插捻转等手法得气后留针 30min，每隔 10min 行针一次，起针后可见淡黄色液体流出。每天 1 次，7d 为一疗程。

· 乳腺癌术后针刺治疗：大椎、足三里、身柱、三阴交。

· 穴位注射疗法：心俞、居髎、复溜，疼痛加肝俞。凡有舌红脉数等热象者选用白花蛇舌草注射液；凡见舌淡、脉细等虚象者选用复方当归注射液，并根据肿瘤特性选用博来霉素、氟尿嘧啶、噻替哌、普卡霉素等。中药注射液每次 2～4ml，与上述化疗药物的一种（1 支），经充分混合后，分别注于 2～4 个穴位，隔天注射 1 次，10 次为一疗程。有效者可反复或连续使用，如因白细胞下降或其他原因等不适宜用化疗药物者，则单独用中药注射液作穴位注射。

·耳穴贴压：取神门、心、交感和皮质下穴，先用耳棒找出耳穴敏感点，用 75% 乙醇棉球轻擦消毒，左手手指托持耳廓，右手持止血钳夹取沾有王不留行籽的胶布，对准穴位紧贴压其上，轻轻揉搓 1～2min，以患者有酸、麻、胀痛感并能耐受为度。嘱患者每次每穴按压，两耳穴位交替按压，共干预 2 个月。适用于乳腺癌免疫功能低下及焦虑症患者。

三、抗乳腺癌中药的现代药理学研究

抑制乳腺癌细胞增殖、诱导凋亡 已发现乳腺癌发病与雌激素有关，雌激素能够增加肿瘤的侵袭性，直接或间接促进乳腺癌细胞的增殖。近年来的研究表明，一些含有植物雌激素成分的中药通过影响内源性雌激素合成，从而产生抗肿瘤增殖、诱导肿瘤细胞凋亡等生物学效应。国外学者用乳腺癌大鼠实验证实，大豆异黄酮能通过逆转关键抑癌基因启动子甲基化，激活抑癌基因，抑制乳腺癌细胞的生长，且其对细胞的生长抑制呈剂量依赖效应。实验研究发现槐耳清膏对人乳腺癌细胞系 SUM-159 细胞的克隆形成具有明显的抑制作用，同时能够降低 SUM-159 细胞中 $ALDH_{high}$ 细胞的比例。另有研究使用 Sub-G 法检测槐耳清膏诱导 Molt-4 细胞凋亡情况，发现槐耳清膏能诱导 G1 期肿瘤细胞凋亡，并引起肿瘤细胞阻滞在 S 期。

抑制肿瘤血管形成 肿瘤的血管生成是癌细胞迅速增生的重要因素。近年来，已发现多种中药有效成分如土贝母苷甲、苦参素、雷公藤红素、人参皂苷 Rg3、去甲斑蝥素等能阻滞肿瘤血管的形成，抑制肿瘤的生长和转移。我国批准生产使用的第一个抗血管生成药物参一胶囊，其中的主要成分就是人参皂苷 Rg3，经实验研究证实具有抗肿瘤新生血管形成的作用。国内学者通过体外研究槐耳清膏对血管内皮生长因子（VEGF）诱导的人脐静脉内皮细胞（HUVEC）增殖和分化成血管能力的影响，发现槐耳清膏对血管内皮细胞体外构建新生血管具有抑制作用。

逆转乳腺癌多药耐药作用 多药耐药性是导致乳腺癌化疗失败的重要原因之一，其发生机制非常复杂，涉及药物在体内的转运、代谢、作用靶点等多个方面。近年来研究发现中药制剂不仅在提高患者抵抗力、改善患者一般状态及增敏放化疗效果方面有良好的作用，而且在逆转乳腺癌多药耐药方面也有重要作用，如海罂粟碱、防己甲素衍生物、槲皮素、大叶茜草、β 榄香烯、喜树碱、鬼臼毒素，木蝴蝶素、白杨素、金雀异黄素等。但目前的研究主要为体外实验，尚缺乏动物及临床试验验证。

第十二节 子宫颈癌的中医治疗

一、中医学对子宫颈癌的认识

子宫颈癌在中医临床中可归类于"癥瘕""阴疮""崩漏""带下病""五色带"等

范畴。早在唐代孙思邈的《千金要方》就如下描述："妇人崩中漏下，赤白青黑，腐臭不可近，令人面黑无颜色，皮骨相连，月经失度，往来无常……阴中肿如有疮之状。"这与宫颈癌晚期的症状体征非常相近。古代医家还从正气亏虚、外受风寒、瘀血停滞多方面探索了子宫颈癌的病机，如《内经》云："冲任失调，督脉失司，带脉不固，因而带下……"《医宗必读》曰："积之成也，正气不足而后邪气踞之。"《妇人大全良方》提出："产后血气伤于脏腑，脏腑虚弱，为风冷所乘，搏于脏腑，与血气相结，故成积聚癥块也。"《女科准绳》云："妇人癥瘕，并属血病……宿血停凝，结为痞块。"这些认识都具有一定的临床指导意义。

现代中医学者认为，宫颈癌的根本原因是正虚邪实，由于房劳久病、饮食不节及情志抑郁等导致气虚血瘀，从而为湿热、痰浊、瘀毒等邪气外袭胞宫创造条件。湿毒、浊邪外侵于体，瘀血积滞客于胞门，缠绵不愈，以致渐生癌瘤，表现为带下赤白青黑等。反过来机体由于癌肿侵袭而加重虚损，故晚期患者出现乏力神疲、肢软体瘦等一系列临床症状，同时手术损伤和术后放化疗会进一步加重正虚，机体无力抗邪，癌毒愈发胶固。治疗上多采用扶正与祛邪相结合的方法，从匡扶正气着眼，调整机体阴阳平衡。宫颈癌早期多以湿热瘀毒、痰凝血瘀、肝经湿热、肝郁化火等证型为主，治疗多偏重祛邪理气，兼顾扶正。而宫颈癌晚期则多以肝肾阴虚、脾肾阳虚等证为主，多属虚证或虚实夹杂之证，治疗则以应扶正为第一要务。

二、子宫颈癌的中医治疗方法

1. 辨证论治

（1）肝郁气滞

临床表现：白带增多，宫颈糜烂，呈小菜花样改变。心情忧郁，胸胁或小腹胀痛，心烦易怒，周身窜痛，口干不欲饮，舌质正常或稍红，舌苔薄白，脉弦或涩。

治法：疏肝理气，解毒抗癌。

方药：逍遥散加减。柴胡10g，当归10g，白芍10g，白术10g，茯苓10g，茵陈15g，蒲公英15g，泽泻10g，丹参30g，郁金10g，香附10g，川楝子12g，半枝莲30g，白花蛇舌草30g，薏苡仁30g。

（2）湿热瘀毒

临床表现：白带增多，状如米泔或粉污，恶臭，宫颈呈菜花样坏死，或者继发感染。小腹胀痛，尿黄便干，口苦口干，舌质红，苔白腻或黄腻，脉滑数。

治法：清热解毒，活血祛瘀，辅以散结消肿。

方药：八正散化裁。萹蓄10g，瞿麦10g，草河车15g，黄柏10g，蒲公英15g，茵陈15g，赤芍12g，薏苡仁30g，土茯苓30g，山豆根30g，败酱草30g，紫花地丁15g，半枝莲30g，白花蛇舌草30g，滑石15g。

（3）肝肾阴虚

临床表现：常有阴道流血，宫颈呈菜花结节型或溃疡空洞型改变。头晕耳鸣，口苦口干，腰膝酸痛，手足心热，大便秘结，小便短赤，舌质红或正常，苔薄白，脉细数等。

治法：养阴清热，滋补肝肾。

方药：知柏地黄丸加减。生、熟地黄各15g，山茱萸12g，淮山药15g，泽泻10g，茯苓 10g，牡丹皮 10g，龟甲 10g，女贞子 12g，枸杞子 12g，旱莲草 15g，紫河车 15g，菟丝子 12g，续断 12g，黄柏 10g，知母 10g，半枝莲 15g，白花舌蛇草 30g。

（4）脾肾阳虚

临床表现：多见于手术切除后或放化疗后。面目浮肿，全身无力，腰酸背痛，纳食减少，大便溏薄，小便清长，四肢不温，舌质淡嫩，苔薄白，脉沉无力。

治法：健脾益肾，温化水湿。

方药：桂附八味丸加减。附子 10g，肉桂 10g，吴茱萸 10g，淮山药 15g，海螵蛸 10g，党参 12g，麦冬 20g，白术 12g，薏苡仁 30g，猪苓 15g。

（5）心脾两虚

临床表现：多见于手术切除后或放化疗后。可见阴道出血淋沥不尽，白带量多，质稀色白，心悸怔忡，气短无力，纳呆少食，失眠多梦，舌质淡、苔薄白，有齿痕，脉沉细。

治法：补益心脾。

方药：归脾汤加减。党参 12g，白术 12，茯苓 12g，升麻 6g，当归 12g，陈皮 10g，龙眼肉 12g，阿胶 12g，何首乌 12g，生龙骨、牡蛎各 15g，酸枣仁 15g，远志 10g，川续断 12g。

〔6〕中气下陷

临床表现：多见于手术切除后或放化疗后。可见赤白带下，阴道、肛门有下坠感，腰酸痛，食欲不振，二便不利。舌质淡红，苔薄白，脉细无力。

治法：补中益气。

方药：补中益气汤加减。炙黄芪 30g，太子参 15g，升麻 6g，薏苡仁 30g，川续断 15g，桑寄生 30g，狗脊 10g，煅龙牡各 30g，白术 10g，枳壳 15g，党参 15g，甘草 6g。

加减：子宫颈癌常见出血，可适当加用止血药物，如小蓟草、棕榈炭、仙鹤草、三七粉、侧柏叶、阿胶、地榆炭、白艾等；疼痛显著可加乳香、没药、延胡索、川楝子、香附等。

2. 民间验方

·蜈蚣 3 条，全蝎 6g，昆布 24g，海藻 24g，当归 24g，续断 24g，半枝莲 24g，白花蛇舌草 24g，白芍 15g，香附 15g，茯苓 15g，柴胡 9g。水煎服，每天 1 剂，佐服云南白药 2g。抗癌散结，疏肝益肾。适用于子宫颈癌。

·北沙参 20g，石斛 20g，黑木耳 6g，太子参 20g，女贞子 20g，旱莲草 30g，白芍 20g，金银花 20g，败酱草 30g，川军炭 15g，黑山栀 10g，茯苓 20g，明党参 30g，甘草 3g。水煎服，每天 1 剂。清热解毒，扶正补虚。适用于中晚期子宫颈癌。

·柴胡 6g，川芎 6g，当归 6g，白芍 6g，熟地黄 6g，椿树皮 6g，白果 6g。水煎服，每天 1 剂。疏肝养血。适用于早期子宫颈癌。

·三棱 20g，莪术 20g，黄连 20g，黄柏 15g，黄芩 15g，桂枝 20g，茯苓 20g，牡丹皮 15g，赤芍 15g，红花 15g，桃仁 15g，茜草 20g，白头翁 20g，半枝莲 20g。水煎服，每天 1 剂，10d 为一疗程。清热凉血，活血止血。适用于晚期子宫颈癌。

·桂枝 9g，茯苓 15g，牡丹皮 12g，桃仁 15g，赤芍 12g，乳香 6g，没药 6g，昆布 15g，海藻 15g，鳖甲 18g。水煎服，每天 1 剂，分早晚服。破血散结。适用于中晚期子宫颈癌。

·败酱草 30g，土贝母 15g，土茯苓 20g，金银花 20g，炒槐花 15g，半枝莲 30g，夏枯草 30g，川楝子炭 15g，灵脂炭 10g，青皮 15g，生薏仁 30g，甘草 3g。每天 1 剂，水煎服。清热解毒，活血散结。适用于早期宫颈癌。

·海龙 1 条，白花蛇 3 条，水蛭 6g，蟅虫 6g，人指甲 6g，黄连 6g，乳香 6g，没药 6g，全蝎 9g，蜂蜜 9g，黄柏 9g，牡丹皮 12g，龙胆草 15g。将药共研细末，用金银花煎水为丸，外以雄黄为衣，每天 6~9g，分 2~3 次吞服。破血散结，抗癌解毒。适用于中晚期子宫颈癌。

·黄芪 45g，当归 15g，香附 12g，三棱 15g，莪术 15g，知母 15g，水蛭 30g，鸡内金 15g，山豆根 60g，桃仁 15g，党参 15g，炮山甲 15g，蚤休 60g。将药共研细末压成片或成丸，每天服 2~4 次，每次服 3~6g。益气扶正，破血逐瘀。适用于子宫颈癌属气滞血瘀型。

·生南星 30g（先煎 2h），茯苓 24g，半枝莲 30g，白花蛇舌草 30g，山栀子 12g，白术 24g，莪术 15g，当归 12g，香附 12g，牡丹皮 12g，青皮 12g。水煎服，每天 1 剂。解毒抗癌，理气养血。适用于早期子宫颈癌。

·女贞子 30g，半枝莲 30g，桑寄生 30g，山药 30g，白花蛇舌草 30g，七叶一枝花 24g，生地黄 20g，莪术 15g，知母 12g，黄柏 12g。水煎服，每天 1 剂。补肾滋阴，抗癌解毒。适用于晚期宫颈癌。

·白花蛇舌草 30g，半枝莲 15g，淮山药 15g，草河车 15g，生地黄 12g，知母 9g，泽泻 9g，旱莲草 15g，玄参 9g，黄柏 5g。水煎服，每天 1 剂。抗癌解毒，滋阴补肾。适用于早期子宫颈癌。

3. 外治法

·催脱丁：山慈菇 18g，炙砒霜 10g，雄黄 12g，蛇床子 3g，硼砂 3g，麝香 0.9g，枯矾 18g，冰片 3g。将上药混合研碎成粉末，加适量江米糊（每料药大约 6g 江米粉）分制成长 1cm 右，一头尖，一头粗（直径为 0.25cm 左右）的类似钉子状的栓剂，置阴凉处风干、备用。先用呋喃西林棉球清洗宫颈、阴道，用过氧化氢、酒精分别擦宫颈及阴道后，插催脱丁至子宫颈。上药时必须用凡士林纱布保护阴道穹窿，再用双紫粉棉球压紧，以利固定和消炎，防止阴道壁受药物腐蚀而发生溃疡。一般上药物后 48h 后需换新凡士林纱布及双紫粉棉球。催脱丁一般置 2~3d 后宫颈组织产生凝固、坏死，5~6d 产生自溶、脱落，迅即反复连上催脱丁数次，使外宫颈摧毁形成圆锥状缺损。适用于菜花型和糜烂型宫颈癌。

·653 粉：乳香 18g，没药 18g，儿茶 10g，血竭 6g，冰片 10g，蛇床子 12g，针扎石 12g，雄黄 12g，脑砂 10g，元寸 0.6g，白矾 6g。共为细末。解毒消肿，脱腐收散。适用于原位癌及 I 期糜烂型，病变较表浅者。敷于菜花糜烂病灶上，还可做成条形，可向宫颈管内插，菜花有蒂者，用线结扎兼用 653 条形剂，可使菜花坏死脱落。

·制癌粉：蟾蜍 15g，雄黄 15g，白艾 12g，砒霜 1.5g，五倍子 1.5g，明矾 60g，紫砂 0.3g，三七粉 3g，外加消炎粉 60g。共研细末。清热、解毒、燥湿、祛腐。适用于创面清洁，局部无感染者，癌肿面积不太大者，对糜烂菜花型较好。用法同 653 粉。

·枯瘤散：砒霜 15g，明矾 60g，雄黄 6g，硫黄 6g，硇砂 6g，硼砂 10g，田螺（去壳）5~8个，共研末，清热燥湿，解毒祛腐。适用于治疗宫颈癌。用法同653粉。

·蜈蚣粉：轻粉6g，冰片1.5g，麝香0.3g，蜈蚣（去头足）两条，黄柏30g，雄黄3g，共为细末。清热燥湿，解毒祛腐。于子宫病灶处上粉治疗。

4. 食　疗

·五花利湿茶：金银花15g，菊花15g，葛花15g，鸡蛋花15g，槐米花15g，木棉花15g，土茯苓30g，生薏苡仁30g，甘草6g。将全部药材浸入六碗水中约10min，武火煮沸，文火煮40min左右，滤出药渣，加入适量冰糖即可，代茶饮。清热解毒，利湿抗癌。适用于宫颈癌、溃疡合并感染者，表现为白带增多、大肠癌、食管癌、肝癌、鼻咽癌、肺癌、膀胱癌等表现为湿热内阻者。

·薏苡仁芡实冬瓜汤：生薏苡仁50g，芡实50g，排骨100g，冬瓜500g。先将生薏苡仁、芡实洗净，用清水浸泡1h。排骨斩件，冬瓜切块。先将生薏苡仁、芡实、排骨放入瓦煲用中火煮1h左右，然后放入冬瓜再煮半小时，加入食盐，调味即可饮用。健脾利湿。适用于宫颈癌证属湿毒内阻出现局部溃疡或坏死、渗流黄臭液体、小腹坠胀、进食减少者。其他恶性肿瘤证属湿毒内阻者亦可使用。

·龟苓汤：金钱龟1只，鲜土茯苓250g，生薏苡仁50g，生姜3片。将金钱龟煮死或杀死后去肠杂洗净，斩块。土茯苓、生薏苡仁洗净切块，然后把全部用料一起放入瓦煲内，加清水2000ml，武火煮沸后，文火煮2h，调味即可饮用。健脾利湿，解毒抗癌。适用于中晚期宫颈癌，证见体质虚弱，形体消瘦，进食减少，舌淡边有齿印，苔白腻，脉细滑。

·商陆粥：商陆10g，粳米100g，大枣5枚。先将商陆用水煎40min，去渣取汁。然后加入粳米、大枣煮成粥。利水消肿。适用于宫颈癌晚期合并腹水者。

·首乌生地乌鸡汤：何首乌60g，生地黄30g，乌鸡500g，生姜5片。将乌鸡洗净斩件备用，将何首乌、生地黄洗净切片，把全部用料放入瓦煲内，加水适量，文火煮2h，调味即可，饮汤食肉。滋阴补血。适用于宫颈癌阴虚血亏、贫血、恶病质，证见形体消瘦、面色萎黄无华、爪甲苍白或阴道不规则出血者。

·黄芪粥：生黄芪30g，生薏苡仁30g，红小豆15g，鸡内金9g，金橘饼2枚，糯米30g。将黄芪、生薏苡仁、红小豆、鸡内金、糯米分别洗净备用。先以水1000ml煮黄芪30min，捞去渣，放入生薏苡仁、红小豆煮30min，再放入鸡内金和糯米，煮熟成粥，分两次早晚服用。服后嚼金橘饼1枚，每天服1次。益气健中。适用于癌症体质虚弱、消化不良的患者。若中晚期宫颈癌或术后，化疗后之患者，证见体倦乏力、面色苍白、短气、纳呆、舌淡、苔薄白、脉沉细者尤为适宜。

·瘦肉鱼胶粥：猪瘦肉60g，鱼胶30g，糯米60g。猪肉及鱼胶（浸泡1d后）切丝，和米煮粥，盐油调味服食。养阴补虚。主治宫颈癌、卵巢癌患者体虚不思饮食。

5. 针灸治疗

（1）体针治疗

①针刺关元、天枢、大肠俞、足三里、公孙穴，留针20~50min，隔日1次。适于久病体弱，食少纳呆，少腹疼痛者。②针刺气海、子宫、蠡沟、三阴交穴，用于宫颈癌的辅助治疗。以平补平泻手法为主，以左手食指按穴，右手持针速刺进针，用等力提插捻转找到酸胀感后，留针15~20min，一般隔日针1次。若疼痛或发热时，每天可针1~2

次。疼痛时可留针 20～30min。针刺 10～20 次为一个疗程。宫颈疼痛者，加太冲、太溪穴；带下多者，加丰隆、地机穴；尿血者，加中极穴。③针刺合谷、天枢、上巨虚、足三里穴，适用于宫颈癌小腹坠胀疼痛、有脓血便者，用平补平泻法，即在进针后施以中度的均匀提插、捻转，得气后留针 20min 左右，每天针 1 次。里急后重者，加气海穴；黏液便者，加阳陵泉、三阴交穴；血便者，加下巨虚穴。

（2）耳针治疗

选子宫、外生殖器、肾、耳迷根等穴。可针刺或埋针或穴位贴压。适于宫颈癌的辅助治疗。

三、抗子宫颈癌中药的现代药理学研究

莪术　为姜科多年生草本植物温郁金的根茎，具破血祛瘀、行气止痛的功效。研究显示，由中药温莪术挥发油中分离出的单体榄香烯乳能抑制人宫颈癌 Hela 细胞的生长，下调转录因子 ELK1 的磷酸化水平，抑制 c-fos 的表达，从而发挥抗癌作用。

薏苡仁　性味甘淡、微寒，具利水渗湿、除痹、清热排脓、健脾止泻的功效。实验研究表明，薏苡仁酯可通过影响 Fas 基因和 FasL 基因表达改变，诱导人宫颈癌 Hela 细胞凋亡。

苦参碱　有学者观察不同浓度的苦参碱对于宫颈癌 Hela 细胞的作用，结果显示其能在体外抑制 Hela 细胞增殖，促进凋亡，且作用呈时间和剂量依赖性。

半枝莲　半枝莲味微苦、性凉，有清热解毒、活血利尿的功效。研究显示半枝莲对宫颈癌 Hela 细胞增殖虽无明显抑制作用，但可通过促进细胞内储存钙释放和细胞外钙离子内流，显著提高细胞内游离钙浓度以诱导癌细胞凋亡，从而发挥抗癌作用。

白花蛇舌草　为茜草一年生草本植物白花蛇舌草的带根全草，味微苦、甘，性寒，具有清热利湿、解毒消肿功效。研究显示高浓度白花蛇舌草诱导荷兰鼠肿瘤凋亡率达16.4%，表明其在体内也可通过诱导肿瘤细胞凋亡起到抗肿瘤作用；同时肿瘤细胞端粒酶活性呈下降趋势，提示白花蛇舌草抑制宫颈癌细胞生长的作用与下调端粒酶活性有关。

山茱萸　山茱萸生物学活性成分山茱萸多糖能通过上调 Bax 蛋白的表达来诱导 Hela 细胞凋亡从而抑制宫颈癌细胞的异常增殖。

黄芪　具有补气升阳、益气固表、托毒生肌、利水退肿的功效，并具有抗炎、抗氧化、免疫调节以及抑制肿瘤生长等作用。临床观察发现黄芪总提取物对宫颈癌细胞有直接的抑制作用，其作用机制与黄芪总提取物阻滞癌细胞周期并诱导其凋亡有关。

苦参　性味苦寒，具清热燥湿、祛风杀虫、利尿的作用。苦参碱是从苦参的干燥根中提取的具有广泛药理作用的活性物质，具有抗病毒、抗感染、平喘、增强机体免疫力、升高白细胞、保护肝功能等作用。研究表明苦参碱对人宫颈癌 Hela 细胞的增殖有抑制作用，其作用机制与苦参碱使癌细胞发生早期凋亡有关，其抑制作用呈时间、剂量依从性。

蜈蚣　为传统的动物中药材，味咸，性温，有毒，有息风止痉、解毒散结、通络止痛的功效。研究发现蜈蚣醚、醇提取物在体外实验中可使宫颈癌 Hela 细胞 DNA 含量各期明显改变、凋亡率增高、凋亡相关蛋白表达，证实其有较强的体外抗肿瘤活性，具有抑制宫颈癌细胞增殖和促进其凋亡的双重效应。其机制为通过影响癌细胞的 DNA 合成，影响癌细胞的分裂增殖，并促其凋亡，从而进一步抑制了肿瘤细胞的生长。

农吉利 又名野百合，为豆科植物百合的全草，具有抗肿瘤、清热解毒的功效。实验表明，其抗肿瘤机制与烷化剂相似，可使上皮细胞受到毒害而停止生长。可作用于增殖细胞群的各期，甚至对非增殖期细胞也有作用，故属于细胞周期非特异性药物。

墓头回 为败酱科植物异叶败酱及糙叶败酱的根或全草，有清热解毒、消痈排脓、祛风止痛的功效。实验表明，墓头回水提取物可使荷瘤鼠的肿瘤消退，长期存活，且用药鼠的肿瘤消退后，对再次同种肿瘤有免疫排斥，说明可诱使 T 细胞产生特异性抗癌免疫反应。

小檗碱 国内学者研究小檗碱对人宫颈癌 Hela 细胞株的作用，发现小檗碱能在体外以时间和剂量依赖的方式对宫颈癌 Hela 细胞产生细胞毒作用并诱导其凋亡，免疫组化表明其诱导凋亡作用可能与 Bcl-2 蛋白表达下调有关。

血竭 血竭为棕榈科植物麒麟竭的果实及树干中渗出的树脂，具有活血定痛、化瘀止血、敛疮生肌的功效。其主要成分是血竭素。研究表明，血竭素高氯酸盐通过改变子宫颈癌凋亡相关基因而激活半胱氨酸蛋白酶而诱导 HeLa 细胞凋亡。

斑蝥 斑蝥具有破癥化结、攻毒蚀疮的功效，主要成分为斑蝥素，具有诱导宫颈癌 Hela 细胞凋亡和细胞毒性作用，能影响癌细胞 RNA 和 DNA 合成，最终实现抑制癌细胞生成和分裂的作用。

天南星 为天南星科多年生草本植物天南星的球状块茎，具有燥湿化痰、祛风止痉的功效。天南星水提物对宫颈癌 Hela 细胞有抑制作用，细胞凝缩呈团块，失去正常的细胞结构，部分细胞脱落，对鳞状上皮型宫颈癌有明显的抗癌作用。

雄黄 味辛性温，有毒，有解毒杀虫的功效。雄黄煅烧后即分解氧化为三氧化二砷。三氧化二砷可通过对宫颈癌 Hela 细胞的细胞周期阻滞作用，降低线粒体跨膜电位，使细胞端粒酶活性明显下降等机制诱导癌细胞凋亡。

第十三节 鼻咽癌的中医治疗

一、中医学对鼻咽癌的认识

中医古籍中原无鼻咽癌的病名，但是在"颃颡岩""控脑砂""上石疽""失荣""恶核""鼻痔""真头痛""鼻渊""鼻衄"等章节的部分描述中，包含有与鼻咽癌相似的临床表现，并记载有大量的治疗方法。《医宗金鉴》描述控脑砂道："鼻窍中时流色黄浊涕，宜奇授藿香丸服之。若久而不愈，鼻中淋沥腥秽血水，头眩，必系虫蚀脑也，即名控脑砂。"这与鼻咽癌症状完全符合。正气亏虚是肿瘤发生是内在原因，而情志失调、饮食不节、环境污染，均可成为鼻咽癌发病的直接推手。鼻咽癌病因包括以下几类：

（1）**饮食不节**

如过食肥甘嗜酒，或过食生冷，损伤脾胃，脾胃健运失常，水谷精微不化，日久聚湿成痰，一旦复感邪毒，或素体热盛，则痰火将博结，肺气不宣，灼腐肌膜，遂成癌毒。

（2）**情志不畅**

患者素体肝胆火旺，灼液为痰，或忧思伤脾，脾失运化，水湿内停，痰浊内生，阻塞经络，凝结成肿块。

（3）烟火熏灼

鼻咽局部长期遭受刺激，或长期吸入有毒物质，必致鼻咽局部痰火热毒相互搏结，旷日持久，终成癌毒。

（4）正　虚

先天禀赋不足，脏腑功能失调，御外不固，邪毒入侵，经络阻滞，痰凝血瘀，而成癌肿。

中医学认为鼻咽癌的病机在于肝脾不足、营气内虚、邪盛痰瘀火结。患者正气亏虚，肝脾受损，无以抗邪，致邪气日渐炽盛，或肝气郁结，气机不畅，阻痹化火，久则痰凝血瘀、热毒内结，盘踞肝经循属之地——颅颊、颈项；肝气横逆乘脾，脾胃内虚，气血生化无源，肌肉百骸失其濡养，营络渐枯，加之痰瘀火结，发于颅颊、颈项则为鼻咽癌。

二、鼻咽癌的中医治疗方法

1. 辨证论治

（1）痰热积聚

临床表现：鼻塞流浊涕，鼻咽黏膜水肿，多黄白色分泌物，颈部肿块，咳嗽痰黏，头晕头痛，耳鸣耳闷，颈部肿块，舌暗红苔黄腻，脉弦滑。

治法：化痰散结，清热通窍。

方药：黄芩15g，海藻25g，昆布25g，胆南星15g，枳实15g，土贝母20g，苍耳子12g，辛夷12g，半枝莲30g，地龙15g，僵蚕15g，白花蛇舌草30g，十大功劳30g。

（2）热毒蕴结

临床表现：鼻塞流脓涕或涕中带血，头痛，发热，心烦失眠，咽干口苦，耳鸣耳聋，小便短赤，大便干结，鼻咽黏膜充血，甚至溃疡。舌质红，苔薄白或少苔，脉弦细或细数或滑数。

治法：清热解毒，消肿散结。

方药：黄芩15g，栀子12g，赤芍15g，牡丹皮15g，生地黄20g，苍耳子12g，辛夷12g，石上柏30g，半枝莲30g，蚤休15g，葵树子30g，全蝎8g，蜈蚣3条，肿节风25g。

（3）气血凝聚

临床表现：鼻塞脓涕，涕血色紫黑，头痛，耳鸣，复视，口干喜冷饮，鼻咽部肿块，或有颈部肿块凸出，质坚硬。舌质紫暗或有瘀斑、瘀点，苔薄黄，脉弦细或涩。

治法：理气活血，软坚散结。

方药：苍耳子15g，辛夷15g，青皮15g，枳实15g，地龙20g，莪术15g，丹参30g，蚤休15g，山慈菇10g，石上柏30g，茜草20g，肿节风25g，白英25g。

（4）燥热伤阴

临床表现：鼻咽干燥，烦渴不解，头痛，口干咽痛，唇焦舌燥，影响吞咽，手足心热，午后潮热，尿赤便干，口咽黏膜充血、糜烂。舌质红，少苔、无苔或起芒刺，或有裂纹，脉细滑或滑数或细弦。

治法：清热养阴，宣肺散结。

方药：北沙参30g，麦冬15g，玄参20g，天花粉25g，生地黄20g，蚤休15g，全蝎8g，蜈蚣3条，白英30g，石上柏30g，肿节风25g，白茅根50g。

（5）气阴两虚

临床表现：鼻咽干燥，神疲乏力，少气懒言，头晕耳鸣，五心烦热，面肌麻痹，舌暗有瘀斑点少苔，脉细弱。

治法：益气滋阴，软坚散结。

方药：太子参30g，生地黄20g，麦冬15g，玄参20g，女贞子25g，墨旱莲20g，茜草30g，半枝莲30g，山慈菇10g，蚤休15g，白英30g，肿节风25g，全蝎8g，蜈蚣3条。

2. 名老中医经验方

·钱伯文经验方：玄参15g，天冬15g，天花粉15g，沙参15g，玉竹15g，石斛10g，蒲公英15g，野菊花15g，金银花15g，知母10g，生地黄15g，山豆根12g，板蓝根20g。水煎服，每天1剂。养阴生津，清热解毒。适用于配合放疗鼻咽癌应用。

·余桂清经验方：太子参9g，麦冬12g，玄参9g，浙贝母9g，黄芩9g，天花粉9g，野菊花9g，牡丹皮12g，薏苡仁20g，白茅根12g，石上柏15g，山豆根15g，三七末3g（冲服）水煎服，每天1剂。清热解毒，益气养阴。适用于鼻咽癌放疗后。

·沈炎南经验方：夏枯草15g，生牡蛎15g，天花粉12g，生地黄12g，川贝母9g，麦冬9g，玄参9g，天龙2条（焙干研末吞服）。水煎服，每天1剂。软坚散结，养阴救液。适用于鼻咽癌放疗后。

·朴炳奎经验方：黄芪30g，太子参15g，女贞子15g，生地黄10g，麦冬10g，鸡血藤15g，穿山甲15g，赤芍12g，白术15g，夏枯草15g，金荞麦15g，柏子仁15g，山药12g，炒酸枣仁15g，炒三仙各10g，甘草10g。水煎服，每天1剂。益气养阴，养血通络。适用于鼻咽癌放化疗不良反应。

·张民庆二参三子方：玄参30g，北沙参30g，麦冬15g，知母12g，石斛25g，黄芪25g，白术25g，女贞子15g，紫草25g，卷柏15g，苍耳子15g，山豆根10g，辛夷15g，白芷5g，淮山药10g，石菖蒲10g，菟丝子15g。水煎服，每天1剂，每天2次。滋阴清热，益气利咽。适用于鼻咽癌属阴液亏损、邪毒未尽者。

·张民庆加减八珍汤：黄芪30g，党参30g，淮山药30g，半枝莲30g，生牡蛎30g，茯苓15g，当归15g，大小蓟各15g，赤芍15g，淡海藻15g，淡昆布15g，白术10g，陈皮10g，地龙10g，仙鹤草20g，玄参20g，甘草3g。水煎服，每天1剂，每天服2次。补益气血，和营解毒，软坚散结。适用于鼻咽癌属气血两虚、血瘀毒凝者。

·白英菊花饮：白英30g，野菊花30g，臭牡丹30g，三颗针15g，苦参15g，白头翁15g，七叶一枝花15g，白花蛇舌草20g。水煎服，每天1剂，每天服2次。清热解毒。适用于鼻咽癌辨证为毒热型者。

·芪补汤：生黄芪60g，红人参10g（党参30g），仙茅15g，仙灵脾15g，补骨脂30g，骨碎补15g，焦杜仲20g，枸杞子20g，女贞子30g，料姜石60g。水煎服，每天1剂，每天2次。补肾固本。适用于鼻咽癌辨证为气血双亏者。

·金银花30g，连翘12g，蒲公英24g，天花粉15g，当归15g，白芍6g，乳香15g，黄芩12g，桃仁12g，大黄12g，知母6g，薄荷6g。水煎服，每天1剂，每天2次。清热解毒，破血散结。适用于鼻咽癌属热毒蕴结见有瘀血者。

·苍耳子9g，辛夷9g，龙胆草9g，白芷9g，生石决明9g，钩藤9g，蜈蚣6g，夏枯草6g，僵蚕6g，全蝎1g，牡蛎30g（先煎）。水煎服，每天1剂，每天服2次。清热化痰，宣通鼻窍，软坚散结。适用于鼻咽癌痰热胶结、鼻塞显著者。

·夏枯草30g，海藻30g，礞石30g，昆布24g，钩藤24g，赤芍15g，露蜂房12g，苍术12g，桃仁6g，白芷6g，胆南星（先煎）6g，制远志6g，石菖蒲6g，地龙6g，蜈蚣6g，全蝎6g。先煎胆南星2h后，再放入其他药物共煎，每天1剂，分两次服。清热解毒，养阴散结。适用于鼻咽癌热毒蕴结者。

3. 食 疗

·桑菊枸杞子明茶：桑叶9g，菊花9g，枸杞子9g，决明子6g。将以上4味洗净，入锅，加水适量，大火煮沸，改小火煎煮半小时，去渣取汁即可。清热泻火，平肝解毒。当茶早晚两次分服，或频频饮服之。适用于邪毒肺热型鼻咽癌头痛头晕、视物模糊、口苦咽干、心烦失眠、面部潮红等。

·荞麦土牛膝茶：鲜荞麦30g，鲜土牛膝30g。以上两味洗净，入锅，加水适量，煎煮40min，去渣取汁即成。上下午分食，吃荞麦饮汤汁。清热解毒，化痰。适用于邪毒肺热型鼻咽癌。

·芦笋茶：鲜芦笋100g，绿茶3g。先将鲜芦笋洗净，切成1cm的小段；砂锅加水后，中火煮沸，放入芦笋小段，加入用纱布袋扎裹的绿茶，煎煮20min，取出茶叶即成。代茶饮，分上、下午2次，频频饮服，芦笋段可同时嚼食。润肺祛痰，解毒抗癌。适用于鼻咽癌、肺癌、食管癌、乳腺癌、宫颈癌等癌症。

·龙眼疏果饮：龙眼肉、葡萄和藕适量。将葡萄与藕分别榨汁，等量混合；龙眼肉温水洗净。先口中细嚼龙眼肉，再饮葡萄汁与藕汁混合饮汁，顺便咽下龙眼肉，每天数次。润肺生津。本方有助于改善放疗后的咽部干燥症状。

·罗汉果茶：罗汉果。每年9～10月间果实成熟时采摘，置地板上使其熟，10d后果皮转黄再用火烘烤，制成叩之有声的干燥果实，择量切成片，放在有盖杯中，以沸水冲泡，加盖，闷15min即可饮用。当茶，频频饮用，一般可冲泡3～5次。清肺止咳，防癌抗衰。适用于鼻咽癌、喉癌、肺癌患者做辅助治疗的常用茶疗饮品服食。

·半枝莲蜜饮：半枝莲150g，鱼腥草150g，蜂蜜30g。将半枝莲和鱼腥草洗净，切段，放入砂锅，加水煎煮两次，每次30min，合并两次煎液，趁热加入蜂蜜，拌匀即成。当茶，早晚两次分服。清热解毒，祛湿利水，化瘀抗癌。适用于各类癌症，作防癌抗癌茶疗饮品，对鼻咽癌、胃癌、肝癌、食管癌、大肠癌、肺癌等癌症尤为适宜，加大用量，对继发性胸膜肿瘤及伴有胸腹水者，也有辅助治疗效果。

·西洋参茶：西洋参3g，麦冬10g，石斛10g。先将麦冬、石斛洗净，放入砂锅，加水煎煮2次，每次30min，合并两次煎液，去渣后回入锅中，再煮至沸，放入西洋参，加盖，停火闷15min即成。当茶饮，早晚两次分服，当日吃完。养阴清热，补气生津，解毒抗癌。适用于鼻咽癌、食管癌、贲门癌、胃癌放疗后，症见口腔黏膜溃破、口干咽燥者尤为适宜，亦可用作各类癌症患者防癌抗癌茶疗饮品。

·荸荠豆浆：荸荠100g，豆浆250g，白糖25g。将荸荠用清水洗净，用沸水烫约1min，放在臼内捣烂，再以洁净纱布绞汁待用，生豆浆放在锅内置火中烧沸，掺入荸荠汁水，待再次煮沸后倒入碗中，加白糖搅匀即成。每天服2～3次，当茶饮。润肺养胃，清热生津，止咳化痰。适用于鼻咽癌放疗后口干少津者。

·刺五加茶：刺五加50g。将采挖的刺五加根茎洗净，切成片，晒干或烘干，放入砂锅，加水煎煮两次，每次 30min，合并两次煎液，即成。当茶饮，早晚两次分服，频频饮用。扶正补虚。适用于各类癌症，对癌症患者放疗、化疗出现白细胞减少或下降者尤为适宜。可提升白细胞数，减轻临床症状。

·大蒜萝卜汁：大蒜 30g，白萝卜 30g，白糖适量。将大蒜去皮捣烂，白萝卜洗净捣烂，共用开水浸泡 5h；以洁净纱布包紧两物，绞取汁液，去渣；在汁液中加入白糖少许，调匀，即可引用。3 次分服，每次 15ml，连服一周。杀菌解毒，理气化痰。适用于鼻咽癌患者。

·麦冬黄连茶：麦冬 15g，黄连 2g。将麦冬、黄连洗净后，放入有盖杯中，用沸水冲泡，加盖，闷 15min 即可。当茶饮，早晚两次分服，频频饮用。养阴清热，消肿止痛。适用于鼻咽癌放疗后引起的放射性口腔黏膜炎。

4. 针灸按摩治疗

（1）耳穴疗法

①鼻咽癌致头痛：选耳穴中的枕、额、皮质下、神门等穴，每次取 2~3 穴，留针 20min，每 5min 捻转一次。②鼻咽癌致鼻塞不通、流浊涕、色黄腥秽：选选耳穴中的内鼻、肾上腺、额、肺等穴，捻转留针 20min，或埋针 1 周。③耳穴压贴疗法：以王不留行籽或磁珠压贴于耳穴，并经常用手轻轻按压此耳穴，经维持刺激。④放化疗致恶心呕吐：选耳穴中的口、胃、食管、神门、交感、内分泌，采用耳穴压贴疗法，平补平泻。⑤放化疗致张口困难：选耳穴中的耳尖、神门、皮质下，采用耳穴压贴疗法，平补平泻。

（2）体穴针刺疗法

①鼻咽癌疼痛：可取穴三间、合谷、头临泣，平补平泻，针刺得气后留针 15min，每 5min 捻转一次。②口咽黏膜放射性损伤：可取穴咽安、廉泉、合谷、足三里、三阴交、然谷、太溪、大钟，用补法，每次留针 20min，每天一次。

（3）艾灸疗法

一般与针刺疗法结合运用，本疗法对中医辨证为虚寒性的患者疗效确切。①鼻咽癌疼痛者：可取三间、合谷、头临泣为主穴，根据神经走行路径酌情选择配穴，选用温灸器灸半小时左右，一般结合针刺。②放化疗期间呕吐者：可用隔姜灸，取中脘、关元、天枢穴，以艾条隔姜灸至局部发热且能忍受为度，每次 20min，每天 1 次或 2 次；或取神阙、内关和足三里，艾条悬灸。③放化疗期间血白细胞减少者：可于腹部隔蒜灸，每次半小时。④张口困难者：可艾灸下关、颊车、听宫、上关等穴，可用隔姜灸，效果更好，但要避免面部皮肤烫伤。

（4）按摩治疗

①放疗后张口受限：按摩颞下颌关节部位和颈部软组织，配合揉捏颈部肌群，具有降低肌紧张，加强局部血液循环的作用，通过感觉纤维恢复这些腧穴所在神经的功能，从而改善张口困难。②化疗致恶心呕吐：医者用手掌从患者前胸正中缓缓向下，平推到腹部，同时让患者配合，意想呼气时把气下送至小腹，此为降逆止呕，可反复，约 20 次；再取内关、足三里，分别按压 3~5min，以出现局部酸胀感为宜，每天 3 次。

三、抗鼻咽癌中药的现代药理学研究

三氧化二砷 三氧化二砷是中药砒石的主要成分，可诱导鼻咽癌 CNE-2 细胞凋亡，其机制可能与上调 bax 表达和降低线粒体膜电位有关。三氧化二砷在体外还可诱导鼻咽癌 CNE1 细胞凋亡，其机制可能与上调 *p53*、*bax* 基因表达有关。三氧化二砷引起的细胞周期改变对 CNE1 细胞的分化和凋亡具有重要作用，而三氧化二砷诱导的细胞骨架微丝改变与细胞周期改变密切相关。

眼镜蛇毒 蛇毒的抗肿瘤机制尚不清楚，目前认为，可能是通过与细胞膜磷脂成分相互作用，干扰膜转运机制，与膜受体作用和免疫效应等机制而发挥抗癌作用。研究发现，经中华眼镜蛇毒灌胃后的兔血清（SRCV）体外对人鼻咽癌 CNE-2 细胞有较强的杀伤作用，且该抑制作用随剂量的增加而增强；对正常人胚肺成纤维细胞反而略有促进细胞增殖的作用，证实了该种血清对癌细胞的高度选择性。

白藜芦醇 研究显示白藜芦醇对鼻咽癌细胞株 CNE-1、CNE-2 和 5-8F 生长均有明显抑制作用，并表现出剂量依赖性特点。白藜芦醇可诱导鼻咽癌细胞 CNE-2 凋亡，凋亡过程中有 caspase-3、caspase-6、caspase-9 的活化，细胞色素 C 的增高和线粒体膜电位的降低及 Bcl-2 蛋白表达的下降。

茶多酚 茶多酚是从绿茶叶中提纯的多酚类物质，是茶叶的主要活性成分，其中 80% 是儿茶素类，许多研究表明茶多酚和儿茶素具有抑制肿瘤形成和生长的作用。研究发现茶多酚对体外培养的 7 种不同地区来源的人鼻咽癌细胞株（NPC/HK1、CNE-1、CNE-2、HNE1、HNE2、SUNE1 和 FADU 7 种细胞）有不同程度的抗增殖作用，对人鼻咽癌裸鼠移植瘤有抑制作用，因此认为诱导细胞凋亡可能是茶多酚抗癌的重要作用机制之一。

姜黄素 姜黄素是从姜科姜黄属植物姜黄根茎中提取的一种酚性色素，化学名为阿魏酰甲烷姜黄素。研究发现姜黄素对鼻咽癌 NCE 细胞株有显著的杀伤效应，并呈剂量依赖性，其诱导肿瘤细胞发生凋亡和抑制增殖的作用比其对正常细胞更为有效，姜黄素诱导鼻咽癌细胞凋亡可能与改变线粒体跨膜电位、释放 CYTC、上调 *FAS* 基因表达、激活 caspase-3 酶等有关。

千斤藤素 能明显提高鼻咽癌细胞株 CNE-2 对平阳霉素的敏感性，并显著降低 p170 蛋白的表达，它可能通过抑制 p170 蛋白膜外转运功能逆转 CNE-2 细胞对平阳霉素的耐药。

苦参碱 苦参碱是苦参、苦豆子、广豆根等几种常用中草药中的主要有效生物碱混合成分。研究发现苦参碱对 CNE-2 细胞具有明显的抑制作用，并呈量效和时效关系。另有研究发现苦参碱可使 CNE-2 细胞 G0/G1 期比例明显增高，S 期、G2/M 期比例下降，并能诱导 CNE-2 细胞凋亡，且呈剂量依赖性关系。

何首乌 何首乌提取物大黄素具有放射增敏作用，研究显示在无细胞毒作用浓度 3.9mg/L 时，能明显增加乏氧 CNE-1 细胞的放射敏感性，且优于相同浓度的安卡胶囊，并能有效下调 HIF-1α 和 DNA 双链断裂修复基因（KU70/KU80）表达。

肿节风 肿节风为金粟兰科草珊瑚属植物草珊瑚的全草，其提取物具有抗鼻咽癌细胞增殖的作用，是一种具有应用前景的诱导肿瘤细胞凋亡的天然药物。

丹参 丹参酮ⅡA 具有诱导鼻咽癌细胞 CNE-1 凋亡的作用，其机制可能与其诱导某些凋亡及周期调控相关基因的表达有关。

薏苡仁 研究显示薏苡仁酯能够提高人鼻咽癌细胞 CNE-2 对 γ 射线的敏感性，能选择性促进射线所致人鼻咽癌细胞 CNE-2 细胞的凋亡。

土贝母　研究显示土贝母苷甲可抑制人鼻咽癌细胞 CNE-2 生长，24h、48h、72h 的 IC50 分别为 32.5μmol、20.7μmol、16.7μmol/L，并且能诱导细胞凋亡，与 Bcl-2 失活和 bax 激活有关。

第十四节　甲状腺癌的中医治疗

一、中医学对甲状腺癌的认识

本病在中医学属于"石瘿""肉瘿"等范畴，古代医学谓瘿瘤病因是"忧恚气结""喜怒不节、忧思过度"或"饮沙水"，谓瘿瘤病机是"五脏瘀血、浊气、痰滞而成"，即气滞、血瘀、痰凝、湿滞等，正气不足是发病的根本因素。现代医学将其分为甲状腺良性肿瘤和甲状腺恶性肿瘤，良性甲状腺肿瘤包括甲状腺腺瘤、甲状腺囊肿、结节性甲状腺肿等，主要为甲状腺腺瘤，可归属中医学"瘿瘤""肉瘿"范畴。甲状腺癌属中医"石瘿"范畴，甲状腺癌早期临床表现并不明显，偶然会发现颈部甲状腺有质硬、高低不平、非对称性的肿块，多数并无自觉症状。肿块可产生压迫症状，声音嘶哑、吞咽困难、局部压痛，颈静脉受压时可出现患侧静脉怒张、面部水肿等。

祖国医学对瘿病的记载首见于《山海经》，隋代《诸病源候论》将瘿病分为"血瘿、息肉瘿、气瘿"三种，其中息肉瘿与甲状腺良性肿瘤颇为相似，并提出"息肉瘿可割之"的治疗方法。《外台秘要》对甲状腺肿瘤分类更详细，共有 36 种治瘿方，其中多数为含碘药物。至明清时期，各家对本病认识渐趋深刻，治疗方法也日渐增多。《医学入门》《外科正宗》等都认为本病主要是由于瘀血、浊气、痰凝而成。《普济方》《本草纲目》明确指出用海藻、昆布等含碘药物和动物的甲状腺制剂治疗瘿病。《外科正宗》《疡医大全》的海藻玉壶场、四海舒郁丸等方至今仍为医家所推崇。现代医家对本病的发生发展多有探究，一般认为甲状腺癌主要是由于情志内伤，肝脾气逆，痰浊内生，气郁痰浊，结聚不散，气血为之壅滞，且血随气滞而成瘀，积久瘀凝成毒，气滞、痰浊、瘀毒三者痼结而成，一般多属实证邪毒为主，治疗时重在祛邪解毒。结合病机当疏肝理气解郁，化痰软坚散结，活血化瘀消瘿。如病邪迁延日久不愈，气血暗耗，阴精受损，则痰气瘀毒，壅结愈甚，以致肿块增大迅速，质地坚硬，根固不移，终成虚实夹杂之证，应详加辨治。

二、甲状腺癌的中医治疗方法

1. 辨证论治

（1）肝气郁滞

临床表现：颈前肿块增大较快，常伴瘰疬丛生，咳唾黄痰，声音嘶哑，咳喘面红，有时腹泻，小便黄，舌质红绛，舌苔黄，脉滑数。

治法：疏肝泻火，软坚消瘿。

方药：清肝芦荟丸合龙胆泻肝汤加减。川芎8g 当归6g 熟地黄10g 芦荟10g 白芍15g 昆布12g 海蛤粉12g 牙皂10g 青皮10g 天花粉20g 瓜蒌20g 鱼腥草20g，紫河车 12g，野菊花 12g，土贝母 12g。

（2）痰浊凝结

临床表现：颈前瘿瘤隆起，动气逐渐增大，质硬或坚，胀痛压痛，吞咽稍动或固定不移，颈部憋胀不适，或妨碍呼吸及吞咽，伴胸闷气憋，心烦易怒，头痛目眩，纳呆少食，口黏无味，恶心呕吐，肢体困倦，舌质紫暗，脉弦滑。

治法：疏肝理气，化痰散结，去癌消瘿。

方药：海藻解毒方加减。海藻 15g，夏枯草 15g，海带 15g，陈皮 12g，川芎 12g，黄药子 12g，海浮石 12g，海螵蛸 12g，忍冬藤 12g，黄芩 16g，黄连 5g，黄芪 20g，猫爪草 10g。

（3）肝胆实热

临床表现：患者多为老年，或患地方性甲状腺病多年，突然甲状腺增大，声音嘶哑，憋气，吞咽困难。或因手术，放疗，化疗后而心肾阴虚。

治法：滋阴补肾，养心安神。

方药：补心丹与都气丸加减。天冬 15g，麦冬 15g，丹参 15g，沙参 15g，党参 15g，柏子仁 12g，酸枣仁 12g，猪苓、茯苓各 12g，山茱萸 12g，牡丹皮 10g，泽泻 10g，熟地黄 10g，山药 10g，女贞子 10g，仙灵脾 10g，旱莲草 10g。

加减：有头痛、眩晕、烦热、盗汗、腰膝酸软等肾阴虚证候者，用镇肝息风汤加减。生牡蛎 15g，生龟甲 15g，白芍 20g，玄参 20g，天麦冬各 20g，海蛤壳 20g，夏枯草 20g，黄药子 10g。

（4）热毒蕴结

临床表现：颈前瘿瘤迅速增大，表面凹凸不平，局部灼热作痛，伴呼吸不畅，吞咽不利，声音嘶哑，口苦咽干，烦躁易怒，头痛颈痛，咳嗽痰多黏黄，胸闷胁痛，大便干燥，小便黄赤，舌绛苔黄，脉弦数。

治法：清肝泻火，解毒散结，去癌消瘿。

方药：芦荟 10g，青皮 10g，旋覆花 10g，猪牙皂 10g，草河车 20g，山豆根 20g，鱼腥草 20g，瓜蒌 20g，天花粉 20g，野菊花 20g，白花蛇舌草 20g，黛蛤散 30g，代赭石 30g。

（5）瘀毒壅滞

临床表现：颈前瘿瘤质地坚硬，迅速增大，较为固定，形如覆杯，有时发胀作痛，咳嗽痰多或颈前两侧瘰疬丛生，舌质青紫或有瘀斑，苔厚腻，脉弦滑。

治法：消痰解毒，活血化瘀，去癌消瘿。

方药：清半夏 30g，陈皮 20g，茯苓 20g，枳壳 15g，青皮 12g，桔梗 15g，夏枯草 20g，当归 15g，丹参 15g，川芎 12g，赤芍 18g，三棱 12g，莪术 12g，甘草 10g，半枝莲 12g，藤梨根 12g。

（6）气血双亏

临床表现：颈前瘿瘤隆凸，固定不移，胸闷憋气，心悸气短，倦怠乏力，神疲消瘦，纳呆少食，二便不调。舌质暗紫少苔，脉紧涩。

治法：益气养血，解毒软坚，去癌消瘿。

方药：党参 30g，黄芪 30g，山药 30g，玄参 30g，当归 15g，熟地黄 12g，炒白芍

12g，炒白术 25g，茯苓 20g，麦冬 12g，夏枯草 30g，丹参 15g，甘草 12g，半枝莲 12g，藤梨根 12g。

（7）心肾阴虚

临床表现：颈部瘿瘤晚期，或因手术、放疗后复发。心悸气短，全身乏力，自汗盗汗，精神萎靡，口干咽燥，五心烦热，头晕目眩，吞咽不利，胸闷气憋，形体消瘦，舌红紫暗少苔，脉沉细无力。

治法：养阴清热，祛除余毒，去癌消瘿。

方药：北沙参 30g，麦冬 20g，玄参 30g，女贞子 15g，旱莲草 15g，五味子 20g，夏枯草 30g，赤芍 12g，生地黄 20g，牡丹皮 12g，知母 12g，青蒿 12g，鳖甲 20g，甘草 10g，半枝莲 12g，藤梨根 12g。

2. 民间验方

· 下瘀合剂：丹参 15g，桃仁 12g，王不留行 12g，土鳖虫 10g。煎煮后口服，每天 1 剂，两个月为一个疗程。破血逐瘀。适用于恶性肿瘤包括甲状腺癌、乳腺癌、淋巴肉瘤及膀胱癌等瘀血阻滞显著者。

· 益气养血方：党参 30g，黄芪 30g，熟地黄 20g，茯苓 20g，夏枯草 20g，当归 15g，白术 15g，青皮 15g，郁金 15g，甘草 6g。煎煮后口服，每天 1 剂，两个月为一个疗程。补气养血，疏肝活血。适用于甲状腺癌放化疗后气血亏虚患者。

· 益气养阴方：麦冬 15g，玄参 15g，女贞子 15g，旱莲草 15g，生地黄 15g，青皮 15g，郁金 15g，五味子 10g，黄精 20g，夏枯草 20g，三棱 10g。煎煮后口服，每天 1 剂，两个月为一个疗程。养阴活血，理气散结。适用于术后气阴两亏者。

· 牡蛎夏枯草汤：夏枯草 30g，生牡蛎 20g，生蛤壳 15g，茯苓 15g，何首乌 15g，黄药子 6g，莪术 6g，甘草 6g，风栗壳 6g，浙贝母 6g，土鳖虫 10g，白芍 12g。煎煮后口服，每天 1 剂，两个月为一个疗程。软坚散结，养血补血。适用于甲状腺癌者。

· 生牡蛎汤：生牡蛎 30g，夏枯草 15g，当归 15g，炮穿山甲 15g，山慈菇 15g，生山楂 15g，半夏 10g，郁金 10g，陈皮 10g，海藻 10g，昆布 10g，连翘 12g，川芎 6g。针对痰凝型者，加胆南星、白芥子、海蛤壳、瓜蒌皮，加服消瘿散（山慈菇、贝母、天龙、白芥子）。将上药水煎 3 次后合并药液，分早、中、晚内服。每天 1 剂，1 个月为一个疗程。理气活血，软坚散结。适用于甲状腺结节患者。

· 黄芪首乌汤：生黄芪 30g，生何首乌 30g，生牡蛎（先煎）30g，白花蛇舌草 30g，生白术 12g，山慈菇 12g，露蜂房 12g，生大黄 12g，泽漆 12g，云茯苓 15g，夏枯草 15g，生山药 15g，京玄参 15g，半枝莲 15g，炙鳖甲 15g，生薏苡仁 15g，制半夏 15g，全当归 15g，粉牡丹皮 12g。每天 1 剂，水煎分两次服。补气养血，抗癌散结。适用于甲状腺癌术后气血亏虚、余毒未清者。

· 抑亢丸：羚羊角 2g（先煎），生地黄 15g，白芍 15g，黄药子 15g，天竹黄 20g，白蒺藜 25g，沉香 15g，香附 10g，紫贝齿 25g，莲子心 15g，珍珠母 50g。每天 1 剂，水煎分两次服。清热散结。适用于甲状腺癌伴甲状腺功能亢进者。

· 消瘿汤：柴胡 15g，郁金 15g，制香附 15g，当归 15g，赤芍 15g，莪术 12g，昆布 30g，海藻 30g，海浮石 30g，生牡蛎（先煎）30g，炙穿山甲 15g，炙甘草 5g。局部痛甚者，加川楝子、紫草；胸闷、心悸者，加柏子仁、远志。每天 1 剂，将上药水煎 3 次后分2~3次内服。3个月为一个疗程。疏肝理气，软坚散结。适用于甲状腺癌痰瘀阻滞者。

·黄药子酒：黄药子300g。捣碎加65度白酒1.5kg，装坛内固封，用糠火围绕4h后，将坛放凉水中浸一周，开坛取酒过滤即得。每次服10ml，每2h一次，每天6~7次，睡前停服。治疗甲状腺瘤，临床发现此法疗效明显，对发病时间短，肿块较小、较软患者的效果尤其明显。

·外治验方：另有临床报道，使用外用药物敷贴局部，也能起到辅助肿瘤消散的疗效，如瘿瘤膏（炙蜈蚣、全蝎、壁虎、儿茶、蟾酥、黄升）和平消散（马钱子、郁金、枳壳、干漆、五灵脂、白矾、仙鹤草、火硝等）。

3. 食疗

·甘麦二枣粥：甘草25g，小麦50g，大枣10个，酸枣仁（炒）15g。共煎沸20min，去渣留汁，入粳米100g煮熟食。甘润滋补，养心安神。对于甲状腺结节有药食两用的功效。

·紫菜煲贴贝：干贴贝（淡菜）60g，紫菜15g。紫菜清水洗净，贴贝清水浸透，入瓦锅内清水同煲，调味后吃肉饮汤。软坚散结，消瘿病。主治一般甲状腺肿初起。

·昆布红枣汤：昆布30g（水泡），红枣20g，薏苡仁30g，百合20g，排骨200g，食油、葱、蒜、食盐适量。将上述配料放入锅中炖2h，食肉喝汤。软坚散结。适用于甲状腺癌患者。

·双耳菜：银耳20g，黑木耳25g，大蒜25g，食盐、醋适量。将双耳用水泡开，洗净后与佐料凉拌，每天食用数次。清热凉血。用于甲状腺癌肿患者。

·夏枯草汤：夏枯草30g，芦根20g，鸽子1只，食盐、油、葱、姜、蒜适量。将药材洗净包好与鸽子一起炖1~5h，食肉喝汤，每天1剂。解毒泻火。用于甲状腺癌。

·紫菜粥：干紫菜15g，猪肉末50g，精盐5g，味精1g，葱花5g，胡椒粉2g，麻油15g，粳米100g。先将紫菜洗净，再将粳米淘洗干净，放入锅中，加清水上火，煮熟后再加入猪肉末、紫菜、精盐、味精、葱花、麻油等，稍煮片刻，撒上胡椒粉，每天服1剂，分次食用。清热解毒，润肺化痰，软坚散结。适用于单纯性甲状腺肿、甲状腺功能亢进、颈淋巴结核等症。

·海带排骨汤：海带50g，排骨200g，黄酒、精盐、味精、白糖、葱段、姜片适量。先将海带用水泡发好，洗净切丝；排骨洗净斩块。锅烧热，下排骨煸炒一段时间。加入黄酒、精盐、白糖、葱段、姜片和清水适量，烧至排骨熟透，加入海带烧至入味，加味精调味，佐餐食用。软坚化痰，清热利尿。适用于皮肤瘙痒、甲状腺肿大、颈淋巴结核等症。

·猪胰淡菜汤：取猪胰1个，淡菜60g。先将猪胰洗净切成条块，淡菜洗净后用清水浸泡约20min，放入锅中，加水煨汤等煮开后10min再加入猪胰；煨煮后稍加味精，不拘时食用。益肺补脾，润燥止渴。适用于糖尿病、甲状腺肿大、毛发枯少、产后虚弱消瘦等症。

·海带肉丝汤：水发海带250g，猪瘦肉50g，胡萝卜150g，精盐、味精、酱油、花椒水、葱丝、蒜片、猪肉汤适量。先将猪肉洗净切成细丝，胡萝卜洗净切成细丝。锅烧热，放入肉丝煸炒至白色时加入酱油、花椒水、葱、姜、蒜继续煸炒至肉丝熟透，加入肉汤、精盐、海带丝、胡萝卜丝烧煮，撇去浮沫，加入味精，佐餐食用。软坚化痰，清热利尿。适用于甲状腺肿大、颈淋巴结核等。

·海麻雀或海蛇30g。用海麻雀或海蛇肉煲瘦肉100～150g。益肺补脾、润燥止渴、软坚散结。适用于糖尿病、甲状腺肿大、毛发枯少、产后虚弱消瘦等症。

·风栗壳30g，夏枯草30g，屈头鸡30g。用药物煎汤后，取汤汁煲瘦肉100g。消瘿散结，补益脾肺。适用于甲状腺癌放化疗后气阴两虚、余毒未消者。

由于甲状腺肿瘤多为肝郁体质，饮食方面需选取如橙子、柚子、柑橘、香橼、白果、芹菜、佛手、萝卜、茭白、蓬蒿、山楂、红花、西红柿等具有疏肝化痰、活血化瘀功效的食物；以及菱、芋艿、油菜、芥菜、赤豆、荠菜、荸荠、香菇等能软坚散结的食物。还有西兰花、猕猴桃、樱桃、香菇、猴头菇、核桃、木耳、薏苡仁、菜花、芦笋、山药、豆类等提高免疫力和抗肿瘤效果的食物。需忌烟、酒、肥腻、油炸、烧烤以及各种辛辣刺激及腌制食物。这些食物多会使得血脂及血黏度升高，进而导致血瘀痰结而生瘤。此外，海带、海参、发菜等海产品虽然具有软坚散结的效果，但由于其含碘量过高，在甲状腺肿瘤术后的[131]碘治疗中仍需禁忌，治疗完成后方可适当进食。

4. 针灸按摩治疗

针灸对于激发患者免疫力具有一定作用，同时还具有软坚散结、活血散瘀作用，可用于甲状腺癌的辅助治疗。特别是患者在放化疗时往往出现食欲不振、恶心呕吐、白细胞减少、骨髓抑制等，此时针灸治疗能显著减轻患者症状，提高放化疗的依从性。

（1）针　刺

主穴：阿是穴（一般取在肿瘤的周边及中心）；配穴：合谷、曲骨、内关、大椎、大杼。操作：以阿是穴为主，酌选1～2个配穴。刺法有两种：①按压进针，探寻针感，得气后，小幅度（45°～90°）捻转7～8次，然后提插7～8次。每次操作1min，不留针。②视肿块的大小，在其周围边缘斜向中心30°角刺入3～6针，在瘤体上刺入，以不穿透瘤体为度，刺入后不提插、不捻转，留针20min。以上刺法均隔日针刺1次，10～30次为一疗程。

（2）局部取穴

以左手拇、食指固定肿物，在结节周边将针刺入皮下，然后针尖向内斜，一直刺到结节的基底部。根据结节大小，共刺6～8针。另在结节皮肤正中，将一枚针直刺到结节的基底部。注意勿刺伤喉返神经。邻近和远距离取穴天柱、大杼、内关、曲骨。

（3）扬刺法

取穴：足阳明经之人迎、气舍、水突部位，瘿瘤顶部中心及四周。于人迎、气舍、水突及瘿瘤顶部中心，垂直刺入毫针各一根，再于瘿瘤四周取45°向心刺入毫针一根，深度以达瘿瘤中心为度，不可刺穿对侧囊壁。留针15～20min，每3天针一次，10次为一疗程。

（4）耳穴压丸

取穴：神门、肝、脾、颈、甲状腺、内分泌、胃。用探棒在穴区内找到敏感点后，用胶布将王不留行籽贴于敏感点上。嘱患者每天自行揉按3～4次，每隔3～4d换一次，两耳轮流换贴，10次为一疗程。

（5）耳穴针刺

取穴：神门、皮质下、肺、咽喉、颈，用耳针在上述穴位轻刺，每天一次，5d为一疗程。

三、抗甲状腺癌中药的现代药理学研究

夏枯草　有学者用人甲状腺癌细胞系 SW579 与不同浓度夏枯草共孵育 48h，MTT 法检测细胞存活率，相差显微镜观察细胞形态学改变，流式细胞仪检测细胞凋亡相关指标 AnnexinV/PI，Hoechst33258 染色检测细胞凋亡。显示夏枯草能够不同程度地抑制人甲状腺癌细胞系 SW579 的生长。另有研究探讨中药夏枯草对甲状腺癌细胞株 K1 钠/碘同向转运体（NIS）基因表达及摄碘率的影响，发现夏枯草可上调甲状腺癌 K1 细胞 *NIS* 基因表达，增强其摄碘率，而且这种作用在一定浓度范围内具有剂量依赖性。

鸦胆子　别名苦参子，味苦性寒，有毒，功能清热解毒，腐蚀赘疣，软坚散结，止痢截疟。鸦胆子油乳剂有效成分具有细胞周期非特异性抗癌作用，能抑制多种肿瘤细胞，对癌细胞有良好的亲和力，对病灶生长有一定抑制作用，且毒性低，不良反应少，对机体的免疫有促进作用，配合化疗和放疗有增效减毒的作用。

海藻　有学者通过观察富碘中药对碘缺乏机体甲状腺滤泡上皮细胞凋亡，Fas、FasL、Bcl-2 蛋白表达的影响，分析富碘中药过量对甲状腺损伤的机制。结果发现单纯高碘组和 3 倍剂量海藻组 Fas 蛋白的表达显著低于模型组；单纯高碘组、常规剂量海藻组和 3 倍剂量海藻组 Bcl-2 蛋白表达显著高于模型组。因此可认为富碘中药海藻给药 28d 可造成碘缺乏大鼠甲状腺细胞损伤，Fas、FasL、Bcl-2 可能参与诱导细胞凋亡。

第十五节　皮肤癌的中医治疗

一、中医学对皮肤癌的认识

皮肤癌在传统医学中称谓不一，大概可将其归类为"反花疮""石疗""石疽""乳疳"等。中医学很早就对皮肤癌有过记载，隋代巢元方在《诸病源候论》中，详细记载了反花疮的临床特征，与皮肤鳞状细胞癌类似，如"反花疮者……初生如饭粒，其头破则血出，便生恶肉，渐大有根，脓汁出，肉反散如花状，因名反花疮，凡诸恶疮，久不焦者，亦恶肉反出，如反花形。"可见其临床表现与皮肤癌破溃后出现的感染和菜花样病变等情况如出一辙。清代邹岳所著的《外科真诠》中记载了"乳疳"，其临床表现与皮肤原位癌中的湿疹样癌相似。

历代医家从临床表现、发病机制和治疗方法等方面对本病做了详尽的描述和研究，形成了一整套系统的分型治疗体系。皮肤癌虽然证候多样复杂，但究其病因不出内外二因，内为脏腑功能失调，外为六淫之邪入侵。至其为病，则无非气血壅滞、营卫稽留所致。其发病机制主要有正虚、气滞血瘀、湿浊和外邪入侵四个方面。正虚多为年老体弱，阴阳失调，气血不足，肌肤失养；气滞血瘀多因郁怒忧思，肝气郁结，气血瘀滞，阻于肌肤；湿浊阻滞乃因饮食厚味，醇酒炙煿，壅塞脾胃，运化失司，湿浊内生；外邪入侵源于毒、燥、热、寒、暑等。

皮肤癌与肺、肝、脾之关系最为密切。皮肤为人之抵御外邪之藩篱，正气为维持人体功能正常运行的基础。中医认为"正气虚则为岩"，易引起正气虚衰的原因，其为病

不仅与外感六淫有关，亦与脏腑功能失调相连。肺主气，外合皮毛，肺气失调，则皮毛不润；肝藏血，调节血量，肝阴血不足，则皮肤血燥不荣；脾为后天之本，气血生化之源，若脾失健运，则气血化生乏源，肌肤失养，且脾不健运，易聚津成湿，可与外邪相挟为患。

大量临床实践证明，中晚期恶性肿瘤患者并不能耐受大剂量放、化疗，同时一些产生耐药的患者对化疗反应差。临床常常可以见到，患者死因不是因为癌症本身造成，而是由于不科学、不恰当的杀伤性治疗所致。而中医药治疗可以弥补手术、放疗、化疗治疗皮肤癌等恶性肿瘤的不足，既能巩固放、化疗的效果，又能消除放、化疗的毒副作用，更重要的是可以提高人体的免疫力，在细胞内形成抗癌物质，切断癌细胞的复制功能，从而达到较好的治疗效果。

二、皮肤癌的中医治疗方法

1. 辨证论治

（1）脾虚痰凝

临床表现：皮肤中呈囊肿块，内含较多黏液，色呈蜡黄，逐渐增大，亦可破溃流液，其味恶臭，食少纳差，或有腹胀消瘦，舌黯红，苔腻，脉滑。

治法：清化痰散结，健脾利湿。

方药：羌活 10g，独活 10g，白芷 10g，防风 10g，川芎 10g，白术 10g，白芥子 10g，茯苓 30g，薏苡仁 30g，白花蛇舌草 30g，猪苓 15g，紫河车 15g，夏枯草 15g，莪术 15g，山慈菇 15g。

加减：形瘦者，加黄芪、党参以健脾益气；夜寐不宁者加炙远志、酸枣仁、合欢皮以宁心安神；破溃流液多者加白鲜皮、地肤子以加强燥湿解毒之力；有淋巴结转移者，加昆布、海藻，或加用西黄丸、醒消丸内服以软坚散结。

（2）血瘀痰结

临床表现：皮肤起丘疹或小结节，硬块，逐渐扩大，中央部糜烂，结黄色痂，边缘隆起，有蜡样结节，边界不清，发展缓慢。或长期保持完整之淡黄色小硬结，最终破溃，舌黯红，苔腻，脉沉滑。

治法：活血化瘀，软坚散结。

方药：当归 10g，桃仁 10g，牡丹皮 10g，苏木 10g，莪术 10g，白僵蚕 10g，瓜蒌 12g，赤芍、白芍各 12g，海藻 12g，野百合 15g，山慈菇 20g，丹参 30g，牡蛎 30g，白花蛇舌草 30g。

加减：大便溏泄者，加茯苓、党参以健脾止泄；腹胀纳呆者加法半夏、陈皮、白术以健脾理气；皮肤干燥或痒者加防风、地肤子、金银花以疏风解毒。

（3）肝郁血瘀

临床表现：皮肤起小结节，质硬，溃后不易收口，边缘高起，色黯红，如翻花状或菜花状，性情急躁，心烦易怒，胸胁苦满，舌边尖红或有瘀斑，舌苔薄黄或薄白，脉弦细。

治法：疏肝理气，养血活血。

方药：柴胡 15g，郁金 10g，生栀子 12g，川楝子 15g，制香附 10g，厚朴 10g，丝瓜络 10g，赤芍 10g，红花 10g，莪术 10g，三棱 10g，白花蛇舌草 30g，蛇莓 15g，紫草 9g。

加减：出血不止者，加生蒲黄、生地黄、地榆、仙鹤草以清热止血；胸闷甚者加厚朴、郁金以理气解郁。

（4）肝郁湿毒

临床表现：类似湿疹样癌变，可见乳头周围皮肤瘙痒溃烂，多破溃流水，干燥后结黄褐色痂片，乳头凹陷，触之坚硬；若发生在阴部可蔓延至大腿内侧和臀部，也可累及阴囊、阴唇、腋下等处。自觉瘙痒、麻木、刺痛。脉弦数、舌红，苔白。

治法：疏肝解郁，利湿解毒。

方药：柴胡 10g，当归 10g，赤芍 12g，白芍 12g，龙胆草 10g，白花蛇舌草 30g，紫草 15g，黄芩 12g，夏枯草 15g，土茯苓 30g，丝瓜络 10g，野百合 15g。

加减：发于阴部者，加知母、黄柏、车前子；滋水多者，加苍术、萆薢；瘙痒剧烈者，加白鲜皮、苦参、徐长卿；硬结明显者，加石见穿、丹参、皂角刺；疼痛明显者，加金铃子、延胡索；后期元气两虚者，加生黄芪、党参。

（4）湿毒内蕴

临床表现：初起皮肤为一隆起米粒大至黄豆大小丘疹或小结节，呈暗红色，中央可结黄褐色或暗灰色痂，边缘隆起坚硬，日久病损可逐渐扩大，甚至形成溃疡，流液流血，其味恶臭或为渗液所盖，久久不愈。亦有形成较深溃口，如翻花状或外突成菜花样，舌红，苔腻，脉弦滑。

治法：清热凉血，除湿解毒。

方药：白鲜皮 20g，生薏苡仁 30g，土茯苓 30g，白花舌蛇草 30g，仙鹤草 30g，大豆黄卷 15g，栀子 15g，牡丹皮 15g，连翘 15g，紫花地丁 15g，金银花 15g，半枝莲 15g，生甘草 10g。

加减：肿块疼痛较甚，加延胡索、乳香、没药以活血镇痛；肿块坚硬者加牡蛎、丹参、昆布以软坚散结；口干苦者加黄芩、竹茹以清肝降火；发热者加柴胡、地骨皮以除虚热。

2. 民间验方

·皮肤鳞癌方：丹参 10g，赤芍 10g，桃仁 10g，当归 10g，干蟾皮 10g，泽泻 10g，僵蚕 9g，蒲公英 30g，茯苓皮 12g，川芎 5g，甘草 4.5g，三七 1.5g（研末吞服）。若出现伤阴表现，加用大剂生地黄、石斛、玄参、天花粉等。每天 1 剂，分两次水煎服。活血散瘀，抗癌散结。适用于面部鳞状细胞癌。

·泻火散加味：生石膏 12g，防风 12g，藿香 10g，炒栀子 10g，甘草 9g，全蝎 6g，全蜈蚣 2 条。水煎服，每天 1 剂。或用散剂，上方共研细末，每天 2 次，每次 9g，白开水送下。清热祛风，抗癌散结。适用于鳞状上皮癌。

·生地黄 12g，茯苓皮 12g，白花蛇舌草 30g，半枝莲各 30g，紫花地丁 15g，当归 9g，赤芍 9g，贝母 9g，僵蚕 9g，干蟾皮 9g，三棱 9g，莪术 9g，王不留行 9g，金银花 9g，泽泻 9g，甘草 4.5g。每天 1 剂，分两次水煎服。清热解毒，破血散结。用于皮肤鳞状细胞癌。

·板蓝根 120g，金银花 9g，连翘 9g，皂刺 9g。每天 1 剂，煎两次分服。清热解毒，抗癌散结。适用于皮肤基底细胞癌。

·白花蛇舌草 30g，夏枯草 30g，黄芪 30g，蚤休 15g，穿山甲 10g，甘草 10g。水煎服，每天两次。扶正祛邪，抗癌散结。适用于皮肤鳞状细胞癌。

·内服菊藻丸：菊花 10g，海藻 30g，山棱 15g，莪术 15g，党参 30g，黄芪 30g，金银花 20g，山豆根 20g，山慈菇 30g，漏芦 30g，黄连 10g，蚤休 20g，马蔺子 30g，制马钱子 10g，制蚂蚁 30g，紫草 10g，熟大黄 20g，紫石英 30g。共研细末为丸，每丸约 0.3g，每天 3 次，每次 5 粒，连服 1 个月。抗癌解毒。适用于皮肤癌。

3. 外用药

·蛇床龙葵汤：蛇床子 60g，龙葵 60g，败酱草 30g，蒲公英 40g。煎汤浸洗患处，每天 1～2 次。清热解毒，收湿止痒。适用于皮肤癌形成溃疡或向外呈菜花样瘤、感染流脓流汁、恶臭污秽者。

·蟾酥软膏：蟾酥 10g。取蟾酥 10g，溶于 30ml 清洗液中，再加入 40g 磺胺软膏。上药调匀，每次适量外敷肿瘤处。收湿敛疮止痒。适用于皮肤鳞状细胞癌。

·仙人掌膏：仙人掌 300g。用仙人掌，刮去皮刺，捣如泥，摊于纱布之上，敷患处，复以绷带包扎固定。敷药同时取全蝎 7 只，黄泥封煅，研细，黄酒冲服，每周 1 次。收湿敛疮止痒。适用于皮肤鳞状细胞癌。

·密陀僧膏：密陀僧 60g，炉甘石 60g，冰片 1.5g。共研细末，再与猪板油 250g 捣匀，捶成软膏状，涂于膏状，涂于患处。收湿敛疮止痒。适用于疗皮肤癌性溃疡。

·皮癌净：红砒 50g，指甲 5g，头发 5g，大枣去核 71g，碱发白面 172g。将大枣去核、红吡研末，头发剪短，指甲切碎。将红砒、指甲、头发混合，放入大枣内，外用碱发白面包裹如元宵样，再将包好的药丸放在煤火或木炭中烧烤，火力不宜过大，力求受火均匀。烧成的药丸，研成细粉过筛，密封备用。若肿瘤破溃，分泌物多者，可用药粉直接撒在瘤体表面。若瘤体表面干燥，用香油调敷，每天换药 1～2 次。使用时应注意将药涂在包括根部的整个瘤体，不要涂在正常组织上。瘤体过大者，可分区分批涂药。用药后红肿疼痛严重者，可减少用药次数。收湿敛疮。适用于皮肤癌。

·青黛散：青黛 60g，石膏 120g，滑石 120g，黄柏 60g。各研细末和匀，麻油调搽患处。清热解毒，收湿止痒。适用于湿疹样乳头癌。

·三石散：制炉甘石 90g，熟石膏 90g，赤石脂 80g。共研细末，外敷患处。收湿生肌。适用于湿疹样乳头癌。

·千金散：制乳香 15g，制没药 15g，轻粉 15g，飞朱砂 15g，煅白砒 6g，赤石脂 15g，炒五倍子 15g，煅雄黄 15g，醋制蛇含石 15g。各药研细和匀，外敷患处。蚀恶肉，化疮腐。适用于基底细胞癌。

·桃花散：白石灰 250g，大黄片 45g。先将大黄煎汁，白石灰用大黄汁泼成末，再炒，以石灰变成红色为度，将石灰筛细备用。止血生肌。适用于基底细胞癌。

·砒枣散组成：红枣 1 枚，红砒 1 粒（如绿豆大），冰片少许。将红枣去核，细入红砒，置瓦上，用炭火煅之存性，研极细末，再加冰片少许（约 15 枚红枣加冰片 0.6g）和匀，外敷患处。祛腐拔毒。适用于皮肤鳞状细胞癌。

·枯矾黄柏散：枯矾 30g，黄柏 10g，煅石膏 20g，黄升丹 10g。将药共研细末，用熟菜油调成糊状外敷患处，每天或隔日换药 1 次。清热、燥湿、解毒。适用于皮肤癌。

·《四川中草药通讯》验方：千足虫 10g，蓖麻仁 10g，陈石灰 3g，叶烟粉各 3g，鲜苎麻根 10g。取乙醇浸泡千足虫或活千足虫捣烂加入蓖麻仁泥（蓖麻仁会壳捣烂），除石灰、叶烟粉调匀，然后加入鲜嫩苎麻根调合，最后加入浸泡千足虫的乙醇 5ml，二甲基酮 50ml，调成膏状，贮瓶备用。临用时，以过氧化氢及水洗净肿瘤创面后涂敷此膏，隔日或每天换敷。拔毒祛腐，燥湿敛疮。适用于皮肤基底细胞癌。

·沈阳医学院验方：樟丹 30g，乳香 10g。二者按比例混合，共研细末，外用。临用前以麻油调制成糊状，涂敷于癌肿患处，每天 1 次。活血消肿。适用于皮肤癌。

·大枣 10 枚，信石 0.2g。大枣去核后将信石放置于大枣内，于恒温箱内烤干，研细混匀，密封于瓶中备用。用时与麻油调成糊状外敷，每天 1 次或隔日 1 次。祛腐生肌。适用于皮肤癌。

·三虫膏：马陆（鲜）20g，斑蝥（鲜）20g，埋葬虫 20g，硫黄 30g，红砒 15g，冰片 15g，麝香 5g，皂角刺 20g，威灵仙 20g。按比例混合，共研细末，以麻油调制成糊状，涂敷于癌肿患处，每天 1 次。收湿敛疮、祛腐生肌。适用于皮肤基底细胞癌。

·山慈菇、秋水仙、莪术、山豆根、龙葵、黄药子、夏枯草、蒲公英、鱼腥草、丹参、赤芍、肿节风，各适量。将药共研细末，用熟菜油调成糊状外敷患处，每天或隔日换药 1 次。清热解毒，祛腐生肌。适用于鳞状细胞癌。

·白花蛇舌草、蚤休、薏苡仁、猪苓、蛇莓、菝葜、娃儿藤、半边莲、墓回头，各适量。将药共研细末，用熟菜油调成糊状外敷患处，每天或隔日换药 1 次。清热祛湿，生肌敛疮。适用于鳞状细胞癌。

·皮癌灵：①威灵仙 3g，石菖蒲 3g，土细辛 1.5g，黄樟根 1.5g，大罗伞根 6g，鸡骨香 6g，两面针 6g。②生南星 6g，生半夏 6g，生草乌 6g，陈皮 6g，乳香 3g，没药 3g，朴硝 3g，樟脑粉 3g。③金沙牛 20 只，樟脑粉 0.3g，梅片 3g，蟾酥 3g。以上三方药物，分别研制成细末，充分混合均匀，置搪瓷大碗内，上覆小瓷碗，边缘用炒盐密封，缓渐加热至盖瓷碗烫手为止。放凉后除去细盐，取下瓷碗，刮取升华物，研细末，然后再加入约为药粉 1/4 量的白降丹和等量的白及粉，混合后加水适量，搓成小丸，阴干。清洗癌肿皮肤，将药丸置于上面，以盖满肿块表面为度，药丸间稍留空隙，然后铺上敷料，包紧固定，每 3～5d 换药一次。治疗各型皮肤癌。

·外用五烟丹：石胆、丹砂、雄黄、矾石、磁石，各适量。共研细末，再与猪板油捣匀，捶成软膏状，涂于患处。祛腐生肌。适用于各型皮肤癌。

·生肌象皮膏组成：象皮、头发、全当归、生地黄、生龟甲、生石膏、炉甘石、黄蜡、白蜡，各适量。共研细末，再与麻油调匀，涂于患处。祛腐生肌。适用于各型皮肤癌。

·樟乳散：樟丹 30g，乳香 10g。研末以小麻油制成糊状，涂敷患处，每天 1 次。破血祛腐，生肌敛疮。适用于皮肤鳞状细胞癌。

·五虎丹：水银、白矾、青矾、牙硝、食盐，各适量。共研细末，再与麻油调匀，涂于患处，每天 1 次。清热解毒，祛腐生肌。适用于皮肤鳞状细胞癌及基底细胞癌。

·蟾酥红娘散：蟾酥、红娘、斑蝥、洋金花、食盐，各适量。共研细末，再与麻油调匀，涂于患处，每天 1 次。祛腐生肌。适用于皮肤鳞状细胞癌。

·红升丹：水银、白矾、火硝，各适量。共研细末，以麻油调制成糊状，涂敷于癌肿患处，每天 1 次。祛腐生肌，收湿敛疮。适用于皮肤基底细胞癌。

三、抗皮肤癌中药的现代药理学研究

雄黄　国内学者发现，雄黄具有抑制皮肤鳞状癌 A431 细胞株的增殖和诱导皮肤鳞状癌 A431 细胞株的凋亡作用，并在一定剂量范围内呈剂量依赖性。进一步的研究表明且该作用可能是通过抑制凋亡抑制蛋白 Survivin 基因的表达、提高凋亡蛋白 Caspase-3 基因的表达发挥的。

厚朴提取物　国外学者用甲醇从中药厚朴的树皮中分离出三种木脂素——木兰醇、厚朴酚和单花烯木兰醇。实验研究表明厚朴的甲醇提取物木兰醇对小鼠皮肤癌有明显抑制作用。

绿茶提取物 EGCG　研究发现，EGCG 可明显抑制由促癌物 TPA 在小鼠皮肤诱发的数种与癌症发生有关的基因表达。该结果不仅进一步证实绿茶是一种有效的防癌物质，同时提示其防癌机制可能与其抑制致癌物诱发基因表达有关。

大蒜　用煤焦沥青烟气吸入可造成小鼠感染肺癌及皮肤癌，比较饮用大蒜水和普通纯净水组，发现饮用大蒜水组小鼠皮肤癌诱发率为 21%，而饮用纯净水组为 43%。

茯苓菌核甲醇提取物　研究发现，该提取物对 12 - O - 十四烷酰佛波醇 - 13 - 乙酸酯（TPA）诱导小鼠二阶段皮肤癌形成具有抑制作用。

蜂胶　国外学者用蜂胶治疗由 7，12 - 二甲基苯并蒽诱导的小鼠皮肤良性乳头状瘤，发现蜂胶对荷瘤小鼠的皮肤具有抗菌、抗炎和抗溃疡作用，而且可延长小鼠的存活期。

莪术提取物　用姜黄提取物注射小鼠后，观察其对二甲基苯蒽（DMBA）致小鼠皮肤癌动物模型的影响，发现莪术提取物对小鼠皮肤癌的药效显著。

人参提取物　近年来，国内学者发现人参皂苷对紫外线照射所致的小鼠皮肤癌具有抑制作用。

紫草提取物　体外实验中，紫草对人皮肤癌 A431 细胞株有显著的抑制增殖和促进凋亡作用，且机制可能与下调 Bcl-2、Ki-67、p21ras 蛋白表达，促进 Caspase-3 和 Caspase-8 蛋白表达有关。

白花前胡提取物　Pd-la 用白花前胡提取物 Pd-la 注射人工诱导皮肤癌小鼠，发现对小鼠二阶段皮肤致癌及每只小鼠平均肿瘤数目均有抑制作用，且毒副作用小。

复方生脉注射液　研究表明，复方生脉注射液的主要成分红参对小鼠移植性 M-H 瘤有明显的抑制作用；对健康小鼠巨噬细胞系统吞噬功能有明显的激活作用；还能使接种 M-H 瘤后第 35d 荷瘤小鼠 T、B 细胞比值维持正常水平，防止荷瘤小鼠 T 细胞明显下降，并有提高具有特殊免疫活动性的 TG 细胞数的作用。因此可认为复方生脉注射液对皮肤癌的抑制作用主要是通过增强巨噬细胞吞噬功能和细胞免疫功能而实现的，同时局部免疫功能亦起重要作用。

姜黄素　研究发现姜黄素能抑制人黑色素瘤 A375 细胞增殖和诱导其凋亡，*c-myc* 和 *Caspase*-3 基因可能参与凋亡过程。

第十六节　白血病的中医治疗

一、中医学对白血病的认识

根据白血病高热、贫血、出血、不同程度的脏器浸润及肝、脾、淋巴结肿大等临床

特征，可将其归属为中医"温病""急劳""癥瘕""积聚""热劳""血证""虚劳"等范畴。其中，以贫血症状为主要表现者可归属"虚劳"的范畴；急性感染发热者可归属为"温病""急劳"或"热劳"；出血症状明显者可辨为"血证"；腹部肝脾肿大严重者辨为"癥瘕""积聚"；浅表淋巴结肿大者则辨为"痰核""瘰疬"。古代医家对白血病很早就有充分的认识，如《圣济总录》记载："论曰急劳……缘禀受不足，忧思气结，荣卫俱虚，心肺壅热，金火相刑，藏气传克，或感受外邪，故烦躁体热，颊赤心松，头痛盗汗，咳嗽咽干，骨节酸痛，久则肌肤消烁，咯涎唾血者，此其候也。"《普济方·热病附论》云："夫热病者，由心肺实热，伤于气血骨节酸痛，深思昏沉，多卧少起，或时盗汗，热毒攻注骨髓……"

白血病发病的内因为正气亏耗，感受瘟毒之气为发病的外在条件，瘟毒伤及藏血藏精之肝肾，肾主骨生髓功能异常，变生诸证。病理变化为机体正气不足，无以抵御外邪，致使毒邪内侵，伤及营阴，耗损精血，形成血虚。邪毒入内化生郁热，熏蒸损伤血脉，迫血妄行，不循常道；或久病耗伤气血致气不摄血，导致血证。或由于外邪入里化热，燔灼营血，内热炽盛，表现为高热持续不退。日久患者气弱血虚，推动无力致血行瘀滞，脉络阻塞，结于胁下，形成痞块。后期正气大亏，毒邪未尽，经常反复发作，致使邪衰正虚，出现肝脾肾亏虚、气血阴液不足的一派虚劳表现。正如《医宗必读·虚劳》所言："夫人之虚，不属于气，即属于血，五脏六腑，莫能外焉。而独举脾肾者，水为万物之元，土为万物之母，二脏安和，一身皆治，百疾不生。"强调了脾肾二脏虚损与该病发生发展密切相关，为疾病的重要因素。

综上所述，本虚标实是白血病的主要病机特点，患者病灶位置在骨髓，邪毒深伏胶固，兼有血脉瘀滞，故治疗需要清热解毒、凉血活血，以发散患者血液中的郁热。若患者为急性初发，以邪毒为主要矛盾，可以重在清热凉血解毒，兼有气血不足者应辅以补气养血治疗；若患者为慢性白血病，迁延较久，正气已伤，主要对其实施标本兼治；在慢性白血病后期，患者若正气较虚，需要对其实施扶正治疗。在化疗后，患者往往气血亏耗，营阴不足，此时应辅以祛邪扶正的中医药治疗，进一步缓解化疗过程中出现的毒副作用等情况，保证治疗的安全性以及治疗效果。

二、白血病的中医治疗方法

1. 辨证论治

（1）肝火痰热

临床表现：肝脾和淋巴结肿大，发热不为汗解，出血不重，头痛头昏，胸骨叩痛，骨节疼痛，口苦咽痛，小便溲赤，大便秘结，起病急骤，舌红，苔黄厚或黄腻，脉弦滑数。

治法：清肝泻火，化痰散结。

方药：当归龙荟丸加减。当归6g，芦荟6g，夏枯草20g，昆布20g，海藻20g，制半夏10g，川贝母10g，黄连10g，黄芩10g，龙胆草10g，青黛10g，紫草10g，半枝莲30g，白花蛇舌草30g，三七粉8g（冲服）。

加减：肺热咳嗽加金银花、百部；便血加生地黄、地榆、藕节；尿血加白茅根、小蓟；恶心呕吐加竹茹、陈皮。

（2）瘟毒内蕴

临床表现：起病急骤，壮热口渴，渴喜冷饮，发热不为汗解，鼻口衄血，尿血，便血，皮下瘀血，胸骨叩痛，咽喉肿痛，口舌糜烂，小便溲赤，大便干结，舌红苔黄，脉洪大、弦滑而数。

治法：清热解毒，清营凉血。

方药：犀角地黄汤、清营汤、清瘟败毒饮化裁。水牛角30g，生地黄15g，玄参15g，麦冬10g，生石膏40g，牡丹皮12g，栀子12g，黄连9g，金银花12g，连翘10g，白花蛇舌草30g，青黛15g，半枝莲30g，丹参15g。

（3）痰热瘀毒

临床表现：胸闷纳呆，头昏肢软，发热或不发热，肝、脾或淋巴结肿大，倦怠乏力，皮下微量出血，面色晦暗，唇暗淡微红。舌质暗，边有瘀斑，苔黄腻或白腻，脉弦滑。

治法：清热化热，凉血散结。

方药：消瘰丸、温胆汤、清营汤加减。玄参30g，浙贝母12g，生牡蛎30g，生地黄12g，胆南星12g，竹茹12g，陈皮10g，玄参10g，生石膏40g，牡丹皮12g，栀子12g，丹参15g，黄连9g，金银花12g，白花蛇舌草30g，猫人参30g。

加减：合并感染者加大青叶、板蓝根、连翘；便秘者加瓜蒌仁或番泻叶代茶饮。

（4）气滞血瘀

临床表现：腹胀，胁下痞块明显，或肢体肿块作痛，胸胁胀痛，低热起伏，自汗盗汗，面色晦暗，纳减乏力。舌质淡紫，有瘀斑，脉弦。多见于慢性白血病活动期，复发期。

治法：活血通络，化瘀消斑。

方药：四逆散合桃红四物汤加味。柴胡12g，枳壳12g，陈皮10g，桃仁10g，红花9g，当归12g，赤芍12g，生地黄12g，川芎15g，丹参12g，香附9g，川楝子10g，藤梨根12g。

加减：兼见气阴两虚加党参、北沙参、白芍、甘草、麦冬、五味子等补气养阴。

（5）瘀血结聚

临床表现：肝脾大尤以脾大为著，伴有胸胁痞闷或痛不可耐，面色晦暗无泽，肌肤瘀斑，时有黑便，舌体色紫或有瘀斑，脉涩或弦数。

治法：活血破瘀，消积散结。

方药：膈下逐瘀汤加减。红花12g，当归12g，桃仁10g，五灵脂10g，千金子12g，川芎12g，三棱8g，延胡索12g，莪术9g，赤芍10g，牡蛎30g，鳖甲20g，鸡血藤15g，青黛10g，丹参12g。

加减：气血双虚者加党参、黄芪、白术、熟地黄；饮食不佳者，加草果、砂仁、鸡内金。

（6）阴虚血热

临床表现：低热不退或午后潮热，五心烦热，颊部潮红，遗精盗汗，耳鸣眩晕，心悸气短，消瘦乏力，腰膝酸软，鼻齿衄血，肌肤发斑，舌红少苔或无苔，脉细数或虚大。

治法：养阴清热，凉血止血。

方药：玉女煎、青蒿鳖甲汤化裁。生石膏15g，知母12g，生地黄12g，银柴胡15g，牡丹皮 12g，胡黄连 12g，白芍 15g，地骨皮 15g，太子参 15g，石斛 10g，玄参 10g，青蒿 12g，鳖甲 12g。

加减：盗汗不止者加浮小麦、煅龙牡；出血者加侧柏炭、龟甲胶、阿胶、三七、白及；脾大者加三棱、桃仁、莪术、红花、牡蛎、龟甲；淋巴结肿大者加夏枯草、昆布、海藻、半夏、海蛤壳。

（7）气血双虚

临床表现：面色苍白无华，头昏，神疲乏力，动则气促，心悸气短，唇淡口干，懒言，自汗出。舌淡或淡胖，苔薄，脉细弱。

治法：补气养血，益气健脾。

方药：八珍汤加味。党参 15g，当归 12g，熟地黄 12g，白术 12g，白芍 12g，茯苓 15g，黄芪 20g，菟丝子 10g，补骨脂 10g，仙灵脾 10g，制首乌 10g，黄精 12g。

加减：自汗不止者加浮小麦、五味子、煅龙牡；腹泻不止者加诃子、山药、赤石脂。

（8）脾肾阳虚

临床表现：面色苍白，畏寒肢冷，气弱懒言，少食纳呆，脘腹胀满，大便溏薄，舌淡苔白，脉沉弱无力。

治法：温阳补肾，健脾益气。

方药：四君子汤、右归饮化裁。党参 15g，茯苓 15g，白术 12g，黄芪 20g，山茱萸 15g，熟地黄 10g，山药 20g，枸杞子 15g，仙茅 10g，丹参 10g，制首乌 10g，巴戟天 12g。

（9）肝肾阴虚

临床表现：腰膝酸软，耳鸣目眩，五心烦热，胁下隐痛，潮热盗汗，出血不甚，舌淡红无津少苔，脉细数。

治法：滋阴补肝。

方药：六味地黄丸、一贯煎化裁。生地黄 15g，熟地黄 15g，牡丹皮 12g，沙参 15g，麦冬 15g，山茱萸 15g，当归 12g，丹参 12g，白芍 15g，何首乌 12g，玄参 15g，五味子 10g，旱莲草 20g，女贞子 15g。

加减：兼见气血虚加黄芪、党参；出血加生地黄炭、槐花、煅牡蛎粉、小蓟、白茅根、三七粉；发热加柴胡、黄芩、黄连、连翘、野菊花。

总体而言，急性白血病多见瘟毒内蕴、气滞血瘀、肝火痰热、痰热瘀毒等证；慢性白血病多见阴虚血热、气血双虚、瘀血结聚等证；慢性白血病急性发作时也可表现为瘟毒内蕴、肝火痰热或痰热瘀毒等；而急性和慢性白血病中者均可见到肝肾阴虚、脾肾阳虚、气血双虚等。而白血病常发生感染、出血、发热、贫血、口腔溃疡、脑膜白血病以及化疗引起的骨髓抑制或消化道反应等，正确处理这些并发症对于白血病的治疗是非常重要的。

2. 民间验方

·生生丸：青黛 40g，天花粉 30g，牛黄 10g，芦荟 20g。研成丸，每天 3g，分两次服。清热解毒，养阴益气。适用于急性白血病。

·红花黄芪汤：红花 3g，黄芪 18g，茯苓 12g，生薏仁 15g，生地黄 15g，玄参 9g，甘草 6g，山豆根 12g，山慈菇 12g，青黛 12g，紫草 9g，黄药子 9g。水煎服，每天 1 剂，分两次服。益气活血，清热解毒。适用于急性白血病。

·黄芩龙胆汤：龙胆草 10g，黄芩 10g，栀子 10g，木通 10g，当归 10g，生地黄 10g，柴胡 10g，猪苓 10g，泽泻 10g，鸡血藤 30g，丹参 30g。水煎服，每天 1 剂，分两次服。清热泻火，疏肝活血。适用于急性白血病。

·双参地芍汤：党参 10g，生地黄 30g，玄参 30g，白芍 15g，马勃 15g，黄药子 15g，牛蒡子 15g，板蓝根 30g，半枝莲 30g，白花蛇舌草 30g，白姜黄 9g，牡丹皮 9g，阿胶（烊冲）6g。水煎服，每天 1 剂，分两次服。同时服用散剂（山慈菇、五倍子、千金子、大戟、雄黄、琥珀、麝香、牛黄，研末混匀），每天两次，每次 2～3g。益气养阴，清热解毒。适用于急性白血病。

·青黛鳖甲汤：鳖甲 60g，龟甲 30g，青黛 60g，金银花 15g，生牡蛎 30g，太子参 30g，生地黄 30g，鸡内金 15g，生山药 30g，地骨皮 30g，当归 15g，赤芍 12g，红花 10g，炮山甲 15g，牡丹皮 12g，甘草 3g，广木香 9g。研末，炼蜜为丸，每丸 9g，每天 4～6 丸。益气活血，补肾滋阴。适用于慢性粒细胞性白血病。

·白花丹根汤：白花丹根 30g，葵树子 30g，白花蛇舌草 30g。水煎服，每天 1 剂，分两次服。清热解毒。适用于急性白血病。

·鸡血藤丸：鸡血藤 30g，白芍 12g，郁金 10g，桃仁 15g，党参 12g，紫河车 30g，北黄芪 30g，生地黄 30g，黄精 15g，麦冬 15g，玉竹 12g，当归 15g，何首乌 15g，牡丹皮 12g，川红花 6g，酸枣仁 12g，姜黄 12g，陈皮 10g。研末，炼蜜为丸，每丸 9g，每天 4～6 丸。益气活血，补肾滋阴。适用于慢性粒细胞型白血病。

·慈菇化瘀汤：当归 20g，丹参 20g，赤芍 20g，川芎 10g，沙参 20g，麦冬 15g，板蓝根 50g，山豆根 30g，山慈菇 50g。水煎服，每天 1 剂，分两次服。活血凉血，清热解毒。适用于急性白血病。

·蟾蜍酒方：取 125g 重蟾蜍 15 只（剖腹去内脏），黄酒 1500ml，煮沸 2h，将药液过滤即得。成人每次服 15～30ml，每天 3 次。主治急、慢性白血病。

·猫爪苦参方：猫爪草 15g，苦参 15g，黄芩 15g，黄柏 15g，雄黄 15g，当归 15g，诃子肉 15g，青黛散 15g，土鳖子 8g，水蛭 8g。制成每片含生药 0.25g 的糖衣片。治疗剂量每天服 5～8g，维持剂量每天服 2.5～5g，分 3～4 次每天。抗癌解毒。适用于慢性粒细胞性白血病。

·当归川芎汤：当归 15g，川芎 15g，鸡血藤 15g，赤芍 15g，红花 8g，三七 6g。水煎服，每天 1 剂，分两次服。活血补血。适用于急性白血病。

·龙葵薏苡仁汤：龙葵 30g，生薏苡仁 30g，黄药子 15g，乌梅 12g，白花蛇舌草 30g，生甘草 5g。水煎服，每天 1 剂，分两次服。解毒抗癌。适用于慢性白血病。

·五生水王汤：水红花子 10g，芒硝 30g，樟脑 12g，桃仁 12g，地鳖虫 6g，生南星 15g，生半夏 15g，穿山甲 15g，三棱 15g，王不留行 15g，白芥子 15g，生川乌 15g，生草乌 15g，生白附子 9g，延胡索 9g。研细末，以蜜及醋调，成泥，加麝香 1.2g、梅片 3g。化痰散瘀，攻毒抗癌。外敷脾大处。适用于白血病脾大。

·当归 20g，丹参 20g，赤芍 20g，川芎 10g，沙参 20g，麦冬 15g，板蓝根 50g，山豆根 30g，山慈菇 50g。水煎服，每天 1 剂。养血活血，清热解毒。适用于急性白血病。

·犀角 4g（或水牛角 10g），生地黄 20g，牡丹皮 20g，旱莲草 30g，女贞子 20g，杭白芍 15g，血余炭 20g，大小蓟各 30g，仙鹤草 30g，地榆炭 20g，羊蹄根 30g，大青叶

20g，露蜂房 10g，生黄芪 30g，藕节 30g。水煎服，每天 1 剂。清热解毒，凉血止血。适用于阴虚血热、迫血妄行型白血病。

·玄参 12g，牡蛎 30g，浙贝母 15g，炮甲珠 15g，夏枯草 30g，昆布 30g，海藻 30g，清半夏 12g，生南星 12g（先煎 2h），瓜蒌 15g，黄药子 15g，山慈菇 20g，半枝莲 30g，蚤休 20g，白花蛇舌草 30g。水煎服，每天 1 剂。清热解毒，软坚散结。适用于热结痰核型白血病。

·黄芪 30g，肉桂 8g，党参 12g，当归 10g，白术 10g，白芍 10g，熟地黄 15g，茯苓 12g，鹿角 10g，陈皮 6g，红枣 5 个，甘草 3g。水煎服，每天 1 剂。健脾补肾，益气壮阳。适用于阴虚型白血病。

·川芎 15g，板蓝根 15g，铁扁担 15g，猪殃殃 50g，罂粟壳 6g。水煎服，或制成浸膏压片服用，每天 4 次。清热解毒，活血凉血。适用于白血病。

·马兰根大青叶方：马兰根 30g，胡黄连 15g，大青叶 30g，干蟾皮 9g，生马钱子 1g，红花 9g，生地黄 12g，当归 12g，党参 15g，黄芪 30g，生甘草 6g。水煎服，每天 1 剂。清热解毒，活血祛瘀，扶正补益。适用于急性粒细胞性白血病、急性单核细胞性白血病。

3. 食疗

·鳗鱼酒：鳗鱼 500g，黄酒 500ml，食醋适量。将鳗鱼剖腹去内脏，洗净置锅中，加入黄酒和醋，用文火炖至熟烂，加盐少许，每天食用。补虚损，活血止血。适用于白血病有便血、消瘦、低热等症状。

·荠菜粳米粥：荠菜 90g，粳米 90g。将荠菜洗净切碎后同粳米煮粥，每天 1 剂，常服。清热益气。适用于白血病。

·乳鸽枸杞子汤：乳鸽 1 只，枸杞子 30g，食盐少许。将乳鸽去毛杂、洗净，与枸杞子共放锅中，加清水适量。文火炖熟后，调入食盐适量服食。益气养血，滋阴补肾。适用于慢性白血病体弱消瘦者。

·无花果煮鸡蛋：鲜无花果 20g，鸡蛋 1 个，米酒 10ml，油、盐各少许。鲜无花果加水煎煮，去渣取汁。再把鸡蛋放入无花果汁中煮熟。捞去蛋壳后再继续煮，最后加米酒、油、盐调味即可食用。每天 1 剂，疗程不限。益气养血。适用于慢性白血病。

·冬虫夏草炖雄鸭：冬虫夏草 1g，雄鸭 1 只，姜、葱适量，油、盐少许。将雄鸭宰杀后去毛洗净，去内脏。冬虫夏草洗净，放入鸭腹内，将鸭放入锅内，加油、葱、姜，再加水适量，隔水炖熟即可食用。每周 2 剂，连续 3～5 周。滋补健身，益肾补虚。适用于慢性白血病。

·芦笋炒香菇肉片：芦笋 100g，香菇 50g，猪瘦肉 50g，鸡蛋 2 个，油、盐、味精、香油少许，葱、姜适量。芦笋洗净切碎，香菇用温水泡发，洗净切成丝，猪瘦肉切片。将三者一起放入锅内，加油、盐少许，翻炒数分钟后，打入鸡蛋同炒，加水适量炒至熟，加入味精、香油、姜、葱，再炒片刻即可食用。每天 1 剂，连续 1～2 个月。益气养血。适用于慢性白血病。

·蘑菇豆腐：鲜蘑菇 60g，鲜豆腐 250g，姜丝、葱白、蒜泥各 5g。食油、盐、酱油、白糖各适量。蘑菇洗净切碎，豆腐切成小块。炒锅内放油少许，烧热，入姜丝、葱白、葱泥炒香，加入蘑菇。煸炒片刻，放酱油、盐和水适量，焖一会，翻炒几下，加白糖、豆腐再焖2min即可食用。每天1剂，连续1~2个月。滋阴养血。适用于慢性白血病。

·草蘑烧青鱼：鲜草菇100g，鲜青鱼250g，葱、姜、醋、香油、盐、黄酒、酱油、味精各少许。鲜草菇洗净泡发，沥干后切成片；鲜青鱼去内脏、鳃，洗净切成短段。将草菇、青鱼放入锅内，加入调料和水适量，用武火烧沸后。转用文火烧煮至熟即可食用。每天1剂，连续1~2个月。养胃滋阴。适用于慢性白血病体弱消瘦者。

·魔芋粥：魔芋、大米、调味品各适量。将魔芋洗净，切细；大米淘净，与魔芋同放锅中，加清水适量煮粥。待熟时略放食盐等调味服食，每天1剂。化瘀消肿。适用于慢性白血病有瘀血征象者。

·沙杏猪肉汤：北沙参15g，杏仁10g，瘦猪肉50g，调料适量。将沙参、杏布包，猪肉洗净，切丝，勾芡。先取二药水煎取汁去渣，再煮沸后，下肉丝煮熟，食盐、味精等调料服食。清肺化痰。生津止渴。适用于慢性白血病。

·薏苡仁炖鸡：薏苡仁20g，鸡1只（约1200g），竹笋、冬菇、调味品适量。鸡除毛及内脏后洗净，沥干；薏苡仁洗净泥沙。烤干，碾碎。将鸡连骨切成约3cm的方块。放入深锅中。放水约10杯，同时放入薏苡仁，盖好盖，先用猛火煮沸。后用文火煮约2h；将鸡肉捞出，滤去薏苡仁渣，再把鸡肉放入汤中，加入竹笋、香菇等。移到火上，加酒半杯。加入适量的调味品煮沸即成。养胃滋阴，补血益气。适用于慢性白血病气血不足者。

4. 针灸治疗

一般可取穴命门、绝骨、至阴。命门、绝骨用平补平泻法，至阴用阳中隐阴法，留针40min，命门穴针上加灸15~20min，每天1次。

中医认为，慢性白血病是以贫血及伴随症状和出血倾向为特点，属"虚劳""血证"范畴，是由多种原因所致的，以脏腑亏损、气血阴阳亏耗为主要病机特点的一种慢性衰弱证候疾病。因此可辨证分型治疗。

（1）气 虚

①肺气虚：主症为气短声怯，自汗出，易外感，时寒时热，面白，舌淡脉细弱。针灸取风池、大椎、风门、肺俞、曲池、外关、合谷。②脾气虚：主症为纳少脘闷，倦怠乏力，便溏面黄，舌淡苔黄，脉弱。针灸取中脘、气海、关元、脾俞、肾俞、三阴交。③肾气虚：主症为神疲乏力，腰膝酸软，小便频而清长，带下清稀，舌质淡，脉弱。针灸取气海、关元、肾俞、太溪。

（2）血 虚

①心血虚：主症为心悸怔忡，健忘失眠，多梦，面色不华，舌淡，脉细结代。针灸取中脘、关元、气海、心俞、足三里。②肝血虚：主症为头晕失眠，胁痛肢麻，筋脉拘急或惊惕肉瞤。妇女月经不调，面色不华，脉弦细或细涩。针灸取中脘、气海、肝俞、血海、三阴交。

（3）阴 虚

①肺阴虚：主症为干咳咽燥，甚或失音，潮热，盗汗，面部潮红，舌红少津，脉细数。针灸取风池、肺俞、肾俞、合谷、足三里。②心阴虚：主症为心悸失眠，烦躁盗汗，或口舌生疮，舌红少津，脉细数。针灸取巨阙、心俞、内关、足三里、太冲。③脾胃阴虚：主症为口干唇燥，不思饮食，便干，甚则干呕，呃逆，面潮红，舌干，苔少或无苔，

脉细数。针灸取中脘、合谷、气海、足三里。④肝阴虚：主症为头痛眩晕，耳鸣，目干畏光流泪，视物不明，烦躁易怒，舌干红，脉弦细数。针灸取肝俞、脾俞、期门、曲泉、太冲。⑤肾阴虚：主症为腰膝酸软，遗精，眩晕耳鸣，口干咽红，颧红，舌红少苔，脉沉细。针灸取气海、关元、肾俞、复溜、太溪。

（4）阳　虚

①心阳虚：主症为心悸自汗，神倦嗜卧，胸闷疼痛，形寒肢冷，面色苍白，舌淡或紫暗，脉细弱。针灸取心俞、巨阙、气海、关元、足三里。②脾阳虚：主症为面色萎黄，食少神倦，形寒，少气懒言，便溏，肠鸣腹痛，舌淡苔白，脉弱。针灸取中脘、气海、脾俞、胃俞、足三里。③肾阳虚：主症为腰酸背痛，遗精阳痿，多尿或不禁，面色苍白，畏寒肢冷，下利清谷或五更泄，舌淡胖，脉沉迟。针灸取中脘、气海、关元、肾俞、脾俞、足三里、三阴交。

三、抗白血病中药的现代药理学研究

砒霜　砒霜的主要成分为三氧化二砷，现代药理研究发现其具有直接的细胞毒作用，能够与组织中的巯基进行结合，以达到使含巯基酶失活的目的，进而抑制白血病细胞的过多增殖。三氧化二砷还能够干扰线粒体的能量代谢，起到抑制肿瘤细胞增殖的作用。另外，三氧化二砷还具有破坏细胞膜的作用，从而抑制肿瘤细胞 DNA、RNA 的合成及克隆、增殖。近年来，有研究发现全反式维 A 酸联合砒霜治疗急性早幼粒白血病具有较好的临床效果，90% 左右的患者能够达到 5 年无病存活。

汉防己　汉防己甲素又称粉防己碱，是汉防己抗肿瘤的主要有效成分。研究表明，粉防己碱能够显著逆转 P-gp 介导的肿瘤多药耐药。体外研究发现，粉防己碱能够下调白血病 K562/ADM 多药耐药株 MDR1/P-gp mRNA 的表达，从而造成肿瘤细胞内抗癌药物的聚积，显著逆转白血病细胞 K562 对肿瘤药物的多药耐药。

冬凌草　药理研究表明，冬凌草中的冬凌草甲素具有较强的抗肿瘤活性作用，对多种恶性肿瘤均有一定的治疗效果，其中尤以对白血病的疗效最佳。细胞实验证实，冬凌草甲素能够通过 Fas/FasL 信号分子调控细胞色素 C 的释放，从而启动线粒体凋亡途径引起 U937 细胞发生凋亡。

露蜂房　露蜂房蛋白成分有明显抑制人早幼粒白血病细胞（HL-60）、白血病 K562 细胞增殖的作用，其作用机制可能是通过调节凋亡相关信号传导因子 NF-κB p65、β-catenin 及 iNOs 的表达，从而诱导白血病细胞凋亡。

斑蝥　研究发现斑蝥素及去甲斑蝥素能够诱导白血病 K562 细胞凋亡，凋亡大部分发生在细胞周期的 M 期，也有少量发生在间期，为多点启动。另有研究表明，一定剂量范围内的去甲斑蝥素可在直接杀伤作用较小的情况下明显诱导人 T 淋巴细胞白血病细胞凋亡，不会因细胞坏死而引起炎症反应。去甲斑蝥素对 HL-60 细胞株 DNA 和蛋白质合成有抑制作用，对 RNA 合成未见明显影响；对正常人骨髓细胞 DNA 合成无抑制，相反有一定促进作用。

白花蛇舌草　已有研究表明，白花蛇舌草醇提取物对白血病 K562 细胞的作用是诱导细胞进入凋亡程序，与抗氧化损伤有关，具有显著抑制其生长作用。白花蛇舌草还能显著抑制白血病 CEM 细胞生长及诱导其凋亡。白花蛇舌草注射液抑制 HL-60 细胞增殖的作用机制可能与抑制抗凋亡相关基因和蛋白表达，触发线粒体凋亡途径有关。

大黄 体外研究发现，大黄素作用于人红白血病细胞株 HEI，24h 和 48h 组 G0/G1 期细胞比例增多，S 期细胞比例减少，由此推断，大黄素可能是通过抑制 DNA 的合成抑制 HEI 细胞增殖，将细胞周期阻滞于 G0/G1 期。

人参 研究发现，在人参皂苷 R93 的作用下，白血病 K562 细胞的形态发生趋向成熟的改变，瑞氏染色可见细胞体积缩小、细胞核也缩小、核仁消失、染色质增粗、胞质增多、核偏于一侧、有凹陷和分叶等，大部分细胞的 NBT 还原率均有不同程度的增高，表明细胞发生了分化和功能恢复。

葛根 葛根主要活性成分为大豆甙元、大豆苷、葛根素，其中尤以葛根素含量最高。研究发现葛根黄酮提取物可阻滞细胞周期于 G2/M 期，有较强的诱导 HL-60 细胞凋亡的能力，其诱导凋亡能力强于葛根素和大豆甙元。葛根素和大豆甙元阻滞细胞周期于 G1/G0 期，大豆甙元对 HL-60 细胞周期阻滞能力和诱导凋亡的能力强于葛根素。

熊果酸 熊果酸为五环三萜类化合物，分布广泛，存在于白花蛇舌草、女贞子、乌梅、夏枯草等天然植物中。熊果酸的抗肿瘤作用机制主要通过诱导细胞凋亡，抑制肿瘤细胞的增殖和血管生成，抗突变和抗氧化等作用达到抗肿瘤的目的。Mcl-1 是一种具有短半衰期和高度调控的凋亡抑制基因，它可在多种肿瘤细胞中表达，在肿瘤细胞存活过程中起着非常重要的作用。在研究中发现，熊果酸作用于人急性白血病细胞后，引起抗凋亡蛋白 Mcl-1 表达降低并呈明显的量效和时效关系，提示熊果酸引起的 Mcl-1 表达的抑制可能在其诱导细胞凋亡中起着重要的作用。

小檗胺 小檗胺是一种双苄基异喹啉类生物碱，由于其具有提升白细胞，减少患者外周血白细胞功能，目前已作为一种白细胞药物（升白胺）在临床上广泛应用。小檗胺诱导凋亡作用是通过 Caspase-3 通路诱导 Ph 阳性白血病细胞凋亡；小檗胺还可降低 K562 细胞的 bcr/abl 融合基因的表达，从而诱导 K562 细胞凋亡；人白血病 Jurkat 细胞经小檗胺作用后，能使细胞增殖抑制，且呈剂量浓度依赖性，作用后的细胞形成凋亡小体，这些都表明小檗胺能够诱导细胞凋亡，而且这种作用具有明显的时效关系。此外，经小檗胺作用后，Jurkat 细胞 G2/M 期比例明显降低，S 期细胞增高，表明小檗胺对 Jurkat 细胞增殖的抑制作用是通过诱导细胞凋亡使细胞增殖阻滞于 S 期的。

第十七节 恶性淋巴瘤的中医治疗

一、中医学对恶性淋巴瘤的认识

在中医古籍中，很多病症的发生发展、临床表现、转归等同现代恶性淋巴瘤非常符合。一般认为恶性淋巴瘤可归属为"瘰疬""马刀""侠瘿""痰核""失荣""石疽""积聚"等范畴。临床主要表现为局部肿块、皮色不变、不痛不痒。如《灵枢·寒热篇》曰："寒热瘰疬在于颈腋者……此结鼠瘘，寒热之毒气也，留于脉而不去者也。"《慎斋遗书》论述："痰核，即瘰疬也，少阳经郁火所结。"《医宗金鉴·外科卷》记载："石疽生于颈项旁，坚硬如石色照常，肝郁凝结于经络，溃后法依瘰疬疮。"这些记载都从不同侧面描述了淋巴瘤的相关表现及病因病机。

中医学认为恶性淋巴瘤的病因以正气内虚、脏腑功能失调为本，外感四时不正之气、六淫之邪为诱因。在病机方面，淋巴瘤主要涉及滞、虚、毒、痰、瘀几个方面。滞包括气滞、郁滞；虚包括气虚、阳虚、阴虚；毒包括痰毒、癌毒、热毒、湿毒；痰即为流窜四肢百骸的风痰或积聚体内某处的顽痰；瘀为瘀血阻滞。《阴疽治法篇》指出："夫色之不明而散漫者，乃气血两虚也，患之不痛而平塌者，毒痰凝结也。"说明此病之发生与脏腑亏损、气血虚弱、阳气衰耗、痰毒凝结、气滞血瘀有密切关系。本病属本虚标实之证，涉及脏腑以肝、脾、肾为主。

中医学认为"忧怒郁闷，昕夕积累，脾气消阻，肝气横逆，遂成隐核"。情志不舒，肝气郁结于内，气机不畅，气滞血瘀，积而成块。脾胃运化水谷精微以滋养机体，脾胃亏虚则气血生化乏源，五脏及四肢百骸无以濡养，百病乃生，正如《外证医案》所言："正气虚则成岩。"另一方面，脾虚水液不化，遂生痰涎，日久聚结为顽痰，随经络走窜全身，正如《丹溪心法·痰病》所云："凡人身上中下有块者多是痰。"指出淋巴瘤多与"痰"有关，所谓"无痰不成核"。淋巴瘤的形成除了与脾脏有直接关系，也涉及肝肾，肾为先天之本，脾阳有赖肾阳激发温养，且肾藏精主水，肾虚则水聚痰凝，火旺灼津成痰，正如清陈修园亦云："痰之动，湿也，主于脾；痰之本，水也，源于肾。"痰湿阻碍气机，气血运行失常，气滞血瘀，或因虚致瘀，气虚不摄血，离经之血便是瘀，或阳虚失于温煦，寒凝血瘀，形成瘀血。瘀亦为继发病理因素，又常与痰互结，痰瘀搏结，瘀血一旦停滞于某脏腑组织，多难于消散，故包块多刺痛、坚硬、病位固定不移。瘀浊阻滞，化生毒邪，即"痰毒""瘀毒"。癌毒由内外多因素的作用下形成，贯穿于疾病始终，是恶性肿瘤发生发展的关键因素。

本病初期多见颈侧、腋下等处浅表淋巴结进行性肿大，无痛，质硬，乃为风寒痰毒痹阻脉络之证候，或逐渐见淋巴结融合、粘连等痰毒化火之证候；若邪毒深入脏腑则见咳喘气逆、腹痛、腹块等瘀热入里，损及肺脾肝胃之证候，或兼见骨痛、肢肿、肌肤结块等邪毒侵犯肌肤、骨骼之证候；晚期多为痰火邪毒浸淫脏腑，或湿热蕴毒伤伐脾肾，气血亏损或肝肾不足，气阴两亏，并常为虚实夹杂，寒热并见。

二、恶性淋巴瘤的中医治疗方法

1. 辨证论治

（1）寒痰凝滞

临床表现：颈项、耳下、腋下几处或多处淋巴结肿大，肿核坚硬如石，皮色不变，不痛不痒，不伴发热，但难消难溃，可伴有面色少华，形寒怕冷，腹部胀满，舌淡，苔白腻，脉沉细。

治法：温阳化痰，软坚散结。

方药：阳和汤加减。熟地黄40g，鹿角胶20g，干姜10g，肉桂5g，炒芥子10g，夏枯草20g，黄芪60g，生晒参30g，麻黄5g，醋香附5g，白附片20g。

加减：神疲乏力明显者，加党参、当归以补气养血；伴关节酸痛重着者，加羌活、独活以祛风胜湿；肿核硬肿疼痛难消者，可加蜈蚣1g，研末冲服，以解毒散结，通络止痛；伴胁下积块明显者，加炙鳖甲、丹参以软坚消癥。

（2）气滞痰瘀

临床表现：颈、腋及腹股沟等处肿核累累，胸膈满闷，胁肋胀痛，形体消瘦，精神疲乏，舌质红或淡红，舌有瘀点，苔白腻，脉沉滑。

治法：疏肝解郁，化痰散结。

方药：四逆散合血府逐瘀汤加减。柴胡 15g，赤芍 20g，川芎 15g，当归 15g，香附 15g，红花 15g，桃仁 15g，枳实 10g，牛膝 15g，厚朴 15g，大腹皮 30g。

加减：气滞痰瘀阻滞，易郁而化火，化火者可加炒山栀、玄参、白花蛇舌草、蒲公英、车前子、龙胆草，还可合用五海瘿瘤丸。

（3）痰火郁结

临床表现：颈项、耳下，或腋下有多个肿核，伴疼痛瘙痒，皮色改变，甚至破溃，分泌黄色分泌物，伴口干口苦，小便黄，大便干结，舌红苔黄，脉弦数。

治法：化痰降火，软坚散结。

方药：龙胆泻肝汤加减。龙胆草 15g，栀子 15g，黄芩 15g，通草 15g，泽泻 15g，车前子 20g，当归 15g，生地黄 15g，法半夏 15g。痰结者可加夏枯草、白花蛇舌草、石斛；无汗骨蒸者，加牡丹皮、黄柏、知母，辅助金黄散蜜调外敷，口服西黄丸增强清热解毒散结作用。

（4）瘀血积结

临床表现：全身多处结块，伴刺痛，部位固定不移，舌质暗或有瘀斑，苔黄，脉弦涩。

治法：活血化瘀，行气散结。

方药：血府逐瘀汤加减。柴胡 15g，赤芍 20g，川芎 15g，当归 15g，香附 15g，红花 15g，桃仁 15g，枳实 10g，牛膝 15g，土鳖虫 5g，水蛭 5g，虻虫 5g。

加减：肿核坚硬加海藻、浙贝母、黄药子、猫爪草。

（5）毒瘀互结

临床表现：颈项或体表肿核硬实累累，推之不移，质硬，伴见形体消瘦，面色黧黑，舌质暗红、苔多厚腻乏津，脉弦涩；或舌质紫暗或有瘀斑，苔黄，脉弦数。

治法：化痰解毒，祛瘀散结。

方药：和营软坚丸合解毒化痰方加减。玄参 15g，生地黄 12g，瓜蒌 30g，苦桔梗 12g，蒲公英 15g，马勃 12g，板蓝根 20g，赤芍 20g，草河车 15g，薄荷 12g，郁金 12g，露蜂房 10g。

加减：伴神疲乏力者，加黄芪、当归以补气养血；核肿疼痛明显者，加延胡索、蜈蚣以活血通络，行气止痛；皮肤瘀点瘀斑明显者，加紫草、茜草以凉血散瘀消斑；伴高热不退者，加生石膏、知母以滋阴清热；口舌生疮者，加栀子、淡竹叶以清胃泻火；咽喉肿痛甚者，加连翘、牛蒡子以解毒利咽；溲赤便结者，加大黄、白茅根以解毒凉血，通腑泄热；伴见黑便者，加地榆、蒲黄以祛瘀止血。

（6）肝肾阴虚

临床表现：颈项肿核，质地坚硬，或腹内结块和（或）形体消瘦，头晕目眩，耳鸣，身烘热，五心烦热，心烦易怒，口咽干燥，两胁疼痛，腰胁酸软，遗精失眠，夜寐盗汗，舌红或绛，苔薄或少苔，脉细数。

治法：滋补肝肾，解毒散结。

方药：大补阴丸合消瘰丸加减。白花蛇舌草 30g，牡蛎 30g，三棱 15g，土茯苓 15g，女贞子 15g，玄参 12g，熟地黄各 12g，浙贝母 10g，鳖甲 10g，蚤休 10g，枸杞子 10g，黄柏 10g，知母 10g，牡丹皮 10g，山茱萸 10g。

加减：发热者，加地骨皮、银柴胡；盗汗甚者，加浮小麦。

(7) 气血双亏

临床表现：多处淋巴结肿大，伴面色苍白，疲倦乏力，语声低微，纳少腹胀，心悸气短、薄白苔，脉细弱无力。本型多见于疾病后期，患者为药物及疾病耗伤，气血阴阳俱虚。

治法：益气生血，扶正散结。

方药：八珍汤加减。生晒参 30g，茯苓 15g，白术 20g，熟地黄 30g，当归 15g，白芍 12g，川芎 15g，黄芪 60g，枸杞子 15g，浙贝母 15g，香附 12g，生姜 3g，大枣 10g。

加减：胁下瘕块明显者，加炙鳖甲、莪术以软坚消瘕；伴食欲不振者，加山楂、山药以助运脾胃；皮肤瘙痒者，加地肤子、蛇床子以利湿止痒；虚烦不寐者，加酸枣仁、栀子以清热除烦，养心安神。

恶性淋巴瘤疾病发展过程中存在气滞，应不忘疏肝理气，早期应在祛邪基础上注重扶正，化疗期间注重顾护脾胃，保护骨髓造血机能。现代药理学研究表明，一些中药具有抗肿瘤作用，在辨证治疗的基础上，可斟酌使用，如肿节风、白花蛇舌草、胡桃枝、天仙藤、天葵子、龙葵、藤梨根、半枝莲、露蜂房、山慈菇、泽兰、败酱草、壁虎、鼠妇、穿心莲、夏枯草、猫爪草、黄药子等。

2. 名老中医验方

·健脾益气行气活血方（刘海林）：党参 25g，土贝母 25g，黄芪 30g，白术 10g，茯苓 10g，柴胡 10g，郁金 10g，牡丹皮 10g，赤药 10g，煅牡蛎 15g，炙甘草 6g。水煎服，每天 1 剂，分两次服。益气补中，疏肝活血。适用于恶性淋巴瘤。

·解毒消肿化瘀方（关幼波）：板蓝根 30g，马勃 4.5g，薄荷 10g，蒲公英 30g，瓜蒌 15g，玄参 15g，苦桔梗 10g，生地黄 12g，赤芍 12g，草河车 12g，郁金 10g，露蜂房 3g。水煎服，每天 1 剂，分两次服。清热解毒，化瘀消肿。适用于恶性淋巴瘤。

·清热化痰散结通络方（成展能）：黄药子 30g，蛇六谷 12g，夏枯草 30g，生牡蛎 30g，昆布 12g，海藻 12g，泽泻 12g，蚤休 12g，蒲公英 12g，地龙 12g，蛇莓 12g。水煎服，每天 1 剂，分两次服。清热化痰，散结通络。适用于恶性淋巴瘤。

·养血化瘀散结方（潘敏求）：当归 10g，川芎 10g，生地黄 10g，玄参 15g，山慈菇 15g，黄药子 15g，海藻 15g，昆布 15g，夏枯草 15g，生牡蛎 30g，蚤休 30g。水煎服，每天 1 剂，分两次服。养血活血，散结化瘀。适用于恶性淋巴瘤。

·化瘀软坚解毒方（刘嘉湘）：望江南 30g，白花蛇舌草 30g，夏枯草 30g，海藻 30g，牡蛎 30g，野菊花 30g，白茅根 30g，紫丹参 30g，全瓜蒌 30g，昆布 15g，怀山药 15g，桃仁 9g，南沙参 15g，王不留行 12g，露蜂房 12g。水煎服，每天 1 剂，分两次服。清热解毒，化瘀软坚。适用于恶性淋巴瘤。

·清热化痰解毒方（张代钊）：清半夏 10g，茯苓 10g，陈皮 10g，夏枯草 15g，昆布 10，黄药子 10g，生牡蛎 15g，玄参 10g，贝母 10g，柴胡 6g，海藻 10g，猫爪草 30g。水煎服，每天 1 剂，分两次服。清热化痰，抗癌散结。适用于恶性淋巴瘤。

·扶正祛邪方（钱伯文）：党参 12g，黄芪 24g，当归 9g，炙鳖甲 24g，黄药子 12g，桃仁 9g，脐带 1 条，渐贝母 12g。水煎服，每天 1 剂，分两次服。益气扶正，抗癌散结。适用于恶性淋巴瘤。

·软坚散结方：生牡蛎 30g，土贝母 9g，玄参 9g，夏枯草 15g，海藻 15g，山慈菇 9g，首乌藤 30g。水煎服，每天 1 剂，分两次服。软坚散结，抗癌活血。适用于恶性淋巴瘤。

·清热解毒化痰方（施今墨）：川贝母 10g，炒牡丹皮 10g，炒丹参 10g，山慈菇 10g，炮甲珠 10g，海藻 10g，昆布 10g，川郁金 10g，忍冬藤 10g，小蓟 10g，桃仁 6g，杏仁 6g，牛蒡子 6g，皂角刺 6g，桔梗 5g，酒玄参 12g，夏枯草 15g，三七末（冲服）3g。水煎服，每天 1 剂，分两次服。清热解毒，化痰抗癌。适用于恶性淋巴瘤。

·软坚散结解毒方（宋远忠）：鳖甲 15g，连翘 15g，半枝莲 13g，白花蛇舌草 13g，皂角刺 13g，夏枯草 13g，三棱 10g，莪术 10g，升麻 10g，水蛭 10g。水煎服，每天 1 剂，分两次服。破血散结，抗癌解毒。适用于恶性淋巴瘤。

·化痰散结活血方（任玉让）：海藻 10g，昆布 10g，没药 10g，乳香 10g，贝母 10g，瓜蒌 10g，当归 10g，陈皮 10g，大青叶 10g，蒲公英 10g。水煎服，每天 1 剂，分两次服。活血散结，解毒化痰。适用于恶性淋巴瘤。

3. 食 疗

·枸杞子松子肉糜：肉糜 100~150g，枸杞子、松子各 100g。将肉糜加入黄酒、盐、调料，在锅中炒至半熟时，加入枸杞子、松子，再同炒即可。每天 1 次，作副食服之。清热滋阴。适用于恶性淋巴瘤放疗后阴虚内热。

·猪肾慈菇汤：光慈菇 30g，猪肾及睾丸各 1 个，盐、葱、姜各少许。将光慈菇浸泡 2h 后，煎汤，滤过汤液，再将猪肾、睾丸洗净，去掉杂物，切成方块状，加入光慈菇滤过后汤液，一同煮后加入盐、葱、姜文火煮至熟即可。喝汤吃猪肾、睾丸，每天做副食食之，可常服。补肾滋阴。适用于恶性淋巴瘤化疗后精血亏虚。

·淮杞三七汤：三七 15g，淮山药 30g，枸杞子 25g，龙眼肉 25g，猪排骨 300g。食盐、胡椒粉适量。三七、山药等中药均用布袋扎口后，和猪排骨放在一起，加 4 大碗清水。先大火后小火，炖煮 2~3h。放入盐、胡椒粉调味即可。可煎煮出 3 小碗。每次 1 小碗，吃肉喝汤。每 1~2d 吃一次。生血补血，开胃健脾。适用于恶性淋巴瘤肿块增大迅速而舌有暗紫斑。

·豆芽凉面：绿豆芽 150g，细面条 300g，瘦肉丝 75g，鸡蛋 1 个，黄瓜 1 条，蒜末少许，酱油、麻油各 4~6ml，盐、葱花、芝麻酱、沙拉油、冰开水、冷水适量。面条煮熟，冰开水淋滤 2 次，加麻油拌匀放入碗中，存于冰箱中备用。芝麻酱同醋、食盐调匀，加入蒜末，瘦肉丝用沙拉油、葱花炒香，加酱油和冷水，熬成肉汁。鸡蛋摊成薄皮切丝，黄瓜切丝，绿豆芽去尾用开水略烫。将上述调料和菜放入面条中，拌匀后即可食用。喜食醋者，可加少许米醋。清热解毒，通利三焦。主要适用于淋巴肉瘤热毒盛者。

·海带紫草牡蛎肉汤：海带 50g，紫草 10g，牡蛎肉 250g。将海带用水发胀、洗净切细丝，放水中煮至熟软后，再放入紫草，与牡蛎肉同煮，食盐、油适量调味即可食用。软坚散结。适用于恶性淋巴瘤痰火郁结。

·山药杞子炖牡蛎肉：淮山药 30g，枸杞子 20g，牡蛎肉 100g。将山药洗净切片，枸杞子洗净拣去杂质，牡蛎肉洗干净一起放入锅内，放水适量，放入姜丝、油、食盐适量，煮沸后转文火炖 30min。即可食用。滋阴益肾，软坚散结。适用于恶性淋巴瘤肝肾阴虚型。

·海带猴头菇汤：干猴头菇 30g，海带 50g。将海带用清水浸泡，洗去咸味，切成条状。取猴头菇洗净，温水泡开，切成块，然后一起放入砂锅中加水适量煮汤，沸后加入油、上等鱼露、蒜、葱少量，再煮片刻即可服用。理气疏肝，化痰散结。用于恶性淋巴瘤气滞痰凝。

4. 外治法

·地龙 30g，乳香 9g，没药 9g，轻粉 9g，穿山甲（炙成末）12g。上药用麻油调和，外敷浅表肿大淋巴结。破血散结，攻毒蚀疮。用于恶性淋巴瘤外敷。

·鲜漆枯草 15～30g。捣烂，外敷浅表肿大淋巴结。攻毒蚀疮。用于恶性淋巴瘤外敷。

·制川乌头 15g，黄柏 15g。共研细末，米醋调稠，温敷患处，每天换药 1 次。燥湿攻毒。用于恶性淋巴瘤外敷。

·蓖麻子仁 3 枚，生山药 30g。共捣烂漫如泥，外敷肿大淋巴结。蚀疮攻毒。用于恶性淋巴瘤外敷。

·炉甘石 25g，黄柏 25g，猫爪草 25g，五倍子 12g，黄丹 12g，拉拉藤 50g，硇砂 5g，马钱子 5g，白铅粉 6g，冰片 6g，丁香 3g，黄连 3g，蜈蚣 2 条。上药共研细末，用适量麻油调成膏或以食醋调制成糊剂，外涂于肿大淋巴结，每天 2 次。清热散结，攻毒蚀疮。用于恶性淋巴瘤外敷。

·寒水石 30g，黄柏 30g，黄芪 30g，生大黄 30g，生石膏 30g，栀子仁 30g，白蔹 30g。上药共研细末，以浆水调如糊，外敷浅表肿大淋巴结。清热燥湿，益气托毒。用于恶性淋巴瘤外敷。

·龙葵 30g，败酱草 15g，蒲公英 15g。煎汤待温，浸洗患处，每天 1 次。清热解毒。适用于外敷恶性淋巴瘤。

·生马钱子适量。醋磨调涂患处，每天 1 次。攻毒蚀疮。用于恶性淋巴瘤外敷。

·麝香 1g，独脚莲 100g。两药合成麝香独脚莲散，用时取散加水，滴入少许食醋，调匀敷肿块上。通络散结，攻毒蚀疮。用于恶性淋巴瘤外敷。

5. 针灸治疗

（1）针刺法

①取穴：天井、关元、间使，以攻补兼施。用平补泻法。适用于各期恶性淋巴瘤。②取穴：大椎、足三里、血海、关元，以益肾养血。用补法。适用于恶性淋巴瘤放化疗后血细胞降低。③取穴：肝俞、肾俞、期门、足三里、三阴交，以补益肝肾。用毫针刺，补法，或平补平泻法。适用于肝肾阴虚型恶性淋巴瘤。④取穴：针刺脾俞、足三里、合谷、气海、百会，以补益气血。用毫针刺，补法，亦可灸。适用于恶性淋巴瘤气血两虚者。⑤取穴：章门、天井、足临泣、期门、脾俞、阴陵泉。适用于恶性淋巴瘤痰瘀互结型。

（2）灸　法

①灸天井、小海、光明以化痰软坚散结，将艾绒压放于穴位上，点燃，徐徐灸尽，每穴连灸 3 壮，灸毕用消毒纱布包扎，每周换药 1 次，以出现炎症—化脓—吸收—结疤为一个疗程。适用于早中期恶性淋巴瘤。②药物灸（艾绒、麝香），取穴天井、小海等，每次取 1 穴，单侧，用艾绒包裹麝香 0.1g，做成圆锥状共 3 壮。先用 25% 乙醇棉球消毒穴位皮肤，并将艾绒压放在穴位上，用火点燃，徐徐灸尽，连灸 3 壮，灸毕用消毒纱布包扎。灸后每周换消毒纱布一次，以出现炎症化脓、吸收、结疤为一疗程，约 2 个月左右。适用于早中期恶性淋巴瘤。

三、抗恶性淋巴瘤中药的现代药理学研究

雷公藤　研究发现雷公藤内酯醇可以抑制淋巴瘤细胞增殖、诱导细胞凋亡，阻断淋巴瘤细胞通过淋巴结的转移，其机制与其对 SDF-1/CXCR4 生物学轴的抑制效应有关。另有研究发现雷公藤内酯醇可降低 Raji 淋巴瘤细胞 VEGF 表达，从抑制肿瘤的生长。

牛蒡子　牛蒡子苷元能够抑制 T 淋巴细胞增殖，下调 IL-2、γ 干扰素和活化 T 细胞核因子的基因表达。

黄芩　黄芩苷能有效抑制 CA46 细胞增殖，诱导其凋亡，可能与下调 c-Myc、B 淋巴细胞瘤 - 2（Bcl-2）基因表达及激活 Caspase-3 有关。

夏枯草　夏枯草提取物可明显抑制 Raji 淋巴瘤细胞增殖，其机制可能与调节 Bcl-2 和 Bcl-2 相关 X 蛋白表达及诱导细胞凋亡有关。另有研究表明夏枯草提取物还可增强紫杉醇及多柔比星对 Raji 细胞的敏感性，同时伴随 Caspase-3 表达增强、存活素表达降低。

汉黄芩素　研究发现其可以上调 Caspase-8 和 Caspase-3，下调存活素和细胞周期蛋白 E，诱导 Raji 淋巴瘤细胞凋亡。

天花粉　天花粉蛋白对淋巴瘤细胞具有细胞毒性作用，其机制涉及抑制细胞增殖、诱导细胞凋亡。

苦参碱　研究发现苦参碱可诱导 Raji 淋巴瘤细胞凋亡，可能与活化丝裂原激活的蛋白激酶 p38、上调 Fas 和 Fas 配体表达，进而直接或间接激活 Caspase-3 有关。苦参碱还可以通过抑制细胞外信号调节蛋白激酶的活性，提高 p38 和 c-Jun 氨基末端激酶活性，诱导淋巴瘤细胞凋亡。

青蒿　研究发现青蒿琥酯可下调 Bcl-2 和 Caspase 活化酶抑制剂表达，上调 Bcl-2 相关 X 蛋白表达，激活 Caspase-8，诱导 Jurkat 细胞凋亡。

砒霜　三氧化二砷对 Raji 细胞具有较强的杀伤活性，可下调 Bcl-2 及 VEGF 表达。

华蟾素　研究发现华蟾素能提高非霍奇金淋巴瘤患者 T 淋巴细胞亚群和 NK 细胞。

半边旗　半边旗提取物 5F 注射液可抑制淋巴瘤生长，延长荷瘤小鼠存活时间。

第十八节　多发性骨髓瘤的中医治疗

一、中医学对多发性骨髓瘤的认识

根据多发性骨髓瘤骨痛、腰痛、乏力、发热等临床特点，可将其归属于中医学的

"骨痹""虚劳""腰痛""骨蚀"等病证范畴。"骨痹"病名首载于《内经》，如《素问·长刺节论》云："病在骨，骨重不可举，骨髓酸痛，寒气至，名曰骨痹。"指多发性骨髓瘤以骨痛为主要表现者。《灵枢·刺节真邪》载："虚邪之人于身也深，寒与热相搏，久留而内著……内伤骨为骨蚀。"文中的"骨蚀"则指以骨质破坏为主要表现者。2008年，国家中医药管理局全国中医血液病重点专科协作组将其命名为"骨髓瘤"。

对于骨髓瘤的病因病机的认识，最早见于《素问·痹论》，"五脏皆有合，病久而不去者，内舍于其合也，故骨痹不已，复感于邪，内舍于肾。"又谓"痹，其时有死者，或疼久者。"《灵枢·刺节真邪》载"虚邪之中人……其入深，内搏于骨，则为骨痹……虚邪之人于身也深，寒与热相搏，久留而内著……内伤骨为骨蚀。"后《中藏经》载："骨痹者，乃嗜欲不节，伤于肾也，肾气内消。"《类证治裁·痹证》云："诸痹，由营卫先虚，正气为邪所阻，不能宣行，因而留滞，气血凝涩，久而成痹……久而不愈，必有湿痰败血瘀滞经络。"《临证指南医案》指出："痹者，闭而不通之谓也。正气为邪所阻，脏腑经络不能畅达，皆由气血亏损，腠理疏松，风寒湿三气得以乘虚外袭，留滞于内以致湿痰、浊血流注凝涩而得之。"

现代医家普遍认为，本病主要由于六淫、饮食、情志、房劳等因素使阴阳气血失调，脏腑亏损，以致肝郁气滞，痰瘀互结，热毒内蕴，肌肉筋骨失其濡养，痰瘀毒邪乘虚流注于骨，搏结于内，胶结不散，形成骨痛、骨蚀，病位在骨髓，病本在肾，为本虚标实之证；以五脏亏虚为本，气滞、痰阻、血瘀、毒结为标；早期以邪实为主，后期以本虚为主，肾虚、毒蕴、血瘀贯穿疾病始终。其中，肝肾失调、脏虚瘀毒在本病发病中尤为重要。

二、多发性骨髓瘤的中医治疗方法

1. 辨证论治

（1）痰毒瘀阻

临床表现：腰背四肢剧痛，固定不移，拒按，或兼头痛，胸胁疼痛，痛处有大小不等的肿块，或胁下癥块，面色苍黄而黯，倦怠乏力，脘腹胀满疼痛，纳食不佳，舌质淡紫或有瘀点瘀斑，苔腻，脉弦滑或沉细涩。

治法：涤痰散结，化瘀解毒。

方药：骨痹涤痰化瘀汤。生牡蛎（先煎）30g，丹参20g，制半夏10g，浙贝母15g，玄参15g，莪术15g，枳壳10g，夏枯草15g，鸡血藤15g，虎杖15g，大青叶15g，延胡索12g，山楂10g，桂枝6g。

加减：痰瘀互结，伤及气阴者，加黄芪、党参、沙参、麦冬以益气养阴；血虚症状明显者，加熟地黄、阿胶以滋补阴血；纳差者，加神曲、炒麦芽以健胃消食；瘰疬痰核明显者，加昆布、海藻、胆南星以化痰消肿，软坚散结；胁下癥块肿大明显者，可加服中成药鳖甲煎丸（《金匮要略》）以活血消癥，消补兼施。

（2）热毒炽盛

临床表现：高热不解，口干气促，腰痛骨痛，或伴有鼻衄齿衄，烦躁口渴，便干尿黄，头晕乏力，舌质红，苔黄，脉弦滑。

治法：清营泄热，凉血解毒。

方药：骨痹清热败毒汤。水牛角（先煎）30g，生石膏（先煎）30g，知母20g，生地黄15g，牡丹皮15g，黄芩10g，连翘15g，大青叶20g，玄参15g，虎杖20g，鸡血藤15g，怀牛膝10g，甘草10g。

加减：神昏谵语者，可选择应用中成药"凉开三宝"，或用中成药清开灵注射液静脉滴注，以开窍醒神；出血症状明显者，加仙鹤草、三七、蔃回头、赤芍以凉血活血止血，或加服云南白药以止血化瘀；骨痛剧烈难忍者，加乳香、没药、延胡索以活血化瘀止痛；阴伤口渴明显者，加麦冬、天花粉以养阴生津止渴；咳吐黄痰明显者，加鱼腥草、竹沥以清肺止咳化痰。

（3）肝肾阴虚

临床表现：骨骼疼痛，腰膝疫痛不止，肢体屈伸不利，头晕耳鸣，低热盗汗，骨蒸潮热，五心烦热，口渴咽干，舌质黯红或有瘀斑，苔少，脉弦细数。

治法：滋养肝肾，通络止痛。

方药：六味地黄汤合一贯煎加减。生地黄、熟地黄各15g，怀山药30g，山茱萸15g，茯苓10g，牡丹皮10g，泽泻10g，鳖甲15g（先煎），枸杞子10g，当归10g，桑寄生25g，麦冬30g，川楝子10g，甘草10g，仙鹤草30g，半枝莲15g，白花蛇舌草30g。

加减：虚火上炎鼻衄、齿衄等出血症状明显，可加用知母、黄柏、茜草、藕节等清虚热、凉血止血；滋阴药物多为寒凉之品，易滋腻碍胃，如伴有腹胀纳差之症，可加用砂仁、陈皮等理气畅中的药物。

（4）脾肾阳虚

临床表现：腰膝疫软疼痛，骨痛或有包块，面色苍白无华，形寒肢冷，神疲乏力，小便清长，大便溏薄，四肢浮肿，或心悸气短，气喘不能平卧，舌质淡胖，苔薄或白滑，脉沉细。

治法：温补脾肾，祛痰除湿，通络止痛。

方药：右归丸合附子理中丸加减。附子10g（先煎），菟丝子10g，山茱萸30g，怀山药30g，杜仲10g，黄芪30g，炒薏米20g，鹿角胶9g（烊化），白术15g，枸杞子10g，肉桂10g，人参10g（单煎），炙甘草6g，白芥子10g，天南星10g，桂枝10g。

加减：腹胀纳差加用砂仁、木香以健脾理气；大便溏泻者加肉豆蔻、补骨脂以温脾涩肠；阳虚水泛、尿少浮肿时需加车前子、木瓜以利水消肿；阳虚症状改善后应逐渐减去大热之品如肉桂、附子等以防伤阴，酌加女贞子、旱莲草、黄精、熟地黄等药物以收阴平阳秘之功。

（5）气血两虚

临床表现：骨骼疼痛，绵绵不止，遇劳加剧，面色苍白，头晕目眩，神倦乏力，心悸气短，自汗，或皮下瘀点瘀斑，舌质胖，苔薄白或少苔，脉沉细无力。

治法：补气养血，活血通络。

方药：十全大补汤加减。党参15g，炙黄芪30g，白术10g，茯苓10g，当归10g，赤白芍各10g，熟地黄15g，肉桂10g，远志10g，续断30g，炙甘草10g，阿胶10g（烊化），丹参20g，焦三仙各15g，骨碎补10g，全蝎5g。

加减：偏于脾气虚，症见食后腹胀，腹泻便溏者可去熟地黄、白芍滋阴养血之品，加用扁豆、山药、砂仁等以健脾止泻，理气和中；若骨痛明显，加用川牛膝、透骨草、鸡血藤、桂枝等补肝肾、强筋骨、通络止痛。气血不足之象明显改善后，可加用解毒抗癌之品，如冬凌草、猫爪草等。

（6）**并发症的辨证治疗**

①骨病：骨病是本病常见并发症，以骨痛、骨质破坏为其主要表现。对于骨髓瘤骨病患者，除双磷酸盐治疗之外可以加用中药，延缓骨病进展，减少骨折的发生。临证当辨清证候特点，如为肾虚，辨清阴虚阳虚，偏于肾阳虚者选用温补肾阳之品，如附子、巴戟天、菟丝子、肉桂；偏于阴虚者选用滋阴补肾泻热之品，如生地黄、熟地黄、枸杞子、鳖甲、地骨皮；血瘀症状明显者加用活血通络药物，如桃仁、红花、赤芍等；痰浊阻络加用橘红、半夏、白芥子、山慈菇。各型均可适当配伍强筋壮骨之品，如牛膝、续断、桑寄生等。②肾损害：肾损害失多发性骨髓瘤的严重并发症，约占骨髓瘤患者20%。多发性骨髓瘤合并蛋白尿其病机为脾肾亏虚、封藏失职所致，治以调补脾肾、益气固摄。脾气健运，统摄有权，肾气充沛，精关得固。若蛋白尿经久不消，缠绵难愈，可加用三七、益母草、白及等；伴有血尿者，可加白茅根、藕节、仙鹤草、茜草等；伴尿素氮、肌酐升高者可加滑石、车前草、土茯苓、泽兰等。

2. 民间验方

·镇痛灵：生草乌、蟾蜍、生南星、半夏、细辛、花椒各等份。各研细末。将镇痛灵2.5g，混入加热软化后的黑膏药中，和匀后敷贴于痛处，隔日换药，连用7次为一疗程。解毒消肿，温阳止痛。适用于多发性骨髓瘤骨骼疼痛显著者。

·癌症镇痛散：生南星、生附子、生川乌、白胶香、五灵脂、麝香、冰片、蚤休、芦根、黄药子、穿山甲等。上药研末和匀，制成散剂。用生理盐水清洁局部皮肤后，取药末5g，以茶水调成糊状外敷。敷药厚度一般为0.5cm，最薄不少于0.2cm，敷药6~8h，12h后可重复使用。散结消肿，化瘀止痛。适用于多发性骨髓瘤疼痛显著者。

·仙鹤草60g，白花蛇舌草20g，半边莲20g，半枝莲20g，喜树根10g，败酱草根10g，蛇莓10g，白毛藤10g，大青叶10g，京三棱10g，蓬莪术10g，赤芍10g，红花10g，薏苡仁12g，蛇六谷6g。每天1剂，水煎服。清热解毒，消肿散结。适用于多发性骨髓瘤热毒炽盛兼有瘀血者。

·牛膝20g，川续断20g，桑寄生15g，黄芪20g，云茯苓20g，当归10g，赤芍15g，延胡索10g，制没药8g，全蝎3g，蜈蚣3g，露蜂房3g，土鳖虫8g，甘草8g。每天1剂，水煎服。益气补肾，破血散瘀。适用于多发性骨髓瘤肾虚并气血瘀阻型。

·牛膝20g，龟甲30g，牡蛎30g，桑椹20g，枸杞子20g，山茱萸20g，菟丝子10g，鸡血藤20g，熟地黄10g，当归10g，云茯苓10g，太子参20g，制没药6g，木瓜20g。每天1剂，水煎服。滋补肝肾，散结消肿。适用于多发性骨髓瘤肝肾阴虚型。

·牛膝20g，杜仲20g，菟丝子20g，羊骨髓10g，鹿角粉3g，补骨脂10g，白术10g，云茯苓20g，山药20g，党参15g，白花蛇舌草20g，甘草8g。每天1剂，水煎服。补肾健脾，温阳益气。适用于多发性骨髓瘤脾肾阳虚型。

·生地黄20g，黄连10g，黄芩10g，太子参20g，蒲公英20g，连翘15g，牡丹皮15g，赤芍15g，白花蛇舌草20g，仙鹤草10g，犀角粉3g，三七粉3g。每天1剂，水煎服。清热解毒，凉血活血。适用于多发性骨髓瘤热毒炽盛型。

·太子参20g，猪苓10g，鸡血藤15g，黄芪20g，薏苡仁20g，生地黄12g，白术

10g，补骨脂 10g，白花蛇舌草 20g，仙鹤草 15g，桃仁 10g，红花 8g，炙甘草 5g。每天 1 剂，水煎后分 2~3 次内服。益气养血，活血止血。适用于多发性骨髓瘤气血亏虚兼有瘀血型。

·生地黄 20g，山药 20g，虎杖 20g，益母草 20g，蜀羊泉 10g，山茱萸 15g，丹参 20g，山慈菇 10g，女贞子 20g，菟丝子 15g，水蛭 5g，白花蛇舌草 30g。每天 1 剂，水煎后分 2~3 次内服。滋补肝肾，化瘀抗癌。适用于多发性骨髓瘤肝肾亏虚型。

·三仙汤：白花蛇舌草 30g，半枝莲 30g，山慈菇 6g。若气阴两虚加用八珍汤、生脉饮；肝肾阴虚加用六味地黄丸；瘀热阻络加用桃红四物汤。水煎服，每天 1 剂，分两次服用，每疗程服用 21 剂，间隔 10~15 日继续第 2 疗程。本方有清热解毒、活血散瘀之功。适用于多发性骨髓瘤普通型。

·蛇仙太子汤：白花蛇舌草 30g，仙鹤草 20g，太子参 20g，猪苓 10g，鸡血藤 15g，黄芪 20g，薏苡仁 20g，生地黄 12g，白术 20g，补骨脂 10g，桃仁 10g，红花 10g，炙甘草 5g。水煎服，每天 1 剂，分两次服用，每疗程服用 30 剂。解毒祛湿，凉血散瘀，益气补血。适用于多发性骨髓瘤，证属湿毒瘀阻、气血两虚。

3. 食 疗

多发性骨髓瘤的食疗选料可用抗血栓、补血、壮骨和减轻脾肿大的食品，主要包括海带、紫菜、裙带菜、海蛤、杏仁、桃仁、李子、蛤、韭菜、山楂、海蜇、龟甲、鳖肉、续断、核桃、猪肝、蜂乳、芝麻、花生、甲鱼、泥鳅、海鳗。戒烟酒，忌食肥甘厚味以及生冷、辛辣之品，以杜绝生疾之源，并可适当饮用牛奶。有肾功能损伤者，还应采用低盐饮食。若伴发真性细胞增多症及原发性血小板增多症时，应加食花生、葡萄等加强增加凝血功能的食品。有如下食疗方可供选用：

·海带当归黄芪炖肉：水发海带 200g，当归 30g，黄芪 50g，猪肉 500g。猪肉切成小块洗净，焯掉血水，重新放入猪肉，加入海带，倒开水适量，大火烧开，放葱、姜、八角、薏苡仁，转小火，炖 1h 左右放当归、黄芪，再煮约半小时，炖烂即可，佐餐常用。适合于多发性骨髓瘤气血两虚者。

·冬瓜薏米茯苓汤：薏苡仁 100g，大骨 500g，冬瓜 200g，茯苓 30g，精盐、生姜、酱油、味精、大茴香各适量。薏苡仁泡半小时，猪骨洗净，焯掉血水，重新放入骨头，倒开水适量，大火烧开，放葱、姜、八角、薏苡仁，转小火，炖 1.5h 左右放茯苓，再煮约半小时，吃前放冬瓜片。适合于多发性骨髓瘤脾虚湿盛者。

·牛骨续断杜仲汤：牛骨 500g，续断 50g，杜仲 30g，茯苓 30g。牛骨洗净，焯掉血水，重新放入骨头，倒开水适量，烧开，放葱、姜、八角，转小火，见牛骨发白时，加入续断、杜仲、茯苓，再煮约半小时，调味后即可饮用。适用于多发性骨髓瘤脾肾阳虚的患者。

·桃花鱼片：青鱼肉适量，桃仁酥 10g。鱼肉切丝，共炒熟即可。本食疗方可抑制骨髓过度增生，适用于各型多发性骨髓瘤。

·抗血栓食疗方山楂甜羹：山楂 50g，红花 50g。煮羹做点心食用。适用于伴有高黏血症的多发性骨髓瘤患者。

·黄芪银耳汤：黄芪 9g，银耳 12g。加水 300ml，文火煮 1h 加冰糖适量，每天服 1 次。治疗多发性骨髓瘤缓解期，气阴虚，口干，盗汗，失眠者。

4. 针灸治疗

（1）肾虚兼血瘀

取穴命门、志室、太溪、肾俞，用补法。另结合疼痛部位取穴，头痛甚者取百会、头维；腰脊痛甚取身柱、腰阳关、委中；胁肋痛甚取章门、期门、血海；胸痛甚取内关、膻中，用泻法。每天 1 次，每次留针 20～30min。

（2）脾肾阳虚

取穴肾俞、脾俞、气海、足三里，用补法。每天 1 次，每次留针 20～30min。

（3）痰毒瘀阻

取穴三阴交、三焦俞、内关、丰隆、阴陵泉，用泻法。每天 1 次，每次留针 20～30min。

（4）下肢痿痹

取穴阳陵泉、风市、委中等；配膝阳关以解除挛急，足三里以补益气血。每天 1 次，治疗 2 个月，然后 10d 一疗程，休息 5d。

（5）针刺止痛

①选择与疼痛关系密切的常用穴位，如阿是穴、足三里、合谷、三阴交等；②可取耳穴常用痛点：枕部、大脑皮层、肾穴等；③取肿瘤所在部位的经络之腧穴；④取肿瘤附近的局部穴位。

三、抗多发性骨髓瘤中药的现代药理学研究

马钱子　有学者采用 MTT 法检测士的宁对多发性骨髓瘤 U266 细胞株增殖的影响，并检测其半数抑制浓度（IC50），发现士的宁能下调 stat3、stat5、mRNA 表达水平，抑制细胞 JAK-STAT 信号转导通路，从而抑制多发性骨髓瘤 U266 细胞增殖。另有研究提示士的宁对多发性骨髓瘤中骨代谢机制的影响可能通过成骨细胞对破骨细胞的调节而发挥作用。

漏芦　有学者将不同浓度的禹州漏芦含药血清作用于多发性骨髓瘤 U266 细胞株 48h 后，HDAC 活性/抑制实验结果显示，可检测到 HDAC 活性与剂量 – 时间呈负相关，且抑制率随着时间及浓度的增加而增高。故认为禹州漏芦含药血清可诱导人多发性骨髓瘤 U266 细胞凋亡，其诱导凋亡的途径是通过降低 HDAC 活性实现的。

雷公藤　国内学者采用 MTT 比色法研究雷公藤内酯醇对多发性骨髓瘤 1R、1S 细胞株以及对常规化疗方案 VAD 方案治疗无效的多发性骨髓瘤患者的骨髓单个核细胞的体外生长抑制作用，发现雷公藤内酯醇能抑制对地塞米松耐药及敏感的多发性骨髓瘤细胞生长，并且该抑制生长的作用不能被 IL-6 拮抗。其机制主要为抑制 PI3K/Akt/NF-κB 存活信号通路，诱导细胞凋亡；下调 GR 相关 microRNA 表达水平，增加 GR 基因及其 p-GR 蛋白表达，增加 GILZ 的表达，从而增加多发性骨髓瘤 1R、1S 细胞对地塞米松的敏感性。

苦参　研究发现苦参碱对肿瘤细胞有直接杀伤作用，并且可诱导某些肿瘤细胞向正常细胞分化及促凋亡。苦参碱在抗肿瘤的同时，对正常细胞并不产生破坏作用，甚至可升高白细胞数，提高机体免疫能力。

雄黄　雄黄为含砷的结晶矿石，研究证实，砷剂具有抗新生血管形成、促进骨髓瘤细胞凋亡、调节机体免疫功能的作用。

第三章　肿瘤的现代医学治疗

第一节　胃癌的现代医学治疗

一、胃癌概述

1. 流行病学及危险因素

胃癌是世界范围内最常见的恶性肿瘤之一。据 2010 年资料统计，全球每年新发胃癌 95 万例，占所有新发癌症病例的 9%，仅次于肺癌、乳腺癌和肠癌，居第 4 位。亚洲、南美洲等国家和东欧地区是胃癌高发区，东亚地区的中国、日本、韩国等，男性发病率约为女性的 2 倍，而在发达国家，如美国、加拿大、澳大利亚及北欧国家，胃癌发病率在逐渐减少。在胃癌发病率降低的地区也伴随着幽门螺杆菌（Hp）感染率的降低，美国 Hp 感染率低于 20%，而胃癌发病率高的国家 Hp 感染率高于 70%，可能与 Hp 导致胃溃疡及慢性胃炎相关。胃癌的病因迄今尚未完全阐明，一般认为是多种因素导致胃癌的发生：

（1）饮食和生活习惯因素

熏烤及盐腌食品中含有大量亚硝酸盐、真菌毒素、多环芳烃化合物等致癌物或前致癌物；吸烟者的胃癌发病危险较不吸烟者高 50%。由于我国西北与东部沿海地区人群接触致癌物比较多，因此这些地区胃癌发病率比其他地区明显较高，表现出显著的地域性差别。

（2）Hp 感染

Hp 能促使硝酸盐转化成亚硝酸盐及亚硝胺而致癌；Hp 还能通过引起胃黏膜慢性炎症加速黏膜上皮细胞的过度增殖，导致畸变致癌。我国胃癌患者 60% 均能检出 Hp。

（3）癌前病变

胃息肉、慢性萎缩性胃炎及胃部分切除后的残胃，都可能伴有不同程度的慢性炎症过程、胃黏膜肠上皮化生或不典型增生，有可能转变为胃癌。

（4）遗传因素

胃癌具有明显的家族聚集性，涉及癌基因、抑癌基因、凋亡相关基因与转移相关基因等的改变。

2. 胃癌的诊断

（1）临床表现

早期胃癌多数患者无明显症状；进展期胃癌常出现胃部疼痛和消瘦；晚期胃癌患者常可出现贫血、消瘦、营养不良甚至恶病质等表现。贲门胃底癌可有胸骨后疼痛和进行性吞咽困难；幽门附近的胃癌有幽门梗阻表现；肿瘤破坏血管后可有呕血、黑便等消化道出血症状。腹部持续疼痛常提示肿瘤扩散超出胃壁。

（2）影像学检查

①X线钡餐：如气钡双重造影，通过黏膜相和充盈相的观察做出诊断。早期胃癌的主要改变为黏膜相异常，进展期胃癌的形态与胃癌大体分型基本一致。②胃镜：直接观察胃黏膜病变的部位和范围，并可获取病变组织做病理学检查，是诊断胃癌的最有效方法。③螺旋CT与磁共振：是无创检查手段，有助于胃癌的诊断和术前临床分期。

在组织学上东西方有不同的分类方法，西方大多采用 Lauren 分类，分为肠型胃癌和弥漫型胃癌，日本胃癌研究会将胃癌分为3类：一般型：乳头状腺癌、管状腺癌（高分化型、中分化型）、低分化腺癌、黏液腺癌、印戒细胞癌；特殊型：腺鳞癌、鳞癌；类癌：未分化癌、其他。

胃癌分期的3个主要系统是国际抗癌联盟（UICC）的 TNM 系统、日本胃癌协会（JGCA）的胃癌日本分期法以及美国分期系统。这3个分期系统都依赖于原发性肿瘤的范围、淋巴结受累的范围以及是否存在远处转移。目前国内常用的胃癌分期采用美国癌症联合协会（AJCC）公布的2009年胃癌国际分期标准。

二、胃癌的治疗

胃癌的治疗原则是最大限度地根治、抑制肿瘤和降低复发率，以及改善患者的生活质量。临床上多采取综合治疗的方法。根据肿瘤细胞在胃壁的不同浸润程度及分化程度，把胃癌分为早期胃癌和进展期胃癌。如果癌变组织只出现在黏膜或黏膜下层，不论淋巴结是否转移，都认为患者处于早期胃癌的阶段。在肉眼下大体类型分为隆起型（Ⅰ型）、浅表型（Ⅱ型）、凹陷型（Ⅲ型）和混合型。进展期胃癌是指侵犯胃固有肌层以上的胃癌。由于早期胃癌症状轻微，故诊断率较低，我国大部分患者在诊断胃癌时已为进展期，以前对早期胃癌的治疗主要采用外科手术切除病变组织，这种根治性治疗方法具有复发率低的优点，但造成的创伤大，患者恢复慢。近年来，由于内镜技术的飞速发展，利用内镜治疗胃癌迅速普及，具有创伤小、恢复快、费用低等优点。而进展期胃癌的治疗已经不单纯是手术切除可以完成的，需要多学科的综合性治疗，以手术治疗为核心，辅以围术期的综合治疗。

1. 手术治疗

（1）早期胃癌

首选治疗方式是实施手术。手术治疗可以对病变部分进行切除，同时，如果患者已经发生局部淋巴结转移，需对淋巴结转移的范围和程度进行准确判断，实施缩小手术，对已经转移的淋巴结进行彻底地清扫，这样手术治疗仍然能收到良好的治疗效果。

可切除肿瘤的手术方法：①T1a～T3，应切除足够的胃，并保证显微镜下切缘阴性（一般距肿瘤已边缘≥5cm）；②T4 肿瘤，需将累及组织整块切除；③胃切除术需包括区域淋巴结清扫术（D），推荐 D2 手术，切除至少15个或以上淋巴结。

（2）进展期胃癌

首选治疗是手术，需完整地切除胃部及周围可能转移癌细胞的其他器官的病变组织，同时彻底清除胃部发生转移的淋巴结，术后还应继续化疗以抑制癌细胞的生长。对于肿瘤已广泛转移或侵蚀范围巨大而无法全部切除的患者，可采用姑息性切除方式，切除患者的局部病变组织，由于无法彻底清除癌变组织，只能暂时缓解病情的发展。减瘤手术和姑息性切除的主要目的：①缓解症状，如减轻肿瘤引起的梗阻、出血、穿孔等；②减瘤，如将肉眼可见肿瘤尽可能切除，延缓扩散速度，便于进一步放疗或化疗。

手术方法同早期胃癌手术。手术禁忌证：①全身状况恶化无法耐受手术；②局部浸润过于广泛无法切除；③有远处转移的确切证据，包括多发淋巴结转移、腹膜广泛播散和肝脏多灶性转移等；④心、肺、肝、肾等重要脏器功能有明显缺陷，严重的低蛋白血症和贫血、营养不良不耐受手术者。

2. 内镜治疗

早期胃癌的镜下治疗主要包括内镜下黏膜切除术（EMR）和内镜下黏膜剥离术（ESD），治疗前需要完善各种内镜检查，同时还需进行多种物质的黏膜下注射，如注射后抬举征阴性，则一般选用手术切除。由于内镜治疗前的病理活检需要钳取胃黏膜组织，其所造成的溃疡及纤维瘢痕可能导致抬举试验阴性，从而造成对癌灶浸润深度过深的误判，从而减少了内镜治疗的适应证。EMR 和 ESD 常见的并发症包括大出血、穿孔、感染等，术后需密切监测生命体征及腹部体征，警惕并发症的发生。内镜下治疗的潜在风险是可能存在淋巴结转移，故术前需全面评估。除了常规的 EMR 和 ESD，此外还有一些二线治疗方法，一般用于无 EMR、ESD 适应证和不能进行外科手术的患者，包括内镜下微波治疗、激光治疗，电凝治疗、光动力疗法等。

EMR 最早由日本学者多田正弘首次将该技术应用于胃的癌前病变及早期胃癌的治疗。1994 年被正式命名为 EMR，具有创伤小、安全、恢复迅速的优点，目前已成为早期胃癌的重要治疗方法。EMR 的绝对适应证包括：①浸润深度限于黏膜层；②病理类型为分化型腺癌；③病变局部不合并溃疡；④病灶直径 <2cm。需要注意的是，这 4 个条件必须全部具备。具体操作方法主要包括剥脱活检法、息肉切除法、透明帽法、分片切除法、套扎器法等。EMR 的不足是对于面积较大的肿瘤需要分部切除，不如手术切除彻底，复发率较高。EMR 时如果发现病变侵及黏膜下层、有淋巴管或血管侵及、不能完全切除的低分化型腺癌，应及早再次手术彻底清除病灶。

ESD 是在内镜下使用高频电刀与专用器械对大面积胃肠道早期肿瘤进行切割与黏膜下剥离的技术，2010 年，美国国家癌灶综合网颁布的胃癌诊疗指南中，首次将 ESD 作为早期胃癌的标准治疗方法之一。ESD 主要是用于癌灶较大、EMR 不能整块切除的早期胃癌，是目前国际上最常用的大面积癌变组织切除方法。与 EMR 相比较，ESD 不能能够完整切除肿瘤组织，降低复发率，同时由于能获得较完整的病理标本，显著提高了病理组织的诊断阳性率；对于 EMR 治疗后复发的早期胃癌，ESD 仍可安全有效地切除病灶。ESD 如果操作不当，发生大出血的概率较高，术中出血时，除了少部分出血量较大的患者需立即转外科手术，如果范围较小、出血量不大，可通过镜下 0.9% 冰氯化钠溶液或 2% 冰去甲肾上腺素溶液冲洗、电凝、套扎、钳夹等方法止血。ESD 过程中的穿孔一般可通过镜下修补，少部分需转外科手术。

3. 腹腔镜治疗

内镜下治疗早期胃癌具有安全、快速和创伤小的优点，但也存在无法行淋巴结清扫的劣势，故而复发率较手术高，而腹腔镜治疗早期胃癌则弥补了这一缺陷。1994 年，国外学者首次使用腹腔镜辅助远端胃切除术治疗早期胃癌，经过 20 年的发展，随着腹腔镜技术的迅速发展，腹腔镜下早期胃癌根治术日趋完善，在肿瘤和淋巴结清扫范围与开腹手术无明显区别，甚至还能进行消化道重建。腹腔镜早期胃癌根治术主要以腹腔镜辅助远端胃切除术为主，但全胃切除及近端胃切除术也在逐年增加。2009 年，美国国家癌灶综合网将该技术列入胃癌治疗指南，作为早期胃癌标准治疗方式之一。

达·芬奇机器人手术是一项基于腹腔镜技术发展的新技术，于 2007 年 7 月获得美国食品药品监督管理局（FDA）批准应用于临床外科治疗，该系统采用 3D 摄像、动作缩减、震颤过滤和人体工程学多自由度操作器械等技术，保证手术操作的稳定性、精确性和安全性。但由于手术设备昂贵，该技术一直进展缓慢，在国内外仅有少数单位开展这项技术。其在手术适应证、手术原则及消化道重建等方面均参照腹腔镜胃癌手术。

4. 放射治疗

主要用于胃癌术后的辅助治疗，不可手术的局部晚期胃癌的同步放化疗，以及晚期转移性胃癌的姑息减症治疗。胃癌无论术前或术后放疗均建议采用顺铂 + 氟尿嘧啶及其类似物为基础的同步放化疗。需要术后辅助放疗的病例在放疗前要求肝肾功能和血常规基本恢复正常。采用常规放疗技术或调强适形放疗技术时，应注意对胃周围脏器特别是肠道、肾脏和脊髓的保护，以避免产生严重的放射性损伤。三维适形放疗技术（3D-CRT）和调强放疗技术（IMRT）是目前较先进的放疗技术。如医院具备此条件，可用于胃癌治疗，并用 CT 或 PET/CT 进行放疗计划设计。

5. 化　疗

晚期胃癌化疗的目的是缓解疼痛、提高患者生活质量和延长存活期。胃癌化疗分为新辅助化疗、术后辅助化疗和姑息性化疗。对于手术根治术后病理分期为 Ⅱ 期和 Ⅲ 期的患者，术后可采用顺铂和 5 - 氟尿嘧啶（5-FU）为主的方案行辅助化疗。对于术后复发、局部晚期不可切除或转移性胃癌患者，可采用以全身姑息性化疗为主的综合治疗。

（1）一线化疗

包括氟尿嘧啶类（5-FU，S-l、卡培他滨），铂类（顺铂、奥沙利铂），紫杉醇，表柔比星等。目前，氟尿嘧啶和铂类组合仍然是最被广泛接受的治疗方案。近年来，联合化疗得到推广，效果较嘧啶加铂类组合为佳，包括 DCF 改良方案、XELOX、FOLFOX、ILF、S-l 联合顺铂方案，均可用于晚期胃癌一线治疗。

（2）二线化疗

二线化疗药物细胞毒性有效率较低，副作用较大，故临床应用较少。常用药物有多西他赛、替吉奥和伊立替康等。二线化疗的情况需要结合一线化疗所使用的药物、结合目前证据加以选择。在二线化疗的预后因素研究中，目前认为有 5 个因素与预后差相关：Ps 为 2 分、Hb < 115g/L、CEA > 50ng/ml、3 个或以上转移部位以及一线化疗无进展存活（PFS）< 6 个月。

6. 靶向药物治疗

靶向治疗药物是近年来癌症治疗药物的重点研究方向之一，随着生物学研究的不断发展，已取得突破性进展。通常情况下，为减少复发，手术后患者需要进一步行放疗或化疗，用来杀灭残余癌细胞并遏制其转移。由于普通的放化疗的不良反应大，对其他正常的器官有明显损伤，而靶向药物治疗，可以把抗癌药物精确地定位到靶细胞上面，除了更加高效地杀灭癌变细胞，还具有对正常器官组织损伤轻微的优势。靶向治疗的精确性和有效性，使得其具有广泛的应用前景。

胃癌的靶向治疗聚焦于表皮生长因子受体 - 2（HER-2）和血管内皮生长因子及其受体（VEGF/VEGFR-2）这两条通路。

（1）抗 VEGF/VEGFR

血管新生是肿瘤特征之一，其主要的促进因子是 VEGF，与胃癌患者的预后密切相关。胃癌组织 VEGFR-2 高表达与癌血管密度和分期相关，因此积极抑制 VEGF/VEGFR-2 能有效控制肿瘤细胞生长。①贝伐单抗（Bevacizumab）：研究显示，贝伐单抗联合化疗治疗胃癌的客观反应率（ORR）由 42% 升至 67%，中位 PFS 为 6.6 ~ 12 个月，总存活期（OS）为 8.9 ~ 16.2 个月。②雷莫芦单抗（Ramucimmab）：通过抑制 VEGF 介导的内皮细胞增殖和迁移，从而发挥抗肿瘤作用。③甲磺酸阿帕替尼：中国国家食品药品监督管理总局（CFDA）于 2014 年 10 月 17 日正式批准阿帕替尼用于治疗晚期胃癌，这是迄今为止全球第一个被批准用于晚期胃癌治疗的小分子靶向药物。甲磺酸阿帕替尼是小分子 VEGFR 酪氨酸激酶抑制剂 PTK787 的衍生化合物，临床研究显示，阿帕替尼能显著延长患者总存活期、无进展存活期（PFS）、ORR、疾病控制率（DCR）；阿帕替尼试验组安全性良好，未发现非预期的特殊不良事件，并且多数不良事件均可通过暂停给药和剂量下调及对症处理，可逆可控。

（2）抗 HER-2 单抗

10% ~ 38% 的胃癌患者肿瘤组织高表达 HER-2，已研究证实，HER-2 过度表达与乳腺癌不良预后明显相关，但是与胃癌预后的关系仍不明确。①曲妥珠单抗（Trastuzumab）：曲妥珠单抗是一种人源化的重组单抗，由于抗体依赖性细胞毒性，因此化疗药可提升其活性。曲妥珠单抗联合化疗患者耐受性良好，但不良反应发生率增加。②帕妥珠单抗（Pertuzumab）：临床研究显示，帕托珠单抗 + 曲妥珠单抗组与帕托珠单抗组的 ORR 分别为 86% 和 55%。③抗体 - 药物偶联曲妥珠单抗（TDM-1）：临床前胃癌模型研究显示，相比曲妥珠单抗，TDM-1 具有更强的抗肿瘤活性。TDM-1 的临床研究也显示出具有令人满意的 PFS、ORR、DCR。

（3）抗 EGFR

EGFR 在多种胃肠道肿瘤组织中高表达，EGFR 高表达的胃癌患者约占总患者 30% ~ 50%，EGFR 的表达还与患者年龄、侵袭性、晚期相关。①西妥昔单抗（Cetuximab）：西妥昔单抗联合氟嘧啶治疗胃癌的临床研究显示 ORR 为 42% ~ 65%、中位 PFS 为 5 ~ 9 个月、OS 为 8.5 ~ 16 个月。主要毒性反应为腹泻、皮肤毒性、中性粒细胞减少、低镁血症、皮疹和手足综合征。②帕尼单抗（Panitumumab）、马妥珠单抗（Matuzumab）、尼妥珠单抗（Nimotuzumab）：临床试验均显示出对晚期胃癌患者有很好的耐受性和抗肿瘤活性。

（4）HGF-C-MET 通路受体酪氨酸激酶

间质上皮转化因子（c-MET）和肝细胞生长因子（HGF）可以激活肿瘤细胞增殖、转移、侵袭和血管新生相关的信号通路。临床研究发现，4% ~ 10% 胃癌患者的肿瘤组织存在 MET 扩增，50% 晚期胃癌患者存在 MET 蛋白高表达。Rilotumumab、Onartuzumab、ABT-700 均在临床研究之中。

第二节 食管癌的现代医学治疗

一、食管癌概述

1. 流行病学及危险因素

食管癌是最常见的消化道肿瘤之一，据统计全世界每年约有 30 万人死于食管癌。我国是食管癌高发地区，年发病率约为 17/10 万人，平均死亡人数约 15 万人左右，高达全国肿瘤死亡率 21.8%，食管癌的发病年龄多在 40 岁以上，男性多于女性。按照 WHO 组织学分类，食管癌主要包括鳞状细胞癌（SCC）和食管腺癌（EAC）两种，其中 SCC 所占的比例高达 90%。

食管癌发病原因复杂，与多种因素有关，除与年龄、性别、职业、种族等外，还与癌性化学物质刺激、真菌感染、炎症与创伤、遗传及生活习性等有密切关系。

（1）真菌感染

在食管癌患者的上消化道或切除的食管癌标本上，以及高发区的粮食中，均能分离出多种具有致癌性的真菌。

（2）亚硝胺

亚硝胺是一种较强的致癌物质，在高发区的饮水和膳食中，亚硝酸盐的含量显著高于较低发区。

（3）长期缺乏维生素

维生素 C、维生素 A、维生素 B_2、新鲜蔬菜、水果摄入不足，是导致食管癌高发的重要因素。

（4）微量元素缺乏

如钼、铁、锌、氟、硒等。

（5）不良生活习惯

烟、酒、热食、热饮、口腔不洁等因素，均可对口腔及食管造成慢性刺激，据统计相当一部分食管癌患者均有长期吸烟、饮酒及过热饮食史。

临床工作中，早期食管癌细胞未发生转移的称之为局部型，肿瘤开始侵犯食管以外或附近淋巴结的称为局部转移型，食管癌中晚期患者肿瘤细胞已开始向远处转移甚至是全身转移的则为远处转移型；还可以按照部位对食管癌患者分为上、中、下三段；另外，还有内镜分型、病例组织学分型、根据肿瘤病灶特征分型等。

2. 食管癌的诊断

（1）临床表现

早期症状常不明显，可有吞咽不适，如停滞感或异物感。症状时轻时重，进展缓慢。中晚期出现进行性咽下困难，先是难咽干的食物，继而是半流质食物，最后水和唾液也不能咽下。患者逐渐消瘦、脱水、无力。持续胸痛或背痛表示为晚期症状，癌已侵犯食管外组织。若癌肿侵犯喉返神经，可出现声音嘶哑；若压迫颈交感神经节，可产生 Horner 综合征。

（2）影像诊断

①内镜：内镜为早期食管癌提供了清晰、逼真的图像，早期食管癌病变形态一般包括 4 种：充血型、糜烂型、斑块型、乳头型。②CT 及磁共振：中晚期患者可采用 CT 及磁共振扫描影像分析，能显示食管肿瘤的大小、长度、侵犯范围等。③食管吞稀钡 X 线双重对比造影：也是早期筛查的重要手段。

（3）细胞学诊断

食管脱落细胞学检查由于受检者痛苦小，假阳性率低，也成为食管癌早期诊断的常用方法。

二、食管癌的治疗

1. 手术治疗

目前，手术切除是治疗食管癌的首要措施。一般以颈段癌长度 <3cm、胸上段癌长度 <4cm、胸下段癌长度 <5cm 切除的机会较大，仅有 50% 的食管癌患者发现时处于早期，可行手术治疗。有些患者瘤体不太大但已与主要器官，如主动脉、气管等紧密粘连而不能切除者；若鳞癌体积较大，无法根治性切除，可先采用术前放疗，待瘤体缩小后再作手术。

（1）切口的选择

针对食管癌切除目前有多种手术方式的选择，每种手术方式都存在其优点和缺点，尤其在手术的暴露部位、吻合口位置的选择以及潜在的并发症。①左侧开胸术式，即由左胸经膈肌入腹，行食管胃左胸吻合术；②经右胸手术，包括右侧胸壁及上腹正中两个切口，其吻合部位位于右侧胸廓顶部接近纵隔食管处。这两种术式暴露清楚且操作安全，适用于病变范围大、纵隔淋巴结需要行广泛清扫的患者；其缺点是创伤较大，增加了一个胸部切口，术后易发生呼吸系统并发症。③经食管裂孔食管癌切除术，此术式即为 Orringer 等改良推广的经左颈、上腹正中切口沿食管裂孔钝性游离食管，经左颈部食管胃吻合术。这种方式的优点是不开胸，出血量少，手术时间短，术后并发症少，适合于病变较小、心肺功能较差因而不宜行开胸手术的患者；缺点是手术视野较差，食管的盲性剥脱安全性差，不能行纵隔淋巴结的清扫。④McKeown 式，包括右胸、腹部和颈部三个切口。此术式对腹部淋巴结的清扫更为广泛，适用于各段食管癌的手术治疗，手术切除较为彻底。临床工作中选用何种手术方式，必须综合肿瘤的体积、浸润程度、侵袭范围及患者的耐受情况，以尽量减少术后并发症，降低肿瘤的复发率，延长患者的病存活期。

（2）淋巴结的清扫

淋巴结清扫率直接关系到患者预后好坏，美国癌症联合会（AJCC）2010 年公布的 TNM 分期中除了要求至少清扫 12 枚淋巴结外，同时指出"应当尽可能彻底清扫食管的区域淋巴结，但必须兼顾由此而来的手术并发症"。虽然广泛的淋巴结清扫达到了肿瘤学根治的目的，但由于手术创伤大，术后并发症多，因此存在广泛争议。

（3）吻合口的部位

食管胃的吻合技术是影响手术成败的关键，术后并发食管胃胸内吻合口瘘，是导致术后死亡的最主要原因之一。我国目前多采用胸腔内吻合，为了预防这种严重并发症的发生，目前采用的吻合方式多种多样，如食管胃包埋吻合术、单纯食管胃端侧吻合术、食管胃机械吻合术、食管胃腔内弹力环扎吻合术，"隧道式"食管胃吻合术等。

（4）**手术禁忌证**

①肿瘤侵犯范围大，已出现明显外侵及穿孔征象，例如已有声音嘶哑或食管气管瘘者。②一般情况差，甚至恶病质，或有严重心、肺或肝、肾功能不全者。③肿瘤已发生远处转移。

2. 微创治疗

（1）**胸腔镜治疗**

这是20世纪90年代初发展起来的一种新的外科技术手段，应用于胸外科大多数领域。目前开展的微创胸腔镜食管癌切除术，包括单纯胸腔镜下食管切除、手辅助胸腔镜食管切除、小切口辅助胸腔镜下食管切除，胃的微创游离通过腹腔镜或手辅助腹腔镜完成。与常规开胸食管癌切除术比较，胸腔镜治疗减少了术后早期和长期胸痛；减少了术后呼吸道并发症；并且手术创伤较剖胸手术小，术后恢复快。国内学者报道用手辅助胸腔镜食管切除及淋巴结清扫，同时完成胃食管胸内吻合术。他们认为手辅助胸腔镜下能更加准确完整地清扫上纵隔淋巴结，结合镜像放大可以改善操作视野，使得手术操作更精细，能够在准确实施淋巴结清除术时不至于损伤神经。胸腔镜的禁忌证包括胸腔广泛粘连、有肺叶切除手术史、肿瘤巨大、肿瘤局部浸润，尤其是肿瘤侵犯气道的。患者必须具备足够的心肺功能以满足单肺通气。

（2）**经纵隔镜食管癌切除**

可在图像监视下游离食管，清楚地观察到纵隔内器官和食管旁肿大的淋巴结，通过器械进行分离和清除，避免了传统食管拔脱的盲目性，有效降低出血、喉返神经和胸导管的损伤。主要方式为经食管裂孔或经胸骨上窝行胸段食管游离，避免开胸以及术中单肺通气的要求，减少术后肺部并发症，但是不能很好地清扫纵隔区淋巴结。国内学者报道纵隔镜辅助食管癌切除与传统开胸食管癌根治手术比较，分析认为两者在术后吻合口瘘发生率、肺部感染发生率、呼吸功能不全发生率、胸腔感染发生率、再次开胸比例、胃排空延迟发生率、术后住ICU时间和围术期死亡率等方面无统计学意义。

纵隔镜食管切除术中无须肺萎陷，更适合于肺功能极度不良的患者，因此，肺功能不能耐受开胸手术，即适合食管内翻拔脱术的患者是纵隔镜食管切除术的绝对适应证，无外侵的上段食管癌，特别是颈胸交界处食管癌，颈部切口纵隔镜手术优于开胸食管癌切除，亦为纵隔镜食管切除适应证。

（3）**腹腔镜治疗**

主要用于术中腹部胃的游离，一般联合开胸或是电视胸腔镜切除食管。只要无腹部手术史，即使食管癌有外侵，需开胸切除食管癌者，腹腔镜也能达到减少创伤、缓解疼痛、降低术后肺部并发症的作用。腹腔镜的禁忌证包括既往有腹部手术史或者有胃大部分切除史的患者。单独用于食管癌的治疗主要是游离胃同时经膈肌裂孔行纵隔内"直视"食管癌切除，这类临床报道较少，但也有学者指出腹腔镜经膈肌裂孔食管切除术不仅创伤小，出血少，而且能达到开放手术同样的根治效果，是食管癌治疗安全而有效的方法。

（4）**腔镜联合治疗**

胸腔镜、腹腔镜和纵隔镜的联合应用能明显减少手术创伤和对呼吸循环功能的影响。

术后并发症少，不但能对整个纵隔各区域淋巴结进行清扫及活检，还能判断腹腔内淋巴结和肝转移情况，在手术时间、术中出血量及淋巴结清扫等方面不亚于传统开放手术。

（5）机器人辅助的胸腔镜治疗

食管癌切除术胸腔镜、腹腔镜食管癌根治术在一些方面存在限制，比如纵隔的操作空间狭小，视频采用二维模式，无立体感。机器人系统提供了克服这些限制的可能性。机器人技术可用于食管游离、胃游离，以及胸腔内胃食管吻合，其也可以结合胸腔镜、腹腔镜、手辅助的腔镜技术使用。机器人腹部手术的操作孔与腹腔镜类似。

3. 化　疗

常用的化学药物有多柔比星（ADM）、5-FU、氨甲蝶呤（MTX）、顺铂（DDP）、伊立替康（CPT-11）等，常用的联合化疗的方案是5-FU与DDP联合，5-FU可杀死肿瘤细胞，改变肿瘤细胞增殖动力学，增强放射敏感性。DDP为金属铂类络合物，属周期非特异性抗肿瘤药，具有抗瘤谱广，对乏氧细胞有效的特点，DDP在细胞低氯环境中迅速解离，以水合阳离子的形式与细胞内生物大分子结合（主要靶点为DNA）形成链间、链内交联或蛋白质DNA交联，从而破坏DNA的结构和功能。

紫杉醇（PTX）是治疗食管癌最有效的药物之一，它通过促进微管蛋白二聚体的组合并阻止其解聚，从而达到稳定微管的作用，抑制了微管网的正常动态重组；另外可导致微管束的排列异常，实现阻断肿瘤细胞的分裂。

4. 放射治疗

同步放疗，食管癌患者单纯行化疗或放疗，均不能达到最大程度的获益，临床上多采用同步化放疗和序贯化放疗，且并不会发生明显的患者不可耐受的不良反应。

（1）食管癌三维适形放疗（3D-CRT）

由于癌常规二维放疗可能导致部分靶区漏照、剂量分布不匀、周围正常组织及脏器受照射体积增加的缺陷。近年来采用CT模拟机定位，并勾画靶区，应用3D-TPS系统设计放疗计划，应用MLC通过多个共面、非共面不规则野分次照射，使剂量分布与靶区形状一致，并减少周围正常组织的受照射体积。

（2）食管癌调强放射治疗（IMRT）

是在三维适形放疗基础的进一步改进，通过系统自动优化各线束权重，使射线剂量在三维方向上与靶区形状最大限度地匹配，而相邻靶区正常组织器官的受照射剂量显著减少，从而实现剂量分布上的最优化。

（3）影像引导放射治疗（IGRT）

在三维适形放疗技术基础上加入了时间因素，由于呼吸等因素的影响，患者局部组织和器官在放疗过程中会有不同程度的摆位误差，因此在治疗前、中用先进影像设备对肿瘤及周围正常器官进行实时监控，根据器官位置和形状变化调整治疗参数，使照射野始终紧紧"追随"靶区，做到真正意义上的精确治疗。

（4）腔内放疗

单管照射时，近源处剂量很高而稍远处剂量下降很快，有效治疗距离2～3cm，周围正常组织受量很小。通过导管经鼻腔送达食管腔病变部位照射，有利于保护正常组织，增强局部肿瘤控制率；一般仅作为外照射的补充。

5. 靶向药物治疗

靶向药物利用肿瘤细胞与正常细胞之间分子生物学差异，作用于肿瘤细胞特定靶点抑制肿瘤生长与转移。此类药物是临床肿瘤治疗的研究热点，近年来取得相当大的突破：①EGFR 信号转导/酪氨酸激酶抑制剂厄洛替尼、吉非替尼、西妥昔单抗均发现具有一定的临床治疗价值。②针对 VEGF 单克隆抗体目前尚处于临床试验中。③针对 HER-2 受体单克隆抗体临床研究提示曲妥珠单抗治疗 HER-2 阳性表达食管腺癌有效。④多靶点抑制剂索拉非尼体外实验证明可明显抑制人食管腺癌细胞增殖。但我国食管癌多属于鳞癌，该类药物仍有待进一步研究。

第三节　原发性肝癌的现代医学治疗

一、原发性肝癌概述

1. 流行病学及危险因素

原发性肝癌（HCC）是常见的恶性肿瘤。其死亡率在我国排第二位，世界排第三位。HCC 的男性发病率高于女性，全世界每年新发肝癌患者约 60 万，居恶性肿瘤的第五位，HCC 的发病率以东南亚环太平洋地区及非洲撒哈拉沙漠以南地区为高，而欧美、苏联、大洋洲等地较低。中国新发肝癌人数占全球人数一半以上，沿海高于内地，东南和东北高于西北、华北和西南；沿海水网密集区域或岛屿又高于沿海其他地区。江苏启东、福建等高发区，HCC 年死亡率可高达 40/10 万以上。男女性别之比在 HCC 高发区中约 3 ~ 4 : 1，低发区则为 1 ~ 2 : 1。高发区发病以 40 ~ 49 岁年龄组最高，低发多见于老年。

HCC 主要包括肝细胞癌、肝内胆管细胞癌和肝细胞癌 – 肝内胆管细胞癌混合型等不同病理类型；其发病原因、病理形态、临床表现、治疗方法以及预后等方面均有明显不同，由于其中肝细胞癌占到 90% 以上，故本文所指的"肝癌"主要是指肝细胞癌。HCC 按肿瘤的形态又可分为结节型、巨块型和弥漫型肝癌。

一般认为 HCC 的发生与以下因素有关：

（1）**病毒性肝炎**

乙型肝炎与肝癌有密切关系，为我国肝癌最主要的原因，其次为丙型肝炎。

（2）**肝硬化**

肝硬化与肝癌之间有密切关系。据统计，一般需经 7 年左右肝硬化可发展为肝癌。

（3）**真菌及其毒素**

黄曲霉菌、青霉菌、杂色曲霉菌等都可引起实验性肝癌。其中以黄曲霉菌（aspergillus flavus）最为重要。在肝癌高发区，食物被黄曲霉菌污染的情况往往也较严重。

（4）**亚硝胺类化合物**

为重要的致癌因素，可引发 HCC、食管癌等消化道肿瘤。

2. HCC 的诊断

（1）**临床表现**

①肝区疼痛，半数以上患者肝区疼痛为首发症状，多为持续性钝痛、刺痛或胀痛。主要是由于肿瘤迅速生长，使肝包膜张力增加所致。②全身和消化道症状，主要表现为

乏力、消瘦、食欲减退、腹胀等。晚期则出现贫血、黄疸、腹水、下肢水肿、皮下出血及恶病质等。③肝大，肝大呈进行性，质地坚硬，边缘不规则，表面凹凸不平呈大小结节或巨块。④肝癌转移症状，肝癌如发生肺、骨、脑等处转移，可产生相应症状。

（2）**实验室检查**

血清甲胎蛋白（AFP）测定，放射免疫法测定持续血清 AFP≥400μg/L，并能排除妊娠、活动性肝病等，即可考虑肝癌的诊断。

（3）**影像学检查**

①超声检查可显示肿瘤的大小、形态、所在部位以及肝静脉或门静脉内有无癌栓，其诊断符合率可达90%，是有较好诊断价值的无创性检查方法。②CT和磁共振检查具有较高的分辨率，对肝癌的诊断符合率可达90%以上，可检出直径为1.0cm左右的微小癌灶。③选择性腹腔动脉或肝动脉造影检查，对血管丰富的癌肿，其分辨率低限约1cm，对<2.0cm的小肝癌其阳性率可达90%。

（4）**肝穿刺行针吸细胞学检查**

适用于经过各种检查仍不能确诊，但又高度怀疑者。

二、HCC 的治疗

1. **手术治疗**

外科手术切除治疗仍是目前治疗肝癌的首选方法。近年来由于 HCC 早期筛查的推广、定位诊断及肝癌外科技术的更新进步，使 HCC 外科治疗效果明显提高。

（1）**肝切除术**

肝切除包括根治性切除和姑息性切除。术中根治性肝切除标准：肝静脉、门静脉、胆管及下腔静脉未受肿瘤侵犯；无邻近脏器侵犯，无肝门淋巴结或远处转移；肿瘤完全切除；肝脏切缘距肿瘤边界≥1cm，残肝断面组织学检查无肿瘤细胞残留。术后根治性肝切除判断标准：术后2个月内影像学检查未发现肿瘤性病灶；如术前AFP升高，术后2个月AFP定量值在正常范围。对于一般情况好，无明显心、肺、肾等重要脏器器质性病变，肝功能分级属 Child-Pugh A 级的患者，或属 B 级，经短期保肝治疗后肝功能恢复到 A 级、肝储备功能基本在正常范围及无不可切除的肝外转移性肿瘤的患者，手术适应证可相对扩大。

对于肝癌合并门静脉癌栓的患者，如一般情况许可，应积极切除肿瘤、取净癌栓，或将肿瘤与癌栓一并切除。对于肝癌合并胆管癌的患者，如一般情况许可，应积极行姑息性肝切除术＋胆总管切开取癌栓术，留置T管引流，术后灌注化疗；如肿瘤不可切除，则切开胆总管取出癌栓，术中作选择性肝动脉插管栓塞化疗。对于肝癌合并的肝硬化门脉高压症的患者，如一般情况许可，积极行肝切除的同时，根据情况行脾切除术、断流术、分流术。

（2）**肝癌的二期切除**

二期切除是目前治疗中晚期不能一期切除的肝癌的经典模式。术前应用综合治疗使肿瘤缩小，再行切除。通过综合治疗8%～18%的患者可获得切除，术后5年存活率为25%～57%。肝硬化程度、肿瘤坏死程度是影响肝癌二期切除预后的主要因素。二期切除的手术时机为：影像学显示肿瘤缩小达30%～50%；或经4次TACE虽未达30%～

50%，但肿瘤与肝内大血管或下腔静脉有一定距离。

（3）复发性肝癌再切除

肝癌复发率比较高，据统计，术后 5 年复发率高达 38% ~61.5%，5 年的无瘤存活率仅为 16% ~27.4%。术后复发和转移是肝脏外科面临的主要问题，再手术是最有效的治疗手段。复发病灶切除后 5 年总存活率为 18.2% ~56%。只要患者条件许可，均应积极治疗，手术多采用肝段、亚段或局部切除。

（4）肝移植

肝移植是治疗肝癌的重要手段之一，是对肝功能无法耐受肝切除的早期肝癌及复发性肝癌外科治疗的一种重要补充。对于小肝癌肝切除术后复发或肝衰竭患者，行补救性肝移植是一种有效的治疗策略。肝癌肝移植的优点是完全切除有肿瘤的肝脏，去除肝癌发生的"土壤"，但我国目前供肝短缺，多需要等待供肝，且术后需终身服用免疫抑制剂。

（5）腹腔镜肝切除术

腹腔镜肝切除术包括全腹腔镜下肝切除、手助腹腔镜下肝切除、机器人辅助肝切除术等。腹腔镜肝切除术具有手术创伤小，术中出血少，术后患者疼痛轻、恢复快，住院时间短的优势，其预后与开腹手术类似。肝癌患者行腹腔镜肝切除的指征为肿瘤位于左半肝或右半肝的 V 或 VI 段，肿瘤最大直径 <6cm；位于肝脏面边缘部位的肿瘤，直径可放宽到 10cm。

2. 消融治疗

消融治疗是 HCC 综合治疗体系中不可或缺的组成部分。常用的消融治疗方法包括经皮无水乙醇注射（PEI）、射频消融（RFA）、微波凝固治疗（MCT）等。

（1）PEI

具有操作简单、方便、花费小等优点，PEI 对小肝癌具有良好的治疗效果，对于肿瘤直径 <3cm HCC 的效果明显优于直径 >5cm 的 HCC，因肿瘤组织成分单一、结缔组织少，乙醇弥散完全，施行 PEI 的疗效可能较好，部分病例可获得根治。根据相关报道，直径 <3cm 的 HCC 患者的完全应答率达到 70% ~80%，5 年存活率达 40%。影响 PEI 对 HCC 治疗效果的因素包括：肿瘤大小、Child-Pugh 分级、巴塞罗那分期及血清 AFP 水平。邻近总胆管、胆囊、膈肌直径 <1.5cm 的 HCC 强烈推荐 PEI 治疗。主要缺点是肿瘤边缘的复发率高。

（2）RFA

RFA 在最大限度保留正常肝组织的同时，能最大限度地消灭肿瘤，尤其是小肝癌的局部消融治疗，已成为继肝移植、手术切除后第 3 种根治性治疗手段，可获得与手术切除相近的远期存活效果，特别是对于直径 <2cm 的小肝癌，不良反应发生率更低。与单独经皮 RFA 相比，联合 TACE 治疗具有明显的优越性，是一种可供选择的有效治疗方法。RFA 术后肿瘤复发的独立危险因素包括：①肿瘤直径 >3cm；②邻近肝内血管；③包膜下肿瘤；④凝血酶原时间延长超过 3s，在临床中降低以上危险因素就可能提高 RFA 疗效。RFA 治疗中晚期 HCC 主要存在几大难题，如较大肿瘤不易整体灭活；邻近心膈面、胃肠、胆囊和肝门等外周区域的肿瘤难于确定安全范围，术后易发生并发症；侵犯邻近大血管或因肿瘤血供丰富，致热量损失，造成肿瘤易残留和复发。

（3）MCT

MCT 作为一种相对新的治疗肝癌的方法，能有效诱导肿瘤组织凝固性坏死。MCT 与 RFA 在局部疗效、并发症发生率和远期存活等方面都差异不大。但不利 RFA 的位置或直径 >3cm 且排除有局部复发风险的肿瘤适合 MCT 治疗。

3. 放射治疗

放疗是肿瘤的主要治疗措施之，广泛用于肿瘤的治疗中。外放疗技术包括三维适形放疗（3D-CRT），调强适形放疗（IMRT）、立体定向放疗（SRT）和质子放疗等。3D-CRT利用三维立体定向技术，将 X 线高精度分次或一次照射到设定的靶区，使照射野形状和肿瘤病灶形状一致，在肿瘤组织内形成高剂量区，治疗肿瘤的同时减少了正常组织的损害，目前是肝癌放疗的主流方法，对于肝癌伴有癌栓也是较有效的治疗方式。临床研究表明对伴癌栓的 HCC 采用 3D-CRT 联合 TACE 治疗优于单用 TACE，且不良反应少，先给予 3D-CRT 治疗后再行 TACE 治疗较先行 TACE 治疗再行 3D-CRT 治疗对肝功能影响较小。SRT 多应用于较小的肝癌，近期治疗效果较为明显，毒副作用较少，但照射剂量、分割次数及远期毒副作用有待进一步研究。目前关于放射治疗的安全剂量尚无统一标准，如何根据患者肝硬化程度、受照肝体积等情况估计最高耐受量，如何在可耐受的范围内给予最高剂量，提供最佳治疗方案，临床尚待进一步深入研究。

4. 介入治疗

肝脏具有门静脉和肝动脉双血管供血的独特脉管系统。门静脉提供正常组织80% 血液供应，而与此恰恰相反的是，HCC 癌组织99% 血液供应来自于肝动脉。因此，采取阻断肝动脉治疗 HCC 的方法是适宜的。一般采用肝动脉内注射碘化油，利用碘化油可选择性地沉积于肝肿瘤病灶内的特征，达到良好的动脉栓塞效果。

（1）新型栓塞剂的使用

这是 TACE 的发展方向之一，常用的栓塞剂为碘化油、可吸收性明胶海绵、无水酒精、不锈钢圈、聚乙烯醇（PVA）、Y-90 微球、Embosphere 等。欧美国家多使用药物洗脱微球（Drug-eluting beads，DEB）。DEB 是一种可加载多柔比星的预制柔软可变形微球，由来源于 PVA 的大分子单体组成。与传统的碘油相比，DEB 具有在靶器官区域封存并缓释药物的作用，以达到增加靶器官药物浓度同时减少全身毒副作用的目的。有临床研究显示，TACE-DEB 组的肝脏毒性和药物相关副作用明显低于传统 TACE 组。

（2）放射栓塞

放射栓塞是指通过血管介入途径将含有放射性物质的微小颗粒输送入靶器官或肿瘤以实现局部放疗的一种新的治疗方式。目前通过此途径治疗 HCC 的放射性粒子主要包括[131]I 和 Y-90。研究显示放射栓塞的术后并发症明显低于 TACE 组。在欧美国家，目前放射栓塞治疗最常选用的放射材料是 Y-90。与传统 TACE 治疗不同的是，由于 Y-90 微球粒子的栓塞作用很小，因此可安全用于 HCC 合并门静脉癌栓患者的治疗。相关队列研究结果显示接受 Y-90 放射栓塞治疗的中期肝癌患者中位存活期可达 17.2 个月，对合并门静脉癌栓的患者也可高达 13 个月。

5. 化 疗

（1）亚砷酸注射液

三氧化二砷（As_2O_3，亚砷酸），是传统中药砒霜的主要成分，2004 年，国内多中心协作临床研究组采用亚砷酸注射液治疗中晚期 HCC，发现确有显著的抑制肿瘤生长作用，可以减轻癌痛，延长存活期，在选择适当患者的情况下，不良反应较轻，耐受性较好；目前，亚砷酸注射液已经获得国家食品药品监督管理局（CFDA）批准，能够治疗晚期 HCC，成为我国第一个通过临床研究证明有效而获得批准的系统化疗药物。因该药有肝肾毒性，临床应用应密切观察患者不良反应。

（2）铂 类

铂类与 DNA 形成共价键，使 DNA 链解旋，阻止 DNA 聚合酶推进从而影响 DNA 的合成从而阻断 DNA 的复制和转录，抑制肿瘤细胞分裂，诱导肿瘤细胞凋亡。奥沙利铂（OXA）为代表的第三代高效低毒的铂类应运而生。虽其与顺铂机制相似，但因其有 DACH 基团空间位置更强，与顺铂无交叉耐药性，其临床毒性低，患者可耐受。临床研究显示奥沙利铂主要通过下调抗凋亡蛋白 Bcl-2 和 Bcl-xL，上调促凋亡蛋白 Bax 发挥作用，奥沙利铂可诱导肝癌细胞的凋亡及抑制肝癌细胞的生长。

（3）氟尿嘧啶类

①5-FU：5-FU 作用于肝癌细胞后，激活内源性 Fas 信号通路，诱导细胞发生程序性凋亡。通过穿孔素和颗粒酶相互作用，细胞内 Fas 元件偶合其配体 FasL 介导细胞杀伤作用。从而抑制肝癌细胞的增殖。②卡培他滨：卡培他滨是一种可以在体内转变成 5-FU 的抗代谢氟嘧啶脱氧核苷氨基甲酸酯类药物，能够抑制细胞分裂和干扰 RNA 和蛋白质合成。③替吉奥：替吉奥是一种氟尿嘧啶衍生物口服抗癌剂，它包括替加氟（FT）和吉美嘧啶（CDHP）及奥替拉西（OXO），口服剂型方便服用，患者接受度更高。

（4）蒽环类

蒽环类药物通过嵌入 DNA 双链的碱基之间，形成稳定复合物，抑制 DNA 复制与 RNA 合成，从而阻碍快速生长的癌细胞的分裂。同时，通过抑制拓扑异构酶，影响 DNA 超螺旋转化成为松弛状态，从而阻碍 DNA 复制与转录。用于治疗 HCC 的主要有多柔比星、表柔比星等。

6. 靶向药物治疗

分子靶向药物主要适用于：已经发生肝外转移的晚期患者；虽为局部病变，但不适合手术切除、射频或微波消融和 TACE 治疗，或者局部治疗失败进展者；弥漫型 HCC；合并门静脉主干癌栓和（或）下腔静脉者。

相比传统的肿瘤辅助治疗，分子靶向治疗更能选择性地有效杀灭肿瘤细胞，对机体的损伤较小，是近年来肿瘤治疗领域新的发展及研究方向。随着 HCC 发生发展的关键基因、多种信号通路和生物标记物的逐步明确，分子靶向药物已广泛应用于 HCC 的治疗。

（1）血管生成抑制剂类靶向治疗药物

①贝伐单抗（Bevacizumab）：为一种重组人源化 IgG1 型单克隆抗体，与循环中的 VEGF 竞争性结合，阻止 VEGF 与相应受体结合，抑制 VEGF 的生物学活性，减少肿瘤血管生成，抑制肿瘤的生长。此外，贝伐单抗有助于肿瘤及其周围组织的血管正常化，有利于化疗药物的传递。②沙利度胺（Thalidomide）：是一种谷氨酸衍生物，可以干扰血管内皮生长因子、成纤维细胞生长因子的促血管生成作用，抑制肿瘤血管生成，同时刺激 T 细胞和 IL-12 增殖，抑制中性粒细胞趋化作用，降低单核细胞的吞噬作用，具有抗血管生成和免疫调节双重疗效。

（2）表皮生长因子受体抑制剂类靶向治疗药物

①拉帕替尼（Lapatinib）：可双重抑制细胞内 EGFR 和 HER-2 的 ATP 位点，阻止两者的同质和异质二聚化，抑制肿瘤细胞的生长。②厄洛替尼（Erlotinib）：是一种 EGFR-K/HER-1 拮抗剂，对多种实体肿瘤，如 NSCLC、头颈部肿瘤及胰腺癌均具一定疗效。该药已应用于晚期和不适宜传统化疗方案的 NSCLC 患者的临床治疗，而且 *EGFR* 基因外显子 19 和 21 的突变（体细胞突变）是患者对此类靶向药物有效的必要前提。③西妥昔单抗（Cetuximab，Erbitux）：是一种 IgGl 单克隆抗体，与 EGFR 竞争结合，阻断细胞内信号转导途径，抑制肿生长、侵袭和转移，诱导肿瘤细胞凋亡。

（3）多激酶抑制剂类靶向治疗药物

①索拉非尼（Sorafenib）：是一种口服多靶点的抗肿瘤药物，设计最初的靶点是 VEGFR-1、VEGFR-2、VEGFR-3、PDGFR 和 c-KIT，其能够抑制 RAF-I 及其相关的激酶、野生型和 V599E 突变的 B-RAF 的活性，直接抑制肿瘤生长和阻断肿瘤新生血管形成。索拉非尼是唯一被 FDA 批准的用于 HCC 治疗的靶向药物。其常规用法为 400mg 口服，每天 2 次。应用时需注意对肝功能的影响，要求患者肝功能为 Child-Pugh A 或相对较好的 B 级；肝功能情况良好、分期较早、及早用药者的获益更大。②舒尼替尼（Sunitinib，Sutent）：是一个多靶点作用的酪氨酸激酶受体小分子抑制剂，靶点包括 PDGF-α、PDGF-β、VEGFR-l-3、KIT、FLI-3、集落刺激因子收受体 1 型（CSF-1R）和 RET。它通过对 VEGF 受体阻滞、激活 PDGF、抗血管生成，减少肿瘤生长所需的血液和养分供给，同时直接作用 c-KIT、RET、FLT3 等靶点达到抗肿瘤效果。

第四节 胰腺癌的现代医学治疗

一、胰腺癌概述

1. 流行病学及危险因素

根据最新的流行病学数据显示，胰腺癌排在全球常见肿瘤的第 12 位，2015 年预估有 44 000 例新增病例，死亡例数达到 38200 例。20 世纪末至 21 世纪初的一项长达 20 余年的世界性胰腺癌的流行病学调查研究表明，胰腺癌死亡率较高的地区有波罗的海区域和一些北欧国家（平均水平 9.5/10 万）；死亡率相对较低的是拉丁美洲、中国香港、日本、美国和俄罗斯（3/10 万）。在 2014 年的调查研究中表明，胰腺癌死亡人数占所有恶性肿瘤的 7%，排在第 4 位，这是由于胰腺癌侵袭力强，恶变程度高，胰腺所处位置解剖结构复杂，手术切除率低，预后极差，故有"癌中之王"的称号。在 2015 年最新发表的中国肿瘤登记年报上，2013 年中国胰腺癌发病率和死亡率分别站到总人数的 7% 和 6%，并且呈快速上升趋势。

胰腺癌的发病原因复杂，个体因素（年龄、性别、种族、血型），生活方式，疾病和药物有关。一般认为，30 岁之后发病率逐渐上升，60 岁以上为高发年龄，男性较女性显著高发，吸烟、饮酒、过量食用肉制品、肥胖、糖尿病以及胰腺炎患者均为胰腺癌的高危因素。

2. 胰腺癌的诊断

（1）临床表现

由于起病隐匿，早期患者无明显不适，有些可出现腹痛、腹胀、腹泻等消化道症状。早期一般无明显体征，当疾病处于进展期时，可以出现黄疸、肝大、上腹部可扪及肿块，晚期病例可有腹腔积液。

（2）实验室检查

肿瘤阻塞胆管时可引起血胆红素升高，γ谷氨酰转肽酶（γ-GT）及碱性磷酸酶（AKP）等升高；与胰腺癌有一定诊断意义的肿瘤学指标是 CA199，但缺乏特异性，必须排除胆系感染及胆道梗阻。CA242 是胰腺癌的一种新标志物，敏感性和特异性较 CA199 略高。

（3）影像学诊断

①B 超：主要用于临床筛查，可显示肝内外胆管扩张及主胰管扩张这一间接 PC 征象；②CT 和 MRI：CT 是 PC 常用的检查方法，特别是新一代动态螺旋 CT，分辨率高，能发现直径 <2cm 肿瘤；且能显示肿瘤对胰周组织及血管有无侵犯，并能进行 PC 的术前分期。CT 的敏感性和准确性分别为 69% 和 64%，MR 较 CT 略高。③逆行胰胆管造影（ERCP）及球囊 ERCP：ERCP 可发现早期胰腺癌的胰管鞘状改变或阻塞，提高早期胰腺癌的检出率。④POPS：日本 Olympus 公司研制的 PF-80 型 POPS，直径 0.8cm，成焦范围 1~50mm，能对于检查早期原位癌有一定价值。⑤此外，超声内镜（EUS）、管腔内超声（IDUS）等先进 B 超仪器对于胰腺癌也有诊断价值。

（4）细胞学诊断

①采用 ERCP 收集胰液：由于癌细胞脱落经胰液排出，胰液细胞学检查阳性率为 33%~75%。有研究表明，ERCP 可取得结构完整的细胞，诊断阳性率达 70% 以上。②细针穿刺抽吸活检：敏感性 60% 以上，且假阳性较少，临床有较高应用价值。

二、胰腺癌的治疗

1. 手术治疗

对于胰腺癌临床常采用手术切除的方法进行治疗，但患者手术治愈率较低，5 年存活率低于 1%，因此对于胰腺癌的手术治疗需结合患者实际病情进行选择。有学者通过临床观察总结出胰腺癌根治性手术切除指征：无明显的远处脏器转移现象；无明显的腹腔重要血管侵犯现象；仅侵犯单侧腹腔内重要血管，但可进行血管游离、切除与重建。

（1）胰十二指肠切除术（PD）与保留幽门的胰十二指肠切除术（PPPD）

PD 主要通过切除胰头、胆囊、肝外胆管、腹腔周围淋巴结、远端胃、幽门、十二指肠达到最大限度的根治性切除，是临床目前胰头癌标准根治性术式。为保留患者完整的消化系统能力及降低医源性损伤，在 PD 基础上改进后出现了 PPPD 法，这种方法保留了幽门，减少了胃肠功能障碍发生率，简化了手术操作，缩短了手术时间。

（2）扩大胰十二指肠切除术（ERPD）

主要应用于重度淋巴结转移及血管侵犯患者，特点是对大面积的淋巴结及血管进行切除重建，复发率较低，但术后胃瘫、腹泻等并发症的发生率明显增加。

（3）**全胰腺或次全胰腺切除术**

对于全部胰腺已受累，但无转移迹象的患者，这种方法能充分切除病灶组织，避免术后胰瘘发病率，降低医源性损伤。不良反应是术后常导致糖尿病等代谢性疾病。

（4）**胰体尾联合脾脏切除术**

是目前治疗胰体尾癌的标准术式，主要切除胰腺体尾部及脾脏、周围淋巴结。

2. 微创治疗

（1）**射频及微波消融射频（PFA）**

是借助射频电流使人体组织内的组织产生热能并迅速形成一个高温场，治疗区域中央温度达 80℃ 以上，可使肿瘤发生凝固性死。微波治疗（MWA）的原理与 PFA 类似，是利用探头将微波能量集中在一个区域，使组织细胞内的带电粒子高速振荡产生热量。MWA 治疗胰腺癌的临床报道较少，其安全性仍有待商榷。

（2）**冷冻消融**

冷冻消融是利用对局部组织的冷冻，可控性地破坏靶组织的治疗方法。冷冻治疗胰腺癌的安全性相对较高。治疗胰腺癌适应性较强，大多数病例可用冷冻治疗，与射频及微波消融术比较，冷冻治疗的影像学引导更加清晰便利；探针很细，对穿刺路径损伤较小，适合胰腺体积较小、解剖结构复杂等特点；不损伤大血管，只需要局部麻醉，不会发生严重疼痛，胃肠道及大血管等部位的不良反应较小。

（3）**高强度聚焦超声（HIFU）**

又称做海扶刀，是无创治疗技术的一种，作用机制是通过探头发射聚焦的超声波，在中心位置被组织吸收后会转化为热能，使该点温度瞬时升高，可达 65℃ 以上，引起局部点状凝固性坏死，而焦点外能量较低，对病灶周围组织并无损伤，从而实现无创治疗。海扶刀主要治疗胰腺癌的适应证：①无法行手术切除的晚期胰腺癌；②没有远处转移或即使有远处转移，但转移灶尚不危及生命者；③术后有残留或复发的胰腺癌；④一般情况差，不能够耐受手术者。应用海扶刀治疗晚期胰腺癌有较高的临床收益率、延长平均存活期。

（4）**光动力疗法（PDT）**

PDT 一般用于治疗管腔内肿瘤，如食管癌、气管支气管癌、口腔内癌等。在 CT 或超声引导下向肿瘤组织内插入光导纤维，以引发靶组织坏死。目前已有治疗包括胰腺癌在内的实体癌肿的临床报道，但由于激光照射深度不足，照射强度不均匀，引起的细胞坏死也不一致，因此 PDT 治疗胰腺癌仍在试验阶段。

（5）**不可逆电穿孔（IRE）**

自从 2012 年被美国 FDA 批准用于软组织肿瘤消融以后，IRE 被认为是最有希望成为优于现行任何消融技术的治疗手段。其原理是使用微秒级长的电脉冲引起细胞膜通透性增加，形成纳米级缺损。当电脉冲能量超过某一电场阈值时，细胞膜穿孔就变成不可逆性，进而引起细胞凋亡。IRE 技术是新兴发展起来的一种消融方法，从目前的 IRE 消融对胰腺癌治疗的实验研究和临床研究看，与其他消融方法相比，其主要优点是不损伤血管、胆管、胰管和神经以及无热沉降效应。

3. 化 疗

由于手术难以彻底根除，因此术后辅助化疗非常重要，能有效延缓肿瘤复发，提高存活率。术后辅助化疗方案推荐氟尿嘧啶类药物或吉西他滨（GEM）单药治疗；对于体能状态良好的患者，可以考虑联合化疗。

（1）单剂化疗

①以氟尿嘧啶（5-FU）为代表的传统化疗药物对于胰腺癌的疗效较为肯定，有效率可达15%～24%。5-FU 的主要药理作用是抑制胸苷酸合成酶，从而达到抗癌作用。②异环磷酰胺：该药针对胰腺癌有效率可达20%，此外，可应用于胰腺癌的药物还有丝裂霉素、多柔比星，表柔比星等。③GEM：是目前较新的抗代谢类化疗药物，也是目前治疗胰腺癌的主要化疗药物和晚期胰腺癌的标准治疗方案之一。GEM 的优点是单药在化疗中副作用较小，适合耐受性较差的晚期胰腺癌患者。

（2）联合化疗

相对于单剂化疗而言，联合化疗可以提高有效率。主要方案有 FAM、SMF、FAMME、GEMOX 等。研究表明，晚期胰腺癌患者采取 FAM 联合化疗方案 PR 率可达37%，其中位存活期可达 12 个月。GEMOX 方案是应用较广泛的联合化疗方案，主要药物吉西他滨是近年研制新的嘧啶类似物，属于核糖核苷还原酶抑制剂，通过掺合入 DNA 并导致 DNA 链终止、细胞死亡，已被 FDA 批准作为治疗胰腺癌的金标准药物；而奥沙利铂是继顺铂和卡铂之后的第 3 代铂类化合物，抑制 DNA 的作用强烈，且结合速度较顺铂和卡铂快 10 倍以上，结合更牢固，细胞毒作用更强，但消化道毒性和肾毒性均低于顺铂。

（3）区域性化疗

对于不能手术切除的晚期胰腺癌，可以采用区域性化疗，加强肿瘤的局部治疗作用。方法是在腹腔镜下找到胃网膜右动脉，结扎其远端，在近端置入化疗药盒导管 12～14cm，使其尖端抵达胃、十二指肠动脉内，药盒置入脐旁皮下，持续化疗，效果满意。

4．放射治疗

（1）同步放疗

在胰腺癌患者化疗同时，进行放疗可以有效缓解晚期胰腺癌患者疼痛，并且提高存活期，目前已成为局部晚期胰腺癌的标准治疗手段。对于胰腺癌术后 T3 或腹膜后淋巴结转移病例、局部残存或切缘不净者，术后同步放化疗可以弥补手术的不足。

（2）术中放疗（IORT）

IORT 是指在手术中切除肿瘤后对术后的瘤床、淋巴引流区，或残存肿瘤，或不能切除的肿瘤，在术中直视下设野，给予一次性大剂量照射。由于是在直视下设野，能使肿瘤受到大剂量照射的同时保护周围正常组织，从而提高了肿瘤局部控制率和存活率及存活质量。目前，IORT 可以单独或作为胰腺癌行外照射（EBRT）的辅助治疗手段来治疗胰腺癌。随着放疗技术的进步和发展，放疗成为胰腺癌，尤其是局部晚期病变的主要治疗方法。而 IORT 是在手术中直视下设野对肿瘤或瘤床区进行一次性大剂量照射，弥补了手术和 EBRT 的不足，使胰腺癌的肿瘤局部控制增加。近期的研究表明，术中放疗的采用可以明显降低肿瘤的局部复发率，同时也可以明显延长患者的无瘤存活期。

（3）立体定向放疗

胰腺位于身体中央，与多种重要脏器相互毗邻，在进行常规放疗时不可避免地会使肝、肾、脊髓等器官也受到辐射，进而诱发靶器官功能损伤；而如果降低放疗剂量，又会影响对胰腺癌细胞的杀灭作用。近年来，临床学者致力于探寻更为有效的放疗方式。立体定向放疗能够在肿瘤病灶局部形成极高剂量的射线，利用立体定向技术对肿瘤病灶进行精确定位，在确定放疗范围后在病灶局部给予相对集中的射线照射，既保证病灶局部能够接触到足够强度的放射强度，同时也减轻了肿瘤周围正常组织受到辐射的剂量。实施的具体方法是，在 CT 扫描的基础上对拟放疗的区域进行规划，包括原发肿瘤病灶和转移病灶，适当外扩 $0.5 \sim 1.0 \mathrm{cm}$；采用不同准直器进行靶区域填充，形成和靶区域相似的适形高剂量区域，而后进行放疗，每次 $5 \sim 6 \mathrm{Gy}$、5 次/周，总剂量 $56 \sim 72 \mathrm{Gy}$。

（4）粒子植入

主要的植入手段包括内镜超声引导下放射性粒子植入术、经皮穿刺粒子植入术以术中粒子植入术。放射性粒子肿瘤内植入方法不仅对肿瘤本身进行了微创治疗，而且持续有效，植入粒子后可很快缓解疼痛，减轻症状，延长生命。

5. 介入治疗

胰腺癌由于缺乏动脉血液供应，并且有纤维包膜包裹肿瘤表面，导致常规血管介入给药途径无法达到有效浓度，治疗效果不如人意。近年来随着介入导管治疗技术的发展，可以直接经供血动脉导管注射化疗药物，从而有效提高了肿瘤局部的药物浓度，既保证了药物治疗的有效性，又明显降低了化疗药物对全身组织器官的损害。

6. 分子靶向治疗

肿瘤细胞存活、增殖、血管生成与表皮生长因子受体（EGFR）及其配体的过度表达有重要关系；此外，胰腺癌的进展、局部浸润及转移均有赖于新生血管的生成。因此，针对 EGFR 与血管内皮生长因子受体（VEGFR）的分子靶向治疗药物一直是晚期胰腺癌药物治疗的重点研究方向之一。

抗 EGFR 的分子靶向治疗药物根据其作用的靶点可大致分为两类：

（1）酪氨酸激酶抑制剂（TKI）

该类药物作用于 EGFR 的细胞内酪氨酸激酶区，代表性药物包括厄洛替尼（edotinib）、吉非替尼（gefitinib）等。

（2）单克隆抗体（MAb）

主要作用于受体的胞外区以阻断配体与其结合，代表性的药物包括西妥昔单抗（cetuximab）、尼妥珠单抗等，由于与 EGRF 的高亲和性，可以竞争性地与受体结合，从而抑制酪氨酸激酶的活性，导致受体下降，控制胰腺肿瘤细胞生长。

新一代 MAb 药物如爱必妥、尼妥珠单抗，可通过特异性阻断 EGFR，阻碍了下游信号传导，抑制肿瘤细胞的继续增殖，促进其凋亡。实验表明，爱必妥或尼妥珠单抗联合化疗方案可以有效地控制胰腺癌进展；ShRNAS 也成为目前治疗胰腺癌的潜在性药物，其可以选择性沉默某些基因的表达，抑制肿瘤组织内血管的形成，从而治疗胰腺癌。

7. 免疫基因治疗

随着分子生物学和肿瘤免疫学的发展，使得肿瘤疫苗、单克隆抗体、细胞因子和免疫活性细胞输注等的临床应用成为可能，为胰腺癌的治疗开辟了一条新的途径。目前免疫基因治疗的研究方向主要为特异性主动免疫治疗（SALT）、导向治疗、细胞因子治疗、过继性细胞免疫治疗（AIT）等。

目前免疫治疗总的效果仍不确切，许多还处于临床前实验阶段，加上人体免疫机制十分复杂，有些环节到目前为止还不清楚，需要人们继续深入研究，以便更好地发挥免疫治疗的作用。

第五节　大肠癌的现代医学治疗

一、大肠癌概述

1. 流行病学及危险因素

大肠癌在全世界范围内发病率处于恶性肿瘤的第 3 位，在西方发达国家大肠癌的发病率处于第 2 位。随着社会进步、生活条件改善和人们生活方式、饮食习惯的改变，大肠癌在我国发病率日趋增高，2012 年国家卫生部门的统计数据显示，大肠癌发病率已跃居第 4 位，成为我国最常见的恶性肿瘤之一。流行病学调查显示，大肠癌发病率从 40 岁开始上升，至 60～70 岁时达到高峰。这可能与我国人口老龄化、老年人接触致癌物质时间较长等因素相关。大肠癌好发部位依次为直肠、乙状结肠、升结肠、横结肠、降结肠、回盲部、直乙结肠交界处等。

大肠癌的发生是一个复杂的多因素作用过程，与多种因素有关。

（1）生活方式

研究发现高 Quetelet 指数（体重指数，BMI）为大肠癌的危险因素，体力活动则是大肠癌的保护因素，静息工作和体育锻炼少者发生大肠癌的可能性比经常参加体育锻炼者高 4 倍。

（2）饮食因素

①低膳食纤维：膳食纤维的保护作用是由于纤维素有吸收水分、增加粪便量、稀释肠内致癌物浓度的作用，因此，增加膳食纤维的摄入可降低患大肠癌的风险。②高脂、高蛋白饮食：高脂、高蛋白饮食与大肠癌的发生呈正相关（相关系数 > 0.7），摄入量越多，大肠癌发生危险性越高，且对结肠的作用更为明显。③微量元素和维生素：研究表明以适量、适宜的比例摄入维生素和其他营养素能减少大肠癌的发生。其中维生素 A、C、D、E、β 胡萝卜素、叶酸和钙等是预防大肠癌的有益因素。

（3）遗传易感因素

家族史是大肠癌的重要危险因素，部分大肠癌具有遗传背景。

（4）精神、心理和社会因素

长期精神压抑、不适应环境、不能自我调节、焦虑等所谓 C 型行为模式被认为是癌症的易感行为模式。

（5）疾病史

肠道疾病如溃疡性结肠炎、克罗恩病及结直肠息肉、腺瘤与大肠癌的发生也有关系。

2. 大肠癌的诊断

（1）临床表现

大肠癌早期症状不明显，或有轻度腹部不适、消化不良、大便潜血等。进展至中晚期后，出现大便习惯改变、腹痛、便血、腹部包块、肠梗阻等，伴或不伴贫血、发热和消瘦等全身症状。直肠指诊在大肠癌的临床筛查中有重要意义。

（2）结肠镜检查

对于大肠癌的早期诊断具有重要意义，早期大肠癌多为息肉样隆起型，大部分来自腺瘤癌变。随瘤体增大，浸润程度逐渐加深，一般仍以局限于黏膜层多见；腺瘤 >2cm、广基型、表面不平或伴糜烂、组织易破碎出血，多系腺瘤癌变的形态学特征。

（3）细胞学诊断

活体组织检查可鉴别早期癌变组织和息肉，并可明确肿瘤的性质、组织学类型及恶性程度。

二、大肠癌的治疗

目前以手术切除为主的综合治疗是治疗大肠癌的最佳方法。近年来，微创手术凭借其创伤小、愈合快、术后存活质量高等特点逐渐得到越来越多地应用。

1. 手术治疗

（1）直肠癌的手术治疗

在直肠癌手术中提倡保留括约肌的前切除术。研究显示，保留括约肌不会降低治愈率，对于直肠下 1/3 的肿瘤也可以保证有足够的切除范围，并且患者术后存活率没有明显差别。经腹腔会阴直肠癌联合根治术适用于肛门直肠环的肿瘤，也可用于治疗肿瘤远端不能切除或经前切除术后肿瘤复发的患者。

（2）回盲部及升结肠癌的手术治疗

根治性右半结肠切除术对右侧升结肠癌具有较好的效果，手术切除要切除病变的肠道及全部相应的淋巴组织和肠系膜。手术时，游离回盲部、升结肠及横结肠，防止损伤到右侧输尿管。切断源于肠系膜上动脉的回结肠动脉，结肠中动脉、右结肠动脉及其分支也一并结扎切断。

（3）横结肠癌的手术治疗

手术方式和切除范围的选择，要考虑原发癌肿的解剖部位、有无远处转移、是否伴有肠梗阻等情况。扩大右半结肠切除术通常适用于横结肠肿瘤。被涉及的结肠中动脉在基底部分离并结扎。吻合口位于降结肠或乙状结肠。

（4）降结肠及乙状结肠癌的手术治疗

一般先行梗阻近端肠管造瘘、减压解除梗阻，再二期切除病灶。缺陷在于二次手术增加了肿瘤扩散的机会，甚至失去根治手术时机。近年来，左半结肠行一期切除吻合的应用逐渐得到推广。在实施左半结肠切除术和乙状结肠切除术时，肠系膜下动脉一定要被确认并结扎，左结肠动脉和乙状结肠动脉要结扎。

2. 微创治疗

（1）腹腔镜手术

腹腔镜手术应用于大肠癌已有 20 余年，技术水平已逐渐成熟。腹腔镜手术可用于肿瘤未穿透浆膜层和无远处转移的大肠癌患者，不能用于广泛淋巴结转移或肥胖患者。通过开腹和腹腔镜手术的近期疗效比较，腹腔镜组的直肠系膜完整性及术后生活质量明显优于开腹组。且两者患者的存活率、远处转移率、无瘤存活期、切口种植率和局部复发率无明显差异。

（2）**达·芬奇机器人手术**

主要由控制台和操作臂两部分组成，可远距离操作，具有视野宽广、精细度高等优点，通过操作臂的可旋内腕，能够灵活的变换角度，同时其特有的三维立体成像系统能够使手术视野放大 10 倍以上，大大提高了手术的安全性和精确度，近年来在国内外大型医院已有开展。

（3）**大肠癌经肛门内镜切除术（TEM）**

由于避免了开腹手术产生的创伤和各种并发症，已成为大肠癌外科局部切除术的首选术式。主要适用于侵犯到黏膜层的早期大肠癌。近年来，我国 TEM 发展较迅速的有内镜黏膜切除术（EMR）和内镜下黏膜剥离术（ESD），EMR 适用于病变范围小于 2cm 的早期大肠癌，ESD 适用于病变大于 2cm 的早期大肠癌。对于早期大肠癌，内镜切除可达到根治的目的，在临床上，合理使用肛门内镜治疗，可以达到肿瘤切除完整、术后并发症少且复发率低的良好预期。

3. **化　疗**

（1）**系统性化疗**

1990 年开始，化疗被引入有高危因素的Ⅱ期及以上的大肠癌患者。与单纯手术患者相比明显延长了总存活期。主要的系统性化疗方案有：5-FU + 亚叶酸钙（LV）、口服卡培他滨、5-FU + LV 联合奥沙利铂、奥沙利铂 + 卡培他滨等，现阶段 5-FU + LV 仍然是晚期结直肠癌的基础化疗方案。常用的化疗药物有以下几类：①氟尿嘧啶类：5-FU 常与 LV 联合治疗，静脉滴注。经临床研究发现，持续静脉泵入 5-FU/LV 与静脉滴注方案比较疗效无显著差异，而不良反应相对较小，但是持续泵入应用较为烦琐，患者依从性不够好。口服 5-FU 制剂的问世，使得化疗更加便利。替加氟（ftorafur，FT），全称为呋喃氟尿嘧啶，是 5-FU 的衍生物，口服后通过胃肠道吸收，在肝脏经药物代谢酶 P450 转化为 5-FU，口服后 1~3h 血中浓度达高峰。优福定（UFT），是替加氟与尿嘧啶（uracil）的复合物，按 1:4 摩尔比混合而成，所配伍的尿嘧啶是 5-FU 分解限速酶（二氢嘧啶脱氢酶，DPD）有效抑制剂，使用计量以替加氟为准。FT 在体内分解速度明显提高，因此血药浓度大幅度增加，抗肿瘤效果要比 FT 更好。卡培他滨（CAP）是一种新型氟嘧啶类复合物，化学名为 N4 – 戊二羰基 – 5 – 脱氧 – 5 – 氟胞苷，亦称为氟尿嘧啶氨基甲酸酯。口服后经过多次代谢转化为 5-FU，这样明显延长了血浆中的药物浓度，疗效相当于静脉持续输注 5-FU。②LV：LV 与叶酸相似，临床常用于抗叶酸代谢药过量时的解毒剂，还可用于巨幼红细胞性贫血及白细胞减少症。在直肠癌等的化疗方案中加入 LV，可提高氟尿嘧啶的疗效。③奥沙利铂：近年来奥沙利铂在大肠癌治疗中的疗效已得到肯定，美国临床肿瘤协会（ASCO）2007 年报道了应用 FOLFOX-4 组（5-FU、LV 与 OXA 联合化疗第 4 套方案）的大肠癌患者 3 年、5 年无病存活率均优于 5-FU/LV 组，6 年Ⅲ期患者中总存活率亦优于 5-FU/LV 组，研究该项证实了结肠癌患者术后应用 FOLFOX-4 方案辅助化疗的优势。④伊立替康：属喜树碱衍生物，国外学者 Colucci 等研究认为晚期结直肠癌患者应用 FOLFIR-1 方案（5-FU/LV + 伊立替康）与 FOLFOX-4 方案比较有同样的疗效和存活率。另有研究显示，伊立替康加 5-FU 加 LV 化疗能大幅度提高直肠癌患者 5 年存活率。

（2）新辅助化疗（NC）

除了系统化疗方案，NC 近年来也广泛应用于结直肠癌的治疗中，NC 是指对结直肠癌患者在手术之前给予全身化疗，以作为结直肠癌的主要治疗手段之一。NC 可以不同程度地减轻肿瘤负荷，减轻组织反应性水肿，使肿瘤缩小，临床分期降低。部分 T4 的晚期结直肠癌患者，可通过 NC 可获得肿瘤降期和降级的良好结果，为手术根治肿瘤创造了机会。

NC 的给药方式包括经全身及局部给药，全身给药包括静脉全身化疗（systemic chemotherapy）和口服化疗；局部给药包括经动脉的灌注化疗（PRAC）也称为介入化疗（IC）、术前经腹腔灌注化疗（IAPC）以及经区域静脉灌注化疗（IVC）。其中最常用的 NC 是指经静脉的全身化疗，其次为经动脉灌注化疗。研究认为经动脉介入灌注化疗时，肿瘤组织局部药物浓度比经周围静脉或口服给药高 10～30 倍，药物效价提高 2～22 倍，疗效可提高 4～10 倍。目前，欧美国家推行的新辅助疗法（术前联合放化疗）治疗直肠癌。已逐渐引起国内临床医生的重视。

结直肠癌最常见的远处转移脏器是肝脏，在初次确诊的结直肠癌中大约 20%～40% 已经出现肝脏转移，而结直肠癌死亡患者的尸检中，肝脏转移率高达 60%～71%。对于结直肠癌肝转移患者，只有 10%～20% 患者能接受根治性切除，大多数的转移是不可切除的。通过新辅助化疗使不可切除的肝转移灶可以切除，将会大大提高这部分患者的 5 年存活率。所以目前认为对于肝转移灶无法切除者应积极进行化疗，争取获得手术机会。

（3）腹腔热灌注联合腹腔化疗（CHPPC）

CHPPC 是在腹腔化疗的基础上，利用热疗能增加化疗药疗效的热动力效应，将温热疗法与化疗相结合的治疗手段，为胃肠道恶性肿瘤的治疗提供了新途径。CHPPC 抗肿瘤的主要机制是热疗对肿瘤的杀伤作用、热疗与化疗的协同作用以及大容量化疗药物对腹腔的机械灌洗作用。目前，国外对局部晚期的大肠癌患者已普遍采用减瘤术联合围手术期 CHPPC 并结合全身化疗。围手术期腹腔或盆腔热灌注化疗具有安全性好、腔内温度稳定、化疗液分布均匀、可多次进行且不受治疗环境的影响。不良反应小、并发症少等诸多优点，可能有利于杀灭术后腹腔或盆腔内残留的癌灶和游离的癌细胞，有望成为有效防治结直肠癌术后局部复发及肝转移的重要措施。我国大多医院采用的是术中留置腹腔灌注管，术后采用循环热水灌注化疗的方法即术后早期热灌注化疗，而采用这种方法治疗具有升温可靠、创伤小、重复性强、化疗药物剂量易掌握等多种优点，适合大多数医院推广。

4. 放射治疗

（1）术前放疗

术前放疗具有以下优点：①放疗后降低癌细胞活性，使手术后播散或残留的癌细胞不易存活。②对体积较大而难以一次性切除的癌肿，术前放疗可使瘤体缩小，从而提高切除率。③术前癌细胞血供丰富，对放射线的敏感性较术后高。术前放疗应严格掌握剂量，以中等剂量（3500～4500cGy）为宜，既不增加手术并发症，又能提高手术疗效。

（2）术后放疗

术后放疗具有下列优点：①肿瘤切除后，肿瘤负荷显著减少，残留癌对放射线的反应也大大提高。②手术中对可能残留肿瘤的部位进行标记和定位，从而使照射部位可能更精确，选择性更强，因此效果更佳。

（3）术中放疗

术中对疑有残留癌处和不能彻底切除处，用 β 线进行一次大剂量照射。

5. 生物治疗

生物治疗是一种通过增强机体固有的自身抗肿瘤机制以达到抑制、杀灭肿瘤细胞及根治肿瘤的疗法，特别适合于术后患者，它能有效杀死患者体内残存的肿瘤细胞，从根本上杜绝肿瘤细胞的复发与转移，提高患者存活率。近些年来，关于肿瘤的生物治疗已经逐步成为临床中综合治疗肿瘤的一个重要环节。

（1）基因治疗

基因治疗的主要方式是通过控制机体内的癌基因以及癌相关基因的表达来明确基因以及基因产物的功能，以此来直接或间接杀死癌细胞，达到治疗癌症的目的。①抑癌基因治疗：抑癌基因对肿瘤的发生有抑制作用，当这类基因发生突变、缺失或失活时，可引起细胞恶性转化而导致肿瘤发生。②细胞因子基因疗法：IL-2、干扰素、肿瘤坏死因子等外源性细胞因子已广泛应用于肿瘤的临床治疗。③自杀基因疗法：是把某些能将非毒性药物代谢成细胞毒性药物的非哺乳类动物酶类合成的基因 - 自杀基因，经分子生物学途径导入肿瘤细胞，使之在细胞内特异表达，其基因产物能将无毒的药物前体代谢为毒性产物，从而影响肿瘤细胞 DNA 的合成，引起细胞死亡。④反义基因治疗：是利用反义核酸在转录和翻译水平阻断某些异常基因的表达，以期阻断细胞内的异常信号传导，使肿瘤细胞进入正常分化轨道或引起肿瘤细胞的凋亡。

（2）分子靶向药物治疗

分子靶向药物的毒副作用和耐药性低于一般化疗药物，并且二者联合治疗的效果将比单独化疗明显提高。当前关于大肠癌的分子靶向治疗大多都聚焦于抗表皮生长因子受体单抗和抗血管内皮生长因子单抗。临床已经使用的药物有贝伐单抗、西妥昔单抗和帕尼单抗。以目前的应用来看，临床试验中最具治疗前景的药物是靶向抑制 EGFR 的单抗，而治疗大肠癌临床缓解率最高的是用西妥昔单抗和帕尼单抗与化疗药物的联合应用。总之，靶分子治疗具有极强的针对性，对于肿瘤的预防和防止复发转移等方面均具有明显的优势。

（3）细胞免疫疗法

该疗法具有极强的特异性，并且不良反应发生率极低。一般主要应用于手术或者放化疗之后的患者。研究显示，细胞免疫治疗能够有效杀死术后患者体内残留的癌细胞，提高患者的免疫力，改善患者的生活质量，预防肿瘤的复发与转移，延长患者的 5 年存活期。

（4）激素治疗

生长抑素（SS）及类似物可选择性地与肿瘤细胞表面受体结合，从而抑制促肿瘤生长的细胞因子合成与分泌，减少肿瘤细胞遗传物质的合成，间接地发挥抗肿瘤作用。同时，这些生物活性分子还可以间接通过诱导基因的表达来调节细胞凋亡，抑制肿瘤细胞的生长。近来国外学者研究发现，生长抑素及其类似物还有抑制肿瘤血管生成的作用。

（5）疫苗治疗

疫苗能激发机体的主动免疫，被看作是继传统疫苗和基因工程亚单位疫苗之后的第三代疫苗。

第六节 原发性肺癌的现代医学治疗

一、原发性肺癌概述

1. 流行病学及危险性因素

原发性肺癌（以下简称肺癌）是我国最常见的恶性肿瘤之一。2010 年卫生统计年鉴显示，2005 年，肺癌发病率为 35.23/10 万（男性 49.27/10 万，女性 21.66/10 万）。肺癌死亡率占我国恶性肿瘤死亡率的第 1 位（女性第 2 位），肺癌死亡人数为 48.66 万（男性 33.68 万，女性 16.62 万），占恶性肿瘤死因的 24.87%（男性 26.85%，女性 21.32%）。肺癌死亡率为 27.93/10 万（男性 39.79/10 万，女性 16.62/10 万）。

肺癌相关的危险因素包括：

（1）**吸 烟**

众所周知，吸烟是导致肺癌最重要的原因，烟草中有超过 3000 种化学物质，其中多链芳香烃类化合物（如：苯并芘）和亚硝胺均有很强的致癌活性。

（2）**职业和环境接触**

约 10% 的肺癌患者有环境和职业接触史。以下几种致癌物可增加肺癌的发生率：铝制品的副产品、砷、石棉、bis-chloromethylether、铬化合物、焦炭炉、芥子气、含镍的杂质、氯乙烯。

（3）**大气污染**

石油、煤和内燃机等燃烧后和沥青公路尘埃产生的含有苯并芘致癌烃等有害物质污染大气，是造成工业发达国家肺癌发病率高的重要原因。

（4）**既往肺部慢性感染**

如肺结核、支气管扩张症等患者，支气管上皮在慢性感染过程中可能化生为鳞状上皮致使癌变，但较为少见。

（5）**遗传因素**

肺癌有家族聚集性，遗传因素可能在对环境致癌物易感的人群和（或）个体中起重要作用。

（6）**电离辐射**

肺脏对放射线较为敏感。氡及其子体可诱发鳞癌，多见于开采放射性矿物质的工人。日本原子弹爆炸幸存者中患肺癌者显著增加。

肺癌的高危人群：年龄 55 ~ 74 岁，吸烟史 ≥30 包/年，戒烟史 <15 年（1 类）；中危组：年龄 ≥50 岁，吸烟史或被动吸烟接触史 ≥20 包/年，无其他危险因素；低危组：年龄 <50 岁，吸烟史 <20 包/年。

2. 肺癌的诊断

（1）**临床表现**

①咳嗽：咳嗽是最常见的症状，以咳嗽为首发症状者占 35% ~75%。对于吸烟或患慢支气管炎的患者，如咳嗽程度加重，次数变频，咳嗽性质改变如呈高音调金属音时，尤其在老年人，要高度警惕肺癌的可能性。②痰中带血或咯血：痰中带血或咯血亦是肺

癌的常见症状，以此为首发症状者约占 30%。③胸痛：以胸痛为首发症状者约占 25%。常表现为胸部不规则的隐痛或钝痛。④胸闷、气急：约有 10% 的患者以此为首发症状，多见于中央型肺癌，特别是肺功能较差的患者。⑤声音嘶哑：是由于肿瘤侵犯纵隔或淋巴结长大累及同侧喉返神经而致左侧声带麻痹。⑥全身性表现发热、消瘦、贫血和恶病质等。

（2）影像学检查

胸部 X 线检查、胸部 CT 检查、B 型超声检查、MRI 检查、PET-CT 检查等均是重要的影像学检查手段。

（3）内镜检查

纤维支气管镜检查、经纤维支气管镜引导透壁穿刺纵隔淋巴结活检术、纵隔镜检查、胸腔镜检查等能直接观察肺部病变和取得活检组织，临床应用非常广泛，能显著提高早期肺癌的检出率。

（4）痰细胞学检查

是目前诊断肺癌简单方便的无创性诊断方法之一。

二、肺癌的治疗

1. 手术治疗

临床上治疗肺癌的方法是：根据 TNM 分期原则对实体瘤，采用手术、放射疗法以及介入疗法进行综合性治疗，对手术后或不能手术患者进行长期有效、间歇性全身化学药物治疗，旨在控制癌细胞的增殖和转移，提高患者存活率，延长患者存活时间，提高生活质量。

（1）治疗原则

根据肺癌临床表现及分子生物学特点，临床上把肺癌分为小细胞肺癌（SCLC）和非小细胞肺癌（NSCLC）两大类，其中 NSCLC 包括所有其他类型的上皮细胞癌。

NSCLC 的治疗首选是外科手术治疗，根据国内外多年的临床实践，NSCLC 的手术适应证是：①尚未进行病理确诊的肺内阴影可参考病史、体征及影像学的表现，疑似恶性病变，可进行开胸探查，尽快确诊和争取手术根治。②临床分期为 Ⅰ、Ⅱ 及 ⅢA 期的患者，也就是 T 级 >3；肿瘤侵及膈肌、胸壁、胸膜、心包、接近隆嵴伴有全肺不张时，淋巴结上限为 NZ，同侧纵隔内有转移但尚未发现远处的转移。③达到 T4、N3 级，无法根治切除，难以控制的肺内并发症或肺不张引起的换气功能障碍、为了减轻症状，可施行姑息性手术。

SCLC 的治疗策略：SCLC 外科手术治疗的比例只占 4.2% ~ 8.1%。临床上对 SCLC 的手术适应证要求很严格，即使患者肺部病变表现的"局限性"，分期在 Ⅰ、Ⅱ 期及 T1 ~ 2、N0 的患者，可酌情施行手术切除，但是对这类患者不能排除在术前已经出现胸外转移。

SCLC 及 NSCLC 混合型的治疗：在术前用化疗控制 SCLC 的成分，然后以手术控制非小细胞癌的成分，是目前临床得到共识的方法。

（2）手术方法

①肺叶切除术：仅限于病变位点在一个肺叶内，在切除病灶肺叶的同时，可一并切

除肺叶中肿瘤细胞相关淋巴结，如病灶侵及两叶或侵及中间主支气管时，要上中叶或下中叶切除术，由于保留了正常肺叶，对肺功能影响小，手术比较安全，一般占肺癌手术的 60% ~70%。②局部切除术：包括肺楔形切除和肺段切除术，适用于肺癌细胞分化较好，病变较小的周围型肺癌患者。通过完全切除此段病灶，发挥有效的治疗作用；对于老龄或心肺功能差、不具备行肺叶切除条件的肺癌患者，也可采用此种手术。③袖式肺叶切除术：即肺叶切除结合支气管成形术。多用于右肺及左肺上叶肺癌侵及叶支气管开口时，这样可避免全肺切除。因此可对肺功能及肺组织最大程度保留，故患者耐受性较好，可明显提高术后存活质量和延长术后存活时间。④扩大切除术：即肺叶切除结合部分胸壁、心包、膈肌、食管壁、胸椎等切除术同时，对此部位重建或修复。此种术式可将肿瘤最大限度切除，尤其是已有侵袭现象发生的癌症细胞，使复发率显著降低。⑤全肺切除术：此术式是一项重要的治疗肺癌手段，对肺癌病变广泛、跨肺叶、侵及主支气管及肺动脉第一支时，可行全肺切除，但术后有较高的呼吸系统障碍等并发症发生率，危险性及术后死亡率较高，该术式占肺癌外科治疗的 20% ~25% 左右。⑥胸腔镜肺切除术：即视频下用胸腔镜（VATS）切除肺癌，具有创伤小，术后恢复快的优点，是"微创肺外科"的新方法。目前，以胸腔镜微创技术可以施行肺叶切除、全肺切除、肺部分切除，同时还可以进行纵隔淋巴结清扫等复杂手术。

2. 放射治疗

（1）放疗原则

①根治性放疗：包括因医源性和（或）个人因素不能手术的早期 NSCLC、不可切除的局部晚期 NSCLC 和局限期 SCLC。②姑息性放疗：适用于对晚期肺癌原发灶和转移灶的减症治疗。③辅助放疗：适应于术前放疗、术后放疗切缘阳性（R1 和 R2）的患者；外科探查不够的患者或手术切缘近者。④预防性放疗：适用于全身治疗有效的 SCLC 患者全脑放疗。

（2）NSCLC 放疗的适应证

因各种原因无法手术治疗的早期 NSCLC 患者的根治性治疗、可手术患者的术前及术后辅助治疗、局部晚期病灶无法切除患者的局部治疗和晚期不可治愈患者的重要姑息治疗手段。

（3）SCLC 放疗的适应证

局限期 SCLC 需行放化疗标准治疗。初始治疗可行同步化放疗，或先行 2 个周期诱导化疗后行同步化放疗。如果患者不能耐受，也可行序贯化放疗。如果病灶巨大，放疗有可能导致严重肺损伤的话，也可以考虑在第 3 个周期化疗时同步放疗。

（4）预防性脑照射

肺癌极易发生脑转移，因此所有化放疗结束后 3 周左右时，应行预防性脑照射，照射之前应行增强脑磁共振检查以排除脑转移。局限期 SCLC 患者，在胸内病灶经治疗达到完全缓解或部分缓解后，应及时行预防性脑照射。广泛期 SCLC 行预防性脑照射亦可降低 SCLC 脑转移发生的风险。

（5）晚期肺癌患者的姑息放疗

为了解决因原发灶或转移灶导致的局部压迫症状、骨转移导致的疼痛以及脑转移导致的神经症状等，可行低剂量分割照射技术，以减轻患者症状。

3. 介入治疗

肺癌的介入治疗是通过支气管动脉的灌注化学治疗方法。原发性肺癌，尤其是生长在中央部位的肺癌，其血液供应来源于支气管动脉，经支气管动脉注入抗癌药物，可使肿瘤区域药物浓度增加，从而提高疗效，减轻药物的不良反应。肺癌的介入治疗属姑息性治疗，其优点能缓解临床症状，减轻患者痛苦，延长生命，而且操作较简单创伤小重复性强，除了经典的支气管动脉栓塞灌注，还包括后来的经肺功脉灌注、气管支气管、上腔静脉阻塞的支架治疗等。

（1）支气管动脉栓塞治疗咯血

当肺癌患者大咯血危及生命，药物治疗通常难以奏效，需进行支气管动脉造影，找到出血部位进行栓塞，止血效果迅速。方法是从大腿根部穿刺股动脉插入导管，在 X 线透视引导下，将导管插入支气管动脉，注入造影剂后显示出血部位，再注入栓塞剂如可吸收性明胶海绵颗粒，阻断出血部位血流。

（2）上腔静脉压迫综合征及气管支气管狭窄的放置内支架治疗

中晚期肺癌患者出现上腔静脉压迫综合征的比例较高，由于肺癌或纵隔淋巴结转移，导致上腔静脉压迫及血液回流障碍，出现一系列症状如头面部浮肿、气促、心悸等等；如果肺癌以及气管支气管周围淋巴结肿大，侵犯或压迫气管支气管，患者将出现呼吸困难，严重时会导致患者休克或窒息。在 X 线引导下，将金属支架分别置入上腔静脉和气管、支气管狭窄部位，保持管腔的长期开通，使狭窄的管腔重新恢复正常，患者的一系列症状便可消失。

（3）经支气管动脉灌注化疗

由于肺癌主要由支气管动脉供血，因此通过支气管动脉灌注化疗药物，可增加局部化疗药物浓度，增强对肿瘤的杀伤作用，比全身性化疗的副作用要小得多。

肺癌非常容易发生脑转移、骨转移，且一旦发生此类转移，预后非常不好，脑转移后患者的自然存活期仅为 1～3 个月。因此，积极的介入治疗对患者意义非凡。

4. 局部消融治疗

（1）射频消融（RFA）

RFA 是一种微创治疗技术，将电极针植入肿瘤组织，由高能电流转换成热能使组织凝固，在肿瘤内部温度可以达到 60℃，通过蛋白质变性和凝固性坏死导致肿瘤细胞死亡。RFA 的主要优势是患者可在门诊局部麻醉情况下进行治疗，肺肿瘤患者是 RFA 治疗的理想对象，由于空气能起到隔热、散热作用，使靶区周围组织热能迅速下降，能很好地保护正常组织。RFA 主要局限是不能对 >3mm 血管附近的靶区进行治疗，主要因为靠近血管会使热能丢失，使热量传送到循环系统，导致靶区热能迅速降低；另外，肿瘤位于食管、气管、大血管和主支气管 1cm 以内也是禁忌。RFA 主要并发症有气胸、咯血、支气管胸膜瘘和肋骨骨折。

（2）微波消融（MWA）

MWA 是一项治疗肺癌的新技术，通过探针使周围水分子被电磁波激发和震荡，导致肿瘤细胞死亡。与 RFA 相比，MWA 能够提高肿瘤细胞的热凝固，提高肺脏中能量沉积，在更短时间内升高肿瘤细胞内的温度，并且能消融更大区域。与 RFA 相比，MWA 对于脉管周围有更小的热库效应，因此可治疗中心型病灶。与 PRA 相同，MWA 一般用于直径<3cm 的肿瘤，较大肿瘤从几何角度和布针方面来说都比较困难，会导致局部控制率下降。MWA 常见并发症也与 RFA 相似，包括气胸、治疗后的疼痛及咯血。

（3）经皮冷冻消融治疗（PCT）

PCT 与 RFA 和 MWA 原理相似，但是用冷代替热来消融肿瘤，将探针植入到患者体内能使直径 2~3cm 的区域冷冻凝固，冷冻通常使用氩气，从流体变成气体过程中能使温度迅速下降到﹣150℃。冷冻周期后是解冻周期，通常使用氦气，能使周围温度升高到40℃左右，冷冻和解冻周期交替进行，在细胞内和细胞周围形成冰晶，破坏细胞膜和细胞复制周期，直接损伤肿瘤细胞，还可以通过临近脉管系统收缩和闭塞间接导致乏氧细胞死亡，PCT 由于可以形成胶质样结构类似于相对电阻起到防护作用，因此，可以安全地用于中心型肿瘤。类似于 RFA 和 MWA，PCT 最主要的并发症有气胸、出血、支气管痉挛和支气管瘘。

（4）光动力治疗（PDT）

PDT 是体内注入可吸收特定波长的光敏剂，被一定波长的光照射后激发介质，使介质光敏化，产生氧自由基和单态氧，具有高度活性的氧直接损伤细胞，导致细胞凋亡和细胞坏死，还可通过损伤肿瘤血管和局部抗肿瘤细胞因子的炎性反应间接杀伤肿瘤细胞。由于注入光敏剂药物及受紫外线照射，PDT 的并发症主要有咯血、肺损伤和皮肤灼伤。PDT 主要适应证为治疗中心型、直径<1cm 早期肺癌和非侵袭性肿瘤。作为一项新技术，PDT 的应用逐渐得到推广。

（5）立体定向消融放射治疗（SABR）

SABR 是一种直接针对靶区肿瘤的精细放射治疗，其特点是局部高剂量，肿瘤生物有效剂量（BED）一般≥100Gy，高度适形，靶区外剂量迅速跌落。但在实施过程中要求较高，通常需要影像引导，精确固定，并且有控制呼吸动度的策略。SABR 主要不良反应有肺炎，胸壁或皮肤损伤，肋骨骨折，胸腔积液，臂丛神经损伤，支气管狭窄，支气管坏死，食管狭窄、穿孔、瘘形成，以及大出血甚至死亡。

5. 化 疗

长期以来，化疗一直以长春新碱、环磷酰胺、氨甲蝶呤等为代表的药物组成的联合化疗方案，取得了一定的疗效，奠定了化疗在肺癌治疗中的重要地位。但总的看来，联合方案的疗效并不高，在一定程度上影响了肺癌的预后。近年来，一些新进入临床的化疗药物在疗效及不良反应上均显示出较好的应用前景。

紫杉醇 紫杉醇是较早进入临床的新一代化疗药物，是目前肺癌化疗中最常用药物之一，该药对 SCLC 有效率达 14%，对 NSCLC 有效率为 21%。联合用药对 NSCLC 可达40%~50%，目前国外已将其列为 NSCLC 一线治疗药物和 SCL 二线治疗药物。其主要副作用是过敏反应、骨髓毒性和体液潴留。

伊立替康 属新一代喜树碱类药物，作用靶点亦为拓扑异构酶。临床研究表明它对NSCLC 的总有效率达 31%，对 SCLC 达 46.6%。临床上主要用于进展期 NSCLC 的一线治疗，乙酰胆碱综合征、腹泻、血液毒性是其主要副作用。

托泊替康 主要作用靶点是拓扑异构酶，是新一代的喜树碱类药物。托泊替康与紫杉醇联合治疗 SCLC，缓解率可达 92%，作为 SCLC 二线治疗有效药物，托泊替康对一线治疗结束 60d 后复发的敏感型 SCLC 有较好疗效，此外托泊替康在脑脊液中的水平可达血液浓度的 30%，对 SCLC 脑转移的总缓解率可达 60% 以上。托泊替康的主要副作用为骨髓毒性作用。

　　草酸铂　为第三代铂类药物，毒性低较前两代显著降低，故与其他药物联合使用。其主要副作用为周围性感觉神经毒性，目前主要用于 NSCLC 的治疗，由于与顺铂无交叉耐药性，因此对顺铂耐药者可选用草酸铂。

　　吉西他滨　吉西他滨在细胞内可经核苷酸激酶作用转化成为有活性的代谢产物，后者抑制核苷酸还原酶，从而抑制瘤细胞 DNA 合成，属于新一代抗代谢药物，在抗 NSCLC 的治疗显示出较好的临床疗效，与去甲长春碱联合有效率更高。主要副作用是血小板的减少。

　　去甲长春碱　为新一代长春碱类药物，作用靶点为微管/微管蛋白系统，在 NSCLC 的化疗中应用非常广泛，单药有效率较高，联合用药有效率可高达 30% ～ 40%，血管刺激和血液毒性是其主要副作用。

　　研究显示，新一代化疗药物能提高 SCLC 二线治疗的有效率，并且对于耐药的 SCLC，仍然具有一定疗效。已有研究显示新一代化疗药物组成的联合方案能提高 SCLC 长期存活率。由于传统化疗药物对 NSCLC 的有效率一般在 15% 左右，因此新一代化疗药物所组成的联合方案对于抑制肿瘤具有重要意义。

　　6. 生物学治疗

　　细胞毒性药物虽然具有一定疗效，但其较大的毒副作用也限制了临床应用。故研发非细胞毒性的调节治疗药物成为当下的迫切需要，从作用机制角度来看，可将生物学治疗分为两大类，一类是通过激活免疫系统杀伤肿瘤细胞的免疫治疗，第二类是干扰细胞生长转化和转移等的靶向治疗和基因治疗。

　　（1）免疫治疗

　　免疫治疗最先用于临床的生物学治疗方法，目前临床应用较多的有细胞因子治疗（如白介素干扰素、肿瘤坏死因子等）和细胞免疫治疗（如 LAK 细胞、TIL 细胞、TAK 细胞等），治疗肿瘤疫苗，单克隆抗体等。总的看来，由于疗效有限，尚不能取代传统化疗药物。

　　（2）靶向治疗

　　其主要靶点为信号转导肿瘤血管、肿瘤生长因子等，目前已成为肺癌治疗研究的新热点，但尚未应用于临床。

　　（3）基因治疗

　　由于肿瘤基因学说的研究进展，人们从分子水平理解和干预肺癌已成为可能，并在实验中取得令人兴奋的结果。随着人类基因组计划的完成和后基因组计划的实施，基因治疗将是 21 世纪肺癌治疗的重要方法。

第七节　肾癌的现代医学治疗

一、肾癌概述

1. 流行病学及危险因素

肾癌，又称肾细胞癌或肾腺癌，起源于肾实质泌尿小管上皮系统，占肾脏恶性肿瘤的 80% ~ 90%。肾癌发病率最高的国家和地区在欧洲和美洲，男性肾癌发病率大约是女性的两倍，存活率也更低。女性患者的肿瘤体积更小、分级更低，男性患者的局限性和转移性肾癌发病率更高。中位总存活时间女性为 130 个月、男性为 110 个月，5 年总存活率男性为 65%，女性为 69%。与世界部分国家和地区肾癌发病率资料比较，我国肾癌发病率在世界上处于较低水平，但近年来发病率有逐年上升趋势。肾癌在我国泌尿生殖系统肿瘤中占第二位，仅次于膀胱肿瘤，占成人恶性肿瘤的 2% ~ 3%、小儿恶性肿瘤的 20% 左右。

肾癌病因至今尚不明确，可能与以下因素有关：

（1）吸 烟

吸烟与肾癌关系的流行病学研究较多，吸烟及被动吸烟均可增加肾癌的发病风险。

（2）饮 食

肾癌的发病风险与能量摄入总量呈正相关。多食蔬菜可降低肾癌的发病风险，而肉食摄入可增加发病风险，水果对于肾癌的发病风险无明显影响，白面包和白马铃薯可增加肾癌发病风险，而番茄可降低其发病风险。

（3）高血压及其并发症

国外研究表明，超重、高血压和泌尿系结石是发病危险增加因素，而绿茶摄入则是危险减小因素。

（4）其他肿瘤

肾癌在以下原发癌之后的发病风险增加：肺、乳腺、前列腺、膀胱、甲状腺、肾上腺、神经系统、黑色素瘤和非霍奇金淋巴瘤。

2. 肾癌的诊断

（1）临床表现

临床上 40% 以上的肾癌多无明显症状和体征，常常是在患者体检时无意发现。血尿、腰痛、腹部肿块是肾癌典型的局部表现，称为"肾癌三联征"，但在临床出现的概率 < 15%，且临床出现时多已至晚期。

（2）影像学检查

①静脉尿路造影：可以了解双侧肾脏的功能以及肾盂、肾盏、输尿管和膀胱的情况，对诊断有重要的参考价值。②肾动脉造影：肾动脉造影可显示肾动脉的血流动力学改变，肾癌表现有新生血管、动静脉瘘、造影剂池样聚集（Pooling）、包膜血管增多等。③B 超检查：是筛选和初步判断肾脏有无占位性病变的首选检查方法。对小于 3cm 小肾癌的诊断比较准确。超声血管造影可显示肿瘤内的低速血流、较深部位和较小肿瘤的血流。④螺旋CT 扫描：诊断准确率比 B 超更高，达 99%，且可以较为清晰显示邻近组织和周围器官有无受累，多层螺旋 CT 速度比单层螺旋 CT 更快，不仅可以发现更小的肿瘤，而且可以对肾癌的病理组织学亚型进行定性。⑤磁共振检查：磁共振对判断肿瘤有无浸润邻近器官时比 CT 更强，且对诊断有无瘤栓存在于肾静脉与下腔静脉的准确率更高。

二、肾癌的治疗

目前以手术切除为主的综合治疗是治疗肾癌的最佳方法。近年来，微创手术凭借其创伤小、愈合快、术后存活质量高等特点得到越来越多的应用。

1. 手术治疗

随着影像技术的发展，无症状小肾细胞癌的发现率大幅增长，同时肾癌的治疗也发展迅速。以往外科肾脏切除是治疗肾细胞癌的标准方法，而对于小肾癌或难以手术的肾癌则提倡保肾手术。第 23 届世界泌尿外科腔镜大会一致认为保肾手术（nephron-sparing surgery，NSS）适用于不超过 4cm 直径的肾癌。

（1）根治性肾切除术

传统上治愈肾癌最可靠的方法，接受根治性肾切除术的患者存活率明显上升。手术切除的范围包括肾周筋膜、肾周脂肪、患肾、患侧肾上腺、从膈肌脚至腹主动脉分叉处腹主动脉或下腔静脉旁淋巴结，以及髂血管分叉以上的输尿管。这种方法的缺陷也很明显，患者的一侧肾脏被切除后，由于肾单位的急剧减少，导致另一侧肾脏肾小球的滤过率增高及肾小球硬化，一些患者会发展为高血压、肾功能不全。

（2）保留肾单位手术

第 23 届世界泌尿外科腔镜大会一致认为 NSS 适用于不超过 4cm 直径的肾癌。临床多适用于双侧或单侧肾癌、肾癌患者的健侧肾脏有肾功能受损者。保留肾单位手术主要是切除部分肾或者仅仅剜出肿瘤，与根治性肾切除术相比，切除的范围更小，因此可以最大限度地保留患者肾脏功能，术后无须进行血液透析。

2. 腹腔镜治疗

腹腔镜治疗近年来由于腹腔镜微创技术的开展及广泛应用，腹腔镜肾癌手术已成为标准术式之一。腹腔镜手术在肾癌切除的适应证主要包括 T1 ~ 3N0M0。与传统开放性肾癌手术相比较，腹腔镜肾癌手术对年龄较大、肾功能损害严重、腹腔镜可采用硬膜外麻醉、肿瘤最大径 <4cm 且位于肾周边肾癌组织的患者获益较大（降低患者手术死亡率、缩短住院时间、减少术后镇痛药物使用等）。

（1）手术路径

按手术入路途径可分为经腹膜腔入路、经腹膜后入路，女性还包括经阴道联合脐入路等。经腹膜腔入路的优点主要是利于操作、解剖标识清楚，但易受腹腔脏器干扰、手术时易污染腹腔和术后腹腔脏器、易发生粘连。经腹膜后入路不易受腹腔内脏器影响，不良反应发生率低，但手术操作空间较小，对术者技术要求较高。经阴道联合脐入路对患者选择有一定限制，操作要求较高。

（2）手术操作方式

按手术操作方式分为手助式腹腔镜技术、传统腹腔镜技术及机器人辅助下腹腔镜技术。传统腹腔镜技术包括多孔腹腔镜和单孔腹腔镜技术，前者通常建立为 3 ~ 5 孔，目前国内多数医疗机构集中在此项技术的开展和研究；单孔腹腔镜从脐部建立特制通道，相对于多孔腹腔镜技术来说，创伤更小，减少患者术后恢复时间和减少镇痛用药，从疗效观察似乎并无差别，但费用较高、技术操作较复杂等；机器人辅助下腹腔镜技术是依靠机器人手臂来操作的腹腔镜技术，优点在于操作灵活、精细。

（3）腹腔镜肾癌根治术（LRN）

2013 年 EUA 颁布的肾癌诊治指南再次指出，LRN 是不能行保留肾单位手术的局限性肾癌的首选术式。

（4）腹腔镜保留肾单位手术

NSS 是通过部分切除肾脏或剜除肾肿瘤细胞，尽可能挽救患肾残存的肾单位，在保证患者无瘤存活的前提下，降低肾衰竭等中晚期并发症发生的风险。国外学者 Crepel 等曾于 2010 年对 5141 例肾癌患者资料进行分析得出结论，保留肾单位手术与根治手术的 5 年肿瘤特异性死亡率相似。

传统腹腔镜的二维视野缺乏深度感与空间定向，需经长期的训练才能适应。1999 年，偏光式 3D 显示技术问世，腹腔镜下通过两个独立的摄像头分别捕获图形信号，由两条数字光学通路传输到一个三维数字处理单元进行处理，并最终反馈到高分辨率 3D 显示屏上。这种将左右眼的视觉图像同时显示在一个显示屏上，术者通过佩戴较轻的偏振 3D 眼镜，利用双眼视差的原理将捕获的图形信息在大脑融合成三维立体图像的技术，既恢复术者对深度的感知，又减少眼睛疲劳，大大提高了 3D 腹腔镜的临床实用性。近年来还开发出不需要佩戴 3D 眼镜的腹腔镜系统，这是一种基于实时立体视图 - 组合投影视图转化技术和现代多视图立体高清显示器的 3D 腹腔镜系统。应用 3D 腹腔镜系统在缩短手术时间、提高手术精确性、降低手术并发症和减少术者的认知负荷等方面更具优势。自 2012 年 12 月，3D 腹腔镜系统获国家食品药品监督管理总局批准进入我国后，已在临床有较广泛应用，特别是在泌尿外科领域，3D 腹腔镜系统已成功应用于各种手术，成为微创手术发展的新方向。进入 21 世纪以来，腹腔镜机器人手术系统已经在欧美国家较广泛地应用于临床，该手术系统的主要优势在于三维立体视野和可多方向运动的机械手臂，但由于设备价格昂贵、耗材成本高等缺点，限制了其应用和推广。

3. 微创消融术

肾癌微创手术运用的优势在于能够维持良好的肾功能，降低患者的并发症，控制了疾病的复发率。但同时也存在肿瘤没有完全被破坏的现象。

（1）射频治疗

射频消融治疗是一种姑息手术，应用于不能手术或不能耐受手术，或拒绝手术的肾癌患者。射频消融术治疗肾细胞癌的适应证：合并其他疾病不能耐受外科手术、年长者、孤立肾、多发肾细胞癌和 Von Hipple-Lindau 综合征等。射频消融术治疗肾细胞癌的禁忌证：未纠正或难以纠正的凝血功能障碍及合并急症如感染等。射频消融术的疗效与肿瘤大小及位置密切相关，位于外侧及后侧的肾细胞癌比位于内侧及前侧者更易于治疗。肿瘤 <3cm 者一次治疗的成功率为 89%，>3cm 者降低至 70%。

（2）冷冻治疗

冷冻消融术是最早在临床应用的温度治疗方法，应用较广泛。采用液氮或氩气使局部温度迅速降至 -20℃ 以下，肿瘤细胞经历冷冻和热融的过程后，出现变性、崩解和死亡。冷冻消融带来的痛苦较射频消融要小，但需要严格把握适应证。

（3）高能聚焦超声（HIFU）消融术

HIFU 基本上是无创，能发挥出高温消融的效果。目前 HIFU 在微创手术中处于起步阶段，还有待于进一步研究完善。

4. 介入治疗

主要是肾动脉化疗栓塞术，方法：股动脉穿刺后，引入导管，先行腹主动脉及患侧肾动脉造影，明确肿瘤供血动脉和血供情况，然后将导管超选择性插入供瘤动脉开口处，应用碘化油、聚乙烯微球、无水乙醇等栓塞物质（可混合少量化疗药物），X线引导下缓慢注入，待病灶基本填满、血流停滞为止。

动脉化疗栓塞术适应证广泛，不受肿瘤大小及位置的限制，可用于各期肾细胞癌。对于无法手术切除的肾细胞癌，可进行经动脉永久性化疗栓塞术，可以延长患者的寿命。对可切除的巨大肾细胞癌，还可进行术前动脉栓塞，有利于减少术中出血。动脉栓塞后一般并发症可发生包括腹痛、发热、恶心和呕吐等不良反应，称之为栓塞后综合征，此为由栓塞物质引起的异物反应、肿瘤缺血和变性坏死等原因所致。

5. 化疗

肾癌对化疗的反应不佳，单用药治疗效果更差。化疗药物单药治疗肾癌中，以烷化剂效果略好。联合化疗中疗效较好的组合为：长春碱+氨甲蝶呤+博来霉素+他莫昔芬；长春新碱+多柔比星+BCG+甲基乙醛氧孕前酮；长春碱+多柔比星+羟基脲+MA。联合用药效果优于单药。

6. 放射治疗

肾癌细胞对放疗有一定的敏感性，肾癌的肾周正常组织对放疗敏感性不高，类似于其他腺癌组织，对此多数学者主张对肾癌放疗，肾癌术后放疗可明显降低局部复发率，改善存活质量，提高存活率。肾癌术后放疗照射范围应包括瘤床、肾床、肾门及同侧或双侧腹主动脉旁淋巴引流区，设野时要注意保护对侧肾脏，并减少周围组织器官如肝、小肠、脊髓受量，确保不超过其耐受量。建议以^{60}CO-γ线或8mV-X线照射，每次照射DT 2Gy，剂量达DT 40Gy后缩野照射（避开脊髓），总剂量为45～55Gy。

7. 靶向药物治疗

肾细胞癌特别是已发生肿瘤转移的晚期患者，药物治疗至关重要，其中，低氧通路和mTOR通路的相关分子是目前研究的重要方向。

（1）针对低氧信号通路的靶向药物

低氧信号通路中最为重要的靶点为VEGF及相关分子。VEGF在低氧环境下表达增加，与细胞膜上VEGF受体（VEGFR）特异结合，VEGFR是一种酪氨酸激酶，激活后可促进血管生成，增加肾细胞癌的营养供应。目前美国食品和药品管理局（FDA）批准针对这种分子的药物可分为两类，针对VEGFR的小分子激酶抑制剂和针对VEGF的单克隆抗体。

酪氨酸激酶抑制剂包括索拉非尼（sorafenib）、舒尼替尼（sunitinib）、帕唑帕尼（Pazopanib）、阿西替尼（Axitinib）和卡博替尼Cabozantinib）等。索拉非尼商品名多吉美（Nexavar），于2005年12月被美国FDA批准用于晚期肾细胞癌治疗。常见不良反应包括疲劳、皮疹、腹泻和血压升高等。舒尼替尼商品名索坦（Sutent），于2006年1月被美国FDA批准用于转移肾细胞癌治疗。常见不良反应有恶心、腹泻、体虚和ISI腔溃疡等。阿西替尼商品名英立达（Inlyta），2012年1月被FDA批准用于肾细胞癌治疗。

临床上可用的针对VEGF的单抗有贝伐单抗（bevacizumab）等，这些抗体通过特异性结合靶点后阻断信号转导发挥治疗效应。贝伐单抗商品名阿瓦斯汀（Avastin），是一种重组人源化单克隆抗体，于2009年8月被FDA批准用于转移性肾细胞癌治疗，研究显示其疗效显著高于单独使用干扰素，因此可作为转移性肾细胞癌的一线治疗，以提升干扰素治疗效果。常见不良反应为疲劳、头痛和血压升高等。

（2）针对 mTOR 信号通路的靶向药物

mTOR 信号通路激活后，可促进肾细胞癌转移。目前已批准使用两种靶向药物替西罗莫司（Temsirolimus）和依维莫司（Everolimils）。它们均能特异性抑制 mTOR 激酶活性。替西罗莫司商品名托瑞塞尔（Torisel），于 2007 年 5 月被美国 FDA 批准用于肾细胞癌治疗，常见不良反应包括皮疹、体虚、恶心和食欲减退等。依维莫司商品名阿菲尼特（Afinitor），于 2009 年 3 月被 FDA 批准用于晚期肾细胞癌治疗，常见不良反应包括恶心、腹泻、疲劳和口腔溃疡等。

8. 免疫治疗

（1）免疫因子治疗

肾细胞癌对免疫治疗较为敏感，白介素-2（IL-2）和 α 干扰素是转移性肾细胞癌在术后或无法实施手术时的一线用药，主要通过增强机体免疫力而增加对癌细胞的杀伤。

1992 年，美国 FDA 批准 IL-2 用于转移性肾细胞癌治疗。临床研究显示，高剂量 IL-2 可使部分肾细胞癌患者肿瘤缩小，临床症状减轻，而 α 干扰素也具有类似效果，可有效延长患者存活期。但这两种细胞因子治疗的临床应答率低（只有 15% 左右有治疗效果），另一方面不良反应较为严重，因此临床往往作为联合用药或靶向治疗不敏感后的应用方案。其他白介素因子包括 IL-10、IL-12 和 IL-15 等也正在针对肾细胞癌开展临床测试。

（2）免疫细胞治疗

免疫细胞治疗又称过继性免疫细胞治疗（adoptive cell therapy，ACT），使用的细胞主要包括肿瘤浸润性淋巴细胞（tumor infiltrating lymphocyte，TIL）、嵌合抗原受体 T 细胞（chimeric antigen receptor T cell，CAR-T）和 T 细胞受体 T 细胞（T cell receptor T cell，TCR-T）等。细胞免疫治疗的基本方式分为三种，提取患者特定 T 细胞后，一是直接扩增（TIL 疗法），二是基因工程使 T 细胞表达嵌合抗原受体（CAR），三是通过基因改造使其能识别癌细胞，然后将这些 T 细胞回输患者体内，从而增强对癌细胞的特异性杀伤力。

第八节　前列腺癌的现代医学治疗

一、前列腺癌概述

1. 流行病学及危险因素

前列腺癌是指发生于前列腺的上皮性恶性肿瘤。前列腺癌病理类型包括腺癌（腺泡腺癌）、导管腺癌、尿路上皮癌、鳞状细胞癌、腺鳞癌。其中前列腺腺癌占 95% 以上，因此，通常我们所说的前列腺癌就是指前列腺腺癌。其发病率有明显的地区差异，欧美地区较高，是男性最常见的恶性肿瘤，其死亡率居各种癌症的第二位；亚洲地区发病率较低，但近年来呈迅速上升趋势。2012 年我国肿瘤登记地区前列腺癌发病率为 9.92/10 万，居男性恶性肿瘤发病率的第 6 位。发病年龄在 55 岁前处于较低水平，55 岁后逐渐升高。在大多数病例中，前列腺癌在年龄较大的男性中发展缓慢，并不会导致死亡。

导致前列腺癌的危险因素较多，概括起来有以下几种：①遗传因素，家庭中有前列腺癌的历史；②年龄的增加，发病率随着年龄的增长而增长，高峰年龄是 70～80 岁；③高食用脂肪，饮酒；④输精管切除；⑤社会经济地位，一般来说，经济状况越好，患前列腺癌可能性越高；⑥吸烟；⑦由于职业原因，需接触镉等重金属。

2. 前列腺癌的诊断

（1）临床表现

前列腺癌早期常无症状，随着肿瘤的发展，前列腺癌引起的症状可概括为两大类：①压迫症状：前列腺腺体压迫尿道可引起进行性排尿困难，表现为尿流变细或尿流偏歪，或尿流分叉、尿程延长、尿频、尿急、尿痛、尿意不尽感等，严重时尿滴沥及发生尿潴留。肿瘤压迫直肠可引起大便困难或肠梗阻，也可压迫输精管引起射精缺乏，压迫神经引起会阴部、腰部、骶部、臀部、髋部疼痛，骨盆、坐骨神经痛是常见的，剧烈难忍。②转移症状：前列腺癌可侵及膀胱、精囊、血管神经束，引起血尿、血精、阳痿。盆腔淋巴结转移可引起双下肢水肿。前列腺癌常发生骨转移，引起骨痛或病理性骨折、截瘫。

（2）直肠检查

这是诊断前列腺癌的主要方法，在 80% 的病例中可获得诊断。

（3）实验室检查

①前列腺液涂片细胞学检查：此种方法的准确率较高（某些报道称可达 86%）。②白细胞黏附抑制实验（LAI）：这种实验被公认为是一种较为简便而敏感的肿瘤抗原检测方法。

（4）CT 及 MRI 检查

可确定前列腺癌及周围组织的浸润程度。

（5）穿刺活检

①前列腺穿刺活检：前列腺活体组织检查能提供细胞学诊断依据，对于早期前列腺癌的诊断具有重要意义；②骨髓穿刺：采取骨髓标本可判断前列腺癌是否已经转移到骨骼。

二、前列腺癌的治疗

1. 手术治疗

（1）开放性前列腺癌根治切除术

20 世纪 70 年代末和 80 年代初，随着人们对前列腺周围解剖结构的认识，尤其是对阴茎背静脉丛、神经血管束和尿道括约肌解剖结构的认识，使得手术并发症的发生率显著减低，从而促进了根治性前列腺切除术的发展，另外由于人们也开始认识到盆腔淋巴结清扫术对肿瘤准确分期的重要性，自此耻骨后前列腺根治切除术结合盆腔淋巴结清扫术取代了经会阴前列腺切除术。

（2）手术去势（双侧睾丸切除术）

即单纯行双侧睾丸切除术，术后可使血中睾酮浓度迅速且持续下降到去势水平。一般接受双侧睾丸切除去势治疗后，血中睾酮水平在 3h 内可降低 90% 以上，明显快于己烯雌酚（DES），其治疗效果与促黄体生成激素释放激素（LHRH）类似物相同。2006 年美国临床肿瘤学会（ASCO）指南推荐手术去势和 LHRH 激动剂作为初次内分泌治疗的首选方法。睾丸切除的不良反应是对患者的心理影响及治疗中无法灵活调整方案等问题，且存在少数患者对内分泌治疗无效，因此，越来越多的患者更愿意选择药物去势治疗。

（3）腹腔镜前列腺癌根治术（LRP）

是近20年发展起来的新术式，具有视野清晰、创伤小、操作精细等优点。与传统开放手术相比，腹腔镜操作有术中出血量少、术后有更好的控尿功能及勃起功能、住院时间短、总体花费低等诸多优势，基本取代了传统开放术式而成为前列腺癌根治的标准术式。

LRP又分经腹入路（TLRP）和经腹膜外入路（ELRP）两种术式。因ELRP仅位于腹膜外间隙内操作，不经过腹腔内，术中对胃肠道功能影响较小，如果术中发生漏尿则可以避免尿液漏入腹腔；同时具有术后恢复快、膀胱及输尿管损伤率低等优势。TLRP则相对操作空间大，解剖标志清晰。二者术后切缘阳性率相似，在围术期主要临床指标上两种术式之间也无明显差异。如患者合并较严重的肥胖、腹部手术史、需要处理的腹股沟疝等情况时，可以优先选用腹膜外途径。但对于高危前列腺癌患者，通常腹膜外途径影响淋巴结清扫范围，可优先选用经腹腔途径，以便行淋巴结清扫。

腹腔镜前列腺癌根治术中常见的问题包括控制阴茎背深静脉复合体出血、预防术后尿失禁、保留性神经功能等。处理好前列腺尖部阴茎背深静脉复合体是术中预防大出血的关键。

2. 消融治疗

（1）冷冻治疗

冷冻治疗可用于初次治疗时全前列腺治疗及局部重点治疗、补救性全前列腺治疗及局部重点治疗以及根治性治疗后局部复发的患者。冷冻治疗包括冷冻和复温两个过程。冷冻消融使用氩-氦系统将肿瘤迅速冷冻至-40℃，组织细胞形成冰晶造成机械损伤、缺血引起细胞生化损伤及渗透压、内环境变化导致的细胞凋亡等共同导致了肿瘤细胞坏死。由于在治疗过程中应用了实时超声可视化监测系统及温度传感器，可以更好地控制"冰晶"的大小及范围，从而避免对周围正常组织如尿道括约肌、直肠壁等的损害。根据手术路径可分为经尿道冷冻术、经腹冷冻术和经会阴穿刺冷冻术。最常用的是经会阴穿刺冷冻术。冷冻消融可以实时监测冷冻温度，控制冷冻冰球大小，控制坏死区域；根据个体情况可单根或多根探针同时使用，可重复治疗。冷冻消融的缺陷是可能勃起障碍，术中不能烧灼探针经过的孔道，增加了出血、肿瘤播散的风险。

（2）射频消融治疗（RFA）

RFA不但能够有效并安全地用于治疗原发及继发性肝脏肿瘤，对于其他部位的肿瘤也有类似的疗效。RFA的目标是取代侵袭性手术破坏肿瘤组织，同时因其可以缓解肿瘤引起的顽固性疼痛也可用于癌症患者的姑息性治疗。主要适用于局限性前列腺癌患者、存在手术禁忌证以及无法耐受手术的患者、内分泌治疗或者放疗失败的患者等。

（3）微波热疗

前列腺微波热疗的治疗原则是加热前列腺肿瘤组织到50℃～70℃，同时保护前列腺周围主要的组织，如直肠、膀胱、尿道。可用于放疗失败的前列腺癌患者；对放疗或根治性切除术有禁忌的前列腺癌患者；不愿接受传统治疗方式而选择随访观察的患者；局限性前列腺癌患者。

（4）高能聚焦超声治疗（HIFU）

HIFU 是通过体外发射高能超声波，在体内将超声波能量聚焦在选定的脏器组织区域内，温度高于 65℃ 使肿瘤组织发生凝固性坏死。由于实施该治疗方法的相关设备的技术进步，使得超声能量束在治疗过程中能精确地破坏预先选择的组织区域，而不损害周围的组织。HIFU 具有微创、安全、痛苦小、可重复进行、恢复快及并发症发生率低等优点，能使原发灶肿瘤坏死，对低危及中危局限性前列腺癌患者可以达到治愈；对已有转移的晚期肿瘤，也可起到局部减瘤作用，还可联合化疗、放疗进行综合性治疗，且在前列腺癌复发的患者中也同样有效。

（5）不可逆电穿孔（IRE）

IRE 又称纳米刀，是通过电极探针释放微秒级的高压直流电（高达 3kV），在消融组织内细胞的细胞膜上形成不可逆的纳米级微穿孔，造成肿瘤细胞凋亡瓦解，凋亡后的肿瘤所在区域逐渐被正常组织取代，从而恢复正常功能。纳米刀已经率先在美国得到 FDA 批准应用于临床，取得良好效果，在欧洲也开始使用。

3. 放射治疗

外照射放疗常用于局部前列腺癌的根治，一般认为更高的放射剂量会有更高的生化控制率。然而放射剂量的递增也增加了对周围正常组织的损伤，多表现为直肠的放射损伤。近年来发展起来的近距离放疗，由于疗效好、损伤小、并发症少，特别适用于年老体弱或有多种并发症的患者，其联合内分泌治疗有逐渐取代传统前列腺癌根治术的趋势。

近距离放疗是在肿瘤内部或者肿瘤周围组织放置微型放射源，持续产生射线，直接或通过产生自由基作用于细胞的 DNA，使其复制过程受阻。近距离放疗具有剂量和细胞周期依赖性，病灶区的剂量越高，疗效越好；处于 M 期（有丝分裂期）和 G1 期的细胞对放疗最敏感，处于 S 期（DNA 复制期）的细胞对放疗最不敏感。

根据植入放射源粒子时间的长短，前列腺癌近距离治疗分为永久性植入和非永久性植入。前者通过三维系统准确定位后，将放射源密封后直接放入前列腺内种植治疗。与后者相比提高了前列腺的局部剂量，减少了直肠和膀胱的放射剂量，目前国内主要开展永久性植入治疗。目前应用较广泛的永久性植入治疗的核素有 ^{125}I 和 ^{103}Pb。永久性植入治疗的剂量选择：单纯近距离放疗，^{125}I 的处方剂量为 144Gy，^{103}Pb 的处方剂量为 115 ~ 120Gy；联合外放疗，外放疗的剂量为 40 ~ 50Gy。^{125}I 的剂量调整为 100 ~ 110Gy，^{103}Pb 的剂量调整为 80 ~ 90Gy。非永久性植入治疗常为高剂量率近距离放疗，是在经直肠前列腺彩超的引导下，向前列腺中插入一定规则的临时后装针或导管，然后向其中装入 ^{192}Tr 等高剂量率放射源，使前列腺与周围组织形成较高的剂量梯度，常配合外放射用于分期较高的局限性前列腺癌的治疗。

前列腺癌近距离治疗的优点：适应证与前列腺癌根治术一样，无绝对的年龄限制；创伤小，相对禁忌证少；不需考虑勃起障碍及尿失禁的发生；疗效可靠，易被患者接受。并发症主要包括直肠损伤、尿道损伤及性功能受损三个方面。少见的并发症是植入粒子的肺转移，仅在行胸部正位片检查时发现，患者无特殊的临床表现。

4. 内分泌治疗

（1）促黄体素释放激素类似物（LHRH-α）

亮丙瑞林（leuprorelin）是首个人工合成的长效 LHRH-α，自从该药物上市以后，市场上陆续出现物理作用相似的 LHRH-α，如戈舍瑞林（goserelin）、曲普瑞林（triptorelin）等，这些药物应用于临床上已有 15 年有余，是目前药物去势治疗的主要药物。当前列腺癌患者首次注射 LHRH-α 后，体内睾酮浓度首先逐渐升高，一般在 1 周后浓度达到最高点（即为睾酮一过性升高），此后，睾酮浓度开始逐渐下降，一般在注射 LHRH-α 后 3 ~ 4 周可降至去势水平。目前 LHRH-α 已成为前列腺癌药物去势治疗的首选。

（2）促黄体素释放激素拮抗剂（LHRH 拮抗剂）

LHRH 拮抗剂竞争性抑制垂体的 LHRH 受体，在抑制 LH、FSH 和睾酮水平上十分快速，并且没有激素水平一过性升高现象。在作用机制上，LHRH 拮抗剂应比 LHRH 激动剂更合理，因此使得 LHRH 拮抗剂在临床使用上更具有吸引力。在美国已有医学学者利用阿巴瑞克（abarelixdepot）进行了临床研究。

（3）抗雄激素治疗

其机制是单一应用较高剂量的雄激素受体拮抗剂，抑制雄激素对前列腺癌的刺激作用及雄激素依赖前列腺癌的生长，而且基本不影响患者血清睾酮和 LH 的水平。抗雄激素药物单独疗法适应于治疗局部晚期、无远处转移的前列腺癌患者，即 T3 ~ 4NxM0 期。目前临床上应用最多的抗雄激素药物有醋酸环丙氯地黄体酮（cyproterone）、氟他胺（flutamide）、尼鲁米特（nilutamide）、比卡鲁胺（bicalutamide）等，推荐应用非类固醇类抗雄激素类药物，如 flutamide、bicalutamide 等。抗雄激素药物单独疗法与手术或药物去势治疗相比，总的存活期和疾病进展期间无显著差异；服药期间，患者性能力和体能有明显提高，心血管和骨质疏松发生率比较低。

（4）雌激素治疗

曾用于治疗前列腺的雌激素是 DES，DES 能够抑制垂体 LHRH 的分泌，并抑制雄激素的生理活性，最终起到直接抑制位于间质中 Leydig 细胞合成和分泌雄激素的功能。临床上应用 DES 治疗前列腺癌，能达到与去势治疗相同的效果，但近年来发现 DES 出现心血管方面的不良反应发生率很高，目前临床上已很少应用 DES 作为治疗前列腺癌的药物。

（5）新化合物

前列腺癌接受去势或其他内分泌治疗方案后，体内仍有一定量的低水平激素，同时前列腺癌细胞本身也可产生少量雄激素，在去势治疗过程中会产生去势抵抗前列腺癌（CRPC）。在此基础上近年研究出了两种抑制雄激素轴的新化合物：醋酸阿比特龙（abirateron eacetate）和恩杂鲁胺（enzalutamide）。醋酸阿比特龙是通过抑制雄激素合成途径的关键酶 CYP17 起作用的，从而抑制睾丸、肾上腺和前列癌细胞合成的雄激素来源。目前主要用于无症状或轻微症状的转移性去势抵抗前列腺癌（mCRPC）患者的治疗，或用于不适合化疗的症状性 mCRPC 患者的一线药物治疗，以及化疗后仍有病情进展的mCRPC 患者的一线治疗。恩杂鲁胺是一种全新的抗雄激素药物，恩杂鲁胺耐受良好，乏力、高血压、便秘是最常见的不良反应。目前美国食品和药物管理局（FDA）已批准恩杂鲁胺治疗晚期 CRPC 患者，并且证明其能延长患者的存活时间。

5. 化 疗

多西他赛（doeetaxel） 多西他赛是第一个被证实能够延长晚期前列腺癌患者存活期的化疗药物，其作用于细胞微管通过阻碍细胞的有丝分裂，进而引起细胞凋亡。多西他赛联合泼尼松是对 CRPC 的标准性治疗方法。

卡巴他赛（cabazitaxel） 卡巴他赛是新一代半合成紫衫烷类药物，是一种新型的微管蛋白抑制剂，是首个可改善多西他赛治疗失败的 mCRPC 患者存活期的化疗药物。有研究发现卡巴他赛治疗组患者的平均存活期为 15.1 个月，明显高于对照组的 12.7 个月，相对死亡风险率降低 30%。但患者出现较严重的中性粒细胞减少、发热、贫血及腹泻的比例比较高。

埃玻霉素 埃玻霉素是一种新型的非紫杉醇类微管抑制剂，其类似药物如伊沙匹隆（ixabepilone）已进入临床试验治疗 CRPC。

6. 靶向药物治疗

（1）抗血管形成制剂

肿瘤以血管形成作为前提条件来增殖并发生转移，而血管内皮生长因子是血管形成的关键性因素，与前列腺癌的分期及预后密切相关。目前进入临床试验的前列腺癌抗血管制剂主要有沙利度胺和贝伐单抗。

（2）多靶点蛋白激酶抑制剂

目前进入前列腺癌临床研究的主要有伊马替尼、索拉非尼、苹果酸舒尼替尼、ZD6474。酪氨酸蛋白激酶作为多靶点蛋白激酶抑制剂在前列腺癌细胞信号传导过程中发挥重要作用。

（3）表皮生长因子受体（EGFR）信号通路

靶向药物 EGFR/HER-2 抑制剂系列的靶向药物近年来发展速度较快，但大样本病例研究结果尚未证实哪种 EGFR/HER-2 抑制剂系列抗体或小分子抑制剂对前列腺癌有显著疗效。

（4）内皮素信号通路靶向药物

转移性前列腺癌中内皮素及内皮素受体表达均增高，且内皮素水平与疾病的进展有关，在前列腺癌骨转移灶内，成骨细胞可被富含其受体的内皮素－1 活化，参与成骨性骨损害的病理改变。选择性内皮素受体拮抗剂阿曲生坦和 ZD4054 目前已进入临床试验。

第九节 膀胱癌的现代医学治疗

一、膀胱癌概述

1. 流行病学及危险因素

膀胱癌是泌尿系统最常见的恶性肿瘤，也是全身十大常见肿瘤之一。在西方发达国家膀胱癌是最常见的恶性肿瘤之一，据美国国立癌症研究所（NCI）统计，膀胱癌是美国男性继前列腺癌、肺癌和直肠癌以后排名第 4 位的恶性肿瘤，在女性排名第 9。2012

年我国肿瘤登记地区膀胱癌的发病率为 6.61/10 万，列恶性肿瘤发病率的第 9 位，占我国泌尿生殖系肿瘤发病率的第一位，每年约有 19 000 例患者死于膀胱癌，1991 年以来膀胱癌死亡率稳定增长。

膀胱癌可发生于任何年龄，甚至于儿童。其发病率随年龄增长而增加，高发年龄 50~70 岁。男性膀胱癌发病率为女性的 3~4 倍。既往将膀胱黏膜上皮称为移行细胞，2004 年 WHO《泌尿系统及男性生殖器官肿瘤病理学和遗传学》的尿路系统肿瘤组织学分类中，膀胱癌的病理类型包括膀胱尿路上皮癌、膀胱鳞状细胞癌、膀胱腺癌、膀胱透明细胞癌等。其中最常见的是膀胱尿路上皮癌，约占膀胱癌患者总数的 90% 以上，通常所说的膀胱癌就是指膀胱尿路上皮癌。

膀胱癌的发病是多步骤的病理变化过程，病因复杂，既有内在的遗传因素，又有外在的环境因素。一般认为有以下几种：

（1）吸 烟

吸烟是目前最为肯定的膀胱癌致病危险因素，30%~50% 的膀胱癌由吸烟引起，烟草代谢产物经尿液排出体外，尿液中的致癌成分诱导膀胱上皮细胞恶变，吸烟可使膀胱癌风险增加 2~5 倍，随着吸烟时间的延长，膀胱癌的发病率也明显增高。

（2）工业化学产品

主要是芳香胺类化合物，如苯胺、二氨基联苯、2-萘胺、1-萘胺等，这些物质广泛存在于各种化学工业中。约 25% 的膀胱癌是由职业因素引起的，包括从事纺织、染料制造、油漆、皮革、煤焦油、沥青、橡胶化学、煤炭气化、药物制剂、铝制品、杀虫剂生产等。

（3）不良饮食习惯

大量摄入脂肪、胆固醇、油煎食物和红肉可能增加膀胱癌的危险，多吃新鲜蔬菜、水果对膀胱癌有保护作用。

（4）饮水过少

液体摄入总量与膀胱癌风险呈负相关，其机制可能为尿液的浓缩、排尿次数少使膀胱上皮对尿液中致癌物质的暴露增加，促进了膀胱癌的发生。

2. 膀胱癌的诊断

（1）临床表现

大约有 90% 以上的膀胱癌患者最初的临床表现是血尿，通常表现为无痛性、间歇性、肉眼全程血尿，有时也可为镜下血尿。血尿可能仅出现 1 次或持续 1d 至数天，可自行减轻或停止。有 10% 的膀胱癌患者可首先出现膀胱刺激症状，表现为尿频、尿急、尿痛和排尿困难，而患者无明显的肉眼血尿。

（2）实验室检查

包括尿常规检查、尿脱落细胞学、尿肿瘤标志物等，其中，尿脱落细胞学检查是膀胱癌诊断及随访复查的标准标志物。

（3）膀胱镜检查

白光膀胱镜对尿路上皮的直接观察是诊断的金标准，近年来，荧光膀胱镜检查被广泛用于临床研究以期提高膀胱癌诊断的敏感性。

二、膀胱癌的治疗

1. 手术治疗

按照膀胱癌的临床分期，膀胱癌的治疗分为非肌层浸润性膀胱癌（NMIBC）和肌层浸润性膀胱癌（MIBC）治疗两部分，其中 NMIBC 或表浅性膀胱癌占全部膀胱癌的 80% 左右。经尿道膀胱肿瘤电切术（TUR-BT）是 NMIBC 的主要治疗手段。

（1）根治性膀胱全切术、TUR-BT 及膀胱灌注

治疗无效的 NMIBC，应立即行根治性膀胱全切术。对于 MIBC 首选根治性膀胱切除术结合双侧盆腔淋巴结清扫，可根据标本切缘情况决定是否行尿道切除术。

（2）膀胱全切术后的尿流改道

目前有多种方法可选，包括不可控尿流改道、可控尿流改道、膀胱重建等。原位新膀胱术或膀胱重建由于患者术后生活质量高，近 10 年内已被很多的治疗中心作为尿流改道的首选术式。此术式主要优点是不需要腹壁造口，患者可以通过腹压或间歇清洁导尿排空尿液。缺点是夜间尿失禁及需要间歇性的自我导尿。在无原位新膀胱术适应证的情况下，可控贮尿囊为一种可选术式。可控贮尿囊必须满足肠道去管重建成高容量低压贮尿囊、抗反流和控尿、能自行插管导尿的原则。如行不可控性尿流改道术可使用回肠膀胱术。

2. 微创治疗

（1）NMIBC 的治疗

①TUR-BT：TUR-BT 一是可切除肉眼可见的肿瘤；二是可对肿瘤进行病理分级和分期。因此，TUR-BT 既作为膀胱肿瘤的重要诊断方法，同时又是 NMIBC 主要治疗手段。传统的 TUR-BT 采用的是单极电切法，使用非电解质溶液作为灌洗液。该方法的缺陷是容易出现闭孔神经反射而引起穿孔等并发症。近年来，以生理盐水作为介质的等离子双极电切法已不断普及，该方法是通过电极激发盐水形成动态的等离子体对组织进行切割和凝固作用，电流在局部形成回路。其优点是很少引起闭孔神经反射，有望取代传统单极的电切方法。②经尿道膀胱肿瘤激光切除术：通过各种激光的切割、汽化、凝固等作用，对肿瘤和邻近组织进行切除。其优点是术中易准确辨认黏膜和肌层组织，止血效果好，不会发生因闭孔神经反射导致的穿孔，对肿瘤的切除较彻底。常用的激光有钬激光、绿激光、铥激光和钕激光。③经尿道光动力学治疗：光动力学治疗是将膀胱镜与光敏剂相结合的治疗方法，肿瘤细胞摄取光敏剂后，在激光作用下产生单态氧，后者使肿瘤细胞变性坏死，对微小病灶、不典型增生和难以发现的原位癌的治疗有独特疗效。早期使用的光敏剂为血卟啉衍生物类物质，存在较大的不良反应，近几年来，有人用氨基 γ 戊酸作为光敏物质进行膀胱灌注，克服了血卟啉衍生物类物质的缺点。

（2）MIBC 的治疗

根治性膀胱切除术（RC）结合盆腔淋巴结清扫术是治疗 MIBC 的标准治疗方法。目前治疗 MIBC 的微创手术主要有两种：腹腔镜膀胱根治性切除术（LRC）和机器人辅助膀胱根治性切除术（RARC），与开发手术相比，腹腔镜手术能够有效减少出血和降低输血率，缩短住院时间，但手术的时间增加。对进行过广泛的腹腔或盆腔手术、外放射放疗以及块状淋巴结转移、未纠正的凝血功能障碍、病态肥胖的患者在选择腹腔镜手术时也需要谨慎。①LRC：LRC 通过二维的摄像系统在狭小的骨盆内进行操作，缺乏触觉反馈且移动受限，操作比较困难，在一定程度上限制了该手术在临床上的应用。②RARC：达·芬奇系统的三维成像、10 倍放大以及 360°的腕部活动能力，可有效减少疲劳、避免颤抖，独特的灵活性使分离和缝合更为精准，学习的曲线也较短。在全球范围内，机器人辅助的根治性前列腺切除术得到了广泛的应用，但缺点是费用高昂，目前在国内还未普及。

（3）腹腔镜盆腔淋巴结清扫术

盆腔淋巴结清扫对于明确肿瘤分期、预测手术的预后、阻止肿瘤播散、提高手术存活率具有重要的意义。一般认为需要清扫出 10～14 个淋巴结。有数据显示，淋巴结阳性的患者，当清扫范围扩大到主动脉分叉处，患者的存活率可达 36%。

（4）腹腔镜尿流改道术

随着腹腔镜手术经验的积累，全腹腔镜下完成的尿流改道术已成为可能，其在减少切口疼痛、肠管暴露、肠梗阻的风险等方面的优势受到越来越多的关注。无论选择是哪一种尿流改道术，全腹腔镜下进行的尿流改道，均会由于操作复杂性而使手术时间延长。腹腔镜下完成的新膀胱尿道吻合，由于操作较容易，降低了术后尿漏的风险，进一步提高了控尿能力。

3. 化 疗

膀胱癌最常见的病理类型是尿路上皮癌，占 90% 以上，属化疗敏感性肿瘤。全身化疗是晚期膀胱癌重要的治疗手段，可延长患者生命、改善生活质量。

（1）基于顺铂的化疗方案

①传统联合化疗方案：CMV（顺铂、环磷酰胺、长春新碱）和 CISCA（顺铂、多柔比星、环磷酰胺）是最早基于顺铂的化疗方案，诱导缓解的总有效率为 12%～28%。20世纪 80 年代，CMV、CISCA 方案曾被广泛应用。②顺铂联合吉西他滨方案（GC）：吉西他滨是脱氧胞嘧啶核苷类似物，在脱氧胞嘧啶核苷酸激酶的作用下转化为具有活性的二磷酸及三磷酸核苷，通过抗脱氧胞嘧啶核苷酸代谢作用，发挥抗肿瘤的作用。③顺铂联合紫杉类的化疗方案：顺铂联合紫杉类（紫杉醇、多西他赛）也是研究较多的化疗方案。紫杉醇是从紫杉树皮中提取的一种抗癌药，作用机制特殊，它可促进微管双聚体装配成微管，又可防止微管解聚，通过影响细胞的正常分裂，诱导细胞凋亡。

（2）基于其他铂类的化疗方案

①基于卡铂的化疗方案：卡铂的作用机制与顺铂相似，抗肿瘤作用程度小于顺铂，但肾毒性和胃肠道反应较弱，显示出更好的耐受性，适用于不能耐受顺铂的患者。有研究显示卡铂联合紫杉醇治疗膀胱癌的总有效率超过 63%；另外，卡铂联合吉西他滨也有临床应用的报道，其疗效不如顺铂联合吉西他滨方案，可用于不能耐受顺铂化疗方案的患者。②基于奥沙利铂的化疗方案：奥沙利铂是第三代铂类制剂，具有更强的抑制 DNA 合成能力和细胞毒作用，无肾毒性。

（3）不含铂类的二联方案

①吉西他滨联合紫杉醇方案（GT）：临床报道其总存活率达到 54%，毒性反应主要为骨髓抑制，3/4 级中性粒细胞减少、血小板减少、贫血。②吉西他滨联合多西他赛方

案：吉西他滨联合多西他赛也是有效的化疗方案，总有效率为 30% ~ 50% ，并显示出良好的耐受性。

（4）三联化疗方案

①吉西他滨联合顺铂与紫杉醇方案（PCG）：是第一个被评估治疗膀胱癌的三联化疗方案，有报道其总存活率达到 70% 。②异环磷酰胺联合紫杉醇与顺铂方案（ITP）：临床报道其总存活率为 68% 。③紫杉醇联合吉西他滨与卡铂方案：临床报道其总存活率为 68% 。④表柔比星联合顺铂与多西他赛方案（EDC）：有报道称其总存活率达到 66.7% 。

（5）膀胱内灌注化疗

NMIBC 经过 TUR-BT 治疗后，采用膀胱内灌注化疗药物或免疫制剂可减少肿瘤复发和进展。对于中低危 NMIBC 患者，膀胱内灌注化疗药物如多柔比星类的表柔比星、吡柔比星或丝裂霉素，可使复发率下降一半。对于高危 NMIBC 患者，灌注卡介苗减少复发和进展的效果要优于多柔比星类药物。

（6）膀胱热灌注化疗（IVHC）

是在膀胱灌注化疗的基础上，利用热疗增加抗癌药疗效一种方法。其治疗机制在于：①热疗产生肿瘤坏死因子对细胞凋亡起促进作用；②热疗使肿瘤细胞内溶酶体活性增加，进而崩解释放消化酶损伤细胞；③在高温下，肿瘤细胞 DNA 受损，其修补的聚合酶活性也下降，加速其凋亡；④热疗可导致肿瘤组织血管扩张，使肿瘤细胞处于缺氧、低葡萄糖、低 pH 值的营养不良状态，同时抑制肿瘤新生血管的形成，从而杀伤肿瘤细胞。据称膀胱热灌注化疗有效杀灭膀胱内游离癌细胞，消除较小的残存癌灶，能有效地防治膀胱癌术后肿瘤复发，提高存活率和存活质量。

4. 靶向药物治疗

（1）针对管内皮生长因子受体（VEGFR）的药物

VEGF 通过与 VEGFR 结合，使自身磷酸化而激活细胞内不同信号传导通路，实现生物学效应。针对 VEGFR 的靶向治疗药物主要分为两类：①抗 VEGFR 的单克隆抗体：如贝伐单抗，国外学者报道 VEGFR 的抑制剂贝伐单抗在治疗转移性且对一般化疗药物无效的膀胱癌患者疗效确切。②VEGFR 小分子酪氨酸激酶抑制剂：如舒尼替尼、索拉非尼，有研究认为，索拉非尼联合贝伐单抗在治疗进展期的实质肿瘤中有很好的疗效，特别在卵巢癌中，但在膀胱癌中的疗效还需进一步临床研究。

（2）针对表皮生长因子受体（EGFR）的药物

EGFR 介导的信号转导通路主要有两种，一种是以 ras 蛋白、raf 蛋白介导的丝裂原活化蛋白激酶途径（Ras-Raf-MAPK 信号通路），还有一种是 PDK/AKt 信号通路。研究表明，EGFR 高表达，可促进肿瘤细胞的增殖、血管形成、侵袭和转移，抑制肿瘤细胞的凋亡，导致肿瘤发生早期转移和引起肿瘤细胞耐药等。目前针对 EGFR 靶向治疗的药物主要分为两类，包括抗 EGFR 的单克隆抗体和 EGFR 小分子酪氨酸激酶抑制剂。西妥昔单抗（Cetuximab）是 EGFR 阻断剂的单克隆抗体，已被美国食品与药品管理局（FDA）批准应用于临床，体外的研究发现西妥昔单抗能抑制膀胱癌细胞的生长。EGFR 酪氨酸激酶抑制剂（TKI）是目前研究最为广泛的口服小分子抑制剂，主要有埃罗替尼、吉非替尼、拉帕替尼，主要优点是易于大量生产和能够同时抑制相似结构的酪氨酸激酶家族。吉非替尼（Gefitinib）通过与三磷腺苷（ATP）竞争性结合胞内配体结合位点，抑制 EG-

FR 激活。体内外的研究发现吉非替尼能明显抑制尿路上皮癌细胞的增殖。当联合紫杉烷类治疗时能明显增强对尿路上皮癌细胞生长的抑制。

（3）**其他靶向治疗**

除了已经用于临床的 VEGFR 和 EGFR 两大类肿瘤治疗药物，还有其他一些细胞分子水平的理想研究靶点，如微小核糖核酸、存活素、端粒酶、磷脂酰肌醇 – 3 羟基激酶信号转导通路、$p53$ 基因等，但目前还处于基础研究阶段。

第十节　卵巢癌的现代医学治疗

一、卵巢癌概述

1. 流行病学及危险因素

卵巢癌发病率在女性女性生殖器官恶性肿瘤中位列第三，仅次于宫颈癌和宫体癌，是最常见的恶性肿瘤之一，在女性常见恶性肿瘤中占比为 5% 左右。卵巢癌比较常见，大约有 1.4% 的女性会患上这种病。卵巢癌在世界各国的发生率差异很大，呈现欧美高发、亚非拉国家较低发的特点，比如北欧国家挪威发病率为 15.3/10 万，美国白人的发病率为 12.9/10 万，但华裔美国人的发病率仅为 8.5/10 万，中国上海市发病率为 5.0/10 万，日本及中国香港的发病率约为 5.6/10 万。由于卵巢癌起病隐匿，不易早期发现，易转移，因此在妇女生殖系统恶性肿瘤中，卵巢癌是死亡率最高的。卵巢癌中 90% ~ 95% 为原发性，另外 5% ~ 10% 为转移性癌。卵巢恶性肿瘤中以上皮癌最多见，其次是恶性生殖细胞肿瘤。

由于卵巢的胚胎发育、组织解剖及内分泌功能较复杂，早期症状不典型，筛查的作用又有限，因此早期诊断比较困难，就诊时 60% ~ 70% 已为晚期，术前鉴别卵巢肿瘤的良恶性和组织类型也比较困难。卵巢上皮癌患者手术中发现肿瘤局限于卵巢的仅占 30%，大多数已扩散到子宫、双侧附件、大网膜及盆腔各器官。到目前为止，就国内外临床资料统计，其 5 年存活率仅为 25% ~ 30%。

卵巢肿瘤可以发生于任何年龄。但更易发于老年妇女。不同类型的卵巢癌年龄分布也不同，一般来说，未生育或独身的女性卵巢癌发病率较高。卵巢上皮癌的发病高峰期为 50 ~ 60 岁，到 70 岁以后逐渐下降；生殖细胞肿瘤多见于 20 岁以前的年轻女性。据流行病学资料统计，卵巢癌好发于卵巢功能不全的女性，如月经初潮推迟、绝经期提前、痛经、单身、不育、人工流产频繁和有家族史的人群。

卵巢癌的病因不明确，可能与以下几个方面有关：

（1）**环境因素**

电离辐射及石棉、滑石粉能影响卵母细胞而使卵巢癌的发病率升高，据统计，约有 75% 的卵巢癌患者有长期使用滑石粉涂抹会阴部的习惯。

（2）**不良生活习惯**

高胆固醇饮食，吸烟和维生素 A、C、E 的缺乏可能与发病有关。

（3）**内分泌因素**

妊娠对卵巢癌似有对抗作用，卵巢癌多发生在未婚与未育者，而分娩次数越多者，卵巢癌的发生率也越低。另外，乳腺癌、子宫内膜癌多并发卵巢癌，此三种疾病都对雌激素有依赖性。

（4）遗传和家族因素

卵巢癌患者有明显的家族聚集性。

（5）精神因素

长期的精神刺激可导致宿主免疫监视系统受损，对肿瘤生长有促进作用。

2. 卵巢癌的诊断

（1）临床症状

①疼痛：一般表现为持续性胀痛，是由于卵巢肿瘤的迅速增长、出血和坏死所引起。②月经不调：可见生育期妇女不规则子宫出血，或绝经后出血。③消瘦：由于长期消耗、食欲不振而表现出进行性消瘦、乏力、倦怠等恶病质表现。

（2）体　征

①下腹部压痛：多局限于恶性肿瘤部位。②下腹包块：由于肿瘤生长迅速，外观上会在下腹部出现包块，恶性卵巢瘤双侧者占75%，而良性卵巢瘤绝大部分为单侧。③腹腔积液：卵巢癌合并腹腔积液者较多。如果肿瘤细胞转移至腹膜，腹腔积液可呈血性。

（3）影像学检查

① B超检查：可明确肿瘤的大小、形态、质地、部位及与周围脏器的关系，鉴别巨大卵巢囊肿。② CT及磁共振检查：可了解肿瘤侵犯腹盆腔的范围。

（4）组织学检查

阴道后穹窿吸液涂片检查，子宫直肠陷凹穿刺液检查及腹腔积液细胞学检查是快速、简便、易行的常规检查，但阳性率取决于是否有一定数量的肿瘤细胞脱落，一次检查阴性并不能排除恶性肿瘤，应多次反复检查。

二、卵巢癌的治疗

1. 手术治疗

规范的外科手术对于改善卵巢癌的预后具有积极的意义。卵巢癌首次手术应达到全面准确分期，尽量彻底切除肿瘤。

（1）初次手术（全面分期探查）

规范性手术是明确卵巢癌临床期别的先决条件。手术操作应依序进行：腹水或腹盆腔冲洗液细胞学检查、全面的腹膜随机活检（包括双侧膈面腹膜）、全子宫及双附件切除、大网膜切除、选择性盆腔和腹主动脉旁淋巴结（上至左肾静脉）切除。腹盆腔所有的肿块和结节应尽可能地完整切除，并行组织学诊断。早期卵巢癌阑尾转移极罕见，因此阑尾切除术意义不大。

（2）肿瘤细胞减灭术

经手术分期明确为晚期（Ⅲ、Ⅳ期）的卵巢癌，施术时尽量将所有肉眼可见病灶彻底切除，此步骤称为肿瘤细胞减灭术（简称减瘤术）。传统的肿瘤细胞减灭术包括全子宫双附件切除术、横结肠下缘大网膜切除术、腹腔和盆腔转移性肿块切除术、腹主动脉旁和盆腔肿大淋巴结切除术、盆腔腹膜切除和受累肠道切除再吻合术。实施减瘤术，可去除大块肿瘤组织，最大限度地缩小肿瘤负荷，切除耐药细胞克隆，使残存的肿瘤灶有更多的 G0 期细胞进入增殖周期，改善残存灶的血液供应，增强残存肿瘤对化疗的敏感性。因此，施行减瘤术时应尽量减小可见病灶，力求达到理想的减瘤术。减瘤术术后残存病灶大小是判断预后的重要因素之一。

（3）间隔手术（二次肿瘤细胞减灭术）

二次肿瘤细胞减灭术即初次理想的减瘤术加化疗后又复发者或病情继续发展者，实施第二次肿瘤细胞减灭术，简称二次减瘤术。间隔手术即晚期卵巢癌初次手术时未达到理想减瘤术标准或因肿瘤浸润严重未行手术，经 2~4 个疗程化疗或放疗后肿瘤缩小、松动，再行减瘤术。目前，只有少数专家主张对晚期卵巢癌实施新辅助化疗后间隔手术，但对手术难以达到完全切除或不能耐受大剂量放化疗的患者，间隔手术不失为一种潜在有效的治疗途径。

（4）二次剖腹探查手术

二次剖腹探查术（简称二探术），是指经理想的初次手术，完成 6~8 个疗程化疗后，经目前所有无创伤检查均未见异常时进行的剖腹探查术。术中应取腹水及腹腔冲洗液做细胞学检查，对全腹腔脏、壁腹膜进行探查，可疑处行活检，常规从膀胱腹膜、子宫直肠陷窝、盆腔侧壁及结肠旁沟取活检，所有初次手术切除过的残端均取活检。二探术的目的在于评价综合治疗效果，了解有无复发癌灶，为进一步治疗或监测提供依据。

（5）淋巴结切除术

淋巴结转移是决定卵巢癌的手术分期、预后和治疗方案的重要因素之一。卵巢癌的主要淋巴转移途径为髂组淋巴结及腹主动脉旁淋巴结。对于早期卵巢癌，是否行腹膜后淋巴结清除术尚有争议。对于晚期卵巢癌，区域淋巴结处于特异性免疫耐受，多数学者认为切除区域淋巴结不但可减轻肿瘤负荷，而且可减轻此时的免疫抑制状态，可明显提高患者的存活率。

2. 腹腔镜治疗

腹腔镜技术具有患者创伤小、出血少、康复快、住院时间短等优点。目前腹腔镜手术在卵巢癌中的应用仍处于探索阶段，且有一定局限性。

（1）腹腔镜手术治疗

早期卵巢癌如初次手术只切除肿瘤或附件，未确定分期，再次施行全面探查分期的手术称为再分期手术。两种手术的内容基本相同，包括全面探查、腹水或腹盆腔冲洗液细胞学检查、大网膜切除、全子宫及双附件切除、盆腔和腹主动脉旁淋巴结清扫、腹膜活检。

（2）腹腔镜在晚期卵巢癌中的应用

主要是诊断性腹腔探查及评价肿瘤细胞减灭术的时机、预测是否可施行满意的肿瘤细胞减灭。避免了不能做减灭术的患者行不必要的开腹手术，为患者尽早开始化疗提供依据，显著提高了患者对治疗的依从性。

（3）腹腔镜在卵巢癌二次探查术中的应用

国外学者对卵巢癌患者腹腔镜二次探查后立即行开腹探查术，比较发现，腹腔镜探查阳性率有限。

（4）腹腔镜在卵巢复发癌中的应用

国外学者曾报道用腹腔镜电刀环切及氩气凝固治疗复发性卵巢癌，经过两年随访，

74%的患者病情缓解，平均无瘤存活1.1年。

3. 放射治疗

卵巢癌对射线中度敏感，放疗可作为术后的辅助治疗与晚期及复发病灶的姑息治疗。

（1）体外照射

可作为术中和术后的辅助治疗。术中放疗能针对有高复发风险及有残存肿瘤的区域选择性治疗，同时避免了周围组织的剂量限制，既提高了肿瘤的局控率又降低了并发症的发生。术后放疗应用范围广泛，主要为体外放射。复发性卵巢癌患者二次肿瘤细胞减灭术后，在给予患者二线化疗时，对腹腔内残余肿瘤的患者行全腹放疗可提高患者存活率。常用的全腹放疗方法主要包括全腹固定野照射和移动条野照射。有临床报道称，腹腔内残余肿瘤或者复发肿瘤病灶的患者行全腹固定照射有更好的肿瘤局控率。

（2）腔内照射

主要用于全子宫切除术后阴道残端或阴道直肠隔有残存肿瘤或者复发肿瘤的患者，但只限于腔内放射可照射到的范围内。一般仅作为辅助治疗，可与体外照射及化疗配合。多数患者由于子宫切除后部分小肠下降至盆腔底部，为了避免肠管过度照射而使得照射野的剂量受到限制，从而影响临床疗效。

（3）放射性同位素腹腔内治疗

考虑到卵巢癌腹腔内播散的特点，临床医生曾应用腹腔内灌注放射性同位素治疗卵巢癌以期望达到治疗的目的。常用的放射性同位素有放射性^{32}P。不良反应主要有腹部不适、腹痛、注射部位血肿、化学性腹膜炎及胃肠炎等并发症。

（4）三维适形放疗（3D-CRT）

3D-CRT利用CT图像重建三维的肿瘤结构，通过在不同方向设置一系列不同的照射野，并采用与病灶形状一致的适形挡铅，使得高剂量区的分布形状在三维方向上与靶区形状一致。在三维计划系统中，照射剂量分布的优化，使得靶区剂量分布均匀，从而提高肿瘤的局部控制率，同时使得病灶周围正常组织的受量降低。三维调强放疗（IMRT）是在多野照射的基础上，每个照射野内给出强度不均匀的射线进行治疗，使得靶区内及肿瘤表面的剂量处处"计量适形"，与3D-CRT比较，IMRT定位更加精确。3D-CRT/IMRT通过增加肿瘤区域照射剂量而减小周围正常组织不必要的照射，从而能够提高肿瘤局部控制率及减少周围正常组织损伤。目前，3D-CRT/IMRT已广泛应用于前列腺癌、肺癌、食管癌及头颈部肿瘤的治疗中，尤其鼻咽癌方面。妇科恶性肿瘤方面主要应用于宫颈癌和卵巢癌。

4. 化疗

卵巢癌对化疗较敏感，即使已广泛转移也能取得一定疗效，既可预防复发，也可用于手术未能全部切净者，使肿瘤体积缩小，为以后手术创造条件，是最重要的辅助治疗手段。2012年美国国立综合癌症网络（NCCN）卵巢癌临床实践指南（第2版）指出，卵巢癌首选的治疗方法是手术治疗，然后是化疗、生物学治疗、激素治疗、放疗等。用于化学治疗的药物主要是细胞毒类药物，在临床应用中，多采用联合用药。对于铂类敏感的卵巢癌多采用卡铂分别与紫杉醇、多西他赛、吉西他滨、多柔比星脂质体联合，或顺铂与吉西他滨联合用药。对于铂类耐药的卵巢癌患者可采用非铂类的单一用药，包括多西他赛、依托泊苷、吉西他滨、多柔比星脂质体、紫杉醇或拓扑替康。晚期卵巢癌术后辅以化疗是目前国内外公认的标准治疗原则，以铂类与紫杉醇联合化疗的标准方案可明显提高卵巢癌患者的 5 年存活率。

（1）**早期卵巢癌的一线化疗**

早期卵巢癌中包括 20% 的卵巢上皮细胞癌，新辅助化疗的应用可以将总体存活率提高 8% 。

（2）**进展期卵巢癌的一线化疗**

标准方案为卡铂＋紫杉醇，虽然对于这一方案的有效性评价依然依赖于影像学资料，但是血清 CA-125 的水平也可以用来评估卵巢癌的化疗效果。国内常用的一线化疗方案：铂类药物＋环磷酰胺（PC 方案）和铂类药物＋环磷酰胺＋多柔比星（PAC 方案）；国外常用的一线化疗方案：紫杉醇＋顺铂，紫杉醇＋卡铂和紫杉醇每周化疗法。相比静脉化疗，腹腔化疗可以将更高浓度的化疗药物送至病灶处，有研究显示，腹腔化疗比常规的静脉给药途径明显提高了存活率，但是由于有神经毒性和胃肠道反应，仅 42% 的患者可耐受化疗。

（3）**复发卵巢癌的二线化疗**

卵巢癌术后复发最早常表现为 CA-125 增高，特别是当其水平高于正常值两倍时，结合 CT 检查可以提高发现率。复发后的化疗需根据卵巢癌的临床特征、影像学表现、患者和医生的意愿综合制定。临床常用的铂类药物包括顺铂、卡铂和奥沙利铂，但不同铂类药物的抗瘤谱不同。多药耐药研究显示，对顺铂耐药的卵巢癌患者再次使用卡铂仍耐药，而奥沙利铂与顺铂、拓扑异构酶 I 抑制物和其他抗肿瘤药物有协同作用，对 40% ～ 50% 顺铂和卡铂耐药的患者无交叉耐药。因此，临床上对顺铂、卡铂耐药的卵巢癌患者，仍可考虑使用奥沙利铂。

5. **基因及分子靶向药物治疗**

贝伐单抗　商品名为阿瓦斯汀（Avastin），2004 年获得美国 FDA 批准上市，是一种单克隆抗体，可特异性结合并抑制血管内皮生长因子（VEGF）的生物效应，从而抑制肿瘤生长、延长存活期，且对化疗副作用的影响有限。迄今为止，贝伐单抗获批的适应证包括晚期乳腺癌、晚期结直肠癌、晚期非小细胞肺癌、晚期肾细胞癌、晚期卵巢癌和复发性成胶质细胞瘤。此外，贝伐单抗已获全球 110 多个国家批准，用于卵巢癌的一线治疗。其既可单药治疗卵巢癌，亦可联合化疗用于卵巢癌的治疗。

曲贝替定　曲贝替定是从海洋生物加勒比海海鞭子（Ecteinascidia turbinata）中分离出来的天然产物。其作为一种全新概念的抗肿瘤生物制剂，可直接作用于肿瘤细胞中 DNA 短支的缺口，影响并抑制蛋白质的合成，从而抑制肿瘤细胞的分裂和生长，达到抑制恶性肿瘤的作用。

多西他赛胶囊　其为多西他赛的多聚体微粒剂，在提高药物的溶解性、稳定性和靶向性上表现出了明显的优势。多西他赛胶囊相对于传统药物可以有效地在肿瘤内积累，效果增强，且能较少地损害人体正常组织。

奥拉帕尼　奥拉帕尼是一个全新的口服聚腺苷二磷酸酯核糖聚合酶（PARP）抑制剂，其利用 DNA 修复途径的缺陷，优先杀死癌细胞。用于携带 BRCA 突变铂敏感的上皮卵巢癌、输卵管癌或原发性腹膜癌患者。

西地尼布　西地尼布是一种针对 VEGFR1-3 及 C-kit 的口服多靶点酪氨酸激酶抑制剂

（TKI）。国外临床研究中，西地尼布用于 456 例铂类化疗后初次复发的卵巢癌患者，总存活期从 17.6 个月提高至 20.3 个月。西地尼布是截至目前首个在卵巢癌患者临床试验中显示出总存活期获益的血管生成抑制药物。

尼达尼布　是一种有效的三重血管激酶抑制剂，对 VEGFR1～3、FGFR1～3 和 PDGFRα/β 均有抑制作用，获得 FDA 的快速审批、优先审批、突破性药物、孤儿药四重地位。2014 年 10 月获 FDA 批准用于治疗特发性肺纤维化。研究显示，对于复发性卵巢癌患者，尼达尼布延长了疾病进展的时间。

Trebananib　为新型抗血管生成抑制剂，通过结合 Tie2 受体抑制血管生成素 1 和 2，进而阻止血管生成。研究表明，其可以延长卵巢癌患者无进展存活期（PFS），避免抗血管内皮生长因子（VEGF）治疗中不确定的副作用。

第十一节　乳腺癌的现代医学治疗

一、乳腺癌概述

1. 流行病学及危险因素

乳腺癌是一种发生在乳腺腺上皮组织的恶性肿瘤，不仅女性会患乳腺癌，男性也偶有发生，总的来说，99% 的乳腺癌发于女性。近年来由于乳腺癌筛查工作的开展及治疗水平的进步，乳腺癌的治愈率和长期存活率大幅提升，已成为疗效最佳的恶性肿瘤之一。

就乳腺原位癌本身来说，其并不危险，但由于乳腺癌细胞丧失了正常细胞之间的连接属性而容易脱落，故而很容易随血液或淋巴液转移，在其他重要器官中形成转移灶，危及生命。目前乳腺癌已成为威胁女性身心健康的常见肿瘤。

西方发达国家是乳腺癌的高发区，据统计总发病率约为 7% 左右，乳腺癌发病率位居女性恶性肿瘤的第 1 位。我国不属于高发国家，2015 年统计数据显示：女性乳腺癌发病率全国合计为 44.26/10 万，城市发病率高出农村 1 倍。绝经期后女性高发，55 岁后随年龄增加发病率下降，中青年育龄期女性发病率不高。但近年我国乳腺癌发病率呈现显著增长趋势，这与环境和生活方式的变化有关。

乳腺癌发病是危险因素包括：

（1）遗传因素

乳腺癌呈现明显的家族聚集性，这与其相近的遗传基因有关，国外研究发现，乳腺癌的易感基因有 *BRCA-1*、*BRCA-2*、*p53*、*PTEN* 等，与这些基因突变相关的乳腺癌称为遗传性乳腺癌，占全部乳腺癌的 5%～10%。

（2）乳腺良性疾病

乳腺的不典型增生有可能转变为乳腺癌。

（3）电离辐射

已证实暴露在高剂量射线下有诱发肿瘤的风险。

（4）体内激素水平异常

如月经初潮早（<12 岁），绝经迟（>55 岁）；未婚、未育、晚育、未哺乳；长期服用外源性雌激素。

（5）不良生活习惯

如长期过量饮酒，肥胖等。

2．乳腺癌的诊断

（1）临床症状

①乳腺肿块：80％的乳腺癌患者以乳腺肿块首诊，多为单发，质硬，边缘不规则，表面欠光滑，一般无疼痛感。②乳头溢液：非妊娠期从乳头流出血液、浆液、乳汁、脓液，多为单侧，乳头溢液意味着导管内乳头状瘤、乳腺增生症、乳腺导管扩张症和乳腺癌。

（2）体　征

①皮肤改变：最常见的是"酒窝征"，是癌细胞侵犯了 Cooper 韧带，牵拉相应部位的皮肤，导致乳腺皮肤出现一个小凹陷，像小酒窝一样；若癌细胞阻塞了淋巴管，则会出现"橘皮样改变"；乳腺癌晚期，癌细胞扩散后在主癌灶周围形成散在分布的结节，形成"皮肤卫星结节"。②乳头、乳晕异常：表现为乳头回缩或抬高，乳头湿疹样癌，即乳腺 Paget 病。③腋窝淋巴结肿：癌细胞转移后可出现同侧腋窝淋巴结肿大，晚期可在锁骨上和对侧腋窝摸到转移的淋巴结。

（3）影像学检查

①B 超检查：超声检查对 30 岁乳腺癌患者诊断的准确率为 80％～85％。超声下可见肿瘤向周围组织浸润而形成的强回声带，正常乳房结构破坏以及肿块上方局部皮肤增厚或凹陷等图像。②磁共振（MBI）检查：可清晰了解乳腺组织形态、边界、有无肿物、大小、形态以及性质（囊性或实性）等情况，为肿瘤良恶性鉴别提供比较可靠的依据。诊断准确率比超声更高，可以发现更小的病灶。

（4）组织学检查

活检所得的病理结果是唯一肯定诊断的依据。①针吸活检：其方法简便、快速、安全，可用于防癌普查。阳性率较高，为 80％～90％。②切除活检：疑为恶性肿块时切除肿块及周围一定范围的组织送检，用于手术时确定病理性质，一般要求从肿瘤边缘至少 1cm 左右尽可能完整切除。

二、乳腺癌的治疗

1．手术治疗

（1）根治术

20 世纪 50 年代 Auchinclass 提出在乳腺癌手术中保留胸大肌和胸小肌的改良根治 I 式，Paay 提出切除胸小肌，保留胸大肌的改良根治 II 式，且这两种术式与 Halsted 根治术的 10 年存活率差异无统计学意义，几乎成为当时所有可切除乳腺癌患者的标准术式。

（2）保乳手术

其主要适用于：①临床分期为 0～I 期、II 期，肿瘤 <3cm 且在临床上无腋下淋巴结转移的早期乳腺癌患者；②腋窝仅存在单发的，直径 <2cm 的肿大淋巴结；③乳腺触诊为阴性，孤立成簇的微小钙化灶，经立体定位切除活检证实为乳腺癌者；④肿瘤 >3cm 且经新辅助化疗治疗后肿瘤缩小的部分患者应结合核磁检查的结果施行。目前国际常用的保乳手术切除区域为乳腺组织表面覆盖的皮肤和乳腺组织及其下方的胸肌筋膜，以确保癌灶周围超过 10mm 的乳腺及基底胸肌筋膜为正常组织。根据我国女性原发性乳腺癌 10 年（1998—2008 年）抽样回顾调查数据得知，2008 年保乳手术仅占 11.57%，明显低于欧美国家，可能与患者就诊时病期较晚、保乳术后费用较高等有关。

（3）前哨淋巴结活检（SLNB）

前哨淋巴结是最早发生肿瘤转移的淋巴结，因此可根据淋巴结状况来推断腋窝淋巴结是否有转移，腋窝淋巴结阴性者就可避免腋窝淋巴结的清扫术（ALND）。SLNB 不仅可以提供准确的腋窝淋巴结状况为临床分期提供依据，同时显著降低了腋窝淋巴结清扫术后患者并发症的发生率，有效改善了患者的术后生活质量。

（4）乳腔镜手术

乳腔镜技术是腹腔镜技术在乳腺外科的延伸，可做腔镜下腋窝淋巴结清扫术、腔镜下保留乳房的乳腺癌局部扩大切除术、腔镜辅助小切口乳腺癌改良根治术、前哨淋巴结及内乳区淋巴结活检术等。乳腺癌腔镜切除有两种手术径路：即经腋窝途径和经肿瘤表面切除部分皮肤途径，其建立操作空间的方法为充气法和悬吊法。经腔镜辅助小切口乳腺癌切除手术可以达到与传统手术相同的肿瘤切除和淋巴结清扫范围，通过皮肤悬吊或气腔做到非接触手术，避免常规手术对肿瘤的挤压。腔镜下内乳区淋巴结清扫术和常规开放手术比较，可避免切除肋骨，保留胸廓的完整性；手术切口隐蔽，术后形体美学效果好。

2. 微创治疗

（1）射频消融技术（RFA）

RFA 是一种物理消融方法，通过改变电流强度，迅速提高局部肿瘤组织的温度，超过 60℃ 时肿瘤细胞蛋白质即逐步发生凝固坏死。RFA 最初在肝癌的治疗上取得显著疗效，后逐步推广到颅内肿瘤、乳腺癌等实体瘤治疗。对不愿手术切除乳腺肿瘤的患者，射频消融可替代传统保乳术。在临床上，射频消融适用于肿瘤直径 <2cm、在影像学上表现为境界清楚的局限乳腺癌和在组织学上通过穿刺活检证实的乳腺癌患者。此外，射频消融前必须进行前哨淋巴结活检，以评价是否需要常规腋窝淋巴结清扫。射频消融需要在超声引导下进行，当肿瘤内温度上升至 95℃ 并且维持 15min 左右即可完全消融病灶，随后拔针，同时行针道消融即可。射频消融后几个星期，患者进行穿刺活检以评估局部肿瘤控制情况。肿瘤细胞的活性是通过 HE 染色及 NADH 染色进行组织学评价。活检阴性的患者，根据肿瘤的特性和患者的状况将接受辅助化疗或激素治疗。

（2）高能聚焦超声消融技术

在超声或核磁引导下，利用超声波能穿透软组织的特性，将声能转化为热能而使肿瘤局部温度高达 90℃，导致肿瘤组织细胞发生不可逆的损伤。由于这种治疗方法非侵袭性的特点，近年来得到一定程度的推广。

3. 放射治疗

（1）常规放疗

乳腺癌术后的常规放疗，主要照射范围包括胸壁、锁骨上、下淋巴结区，腋窝及内乳淋巴结区。全乳腺照射后还应对原发病灶局部做追加剂量照射，这种放射模式，由于可明显降低局部肿瘤的复发率，已成为目前乳腺癌保乳术后放疗的常规方法。全乳腺常规切线野照射的靶区剂量分布不均匀，乳腺上、下部及乳头下区存在高剂量区，这种剂量的不均匀性，也使放疗后瘤床局部复发率增加。

（2）三维适形放射治疗（3D-CRT）

3D-CRT是利用影像学图像对肿瘤结构进行三维重建，通过在不同方向设置一系列不同的照射野，并采用与病灶形状一致的适形铅挡，使得高剂量区的分布形状在三维方向上与靶区形状一致，同时使得病灶周围正常组织的受量降低。随着乳腺癌放疗方式的转变，三维适形、调强放疗等新技术正逐步成为临床常规方法。目前三维适形的乳腺癌放疗在临床研究中取得了很好的效果，因而得到迅速推广。

（3）调强放射治疗（IMRT）

调强放疗是适形放疗中的一大进步。它通过计算机技术，可对射野内各点的输出剂量按照要求进行调整，从而使得靶区内三维剂量分布更加适形，改善靶区剂量均匀性，并减少周围组织器官的受照射剂量和体积。全乳IMRT的剂量学优势是在保证靶区覆盖率前提下，剂量分布均匀性得以改善，很大程度上降低了危及器官的受照射剂量和体积。乳房和不同射野中心厚度较大时，IMRT也能获得很好的剂量学结果。

（4）图像引导放射治疗（IGRT）

是一种四维放射治疗技术，在患者进行治疗前和治疗中利用各种先进的影像设备对肿瘤及正常器官进行实时的监控，它在三维放疗技术的基础上加入了时间因数的概念，充分考虑了解剖组织在治疗过程中的运动和分次治疗间的位移误差，如呼吸和蠕动运动、日常摆位误差、靶区收缩等引起放疗剂量分布的变化和对治疗计划的影响等情况，并能根据器官位置的变化调整治疗条件使照射野紧紧"追随"靶区，使之能做到真正意义上的精确治疗。目前临床应用的IGRT大致有以下几类：①千伏级CT的图像引导系统，其扫描速度快，成像清晰，可实现在线校位，但该系统不是在治疗位置成像，无法对治疗时的肿瘤运动进行实时监测管理。而传统千伏级CT的环形探测器排列和相对小的孔径决定了其不可能直接安装在加速器上，系统占用空间很大。②锥形束CT：是近年发展起来的基于大面积非晶硅数字化X线探测板的锥形束CT（cone beam CT，CBCT），具有体积小、重量轻、开放式架构的特点，可以直接整合到直线加速器上。机架旋转一周就能获取和重建一个体积范围内的CT图像。这个体积内的CT影像重建后的三维患者模型可以与治疗计划的患者模型匹配比较并得到治疗床需要调节的参数。③CT-on-rail：以CT Vision图像引导放疗为代表，它是利用高精度导轨滑动式千伏扇形束CT与治疗床、直线加速器完美结合，通过CT滑轨运动和转动治疗床，大大降低了定位和器官运动引起的靶区不确定性，很好地实现了结构引导和容积引导的放疗。

无论采用哪种CT技术，如果在CT扫描和加速器照射时加进了时间变量因素，就称为四维放射治疗（4D-RT），4D-CT扫描截取患者在某一时段内不同时刻的CT扫描序列，图像按相位重建得到该时段内肿瘤和重要器官的3D图像随时间变化的序列。应用4D-CT模拟定位，治疗时再应用CBCT获得的肿瘤或重要器官的3D图像与4D-CT序列的3D图像比较后的结果，控制加速器进行实时照射，完成4D-RT。与常规切线野比较，应用此技术监测分次内和分次间靶区变化将有更好的结果。图像引导放疗系统采集图像的质量对组织结构的高分辨率决定了靶区勾画的准确性和治疗的精确性。临床上采用的几种三维图像引导系统中，CT Vision图像引导放疗系统中的千伏CT获得的图像质量更好。

4. 化疗

乳腺癌对化疗比较敏感，对有阳性淋巴结体征的绝经妇女较适宜。早期病例于根治术后给予辅助化疗，能提高治愈率；晚期病例化疗结合其他治疗，也有缓解病情和延长存活期的作用。

（1）FAC 方案

多柔比星、氟尿嘧啶、环磷酰胺。主要用在切除乳腺癌手术后的辅助性治疗。

（2）CMF 方案

氨甲蝶呤、氟尿嘧啶、环磷酰胺。主要用在切除性乳腺癌手术后的辅助性治疗。

（3）A→CMF 方案

氟尿嘧啶、多柔比星、氨甲蝶呤、环磷酰胺。用于可切除性乳腺癌的辅助性化疗。

（4）NFL 方案

氟尿嘧啶、米托蒽醌、醛氢叶酸。用在转移性乳腺癌的一线或二线化疗方案。

（5）PA 方案

多柔比星、紫杉醇。用在激素抗拒性转移性乳腺癌的化疗之中。

（6）多柔比星、氟尿嘧啶、环磷酰胺

主要用于可切除乳腺癌的新辅助化疗，也可用于激素抗拒性转移性乳腺癌的化疗。

5. 靶向药物治疗

（1）以人类表皮生长因子受体 2（EGFR-2）为靶点的药物

①曲妥珠单抗（商品名为赫赛汀）：该药物是以癌细胞 EGFR-2 基因为靶点的靶向药物，现主要用于转移性乳腺癌的治疗，该药物能够下调细胞表面的 HER-2 蛋白表达，并抑制其与受体酪氨酸超家族成员出现交联而生成异质二聚体，其治疗机制与减少血管内皮生长因子产生和细胞周期中 S 期细胞数目有一定的关联。②拉帕替尼：拉帕替尼属于酪氨酸激酶抑制剂，是一种双靶点小分子药物，可与三磷腺苷结合，对 EGFR-2 的自磷酸化起抑制作用，同时还能够影响到基因转录和细胞增殖。从临床应用效果来看，拉帕替尼要优于赫赛汀，前者可通过血脑屏障，对乳腺癌转移至脑部后患者仍有一定的治疗效果，而后者则无法实现，研究发现，两种药物联合使用可进一步增强临床治疗效果，减轻药物对心脏产生的毒副作用。③帕妥珠单克隆体：属于表皮生长因子二聚体抑制剂，可阻止 HER-2 的自体二聚化。该类药物进入体内可集中在病患处，选择性杀死靶细胞，对其他组织器官造成的损害较小。从帕妥珠单克隆体与赫赛汀联合应用情况来看，二者具有明显的协同作用，且能够有效解决赫赛汀的耐药性。

（2）以血管新生过程为靶点的药物

①酪氨酸激酶抑制剂（TKI）药物：舒尼替尼和索拉菲尼均为新型 TKI 药物，其中舒尼替尼属于多靶点酪氨酸激酶抑制剂，用于抗血管生成靶向治疗，其结构及生物学特征对乳腺癌转移和预后均有十分重要的意义，索拉菲尼属于同类型用药，二者还能够有效抑制血小板源性生长因子受体的活性。②贝伐珠克隆抗体：贝伐珠克隆抗体属于典型抗血管内皮生长因子抗体，可识别和中和血管内皮生长因子所有亚型，其高表达能够提高乳腺癌患者对化疗的耐受性。贝伐珠克隆抗体上市时间较早，是第一个用于肿瘤治疗的血管新生抑制剂，贝伐珠克隆抗体通过抑制血管新生，使肿瘤生长的血液供应受阻，致使其在体内散播或转移难以实现，从而控制患者病情的发展。

第十二节 子宫颈癌的现代医学治疗

一、子宫颈癌概述

1. 流行病学及危险因素

宫颈癌是最常见的妇科癌症，发病率仅次于乳腺癌，居于女性生殖系统恶性肿瘤第2位。全世界每年的新发病例数约为47万人，其中85%新发病例在发展中国家，并导致30万人死亡。在我国，宫颈癌死亡率仅次于胃癌、食管癌和肝癌，居第4位，占全身恶性肿瘤11%，居女性癌症死亡率的第2位。其发病率有明显的地区性差异，统计学研究表明，宫颈癌发病率农村高于城市，山区高于平原地区，内地高于沿海。中国宫颈癌死亡率估计9.98/10万人，占女性癌瘤死亡的18.39%（仅次于胃癌、食管癌、肝癌）。发病年龄小于20岁少见，40至60岁为发病高峰期。原位癌高发年龄为30~35岁，浸润癌为45~55岁，近年来其发病有年轻化的趋势。近几十年宫颈细胞学筛查的普遍应用，使宫颈癌和癌前病变得以早期发现和治疗，宫颈癌的发病率和死亡率已有明显下降。

一般认为，宫颈癌与以下因素相关：

（1）**病毒感染**

人乳头瘤病毒（HPV）的 $E6$ 与 $E7$ 基因被认为与致病有密切关系，HPV会从受伤的子宫颈上皮以及子宫颈上皮的"鳞状柱状上皮过渡区"感染细胞，一旦演变成慢性感染便容易恶变。

（2）**性行为及分娩次数**

女性的子宫颈口存在"鳞状柱状上皮过渡区"，随着年龄和生育次数增加，这个过渡区会往子宫内部移动。过渡区分布越靠外侧，则受HPV感染的机会就越大。所以性行为越早的女性，在以后的年岁里发生子宫颈癌的机会也越高。

（3）**其他生物学因素**

沙眼衣原体、单纯疱疹病毒Ⅱ型、滴虫等病原体的感染在高危HPV感染导致宫颈癌的发病过程中有协同作用。

（4）**性激素和雌激素等因素**

性激素和雌激素能促进子宫及阴道组织生长和刺激宫颈上皮增生，因此比较容易导致肿瘤病变的发生。

（5）**其他行为因素**

吸烟作为HPV感染的协同因素可增加子宫颈癌的患病风险。统计显示吸烟妇女比不吸烟者患宫颈癌或恶性肿瘤的机会高出50%。另外，营养不良、卫生条件差也可影响疾病的发生。包皮垢会携带病毒或化学致癌物质，因此男性包皮过长也会增加配偶宫颈癌发病率。

2. 子宫颈癌的诊断

（1）**症 状**

①阴道流血：早期多为接触性出血；中晚期为不规则阴道流血，若侵袭大血管可引起大出血。年轻患者也可表现为经期延长、经量增多；老年患者常为绝经后不规则阴道

流血。②阴道排液：液体为白色或血性，可稀薄如水样或米泔状，或有腥臭。晚期患者因癌组织坏死伴感染，可有大量米汤样或脓性恶臭白带。③晚期症状：晚期由于肿瘤增大，会出现各种压迫症状。疼痛是常见的压迫症状之一，其发生率为41.1%。若压迫输尿管、直肠和坐骨神经时，常见下腹痛、腰痛，尿频、尿急、里急后重、下肢肿痛、坐骨神经痛等；癌灶压迫或侵犯输尿管，严重时而导致输尿管梗阻、肾功能损害等，甚至导致尿毒症。

（2）体　征

外生型宫颈癌可见息肉状、菜花状赘生物；内生型宫颈癌表现为宫颈肥大、质硬、宫颈管膨大；晚期癌组织坏死脱落，形成溃疡或空洞伴恶臭。

（3）宫颈刮片细胞学检查

是宫颈癌筛查的主要方法，应在宫颈转化区取材。

（4）宫颈碘试验

正常宫颈阴道部鳞状上皮含丰富糖原，碘溶液涂染后呈棕色或深褐色，不染色区说明该处上皮缺乏糖原，可能有病变。

（5）阴道镜检查

宫颈刮片细胞学检查巴氏Ⅲ级及Ⅲ级以上、TBS分类为鳞状上皮内瘤变，均应在阴道镜观察下选择可疑癌变区行宫颈活组织检查。

（6）宫颈和宫颈管活组织检查

为确诊宫颈癌及宫颈癌前病变的可靠依据。所取组织应包括间质及邻近正常组织。

（7）宫颈锥切术

适用于宫颈刮片检查多次阳性而宫颈活检阴性者；或宫颈活检为宫颈上皮内瘤变需排除浸润癌者。可采用冷刀切除、环形电切除或冷凝电刀切除。

二、子宫颈癌的治疗

1. 手术治疗

子宫颈癌手术治疗的目的是切除子宫颈原发病灶及周围已经或可能受累的组织。其原则是既要彻底清除病灶，又要防止盲目扩大手术范围，尽量减少手术并发症，提高存活质量。

（1）扩大的筋膜外全子宫切除术

为尽量根除肿瘤细胞，防止复发，除完全切除整个子宫外，还需要切除1~2cm阴道壁。

（2）次广泛全子宫切除术

除必须切除阴道壁1~2cm外，还必须切开输尿管隧道，将输尿管向侧方分离后，离开子宫体切除1~2cm之主韧带、子宫膀胱深层韧带，此术式对盆腔神经组织损伤少，术后不发生膀胱麻痹等并发症。

（3）广泛性全子宫切除术

特点如下：①子宫三个韧带的完全分离、切断；②直肠分离，子宫骶骨韧带的处理，直肠侧窝的展开等使以后操作的手术野变浅；③主韧带基底部的完全分离，使其缩小，切断操作定型；④将子宫膀胱浅层和弹层韧带分别处理；⑤彻底清扫区域淋巴结，包括髂总、髂外、髂内、深腹股沟、闭孔、主韧带等各组淋巴结，还应将淋巴管及其周围的结缔组织、脂肪组织一并清除；⑥切除阴道壁范围要离病灶2~3cm。

（4）超广泛性全子宫切除术

在广泛性全子宫切除术的基础上，还需切断与肿瘤连接的主要血管，然后从其盆壁附着的根部与宫颈癌瘤一同摘除。

（5）盆腔脏器切除术

手术损伤较大，可分为三种类型：①前盆腔脏器切除术；②后盆腔脏器切除术；③全盆腔脏器切除术。

2. 腹腔镜治疗

腹腔镜手术指征包括：Ⅰa~Ⅱb期宫颈癌患者进行广泛性子宫切除和盆腔淋巴结切除术；年轻需要保留生育功能的Ⅰb期宫颈癌患者进行腹腔镜盆腔淋巴结切除术结合宫颈广泛切除术；晚期宫颈癌患者可以在初次放、化疗前进行分期手术，获得准确的肿瘤扩散信息，指导个体化治疗。

腹腔镜手术方式包括：

（1）子宫颈癌的广泛性子宫切除术

在1992年，法国医学家首次报道了腹腔镜辅助阴道的广泛性子宫切除术。随后美国医学家又报道了首例利用腹腔镜进行的广泛子宫切除术。随着医学的不断发展，此技术逐渐被应用于临床，并取得了不错的效果。主要是在镜下切除盆腔和（或）腹主动脉旁淋巴结，而阴道上段切除、输尿管游离、子宫骶韧带的分离和阴道残段缝合等仍然通过阴道手术完成。发展到目前可在腹腔镜下完成打开膀胱（直肠）反折腹膜，分离子宫直肠窝和直肠侧窝，切断骶韧带的矢状部，甚至膀胱宫颈间隙和输尿管隧道，而阴道上段、阴道旁、主韧带、骶韧带的降部切除则从阴道完成，大大简化了阴道根治性子宫切除的难度，同时又能切除足够的阴道和韧带。

（2）腹腔镜子宫颈癌病理分期手术

在探查淋巴结时，由于MRI、CT及超声波的特异性和敏感性较低，病理学检查成了唯一可行方法。在1998年，有学者就提出了宫颈癌手术分期概念，这一概念在后来的发展中得到临床实践，逐步得到专家学者的认可。依靠腹腔镜这一先进设备对子宫颈癌进行病理分期手术，可以扩大盆腔及腹腔的观察范围，发现微小的病菌。通过腹腔镜手术可以清除盆腔内部的淋巴结，提高医生检查的准确性，避免出现二次开腹手术的情况出现。

（3）子宫颈残端癌的腹腔镜手术

子宫颈残端癌可行腹腔镜广泛子宫颈及子宫颈旁组织切除术，由于解剖结构变化、不同程度的粘连，手术较困难，处理不当易致周围或邻近器官损伤，因此要完成此手术必须具有丰富的腹腔镜广泛子宫切除术经验。特别注意阴道残端或子宫颈残端周围结构的辨认、膀胱和阴道残端的间隙分离，以防损伤输尿管、膀胱。难以分辨膀胱底和宫颈残端时，可充盈膀胱，但这会使膀胱壁变薄，增加术中膀胱穿孔的风险。术前未发现的浸润性肿瘤行单纯性子宫切除后的患者，或次全子宫切除术后发现宫颈残端癌的患者，应用腹腔镜广泛性子宫旁切除加盆腔和（或）主动脉周围淋巴结切除是安全有效的。

（4）子宫颈癌的早期广泛性子宫颈切除手术（RVT）

主要适应于 FIGO Ⅰa～Ⅰb 期需保留生育力的宫颈癌患者，并要求病灶直径≤2cm、无区域淋巴结转移、宫颈管上部及宫体无肿瘤浸润。RVT 术后总的复发率约为 3.3%，与根治性子宫切除术无明显差异。RVT 可以分为完全腹腔镜下广泛性子宫颈切除手术和腹腔镜辅助手术。完成腹腔镜淋巴结切除后，先于子宫颈外口约 2cm 处切开阴道穹隆部，分离阴道壁和子宫颈之间的结缔组织，推开阴道穹隆部，将子宫颈充分游离，直至子宫颈内口水平，在子宫峡部以下完整切除子宫颈阴道部。用 7 号子宫颈扩张器扩张子宫颈管，于黏膜下子宫颈内口水平用 1 号尼龙线环行缝扎子宫颈阴道上部，重建子宫颈内口。再行阴道子宫颈黏膜缝合术，重建子宫颈外口。此术式在子宫峡部以下切除子宫颈，保留了子宫动脉的上行支，子宫体的血供不受影响，保留子宫体而得以保留生育功能。

（5）机器人广泛子宫切除

近几年来，计算机技术和自动化技术得到了广泛的发展，各种妇科手术才得以采用机器人辅助腹腔镜手术，使得外科医生的术野更加广阔和清晰，同时机器人的内腕细小，便于在手术中灵活操作。然而机器人手术也有它的弊端，那就是在手术切除过程中缺乏力度的把握，再者就是昂贵的设备造成手术费用较高，普通患者难以接受。

（6）腹腔镜卵巢移位术

放疗前将卵巢移到放射野之外是预防放射性卵巢去势的重要方法，需游离卵巢血管确保留卵巢动静脉，将卵巢移至尽可能远离放射野的位置，如结肠旁沟等。腹腔镜卵巢移位术创伤小，术后恢复快，不会耽误后续放疗，术中还可全面了解盆腹腔有无肿瘤转移，必要时可对卵巢进行活检。

3. 放射治疗

一些中晚期患者和一般情况较差不适宜手术的早期患者，可行放射治疗；对于病灶较大的患者，手术前也可用放疗来缩小病灶；另外，放疗还用于手术后辅助治疗以及复发性宫颈癌的治疗。目前，随着计算机技术及影像学的快速发展，体外放疗已经由二维发展到了三维空间照射技术。美国国家综合癌症网络（NCCN）2012 年的指南指出："对于接受子宫切除的患者以及需要接受腹主动脉旁淋巴结放疗的患者，调强放疗和其他高度适形放疗技术有助于减少肠管及其他重要器官的受照剂量。"并于 2013 年再次阐明了三维适形放疗（3D-CRT）在宫颈癌根治性放疗中的可行性。

（1）适形放疗及调强放疗

3D-CRT 及调强放疗（IMRT）是根据妇科检查及影像学情况确定肿瘤靶区（GTV），以子宫颈癌直接扩散和淋巴结转移途径确定临床靶区（clinical target volume，CTV），一般包括子宫（未行手术者）、子宫颈、上 1/2 阴道（阴道浸润达下 1/3，进行全阴道照射）、子宫旁、闭孔、髂内、髂外、髂总淋巴结。以 CTV 外放一定距离（0.5～1cm）形成计划靶区（PTV）。3D-CRT 和 IMRT 是最新的放疗技术，能够使放射线剂量分布形状在三维方向上与靶区形状一致，而且射野内每一点的输出剂量率均能按要求进行调整，可有效提高肿瘤组织的照射剂量，控制肿瘤周围重要危及器官的受量，从而提高患者肿瘤局部控制率，减少并发症的发生，提高患者存活质量和存活期。3D-CRT 和 IMRT 的缺陷是患者呼吸时会产生器官移位，而自适应放疗（adaptive radiotherapy）能克服这一缺陷，这种治疗方法通过实时扫描肿瘤及周边部位，根据测量结果不断调整 PTV 和 CTV 之间的间距，修改治疗计划，按修改后的计划实施后续分次治疗。

（2）体内近距离放疗

体内近距离放疗分两种，一种是子宫颈癌腔内放疗，是将放射性物质直接放入子宫腔、阴道等照射癌瘤组织；还有一种是组织间照射，是将放射源直接放入肿瘤组织间。目前临床使用更多的是子宫颈癌腔内放疗，一般来说，鳞癌敏感性很高，腺癌敏感性尚可。由于子宫颈癌的早中期病变局限于盆腔内，并且有自然腔道（阴道和子宫腔），因此大部分患者比较适合腔内放疗。腔内放疗多采用放射性核素^{192}Ir 衰变所放出的射线来杀死肿瘤细胞，组织所受辐射剂量与距离有呈正相关，因此不仅可以提高肿瘤区域的受量，还可以尽可能地减少周围正常组织如直肠和膀胱的受损，故而局部复发率和不良反应均较体外放疗为低。

（3）组织间插植放疗

指预先将空心针管植入靶区瘤体后，再导入步进源进行照射，其剂量分布直接受针管阵列的影响。临床上一般采用^{226}Ra、^{137}Cs 针或^{192}Ir 后装塑料导管的组织间插植来缩减癌肿范围。组织间插植放疗的优势是肿瘤靶区中心剂量高，且直肠、膀胱等周围组织剂量分布影响小，因此近期疗效明显，疗程较短。不良反应主要有下腹闷痛、阴道少量流血、放射性肠炎、放射性膀胱炎、放射性盆腔纤维化以及卵巢功能减退等。

4.化 疗

传统上认为子宫颈癌属于对化疗药物不敏感的肿瘤，仅在晚期及复发肿瘤的患者中将化疗作为综合治疗的一部分。近年也采用手术联合术前新辅助化疗（NACT）来缩小肿瘤病灶及控制亚临床转移，也用于放疗增敏。常用化疗药物有顺铂、卡铂、紫杉醇、博来霉素、异环磷酰胺、氟尿嘧啶等。1982 年 Frei 首次提出了 NACT 的定义，是指在子宫颈癌患者于手术前或化疗前行 2~3 个疗程的先期化疗，目的是缩小局部肿瘤，减轻子宫旁浸润程度，创造手术机会，消灭微小转移灶，使肿瘤细胞活力降低，减少手术中播散及术后转移。子宫颈癌 NACT 主要应用于局部晚期子宫颈癌，包括子宫颈癌 Ⅰb2~Ⅳa期，以及肿瘤直径≥4cm 的早期子宫颈癌。NACT 有静脉和动脉插管两种途径，一般采用静脉全身给药和动脉灌注方式。

常用的术前化疗方案有：①PVB 方案：顺铂 50mg/m^2、长春新碱 1mg/m^2、博来霉素 25mg/m^2，3 周重复一次；②TP 方案：紫杉醇 135~175mg/m^2、顺铂 60mg/m^2，3 周重复一次；③PBM 方案：顺铂·100mg/m^2、博来霉素 15mg、氨甲蝶呤 300mg/m^2，3 周重复一次；④BIP 方案：顺铂 50mg/m^2、博来霉素 15mg/m^2、异环磷酰胺 1g/m^2，3 周重复一次。经动脉介入或静脉化疗均可。通常情况下，用药后 2 周若有效则行第 2 个疗程；第 2 个疗程后 10~14d 可行手术；若经过检查后评估化疗无效，则应立即全量放疗。

研究结果表明，NACT 后手术与单纯手术比较，能显著提高患者的手术切除率，降低淋巴结转移、宫旁浸润和脉管癌栓等的比例，并能提高 5 年存活率，延长存活期。

由于化疗和放疗分别作用于不同的细胞周期起互补作用，因此对于一些预后不良的高危患者，手术切除后可配合放疗同时进行，如盆腔淋巴结转移、脉管癌栓以及分化差等，病理类型为腺癌、腺鳞癌、神经内分泌癌和小细胞癌者，或切缘和宫旁阳性者，临床观察发现，术后同步放化疗可以消灭微小残留灶和转移灶，减少局部复发和远处转移。

5. 靶向药物治疗

肿瘤的靶向治疗是针对肿瘤细胞中特殊分子进行的治疗，能特异性地与致癌位点相结合发生作用，具有专一性高和副作用小等明显优越性，其中以纳米材料为载体的肿瘤靶向治疗药物已成为当今抗肿瘤药物研发的重要方向和发展趋势。按作用机制，分子靶向药物一般分为以下几类：

（1）血管内皮生长因子抑制剂（VEGF）

VEGF 是一种分泌性糖蛋白，能与酪氨酸激酶受体特异性结合，并通过旁分泌、自分泌方式刺激血管内皮细胞增殖和迁移，促进恶性肿瘤细胞的生长、浸润及转移要。研究发现，VEGFmNA 表达水平与子宫颈癌的肿瘤直径、临床病理分期、病理分化程度、深肌层浸润和淋巴结转移均呈正相关。由此，VEGF 及其受体已成为抗肿瘤治疗的主要靶标。目前用于临床的 VEGF 药物主要有贝伐单抗（Bevacizumab，商品名 Avastin）和帕唑帕尼（Pazopanib），该类药物通过阻断肿瘤微血管的形成而达到抑制癌细胞生长或转移。贝伐单抗是第一种获得批准上市的血管生成抑制药，美国 FDA 已将其批准用于治疗转移性结直肠癌，其治疗子宫颈癌正处于临床研究阶段，而 VEGF 拮抗剂治疗子宫颈癌目前尚处于实验室研究阶段。

（2）表皮生长因子受体拮抗剂（EGFR）

EGFR 是一种跨膜糖蛋白，通过激活酪氨酸激酶，控制细胞分裂和增殖，促进肿瘤血管新生和迁徙。研究发现 EGFR 在子宫颈癌组织中明显过表达。EGFR 拮抗剂分为抗 EGFR 单克隆抗体和 EGFR 小分子酪氨酸激酶抑制剂（TKI），两者均可通过抑制 EGFR 自体磷酸化及下游信号传导，抑制肿瘤细胞增殖和诱导癌细胞凋亡。抗 EGFR 单抗主要包括西妥昔单抗（Cetuximab）、帕尼单抗（Panitumumab，ABX-EGF）和曲妥珠单抗（Trastuzumab），TKI 包括可逆性吉非替尼（Gefitinb）、埃罗替尼（Erlotinib）和不可逆性抑制剂 EKB569。其中酪氨酸激酶抑制剂吉非替尼研究最为充分，有临床报道吉非替尼可有效控制 II 期子宫颈癌患者肿瘤细胞的增殖浸润。

（3）信号转导阻滞药物雷帕霉素靶蛋白（mTOR）

是 PI3K/Akt 通路的主要靶点，可以参与蛋白质合成，调节肿瘤生长和细胞繁殖。mTOR 的异常活化可导致肿瘤细胞生长和转移。经观察，子宫颈癌中的 mTOR 信号途径处于激活状态，mTOR 激酶抑制剂主要有 CCI-779。除了 mTOR 外，人体还有许多与细胞凋亡信号通路有关的基因，如 *p53*、*Bcl-2*、*mdm-2* 基因等，也是研发抗癌药物的重要靶点，如重组人腺病毒 p53 注射液（gendicine），是一种很好的靶向抗肿瘤药物，具有广谱抗癌作用。

（4）细胞周期调控药物

组蛋白去乙酰化酶（HDAC）是一类蛋白酶，与基因的表达调控及染色体的结构修饰有关。研究发现，HDAC 抑制剂能够抑制与子宫颈癌细胞系相关的恶性表型基因的表达。靶向组蛋白去乙酰化酶的药物有丙戊酸等。另外，还有许多以细胞周期蛋白依赖性激酶作为肿瘤治疗靶点的药物，如载基因纳米粒注射剂（Rexin-G）是第一个获准上市的细胞周期调节因子类靶向抗肿瘤药，已用于临床治疗。

（5）其他靶向治疗药物

环氧合酶 - 2（Cyclooxygenase-2，COX-2）的表达增强与多种类型肿瘤的致病过程有关。环氧化酶抑制剂主要以塞来昔布（Celecoxib）为代表。基质金属蛋白酶（MMP）能通过破坏基质的降解平衡而促进癌细胞突破基底膜和细胞外基质构成的组织学屏障，从而侵袭周围组织使肿瘤发生转移。MMP 抑制剂（MMPI）代表药物主要有巴马司他、普马司他等；还有一些抗 HER-2 的单抗，如赫赛汀（Herceptin）；抗 CD20 的单抗，如利妥昔单抗（Rituximab）；IGFR-1 激酶抑制剂，如 NVP-AEW541；泛素 – 蛋白酶体抑制剂，如 Bortezomib 等。

第十三节 鼻咽癌的现代医学治疗

一、鼻咽癌概述

1. 流行病学及危险因素

鼻咽癌是指发生于鼻咽黏膜上皮的恶性肿瘤，一般多位于鼻咽腔顶部和侧壁，较少见于前壁及底壁。是我国高发恶性肿瘤之一，发病率为耳鼻咽喉恶性肿瘤之首。鼻咽癌的发病年龄由 20 多岁开始，逐渐上升，45～60 岁为最高峰。WHO 调查报道，全球有80% 的鼻咽癌患者在中国。鼻咽癌的发病率以中国的南方较高，特别是广东的中部和西部的肇庆、佛山和广州地区更高。据报道，居住在广东省的男性，其发病率为 30/10 万～50/10 万。从全国范围来看，鼻咽癌的发病率由南到北迅速降低，如黑龙江省的发病率不高于 2/10 万～3/10 万。

鼻咽癌的发病因素是多方面的，通常认为与以下因素有关：

（1）**遗传因素**

①家族聚集现象。②种族易感性：主要见于黄种人（中国、印度尼西亚、马来西亚、泰国、越南及菲律宾等），少见于白种人。③地域集中性：鼻咽癌主要发生于我国南方和东南亚国家。④易感基因：近年来分子遗传学研究发现，鼻咽癌患者中存在多个肿瘤抑癌基因的变异。

（2）**病毒感染**

EB 病毒（Epstein-Barr 病毒）被认为与鼻咽癌相关，因在鼻咽癌组织可分离出带病毒的类淋巴母细胞株，故学者认为 EB 病毒可能就是该病病因；除 EB 病毒外，其他病毒如冠状病毒等，也与鼻咽癌有关。

（3）**环境因素**

腌制食品中的亚硝胺前体物亚硝酸盐，有较强的致癌作用；烟草也与鼻咽癌的发病有关，如调查发现患者家庭的烟尘中含有大量芳香族多环烃；某些微量元素，如鼻咽癌高发区的大米和水中的微量元素镍的含量较低发区高，故认为镍也有可能是诱发鼻咽癌的原因。

2. 鼻咽癌的诊断

（1）**临床表现**

①早期可有痰中带血或擤鼻时涕中带血、头痛，为常见症状，占 68.6%，可为首发症状或唯一症状。②耳鸣、听力减退、耳内闭塞感。③复视：出现向外视物呈双影。④面麻：指面部皮肤麻木感，临床检查为痛觉和触觉减退或消失。⑤鼻塞：肿瘤堵塞后鼻

孔可出现鼻塞。⑥颈部淋巴结转移症状：发生率约为 60.3%~86.1%，半数为双侧性转移。⑦舌肌萎缩和伸舌偏斜，眼睑下垂、眼球固定，伴发皮肌炎等。

（2）**鼻咽镜检查**

①间接鼻咽镜检查：方法简便、实用，还可进行组织活检。②电子鼻咽纤维镜检查：能全面仔细地观察鼻咽部，可行照相、录像及活检，是检查鼻咽部最有效最重要的工具。

（3）**影像学检查**

CT 和磁共振成像（MRI）可以确定肿瘤的部位、范围及对邻近结构的侵犯情况。

另外，组织病理学检查在疑似患者的确诊中具有决定性意义。

二、鼻咽癌的治疗

鼻咽腔解剖位置很深且狭小，旁边有很多重要的器官如脑、脊髓等，所以手术难度很大，不易根治性切除，且术后容易复发；由于鼻咽癌 90% 以上为低分化鳞癌，对放射线较敏感，故而鼻咽癌首选的治疗方法是放射治疗。但对于病程较晚以及放疗后复发的病例，手术切除和化学药物治疗亦属于不可缺少的手段。

1. **手术治疗**

（1）**鼻咽癌原发灶切除术**

适用于分化较高的鼻咽癌（如腺癌，鳞癌Ⅰ、Ⅱ级，恶性混合瘤的早期病例），放射治疗后局部复发的患者，以及对放疗不敏感者。

（2）**颈淋巴结清除术**

适用于鼻咽原发癌病灶经过放疗或化疗后已被控制，全身状况良好，仅遗留颈部残余灶或复发灶，活动范围局限者。

（3）**颈部淋巴结单纯摘除术**

适用于对放疗不敏感的颈部单个淋巴结或放疗后有颈部孤立性淋巴结复发者。

2. **放射治疗**

鼻咽癌单纯放射治疗总的 5 年存活率已达 70% 左右，早期鼻咽癌，5 年存活率可达 80%~90%。即便是晚期患者经正规的积极治疗，仍有 50% 以上的患者获得 5 年以上的存活期。热疗、放射增敏剂与放射治疗联用有助于肿瘤的快速消退。

（1）**常规放疗**

面颈联合照射野技术是鼻咽癌放射治疗的标准方法，常规放疗存在靶区剂量不足的缺陷。鼻咽部和上颈淋巴结引流区均包括在面颈联合野中。射线选择 4~6MV-X 线或钴-60 γ 线，两侧水平野等中心照射。照射剂量 65~70Gy（每天每次 1.8~2.0Gy，5 天/周），口腔、脑干等部位用低熔点铅挡块技术保护。为保护脊髓，避免脊髓受量过高，面颈联合野照射 36Gy 后缩小照射野，后界前移避开脊髓，改用电子束加量照射上颈淋巴结引流区后部。中下颈淋巴结引流区采用光子束和电子束相结合的切线野照射，下颈锁骨上野如遮挡脊髓一般予 45~60Gy/4.5~5 周的预防剂量。

（2）**近距离放射治疗**

随着高强度微型放射源的临床应用，高剂量率近距离放射治疗已成为现代近距离放疗的主流。后装技术的应用，使置放施源器的时间更充裕，医务人员得到更好的辐射防护。鼻咽癌近距离放疗的适应证为：初程根治性放疗后鼻咽腔内肿瘤残存可补充腔内放疗；有蝶窦或咽侧间隙的茎突前间隙受侵，在外照射后仍有残存可内疗局部补量；根治量放疗后局部复发时，外照 DT 50～60Gy 后补充内疗。国内曾有报道，近距离放射加常规外照射治疗，5 年局部控制率达到 94.4%，5 年存活率达到 91.2%。

（3）立体定向放射治疗（SRT）

SRT 主要用于肿瘤体积小于 $5cm^3$ 的患者，将高精确度的机械手臂和一个实时图像相关系统安装在小型化直线加速器上，从而提供高剂量且剂量分布均匀一致。

（4）三维适形放射治疗（3D-CRT）

3D-CRT 与二维放疗技术相比，可提高靶区平均剂量 13%，从而提高局部控制率 15%。研究研究显示 3D-CRT 与常规治疗比较，在不增加副作用的前提下提高了局部控制率，缺点是对于形状不规则的肿瘤，3D-CRT 技术不能达到剂量分布与肿瘤区域的高度一致。

（5）调强适形放射治疗（IMRT）

常规放疗不可避免对周围正常组织有一定程度损毁，IMRT 最大的优势在于保护了肿瘤周围组织器官的正常功能，大幅降低了不良反应。IMRT 借助计算机技术，利用非均等强度射线束对剂量进行优化，能产生更为适形的剂量分布，与靶区和重要组织器官的外形或边界在三维空间上更为接近，从而使得射线的物理剂量分布与病灶高度适形，以达到最佳治疗比例。由于 IMRT 靶区内每束射线内的子射线均可进行强度控制，不但使靶区能得到更为精确的治疗剂量，而且在肿瘤周边组织处发生剂量陡峭跌落，使周围正常组织器官的受量减少，使鼻咽癌放疗效果提高的同时也大幅降低了副作用。

近年来，RapidArc 和鼻咽癌容积弧形调强（VMAT）技术作为一种新的调强方式在临床上逐步得到应用，相比传统的 IMRT 治疗，VMAT 利用一个或多个调强的锥形光束弧，在出束过程中对机架的旋转速度、MLC 叶片的形状及加速器出束剂量率进行连续变化。利用弧形野从多角度对患者进行治疗，可以让靶区得到更加适形的剂量分布，进一步减少周围正常组织的受照剂量。

放疗并发症包括：①全身反应：包括乏力、头晕、胃纳减退、恶心、呕吐、口中无味或变味、失眠或嗜睡、白细胞计数减少等。②局部反应：干性皮炎甚或湿性皮炎，鼻咽和口咽黏膜充血、水肿、渗出及分泌物积存，腮腺肿胀，口腔黏膜分泌增加，黏膜充血、红肿。③放疗后遗症：主要有颞颌关节功能障碍及软组织萎缩纤维化、放射性龋齿、放射性颌骨骨髓炎和放射性脑脊髓病。

3. 化 疗

鼻咽癌不易早期发现，就诊时患者多属中晚期，且由于在病理上绝大多数属于低分化或未分化鳞状细胞癌，恶性程度高，易远处转移。放疗后相当一般分患者出现复发和转移，因此必须采取多种手段，综合治疗中晚期恶性肿瘤。近 20 年来放化疗联合治疗模式得到迅速发展，成为标准治疗方案，目前鼻咽癌的化疗包括诱导化疗、同期（放）化疗和辅助化疗。

（1）诱导化疗

放疗前一般需进行诱导化疗，鼻咽癌局部血流充沛，化疗时肿瘤组织局部的药物浓度较高，故能迅速缓解症状，减低肿瘤负荷，短期缓解率很高。

（2）同期放化疗

是指在鼻咽癌放射治疗的同时使用化疗。同期放化疗能够直接缩小肿瘤，减轻肿瘤负荷，降低远处转率，有效提高患者肿瘤局部的消退率，降低局部的复发率并提高无瘤患者的存活率。许多抗癌药物如（DDT、MTX、5-FU、BLM 等）作用于细胞 DNA 合成期，在放疗时能够起到增敏作用。近年研究表明，在包括鼻咽癌的头颈部肿瘤治疗中，使用含铂类的同期放化疗方案可取得较好疗效，以紫杉醇为代表的非含铂方案应用于局部晚期鼻咽癌化疗也取得了很好的疗效。

①单药同期化疗方案：含铂方案是目前最有效的组合方案。以顺铂（DDP）为代表的含铂单药方案在体内外实验中均显示出独特的放射增敏作用，且 DDP 毒性与放疗毒性不相叠加。②联合用药同期化疗方案，如临床常用的 CBF 方案：环磷酰胺每次 600 ~ 1000mg，静脉注射，第 1、4 天应用；博来霉素每次 15mg，肌内注射，第 1、5 天应用。5-FU 500mg，静脉注射，第 2、5 天应用，疗程结束后休息一周，共用 4 个疗程。有效率为 60.8%。还有 PFA 方案：顺铂 20mg 和 5-FU 500mg，静脉滴注 5d；多柔比星 40mg，疗程第 1 天静脉注射。3 ~ 4 周后重复一次，有明显缩小肿瘤作用。也可使用 PF 方案：顺铂 20mg/m^2 和 5-FU 500mg/m^2，静脉滴注，连用 5d 后休息两周，可用 2 ~ 3 个疗程。此方案可用于放疗前使肿瘤缩小，或用于单纯化疗的病例，有效率为 93.7%。

（3）辅助化疗

辅助化疗指放疗结束后进行化疗。全身化疗能够有效杀死远处转移的亚临床病灶癌细胞，理论上，辅助化疗可以降低鼻咽癌患者远处转移率，提高远期存活率。

（4）区域动脉内插管灌注化疗

对放疗后局部复发或上行性的鼻咽癌可采用动脉插管化疗，局麻后逆行插管进面动脉或颞浅动脉，灌注化疗药物，并以 2.5% 枸橼酸钠溶液充满管腔，封闭管端，以保持鼻咽部局部药物浓度。如需连续用药可用加有肝素溶液 100ml 和抗癌药物的 5% 葡萄糖盐水 1500mg，24h 连续滴注。化疗药物常选择作用力强而作用时间短的几种化疗药物联合治疗。

4. 靶向药物治疗

（1）表皮生长因子受体抑制剂

表皮生长因子受体（EGFR）在头颈部鳞状细胞癌中表达高达 88% 以上，与无进展存活期及总存活期相关，但鼻咽癌的 EGFR 表达略低于头颈肿瘤，约在 80% 以上，其表达升高与鼻咽癌不良预后密切相关。近年来的研究表明，表皮生长因子受体信号可能在鼻咽癌发病机制中起重要作用，表皮生长因子受体已成为鼻咽癌靶向治疗的靶点。

①西妥昔单抗：西妥昔单抗（C-225，商品名爱必妥）为 IgG1 单克隆抗体，是一种人鼠嵌合型单克隆抗体的重组体，可与人体细胞外 EGFR 特异性结合，从而阻断受体内区域的酪氨酸酶磷酸化，抑制细胞生长，诱导细胞凋亡，并减少基质金属蛋白酶和血管内皮因子的产生，从而抑制肿瘤细胞的生成和转移。②尼妥珠单抗：尼妥珠单抗（商品名泰欣生），是我国第一个用于治疗恶性肿瘤的功能性单抗药物。研究证实它对鼻咽癌等头颈癌有效。不良反应主要为 Ⅰ ~ Ⅱ 度骨髓抑制。③吉非替尼：是小分子抵抗表皮生长因子的药物，在鼻咽癌复发或转移患者的临床试验中反应良好。

（2）血管生长因子抑制剂

血管再生是肿瘤生长及转移的基础，因此血管再生一直是实体肿瘤靶向治疗的热点。血管生长因子（VEGF）是一种在头颈部鳞状细胞癌患者中过表达的血管生成调节因子。VEGF 通过诱导血管生成，在鼻咽癌淋巴结转移中起主要作用。国外学者研究表明，VEGF 在 67% 的鼻咽癌患者中过度表达，VEGR 的过度表达还与较高的局部复发率和死亡率相关。抗血管生成疗法已在鼻咽癌临床前试验中得到了一定的验证。贝伐单抗（商品名 Avastin）是一种人源化的血管内皮生长因子单克隆抗体，大规模的临床前与临床试验肯定了贝伐单抗作为新型靶向抗肿瘤药物应用于鼻咽癌的有效性和安全性，最近研究还发现，贝伐单抗对复发和转移的头颈癌有效。

（3）EGFR 酪氨酸激酶受体抑制剂

研究显示，吉非替尼（Iressa）或厄洛替尼（Tarceva）单药治疗晚期头颈部 II 期鳞状细胞癌，有效率高且耐受性良好。另有报道吉非替尼、依维莫司单独或联合作用人鼻咽癌细胞株 HONE1 后均有抑制作用。此外，雷帕霉素蛋白（mTOR）信号通路与表皮生长因子受体/丝氨酸苏氨酸蛋白激酶（EGFR/AKT）信号通路与鼻咽癌细胞的关系也正在进一步研究。

5. 免疫细胞治疗

免疫细胞治疗的基本方法是，将具有杀伤肿瘤活性的免疫效应细胞体外扩增之后，输注给肿瘤患者，以发挥其抗肿瘤作用。肿瘤的细胞治疗有淋巴因子激活的杀伤细胞（LAK）、肿瘤浸润性淋巴细胞（TIL）、细胞毒性 T 淋巴细胞（CTL）、自然杀伤细胞（NK）、细胞因子诱导的杀伤细胞（CIK）和树突状细胞（DC）。

（1）LAK

LAK 是最早研究和应用于临床的细胞治疗，20 世纪 90 年代有较多 LAK 细胞治疗鼻咽癌的临床研究，国内学者曾春林等用 LAK 细胞治疗放疗后的鼻咽癌患者，发现患者治疗后 CD4$^+$/CD8$^+$ 比值明显升高，NK 活性较治疗前显著提高，对鼻咽癌患者的免疫功能有正向调节作用。

（2）TIL

TIL 具有一定的抗肿瘤活性，研究发现，TIL 在未分化的鼻咽癌组织中处于活化状态，且数量高于非鼻咽癌组织。进一步研究发现，活化的肿瘤反应性 T 细胞能促使白细胞迁移到鼻咽癌肿瘤组织中。先驱 T 淋巴细胞迁移到肿瘤组织后分泌 IFN-γ，激发巨噬细胞表达趋化因子，进一步促使更多的巨噬细胞浸润肿瘤组织。

（3）CTL

鼻咽癌常见的病理类型是未分化非角化性癌，与 EB 病毒的感染有关，因而，针对 EB 病毒的特异性多克隆 CTL 有望成为抑制鼻咽癌的治疗性免疫细胞。

（4）CIK

CIK 能在体外被诱导并大量增殖，兼具有 CTL 细胞抗肿瘤活性和 NK 细胞非 MHC 限制性杀瘤的优点，具有良好的发展前景。

6. 细胞因子治疗

细胞因子是目前临床上广泛应用的生物反应调节剂，属于非特异性刺激范畴，对多种恶性肿瘤细胞都有抑制作用。与肿瘤治疗有关的细胞因子主要有白细胞介素（IL）、干扰素（IFN）、肿瘤坏死因子（TNF）、集落刺激因子（CSF）和转化生长因子（TGF）等五类。目前比较有临床应用价值的主要有 IL、IFN 及 TNF。

第十四节　甲状腺癌的现代医学治疗

一、甲状腺癌概述

1. 流行病学及危险因素

甲状腺癌是来源于甲状腺上皮细胞的恶性肿瘤，也是甲状腺恶性肿瘤中最常见一种，甲状腺癌约占全身恶性肿瘤的 1.3%～1.5%。甲状腺癌较多发生于青壮年，其平均发病年龄为 40 岁左右。甲状腺癌的发病率还与地区、种族、性别有一定关系，2012 年媒体报道称，北京市甲状腺癌发病率由 2001 年 2.70/10 万增长至 2010 年 8.78/10 万，10 年间增长 225.2%，去除年龄因素影响后，年平均增长 14.2%，女性甲状腺癌发病率已经跃升至女性易发肿瘤的第 5 位。

（1）**甲状腺恶性肿瘤的发病原因**

一般认为与以下因素有关。①癌基因及生长因子：不仅甲状腺癌，许多动物及人类肿瘤的发生与原癌基因序列的过度表达、突变或缺失有关。②电离辐射：头颈部的外放射治疗能促使儿童发生甲状腺癌，但成人则不多见。③遗传因素：在一些甲状腺癌患者中，常可询及家族史；一些甲状腺髓样癌属于常染色体显性遗传病。④缺碘：碘缺乏刺激甲状腺滤泡增生肥大，可能增加滤泡状甲状腺癌的发病率；高碘饮食则可能增加甲状腺乳头状癌的发生率。⑤雌激素：血浆中雌激素水平升高时，促进垂体促甲状腺激素的释放，因此可能与甲状腺癌的发生相关。

（2）**病理分类**

①乳头状癌约占成人甲状腺癌总数的 70%，而儿童甲状腺癌常常都是乳头状癌。乳头状癌常见于中青年女性，以 21～40 岁的妇女最多见。该类型分化好，生长缓慢，恶性程度低。②滤泡状癌约占 15%，多见于 50 岁左右的妇女。此型发展较快，属中度恶性，且有侵犯血管倾向。但较少发生颈淋巴结转移。③未分化癌约占 5%～10%，多见于老年人，发展迅速，高度恶性，且约 50% 便有颈部淋巴结转移，或侵犯喉返神经、气管或食管，常经血运向远处转移。预后很差。④髓样癌很少见，发生于滤泡旁细胞（C 细胞），恶性程度中等，可有颈淋巴结转移和血运转移。

2. 甲状腺癌的诊断

（1）**临床表现**

乳头状癌和滤泡状癌的初期多无明显症状，中期肿块逐渐增大，质硬，吞咽时肿块移动度减低。未分化癌上述症状发展迅速，并侵犯周围组织。晚期可产生声音嘶哑、呼吸困难、吞咽困难。颈交感神经节受压。髓样癌除有颈部肿块外，还可出现腹泻、心悸、脸面潮红和血钙降低等症状。

（2）**放射性碘或锝的同位素扫描检查（ECT）**

可以明确甲状腺肿瘤形态、位置及肿块功能，已成为诊断甲状腺疾病的常规手段。但是对于 <1cm 的结节或微小癌显示不清。

（3）影像学检查

超声波检查可探测甲状腺肿块形态、大小和数目，确定其为囊性还是实质，显示血管受压或被肿瘤包围情况，测定血流的通畅度。

（4）针吸取细胞学检查

对于可疑恶变的甲状腺结节，该方法有确诊价值。由于使用细针，所以无肿瘤细胞播散及种植的危险。

二、甲状腺癌的治疗

手术治疗是除未分化癌以外各种类型甲状腺癌的基本治疗方法，并辅助应用 [131] 碘治疗、甲状腺激素及外照射等治疗。

1. 手术治疗

手术治疗是甲状腺癌治疗的重点，但手术方式的选择却存在偏颇，全/近全切可避免术后转移和复发，可切除对侧微小病变利于术后监测等好处，但缺点是易损伤喉返神、甲状旁腺及不能保留甲状腺功能。

颈部解剖复杂，神经、甲状旁腺、血管、气管和食管等重要器官众多，故需直视下手术，切口长，位置高，创面大，失血平均200ml，损伤血管神经等概率较高，手术仍有声嘶、手麻抽搐、出血等并发症，处理不当可导致死亡。

手术方法主要有以下几种：

（1）全甲状腺切除或近全甲状腺切除

是国外的主要术式，在我国也经常采用。优点：①可将双叶多中心癌灶全切除；②利于术后放射性碘检测复发和转移及治疗远处转移；③便于检测甲状腺球蛋白监测复发和转移；④并发症发生率较低；⑤可避免再次手术；⑥复发率及远处转移率较低。

（2）患侧腺叶联合峡部 + 对侧腺叶次全切除或大部切除

国内大部分学者主张此术式，认为其理论疗效可和全切除相比，并发症又低于全切除。优点：①较大程度地切除了对侧可能存在的微小病灶，减少了局部复发和远处转移；②并发症发生率和一侧腺叶切除无差异；③一旦需要可用放射性碘消除残留腺体，无须手术切除。在欧美国家，该术式主要用于肿瘤直径 <1cm 的包膜内肿瘤，在日本则是常规术式。

（3）患侧腺叶联合峡部切除

创伤小，能保留对侧甲状腺，患者接受度较高，是国内公认的腺体切除范围，研究显示单侧甲状腺癌患者的对侧微小病灶可能长年处在隐匿状态，且对侧腺叶即使发生癌肿，也能再次手术。但与全甲状腺切除或近全甲状腺切除术比较，复发率仍较高，据统计分析，对侧腺叶复发率为 5%～10%，肺转移发生率约 11%，均是全甲状腺切除或近全甲状腺切除术的 4 倍。

甲状腺癌易发生颈部淋巴结转移，因此颈淋巴结清扫是治疗甲状腺癌颈部转移最有效的手段，是其他疗法所不能代替的。颈淋巴结清扫范围存在有争论，是常规行中央区颈淋巴结清扫或改良淋巴结清扫，或只切除能触及的肿大淋巴结，尚无定论。颈淋巴结清扫后，患者的生活质量可能受到影响，所以目前对于预防性颈淋巴结清扫的决定非常谨慎。对于低危患者，若手术时未触及肿大淋巴结，可不作颈淋巴结清扫；如发现肿大淋巴结，应切除后做快速病理检查，证实为淋巴结转移者，可作中央区颈淋巴结清扫或改良颈淋巴结清扫。由于再次手术时行中央区淋巴结清扫易损伤喉返神经及甲状旁腺，因此也有学者主张首次手术时即使未见肿大淋巴结，也行中央区清扫，避免二次手术清扫的风险。

2. 内镜治疗

近年来，内镜技术不但能够完成甲状腺腺叶的切除，还可以完成甲状腺癌中央区淋巴结清扫及侧颈部淋巴结清扫，在根治甲状腺癌的同时，大幅度减小了手术创口，手术住院时间缩短，术后疼痛减少，满足了中青年女性的美容需求。

主要适应证是甲状腺的良性病变：结节性甲状腺肿、甲状腺腺瘤、结节性甲状腺肿伴甲状腺功能亢进等，其中单结节的直径不能超过 6cm，而囊性结节可超过 6cm。禁忌证：不能耐受全麻、凝血功能障碍、颈部放疗史、术后复发者，超过 6cm 的实性结节，体表无法触及的甲状腺结节及甲状腺癌、甲状腺炎等。

按照内镜路径，主要有颈前入路和颈外入路两种：

颈前入路 以内镜辅助微创甲状腺切除术为主流，该术式是在颈前取一长约 2cm 的手术切口，在直视下分离至甲状腺表面，然后置入操作器械在内镜辅助下完成手术。该术式的优点是其操作方法类似于传统的开放式手术，手术视野直观，且不受锁骨和胸骨的影响，适用于甲状腺癌的腺叶切除、甲状腺全切除、中央区淋巴结及颈区淋巴结清扫。缺点是术后患者的美容满意度较颈外入路手术差，操作空间受限，器械之间容易相互干扰，对于复杂的颈侧区淋巴结清扫难度较大。因此，其适应证限制于无淋巴结转移的低危甲状腺癌患者。

颈外入路 主要包括胸乳入路、胸前入路、腋窝入路及腋窝乳房联合入路等。其基本手术方法是在远离颈前的区域分离皮下隧道后进入甲状腺周围的手术区域，完成甲状腺手术而无颈前区瘢痕，但其缺点是受锁骨遮挡，造成颈侧区视野受限，存在操作盲区，不适合行颈侧区淋巴结清扫。为了弥补这一不足，有学者采用胸前联合颈侧方小切口行内镜下甲状腺切除及颈侧淋巴结清扫，减少了对颈前外观的影响。国内内镜甲状腺切除颈外入路多采用胸乳入路，但应用较多的是甲状腺良性肿瘤。用于甲状腺癌多为乳头状癌，且恶性程度较低，肿瘤最大直径在 3cm 以内，未侵犯重要器官如气管、食管，无广泛淋巴结转移，切口选在胸骨前两乳。

内镜治疗与传统开放式手术相比，仍有以下不足：手术适应证有限，技术比较复杂，视野较小，手术难度大，切口由远处入路到颈部，要求更广泛的组织解剖，可能术后有较长时间的前胸功能减退。

3. 达·芬奇机器人甲状腺切除术

手术机器人的优势很多，机器人"内腕"较腔镜更灵活，能从不同角度及有限空间在靶器官周围操作，因此增加了视野角度，避免了手部颤动，提高了手术稳定性，减少了手术人数。达·芬奇手术机器人分为控制台和操作臂两部分，控制台由计算机、手术操作和机器人控制监视器、操作手柄和输入输出设备等组成，操作臂由 3 个操作臂 +1 个镜头臂组成。医生在远离手术台的控制台前，头靠视野框上，双眼接受来自不同摄像机合成术野的三维立体图，双手控制操作杆，完成手术操作。手术分三部分：①建立操作通道：患侧腋窝腋前线处行 5 ~ 6cm 切口，直视下从胸锁乳突肌胸骨头与锁骨头间无血管间隙进入，在胸骨甲状肌深面分离暴露出患侧及对侧甲状腺。②置入机械臂：机械臂由腋下建立通道进入，抓钳则由前胸壁行一8mm切口置入。③甲状腺手术操作：主刀医生在操作台按传统开放手术方法操纵机械臂完成手术。由于达·芬奇机器人具有出色的放大和稳定的三维功能，符合人体工程学设计的操作空间，多关节运动，因此近年来在各个外科领域得到迅速发展，促使了微创外科技术的发展。

4. 放射治疗

（1）放射性核素（^{131}碘）治疗

可用于乳头状癌、滤泡癌，及术后应用^{131}碘者，也适合于45岁以上患者、多发性癌灶、局部侵袭性肿瘤及存在远处转移者。应用^{131}碘治疗目的是：①破坏残留甲状腺内隐匿微小癌；②易于使用核素检测复发或转移病灶；③术后随访过程中，增加甲状腺球蛋白作为肿瘤标记物的价值；④对高危病例有利于减少复发和死亡率。^{131}碘治疗非常方便，口服即可。

（2）体外照射治疗

主要用于除了乳头状癌以外的其他甲状腺癌，其敏感性与甲状腺癌的分化程度成正比，分化程度越高敏感性越差，分化越低敏感性越高。因此，未分化癌的治疗主要是放射治疗。但体外照射对机体正常细胞也会产生毒害作用，使机体免疫力下降，患者耐受性较差，有时影响下一步治疗。

（3）放射性粒子治疗

把放射源种植在肿瘤内，是肿瘤能近距离地连续接受照射，使瘤体的吸收剂量大为增加，不但作用于正处于增殖期肿瘤细胞，也作用于静止期肿瘤细胞，对两者都有杀伤作用。永久植入放射性的粒子可在肿瘤局部产生高度的辐射，是病变区能接受高辐射的剂量，而种植体积以外的辐射迅速衰减，把对周围正常的组织损伤降到最低程度。在肿瘤病灶的周围及亚临床的病灶内永久植入放射性粒子，使血运丰富的瘤灶周围形成一个高药物浓度区域，进而抑制病变向外周进行扩展。

5. 化疗

对于手术前后及不能手术的患者，化疗对甲状腺癌的生长、复发和转移均有一定的抑制作用，但至今尚缺少治疗甲状腺癌的显效化疗药物。单一用药评价较好的为多柔比星，有效率约为20%。其他使用过的药物还有顺铂等，包括多柔比星的联合化疗方案使用较多，如：多柔比星+长春新碱，多柔比星+博来霉素，多柔比星+长春新碱+博来霉素，多柔比星+顺铂，多柔比星+博来霉素+长春新碱+左旋苯丙氨酸氮芥等。一般来说，分化癌和髓样癌的化疗效果较差，临床应用价值不大，而未分化癌由于瘤体大、固定、粘连及远处转移而难以手术根除，复发率也很高。因此，有效的化疗对延长存活期具有一定意义。

6. 靶向药物治疗

（1）酪氨酸激酶抑制剂

酪氨酸激酶抑制剂是针对BRAF信号传导通路的抑制药物。作用靶点主要为BRAF、VEGFR1-3，RET，PDGFR等。其作用原理主要依靠抑制VEGFR及下游信号传导通路的激活而抑制肿瘤细胞血管形成和肿瘤细胞生长。

索拉非尼是最为经典的口服型酪氨酸激酶抑制剂药物，具有双重抗肿瘤作用，一方面它可以通过抑制 Raf/MEK/ERK 通道直接抑制肿瘤生长，同时还可以通过抑制 VEGFR-2、3，原癌基因（RET）、c-kit、成纤维细胞生长因子受体 –1 抑制肿瘤生长。

局部晚期甲状腺癌的维罗非尼新辅助治疗方案也表现出良好的疗效，除此之外，达拉非尼等能够增强初期 ^{131} 碘放射治疗效果不佳的甲状腺癌术后复发患者放疗敏感性。阿西替尼、帕唑帕尼、司美替尼、莫替沙尼、凡德他尼等新一代药物也在实验室和临床试验中发现有显著抑制甲状腺癌细胞生长的效果。

酪氨酸激酶抑制剂作为美国甲状腺学会、欧洲肿瘤内科学会等甲状腺临床指南推荐的甲状腺癌的靶向治疗药物，在目前的药物临床试验和临床实践中显示出良好的疗效和前景。

（2）环氧合酶 –2 抑制剂

有研究表明在分化型甲状腺癌中环氧合酶 –2 的表达要显著高于正常甲状腺组织和甲状腺良性病变组织，特别是检测有 RET/PTC 突变的甲状腺癌组织。在临床试验中，环氧酶 –2 抑制剂对于甲状腺癌有良好的抑制作用，尚未解决的缺陷在于心血管系统损伤。

（3）PPAR-γ 激动剂

PPAR-γ 激动剂在甲状腺癌治疗中主要通过促甲状腺癌细胞分化、停止肿瘤细胞生长周期、诱导细胞凋亡发挥生物学作用。代表药物为罗格列酮。目前尚缺少药物临床试验资料，其药物疗效及安全性尚在进一步探索之中。

（4）mTOR 拮抗剂

依维莫司是 mTOR 结构类似物，研究显示其通过拮抗 mTOR 而抑制了 PI3K/AKT 信号传导通路激活，从而控制甲状腺癌细胞的生长。

7. 免疫治疗

癌细胞能诱导患者产生免疫耐受或免疫逃逸，为其迅速浸润扩散创造条件，免疫治疗就是通过诱导适当的免疫反应来提高人体对癌的免疫排斥能力。主要方法有以下几种：

（1）抗 PTK 或其受体的单克隆抗体

目前，FDA 批准的抗 PTK 抗体主要有贝伐单抗、西妥昔单抗、帕尼单抗及曲妥珠单抗。它们抗癌的靶点分别 VEGF、EGFR 及人类表皮生长因子受体（HER-2）等，主要用于人体多种癌肿，如肺、肾、头颈、乳房及胃肠道肿瘤。贝伐单抗于 2004 年被 FDA 批准用于治疗转移性结直肠癌，近年亦有报道将贝伐单抗用于治疗甲状腺癌。

（2）抗 CTLA-4 或抗 CTLA-4 受体的单克隆抗体

前者是直接对 CTLA-4 的单抗，这种抗体又称为 CTLA-4 阻断抗体，如伊匹单抗（Ipilimumab）、Tremelimumab，其主要用于恶性黑色素瘤的治疗。由于癌基因的突变，甲状腺癌细胞与恶性黑色素瘤有相似之处，如 BRAF 及 Ras 突变，因此，本品亦可用于甲状腺癌的治疗。

（3）抑制 PD-1 及其受体的单克隆抗体

前者如 BMS-936558，后者如 BMS-936559，又被称为免疫关节阻断剂。它与多靶点阻滞的 TKI 不同点为单靶点抑制，其作用更具特异性。

8. 其他治疗

另外，还有促甲状腺素抑制、雌激素抑制及核受体激动剂治疗等方法，但目前尚缺乏大规模临床研究。

第十五节　皮肤癌的现代医学治疗

一、皮肤癌概述

1. 流行病学及危险因素

皮肤癌是指皮肤表皮发生的恶性肿瘤，病理学分类有基底细胞癌、原位鳞癌（鲍温病）、鳞状细胞癌、湿疹样癌和恶性黑色素瘤；肿瘤细胞的来源包括表皮、皮肤附属器、皮肤软组织、周围神经、黑素细胞、皮肤淋巴网状组织和造血组织等。皮肤癌多发于老年人，51～60岁为发病高峰期，皮肤癌发病率男性多于女性，男女比例约2:1。皮肤癌在白色人种中却是常见的恶性肿瘤之一，据统计为中国发病率的100倍。据估计凡能活到65岁的美国白人，其中有近半数至少患过一次皮肤癌，这可能与其所处的地理位置和生活方式有关。中国的发病率很低，约占全部恶性肿瘤的1.5%，但南方发病率比北方高，男性多于女性多发于头、面、颈及手背等身体暴露部位，占发病总数81.1%。

本病病因尚未完全弄清楚，一般认为，其发生可能与以下因素有关：

（1）**日常暴晒与紫外线损害**

长期遭受阳光紫外线照射的头、面、颈及手背等处易诱发皮肤癌，80%的皮肤癌均出现在以上部位。

（2）**放射线及电离辐射**

如放射工作人员、铀矿工人，或因疾病接受放射线治疗的人，患皮肤癌的危险较高。

（3）**化学致癌物质**

如经常接触石油、沥青、煤油、焦油、砷等物质易患皮肤癌。这是导致皮肤癌的因素之一。

（4）**患有遗传性疾病**

患有不耐阳光的遗传性疾病，如着色性干皮病、白化病的患者，皮肤癌的危险性明显增高。

（5）**慢性皮肤损伤或刺激**

如慢性炎症性皮肤病、长期皮肤溃疡、盘状红斑狼疮、瘘管、窦道及烧伤瘢痕的基础上可发生癌变。另外如亚洲人群中嗜好咀嚼烟草或槟榔，故口腔或口唇部位易发生鳞状细胞癌。

（6）**其他因素**

如免疫抑制阶段、病毒致癌物质等。

2. 皮肤癌的诊断

（1）**临床表现**

①基底细胞癌：最为常见，约占发病的60%，多见于40岁以上的患者，好发于眼眶、眼睑、颌面、鼻侧、耳周围等处，恶性程度较低，生长极为缓慢，颜色与周围皮肤相似，发生后逐渐隆起并向周围浸润，很少发生转移。②鳞状细胞癌：约占发病的40%，多见于50岁以上的患者，多发于头颈、躯干、四肢等部位的皮肤，也见于黏膜及皮肤黏膜交界处，恶性程度较高，早期即可形成溃疡，生长呈浸润性，侵入深部组织时，常伴

有淋巴结转移或化脓性感染，易在色素性干皮病、老年性角化病基础上演变而来。③恶性黑色素瘤：恶性度很高、转移迅速。多发于指甲或甲床、脚心、手心等部位。中国人肤色较深，色素较多，同时比较注意防晒，因此这类皮肤癌较少见。④湿疹样癌：常发生在女性单侧乳房，呈红色或暗红色的皮肤改变，外观与湿疹相似，但表面易有渗液或渗血，初发时多在单侧乳晕部，以后缓慢向周围发展，有时乳头会有溢液。

（2）组织病理学检查

40岁以上人群，特别是有长期接触危险因素者，如果发现体表皮肤上发生了较硬结节、边缘隆起、并有向四周发展之势的话，应警惕到皮肤癌的可能。但最重要的确诊依据是组织病理学检查。方法是在较小的病变多行切除活检，诊断兼治疗，还可做钳取或切取活检，包括病变近缘部分。

二、皮肤癌的治疗

皮肤癌可采用手术切除、放射疗法、冷冻治疗、激光治疗及物理腐蚀等疗法等综合治疗。

1. 手术治疗

皮肤恶性肿瘤由于位置表浅，很适合手术切除，根据患者恶性肿瘤的类型、侵犯程度及发生部位，在病变位置外缘约1cm处做皮肤切口，将皮肤癌病灶彻底切除。术后的皮肤创口部位常需要使用血供良好和结构类似的组织瓣进行修复，目前常采用的组织瓣有皮片、各种皮瓣、肌皮瓣等。带知名血管的轴行皮瓣不仅血运丰富，同时有良好的抗感染能力，对于软组织修复具有重要意义。手部创面可用指背侧岛状皮瓣或局部植皮。足部可应用屈趾短肌瓣、足底内侧动脉岛状皮瓣、外踝上皮瓣和腓肠神经营养血管皮瓣等修复创面。肌皮瓣和肌瓣的修复效果对于感染创面要优于皮瓣。肿物切除后如有较大腔穴，则可用活力良好和血运丰富的肌肉组织瓣充填。颜面部的恶性肿瘤手术切除后可行局部皮瓣移植联合植皮、游离植皮、"风筝"皮瓣转移修复、A-T皮瓣转移修复、VY推进皮瓣转移修复、鼻唇沟皮瓣转移修复及改良菱形皮瓣转移修复等手术治疗。

前哨淋巴结活检在筛选淋巴结转移的分期作用被广泛接受，并被全球多个国家指南推荐使用。前哨淋巴结活检对于改善淋巴结阳性者的预后、明确是否需要辅助治疗有重要的作用。活检阳性而无其他远处转移者，应行病灶扩大切除术和完全淋巴结清扫。

2. 放射治疗

皮肤恶性肿瘤，特别是基底细胞癌，对放射线十分敏感且疗效较好，其原因可能是基底细胞具有多向潜在分化的能力，故对放疗较敏感，且由于基底细胞易发生于头面部，易早期发现早期治疗。鲍温病及鳞状细胞癌对放疗中度敏感，临床上也有广泛应用。放疗也适用于已有淋巴转移的部位，并可作为手术前后的辅助治疗。

一般可采用深部X线和^{60}Co-γ射线治疗，如部位较深侵犯面积较大的患者选择用^{60}Co-γ射线治疗40Gy后再予以深部X线20~25Gy。对面积较小，瘤体表浅的患者选用单纯X线治疗，剂量为55~60Gy，每周5次，每次1.8~2.0Gy，疗程5~6周。

影响放疗预后的因素有两点，一是发现早晚，据报道5年存活T1期为93.3%，T2期为75%，T3期为55.6%；又有临床报道基底细胞癌5和10年存活率分别为T1期89%，T2期71.8%，T3期40.9%。另外，感染也是影响皮肤癌放疗效果的重要因素，由于皮肤位于体表，病变发展到一定程度时，中间呈现紧密附着的角质物或多样化溃疡而感染，造成周围组织的瘀血、瘤体乏氧细胞增多或组织坏死。因此在治疗过程中要注意抗感染治疗及局部换药，以保持创口新鲜。

皮肤癌患者虽然对放射疗法比较敏感，但同样也存在不可忽视的缺陷，一是不能对边缘肿瘤进行病理学检查，二是放疗过程中可能会损害周围正常组织和器官，从而产生不良反应，包括恶心、乏力、毛细血管扩张、皮疹、皮肤色素减退、表皮萎缩、软组织坏死及放射引起的恶性疾病。因此，放射疗法只适用于手术治疗效果不佳、不能进行手术治疗、术后重建会出现美观或功能缺陷的患者。

3. 光动力治疗

光动力治疗（PDT）是近年来应用的一种全新方法，是一种针对增生性病变组织的选择性治疗新技术。与传统的手术疗法、放射疗法及化学疗法相比，PDT 可以选择性杀伤肿瘤细胞而不会损伤周围正常组织，并且和放射疗法以及化学疗法有较高的协同性。PDT 的治疗原理是使用一种特殊的药物（光敏剂），这种光敏剂能特异性地聚集在病变组织中，与肿瘤细胞相结合，在特定波长的光源激发下，产生具有细胞毒性作用的活性氧物质，诱导肿瘤细胞凋亡和坏死，并间接产生趋化因子和细胞因子等刺激机体的免疫反应，破坏肿瘤组织的微血管和肿瘤细胞的生物膜。目前主要应用的光敏剂有 5 - 氨基乙酰丙酸（ALA）和甲基化衍生物。由于 PDT 过程轻松，组织损伤小，并具有美容效果，对于浅表的皮肤癌一次治疗的清除率就能达到 100%。并且光动力疗法与手术治疗、放射治疗等无相互干扰性，可以和其他疗法协同治疗。对比较大面积的皮肤癌，联合使用光动力治疗和手术，既能彻底清除病变组织又能获得很好的美容效果。不仅对皮肤肿瘤疗效显著，而且对难治性尖锐湿疣、扁平疣、跖疣、痤疮、日光性角化等许多疾病也有满意的疗效。

PDT 可以直接杀伤肿瘤细胞，也可以激发机体的自身免疫反应。临床观察 8 例基底细胞癌患者的光动力治疗时，发现在 1h 和 24h 后中性粒细胞与血管内皮细胞 E - 选择素含量显著增加，而表皮的朗格汉斯细胞含量下降。说明了光动力疗法发挥抗肿瘤的免疫效应是通过增强局部的炎症反应实现的，加快白细胞和细胞因子的靶向聚集来杀伤肿瘤细胞。

PDT 的主要不良反应是疼痛，这与皮肤丰富的神经纤维分布有关。疼痛的程度主要与治疗的范围、性别、治疗次数相关，有 20% 的患者因出现难以忍受的剧痛而需要药物镇痛，一般来说手部、头部和会阴处的皮肤癌治疗时疼痛较为剧烈，这与此处的肿瘤区域神经感受器较多有关。另外由于光敏剂在皮肤中排泄慢、滞留时间长，易产生皮肤光毒反应等不良反应。

PDT 的疗效与以下因素有关：一是肿瘤的厚度与深度，对于深度超过 2mm 的结节性基底细胞癌，光敏剂难以完全渗透入肿瘤中，治疗效果有限。对于这一类肿瘤，可以和手术协同治疗以提高疗效。临床研究表明，在光动力治疗之前对肿瘤进行手术刮除，平均减小 50% 的肿瘤厚度，可以提高光动力的治疗效果。二是年龄因素，研究表明年轻人比老年人的治疗效果更佳。三是肿瘤的部位，有研究表明位于头部的基底细胞癌比躯干、颈部的治愈率要低，24 个月的观察治愈率分别为 54% 和 88%。

4. 化 疗

化疗作为治疗皮肤恶性肿瘤的一种全身性辅助治疗。当禁忌或不可进行外科手术及放疗时，氟尿嘧啶、氨甲蝶呤、博来霉素、多柔比星、顺铂、咪喹莫特（Imiquimod）等可用于低风险性、表浅型基底细胞癌和低风险的原位鳞状细胞癌（鲍温病），也用于局部晚期或转移的皮肤癌，但这些细胞毒性药物对正常细胞杀伤力也很大，并会引起糖代谢紊乱等不良反应。

5. 靶向药物治疗

近年来的研究表明，皮肤鳞状细胞癌中表皮生长因子受体（EGFR）表达显著增加，细胞增殖加速，因此可通过抑制或封闭 EGFR 来促使肿瘤细胞凋亡。这些治疗包括应用单分子抗体如西妥昔单抗和帕尼单抗，以及小分子酪氨酸激酶抑制剂如厄洛替尼和吉非替尼。

美国 FDA 于 2006 年已批准西妥昔单抗用于头颈部鳞癌治疗，目前临床上已将西妥昔单抗广泛用于治疗皮肤鳞状细胞癌。国外有研究者对 31 例已经发生转移的或丧失手术机会的皮肤鳞状细胞癌患者进行了西妥昔单抗的临床试验，结果发现西妥昔单抗对肿瘤控制率达 69%，可维持疾病不进一步恶化。也有学者观察西妥昔单抗联合手术治疗高危型皮肤鳞状细胞癌，显示该药能提高患者的存活率。西妥昔单抗肿瘤机制在于西妥昔单抗通过与 EGFR 结合，阻断 EGFR 诱发的下游细胞信号转导通路和抑制细胞增殖。

6. 其他局部疗法

物理疗法 是应用电凝、电灼、冷冻或激光来烧灼癌瘤，使之坏死脱落或气化。

腐蚀疗法 应用腐蚀性较强的化学药物局部烧灼或涂抹，促使肿瘤组织坏死。

第十六节 白血病的现代医学治疗

一、白血病概述

1. 流行病学及危险因素

白血病，俗称血癌，是造血干细胞恶性克隆性疾病。克隆性白血病细胞出现增殖失控、分化障碍、凋亡受阻，从而在骨髓和造血组织中大量增殖，并浸润其他非造血组织和器官，同时抑制正常造血功能。白血病细胞可以扩散到淋巴结、肝、脾、中枢神经系统和其他器官。临床可见不同程度的贫血、出血、感染发热以及肝、脾、淋巴结肿大和骨骼疼痛。白血病的发病有明显的地域性、时间性、种族性、性别和年龄性。在美国，白人儿童的发病率远远高于黑人儿童的发病率。慢性白血病发病与种族和遗传有关，其中白种人与黑种人属高发人群。各型白血病的发病率在 50 岁之后的人群中，男性的发病率均明显高于女性。据报道，我国各地区白血病的发病率在各种肿瘤中占第 6 位。调查结果表明，我国油田和煤矿等严重污染区白血病的发病率较高，但乡村的发病率较低。

按起病的缓急可分为急、慢性白血病，急性白血病细胞分化停滞在早期阶段，以原始及早幼细胞为主，疾病发展迅速，病程数月。慢性白血病细胞分化较好，以幼稚或成熟细胞为主，发展缓慢，病程数年。按病变细胞系列分类，包括淋巴细胞白血病、髓细胞白血病、混合细胞白血病等。

白血病的危险因素包括以下几类：

（1）**病毒因素**

RNA 病毒在鼠、猫、鸡和牛等动物中的致白血病作用已经得到肯定，这类病毒所致的白血病多属于 T 细胞型。

（2）**化学因素**

苯及其衍生物具有致白血病的风险。亚硝胺类物质、保泰松及其衍生物、氯霉素等也有诱发白血病的报道。某些抗肿瘤细胞毒药物，如丙卡巴肼、环磷酰胺、氮芥、VP16、VM26 等都有致白血病作用。

（3）**放射因素**

中等剂量或大剂量电离辐射可诱发白血病。经常接触放射线物质（如 ^{60} 钴）者白血病发病率明显增加。多次大剂量放射线诊断和治疗可使白血病发生率增高。有证据显示，长崎原子弹爆炸后，受辐射地区该疾病发病率增长 17～30 倍。

（4）**遗传因素**

染色体畸变与白血病发病有关。

2. 白血病的诊断

（1）**临床表现**

①症状：儿童及青少年急性白血病多起病急骤。常见的首发症状包括发热、进行性贫血、显著的出血倾向或骨关节疼痛等。起病缓慢者以老年及部分青年患者居多，病情逐渐进展。此外，少数患者可以抽搐、失明、牙痛、牙龈肿胀、心包积液、双下肢截瘫等为首发症状。②肝脾大：以轻、中度肝脾大为多见。急性淋巴细胞性白血病（ALL）比急性骨髓性白血病（AML）肝脾大的发生率高，慢性比急性白血病脾脏大更为常见，程度也更明显。③其他组织和器官浸润：可见于睾丸、肺、胸膜、肾、消化道、心、脑、子宫、卵巢、乳房、腮腺及眼等各种组织和器官。

（2）**实验室检查**

①急性白血病：血常规可见血红蛋白、血小板进行性减少，白细胞计数可增高或减少，分类可见原始或幼稚细胞；骨髓常规可见增生活跃至极度活跃，可伴骨髓纤维化或骨髓坏死。按增生细胞的系列不同，可分为急性非淋巴细胞白血病（ANLL）及 ALL。②慢性白血病：血白细胞数多为（100～800）$\times 10^9$/L，大多为中性杆状核和晚幼粒细胞，其余为分叶核和中幼粒细胞，早幼粒和原始粒细胞少见。除中性粒细胞外，嗜酸性、嗜碱性粒细胞也增多，故粒细胞象呈多样化。慢性淋巴细胞白血病白细胞多为（30～100）$\times 10^9$/L，淋巴细胞占多数，仅有少数幼淋巴细胞，血常规较单调。骨髓常规呈显著弥漫性增生，其细胞分类与血常规相似，但细胞成熟程度较血中白细胞幼稚。幼红细胞和巨核细胞系列常被部分抑制。

二、白血病的治疗

1. 化　疗

门冬酰胺酶（L-ASP）及其衍生物　主要用于治疗 ALL。由于对白血病细胞作用的特异性，L-ASP 于 20 世纪 70 年代应用于临床，已逐步成为治疗儿童 ALL 的主要化疗药物之一。聚乙二醇化学修饰 L-ASP 的药物培门冬酰胺酶（Pegaspargase），较 L-ASP 具有血药浓度更稳定的优势。

　　全反式维A酸（ATRA）　用于治疗急性早幼粒细胞白血病（APL），并已开始尝试用于AML的治疗。ATRA通过下调抗凋亡基因 *Bcl-2* 的表达，解除其对细胞分化的障碍，促进白血病细胞的凋亡。实际上是对导致白血病的染色体融合基因及其蛋白质产物的靶向治疗。上海瑞金医院在20世纪80年代中期采用ATRA单独治疗APL，完全缓解率高达80%以上。但APL易在数月内复发，并对ATRA产生耐药性。大部分初发APL患者应使用ATRA合蒽环类药物为基础的化疗作为诱导及巩固治疗。对于大多数低危和中危APL患者，接受ATRA＋柔红霉素方案就已足够，另外也可使用ATRA＋柔红霉素＋阿糖胞苷。巩固治疗的主要成分也应包括蒽环类药物，ATRA也可能有益。一般患者需接受2～3疗程的治疗，直至达到分子学完全缓解。高危患者在诱导期或巩固期使用中等或高剂量阿糖胞苷似可降低复发风险。

　　白消安　又名马利兰，是一种烷化剂，为第一个广泛用于慢性骨髓性白血病（CML）治疗的药物。白消安能有效抑制过度髓系造血和巨核系造血，使CML慢性期血象恢复到正常水平。由于白消安作用于造血前体细胞水平，故该药具有显著的后效应，往往易造成严重骨髓抑制。长期应用白消安，有可能促使CML提前发生急变，临床现已不再用于CML治疗。

　　苯丁酸氮芥　该药是一个具有双重功能的烷化剂，为慢性淋巴细胞性白血病（CLL）的标准治疗药物。其治疗的诱导缓解率可达40%，但完全缓解率仅为3%，且缓解持续时间较短。

　　苯达莫司汀　苯达莫司汀是一种与氟达拉滨和环磷酰胺无交叉耐药性的烷化剂。对各种恶性淋巴瘤均有效，该药对CLL的疗效已进行过研究，但研究样本有限且缺乏随机试验资料，临床研究总有效率为75%，完全缓解率可达30%。

　　氟达拉滨　新型嘌呤类似物氟达拉滨经细胞内脱氧胞苷激酶（DCK）催化，磷酸化为具细胞毒活性的三磷酸氟达拉滨（F-ara-ATP）发挥抗肿瘤作用。其抗肿瘤作用机制为抑制脱氧核糖核酸（DNA）、核糖核酸（RNA）和蛋白质的合成，因此，对处于各细胞周期内的细胞包括静止期细胞均有细胞毒作用。目前临床常用的FLAG方案，即由氟达拉滨、阿糖胞苷（Ara-C）及粒细胞集落刺激因子（G-CSF）组成，该方案可作为复发难治性急性白血病的补救方案。磷酸氟达拉滨（Fludarabine phoshate）是由氟达拉滨的阿拉伯糖环上5′位羟基单磷酸化而合成的，是一种嘌呤类似物，磷酸氟达拉滨以静脉注射方式给药，进入血液后很快去磷酸化成为活性药物阿拉伯糖－2氟嘌呤，即氟达拉滨，最后转变为有活性的三磷酸酯，磷酸氟达拉滨治疗CLL有较高缓解率（70%～80%），作为二线方案治疗复发的CLL。

　　氯法拉滨　为第2代嘌呤类似物，主要用于治疗顽固或复发性ALL，是目前唯一经FDA批准可用于儿童的特异性化疗药物，对儿童及成年复发难治性ALL的临床治疗意义重大。氯法拉滨的抗肿瘤作用机制主要是抑制DNA的合成和诱导细胞凋亡。本品首先与dATP竞争DNA聚合酶，其单磷酸盐插入DNA内部，终止DNA链的延伸和修复。其次，还可抑制核糖核酸还原酶，竞争性抑制DNA聚合酶，最终导致DNA合成抑制。另外，氯法拉滨还具有诱导白血病细胞凋亡的作用。

　　克拉屈滨　克拉屈滨是一种在治疗CLL方面与氟达拉滨有相似临床效应的嘌呤类似物，作为一线治疗可达47%的完全缓解率。

奈拉滨为 T 细胞选择性核苷类似物，奈拉滨在人体内转化为有活性的 5′-三磷酸盐，即 ara-GTP，在白血病细胞中 ara-GTP 与脱氧鸟苷竞争整合入 DNA，抑制 DNA 的合成，导致 DNA 链合成终止及白血病细胞凋亡。鉴于奈拉滨对 T 细胞的选择性，临床主要用于 T-ALL 和 T 细胞性淋巴瘤治疗。

羟基脲（Hydroxyurea）　羟基脲是一种细胞周期特异性抗肿瘤药物，可抑制核糖核苷酸还原酶，干扰脱氧核糖核酸合成。羟基脲降低白细胞作用较迅速，不易产生骨髓抑制，耐受性好，与烷化剂无交叉耐药性，但需根据血常规指标变化随时调整药物用量。该药目前仍是 CML 的基础治疗药物。

α 干扰素（IFN-α）　IFN-α 是一种造血负调控因子，其治疗 CML 的分子机制在于直接抑制白血病细胞增生，还可通过增强非特异性抗白血病细胞的免疫反应发挥间接作用。IFN-α 的治疗方案为：①持续用药优于间歇用药；②与低剂量用药相比，高剂量可达到更高的血液学和遗传学缓解率；③联合其他化疗药物，如低剂量阿糖胞苷（每天 $20mg/m^2$），其疗效优于单用 IFN-α。IFN-α 可使 50%~70% 的患者达到完全血液学缓解（HCR），10%~26% 的患者可达到主要细胞遗传学缓解（MCR）。

阿糖胞苷　是作用于细胞 S 增殖期的嘧啶类抗代谢药物，主要用于 AML 的诱导化疗。治疗急性白血病。通过采用噻唑蓝比色法（MTT）检测不同剂量的阿糖胞苷作用于 K562 细胞 24、48、72h 增殖影响，流式细胞仪检测细胞周期及凋亡率，发现各浓度阿糖胞苷对诱导人白血病细胞株 K562 的生长具有明显抑制作用，并可以时间和浓度依赖方式促进 K562 细胞的凋亡。

高三尖杉酯碱（HHT）　HHT 是一种源自三尖杉属常青树植物生物碱。HHT 抑制蛋白质合成并诱导细胞凋亡，联合伊马替尼对 CML 细胞株起协同或相加作用。较常见不良反应为胃肠道反应和3~4级骨髓抑制。

三氧化二砷（As_2O_3）　As_2O_3 从中药砒霜中提取，长期以来一直作为抗白血病药物。研究发现，As_2O_3 能够下调 BCR-ABL 蛋白的表达，减弱 BCR-ABL 酪氨酸激酶的信号转导，从而使 CML 的恶性趋势得以减缓。As_2O_3 在促进 CML 细胞凋亡方面呈浓度依赖的趋势，并且通过与抗氧化酶的联合应用，As_2O_3 可大大增强对白血病细胞诱导的凋亡程度。

2. 造血干细胞移植（骨髓造血干细胞移植）

尽管酪氨酸激酶抑制剂（TKI）使造血干细胞移植的一线治疗地位受到挑战，但由于 TKI 不能完全清除 CML 干细胞，故造血干细胞移植仍作为一线治疗方案，是目前唯一可"治愈" CML 的方法。根据干细胞来源不同分为 3 类：同基因造血干细胞移植、异基因造血干细胞移植及自体造血干细胞移植。其中异基因造血干细胞移植后患者的造血及免疫功能均转变为供者型，对治疗恶性血液病、恶性肿瘤具有特殊意义。异基因造血干细胞移植的适应证包括以下几类：新诊断的儿童和青年 CML 患者；慢性期患者如果 SOKAL 评分高危而欧洲骨髓移植登记组（EMBT）移植风险积分小于 2，且有 HLA 相合供者；对于伊马替尼治疗失败，可根据年龄和患者意愿考虑行异基因造血干细胞移植；在伊马替尼治疗任何时候出现 *BCR-ABL* 基因 T3151 突变的患者，首选异基因造血干细胞移植；对第二代 TKI 治疗反应欠佳、失败或不耐受的所有患者，更换第二代 TKI 6 个月仍未获得主要遗传学反应（MCYR）者，其 12 个月获得 MCYR 以及长期存活的可能性明显降低，应尽早考虑异基因造血干细胞移植；加速期或急变期的患者。但异基因造血干细胞移植面临着供体的缺乏，植入后失败率高、造血重建慢、GVHD 发生率高、免疫重建迟、致死性感染发生率高等诸多难题移植。

3. 靶向药物治疗

（1）酪氨酸激酶抑制剂（TKI）

①伊马替尼：为 2 - 苯胺嘧啶衍生物，能特异性阻断 ATP 在 Abl 激酶上的结合位点，使酪氨酸残基不能磷酸化，从而干扰 bcrabl 信号转导，进而抑制 bcrabl 阳性细胞增生。伊马替尼还可抑制干细胞因子受体（Kit）和血小板衍化生长因子受体（PDGF-R）的酪氨酸激酶活性。CML 接受伊马替尼治疗，其在血液学和细胞遗传学疗效、治疗耐受性、向加速期及急变期转化可能性等方面均有显著优势，目前伊马替尼已成为初发 CML 患者的首选治疗药物。对于已进入疾病加速期和急变期的患者，伊马替尼也有部分疗效。对于不同临床分期患者，可选择不同的伊马替尼治疗剂量，慢性期、加速期和急变期患者剂量分别为 400mg/d、600mg/d 和 600～800mg/d。伊马替尼治疗有效的患者仍需维持用药。伊马替尼耐药最常见的原因为白血病克隆在 Abl 激酶结构区发生点突变，这些突变会造成氨基酸替换，使伊马替尼无法结合到这些位点。②尼罗替尼：为氨基嘧啶类衍生物。与伊马替尼类似，尼罗替尼和 Abl 激酶结构域的非活性结构区结合，但其作用比伊马替尼强 25 倍，且对目前已知的大多数伊马替尼耐药突变（T3151 突变型除外）株细胞均有效。尼罗替尼耐受性好，其常见不良反应主要为 3～4 级骨髓抑制，胆红素和脂肪酶水平升高。③达沙替尼：又名噻唑碳乙二酰二胺，为多靶点激酶抑制剂，可抑制 bcr-abl、SFK（Scr 家族激酶）、ephrin 受体激酶、PDGF-R 和 Kit 等。达沙替尼作用较伊马替尼更强，临床前研究显示，该药作用为伊马替尼的 300 倍，对几乎已知的所有伊马替尼耐药突变（T3151 突变型除外）株细胞均有抑制作用。达沙替尼耐受性良好，最常见不良反应为 3～4 级骨髓抑制，进展期患者接受达沙替尼治疗时，上述不良反应尤为明显。

（2）法尼基转移酶抑制剂

法尼基转移酶抑制剂可通过抑制法尼基转移酶活性，阻止 Ras 蛋白的法尼基化，使 Ras 无法定位于细胞膜上，从而可抑制肿瘤细胞增殖。研究显示，新型法尼基转移酶抑制剂 tipifarnib 治疗 AML 患者的血液学缓解率（CR）率为 14%，总缓解率为 23%，中位存活期为 18 个月。

（3）促凋亡药物

Bcl-2 是凋亡抑制蛋白，在 AML 细胞中高表达，成为血液系统恶性肿瘤靶向治疗的新靶点。Bcl-2 抑制剂可抑制 Bcl-2 基因表达，增加肿瘤细胞对凋亡的敏感性，促进细胞凋亡。研究表明，Bcl-2 抑制剂可介导 ALL 细胞株及来自患者的白血病细胞凋亡，另外研究还发现，具有 MLL 基因重排的 ALL 患者对 Bcl-2 抑制剂较敏感。目前进入临床的新药有 ABT-263 和 GXl5-070 等。

（4）抗体介导的靶向治疗

由小分子细胞毒性药物结合单克隆抗体形成的免疫交联物，可特异性结合于肿瘤细胞表面，然后由细胞毒素剂介导肿瘤细胞死亡。该治疗方法疗效好，免疫原性小，耐受性好。利妥昔单抗（rituximab）是近年来开发的靶向抗原治疗非霍奇金淋巴瘤的重要药物之一，是一种嵌合型单克隆抗体，结合 B 淋巴细胞表面的 CD20 抗原，不良反应轻微且可耐受。治疗 ALL 多与氟达拉滨合用。有效率与完全缓解率均较高。

第十七节 恶性淋巴瘤的现代医学治疗

一、恶性淋巴瘤概述

1. 流行病学及危险因素

恶性淋巴瘤是淋巴组织内原有的淋巴细胞和组织细胞恶性增生而形成的肿瘤，其主要临床表现是无痛性淋巴结肿大，全身各组织器官均可受累。按病理组织学的不同，可以分为霍奇金淋巴瘤（HL）和非霍奇金淋巴瘤（NHL）。在全球范围内 HL 和 NHL 的发病情况有显著差别，NHL 发病率较高，占全人群恶性肿瘤病例的 3% 左右，而 HL 约为 NHL 的 20%。恶性淋巴瘤在各地区的分布有明显的差异，在发达国家或地区如西欧、北美和澳大利亚发病率比南美及亚洲等发展中国家要高，中国恶性淋巴瘤的发病率明显低于欧美各国及日本，但城市高于农村。有资料显示，我国恶性淋巴瘤的发病率男性为 1.39/10 万，女性为 0.84/10 万，其死亡率为 1.5/10 万，在各种恶性肿瘤中占第 11 ~ 13 位。

恶性淋巴瘤的病因至今尚未完全阐明，其发生发展涉及遗传、病毒及其他病原体感染、放射线、化学药物等理化因素及免疫状态等诸多发面。恶性淋巴瘤的病因包括：

（1）EB 病毒

又称人类疱疹病毒，这种 DNA 疱疹型可引起人类 B 淋巴细胞恶变而致 Burkitt 淋巴瘤。HL 患者淋巴结连续组织培养，在电镜下可见 EB 病毒颗粒，在 20% HL 的里 – 斯（R-S）细胞中也可找到 EB 病毒。

（2）反转录病毒

反转录 HTLV I 被证明是这类 T 细胞淋巴瘤的病因。另一反转录病毒 HTLV II 近来被认为与 T 细胞皮肤淋巴瘤 – 蕈样肉芽肿的发病有关。

（3）免疫功能低下

与免疫抑制剂的应用在免疫缺陷下，反复感染、异体器官移植以及淋巴细胞对宿主的抗原刺激等均可引起淋巴组织的增殖反应，由于 T 抑制细胞缺失或功能障碍，机体缺少自动调节的反馈控制，淋巴组织无限增殖，终而导致淋巴瘤的发生。

（4）幽门螺杆菌

胃黏膜淋巴瘤是一种 B 细胞黏膜相关的淋巴样组织淋巴瘤，幽门螺杆菌可能是该类淋巴瘤的病因。

2. 恶性淋巴瘤的诊断

（1）临床表现

①淋巴结肿大：包括浅表和深部淋巴结，其特点是淋巴结呈进行性、无痛性肿大，质硬，多可推动，早期彼此不粘连，晚期则可融合，抗炎、抗结核治疗无效。浅表淋巴结以颈部为多见，其次为腋下及腹股沟。深部以纵隔、腹主动脉旁为多见。②局部压迫症状：肿大的纵隔淋巴结压迫食管可引起吞咽困难，压迫上腔静脉引起上腔静脉综合征，压迫气管导致咳嗽、胸闷、呼吸困难及发绀等。③发热、消瘦、盗汗等全身症状。④韦

氏环（Waldeyer's ring）病变：韦氏环也称咽淋巴环，是位于呼吸道和消化道开口部位的一个环状淋巴组织，包括鼻咽、舌根、双侧扁桃体和软腭等。

（2）**实验室检查**

①血常规：可合并慢性贫血。HL 可出现血小板增多、白细胞计数增多、嗜酸性粒细胞数增多；NHL 侵犯骨髓者可出现贫血、白细胞及血小板数减少，外周血可出现淋巴瘤细胞。②骨髓：大多为非特异性改变，如能找到里－斯细胞对诊断有助。

（3）**组织病理学检查**

HL 的基本病理形态学改变为在以多种非肿瘤性炎症细胞的混合增生背景中见到诊断性 R-S 细胞及其变异型细胞。NHL 组织病理形态学改变为正常淋巴结结构消失，皮质和髓质分界不清，淋巴窦及淋巴滤泡或淋巴结包膜受侵，整个淋巴结呈弥漫性，为不同分化程度的淋巴细胞代替。

二、恶性淋巴瘤的治疗

1. 放射治疗

（1）**HL 的放疗**

早期 HL 单纯放射治疗后能获得很好的疗效，HL 现代放射治疗进展主要表现在以下三个方面：①确定了正确照射剂量：肿瘤根治量为 3500～4500Gy/4～5 周，预防照射剂量 3000～3500cGy/3～4 周。②采用 ^{60} 钴或 4～8mV 直线加速器产生的高能 X 线。③应用扩大野照射技术：照射范围除被累计的淋巴结及肿瘤组织外，尚须包括附近可能侵及的淋巴结区，例如病变在膈上采用斗篷式，膈下用倒"Y"字式。斗篷式照射部位包括两侧从乳突端之锁骨上下，腋下、肺门、纵隔以至膈的淋巴结；要保护肱骨头、喉部及肺部免收照射。倒"Y"式照射包括从膈下淋巴结至腹主动脉旁、盆腔及腹股沟的淋巴结，同时照射脾区。④全身淋巴结照射：即膈上为斗篷式并加照膈下倒"Y"字式。

学者们普遍认为 HL 的播散规律是严格按照邻近淋巴管—淋巴结一站一站地蔓延，因此建议根治性放疗应包括原发病灶区及邻近淋巴结区的预防照射，或者采用单纯扩大野放射治疗可达根治效果。

（2）**NHL 的放疗**

多年来，国内外对 NHL 治疗的看法有分歧，有学者认为 NHL 早期是按邻近淋巴结区播散，故主张用 HL 治疗模式或全淋巴结照射；也有人认为 NHL 是跳跃式播散，容易侵及远处或结外器官，故主张化疗为主，缩小照射范围与照射剂量降低至 32～37Gy，只在局部侵犯区域补加放疗。国内肿瘤专家顾大中教授根据临床分析认为，A 期的低度、中度及高度恶性 NHL 单纯放疗 5 年存活率可达 90%，而Ⅱ、Ⅲ、Ⅳ期者必须综合治疗。ⅡA 局限者可先行放疗，采用根治性邻近区扩大野放疗后再化疗，ⅡA 期侵犯多个解剖部位时可先行化疗 3 周期，而后再行根治性放疗。对ⅡA 和ⅡB 期咽淋巴环的 NHL 单用化疗难以达到长期控制，必须先行足量放疗，休息 1 个月后再化疗。Ⅲ及Ⅳ期多采用化疗为主，必要时局部放疗为姑息治疗。

2. 化 疗

（1）**HL 的化疗**

HL 常用的化疗药物有氮芥、环磷酰胺、苯丁酸氮芥、长春新碱、长春碱、长春地辛、多柔比星、博来霉素、丙卡巴肼、泼尼松、达卡巴嗪、依托泊苷、卡莫司汀、米托蒽醌、顺铂等。单一药物治疗 HL 有效率 23% ~ 69%，完全缓解率（CR）不超过 20%。

20 世纪 70 年代 MOPP 方案后，相继出现以烷化剂为主的 COPP 等方案和以多柔比星为主的 ABVD 等方案以及 MOPP（COPP）/ABVD 组成的交替方案等。

①早期 HL：多采取放化疗综合治疗，可适当减少放射剂量及缩小照射野，同时又可适当减少化疗周期数及减少烷化剂的应用，适量应用蒽环类药及博来霉素可减少心脏损害和肺毒性的并发症，采用 ABVD 化疗方案不产生第二肿瘤和不育。②晚期 HL：多使用多药联合化学治疗，MOPP 或 COPP 治疗的 CR 为 70% ~ 80%，ABVD 治疗的 CR 为 75% ~ 82%，ABVD/MOPP 交替方案的 CR 为 83% ~ 89%，为了防止和减少第二肿瘤及不育等远期严重并发症，目前趋向首选 ABVD 方案或 COPP/ABVD 方案，可分别适当减少烷化剂丙卡巴肼和蒽环类药博来霉素的用量，减少各自相关的并发症。标准治疗如 MOPP 或 ABVD 至少 6 个周期，通常 3 ~ 5 周期可达完全缓解，若尚有残存病变应继续治疗达完全缓解，完全缓解后还应给予两个周期的巩固化疗，通常共约需 6 ~ 8 个周期。巨大病灶或化疗后残存病灶可加病灶野放疗，Ⅱ、Ⅲ期患者治愈率 50% ~ 70%，疗效尚不令人满意。近年应用 Stanford V 方案、基础 BEACOPP 方案及强化 BEACOPP 方案配合 G-CSF 治疗预后不良的晚期 HL 取得了较好疗效。

（2）NHL 的化疗

NHL 较 HL 更易早期发生远隔播散，故常以全身化疗为主。常用药物有环磷酰胺、多柔比星、表柔比星、米托蒽醌、氮芥、苯丁酸氮芥、长春新碱、长春碱、长春地辛、博来霉素、丙卡巴肼、泼尼松、阿糖胞苷、氨甲蝶呤、依托泊苷、卡莫司汀、顺铂等。为提高疗效，除少数惰性 NHL 外，均采用多药联合化疗，常用联合化疗方案为 CHOP、COP、COPP、m-BACOD、proMACE/CytaBOM 等方案。

①惰性 NHL：包括小淋巴细胞淋巴瘤、淋巴浆细胞性淋巴瘤、边缘带 B 细胞淋巴瘤、滤泡型淋巴瘤Ⅰ、Ⅱ级及蕈样霉菌病。惰性淋巴瘤（Ⅰ、Ⅱ期）不超过 10%，且主要为滤泡型。治疗常规使用区域照射放疗，联合化疗也可达到相近疗效，晚期（Ⅲ、Ⅳ期）病例因病情进展缓慢，目前多主张密切观察暂时不治疗，以避免长期反复化疗引起耐药性和过度治疗的并发症，待病情恶化时开始化疗，常采用单一药物化疗如苯丁酸氮芥或环磷酰胺间歇口服应用，可同时服用泼尼松，亦可应用 COP、COPP 或 CHOP 联合化疗方案，CR 为 30% ~ 60%。②侵袭性 NHL：包括弥漫性大 B 细胞淋巴瘤、滤泡型淋巴瘤Ⅲ级、套细胞淋巴瘤、外周 T 细胞淋巴瘤以及间变性大细胞淋巴瘤，此类淋巴瘤病情进展较快，自然病程较短，治疗以积极的多药联合化疗为主，可配合局部放疗。由于 CHOP 方案严重不良反应低，故 CHOP 方案认为是治疗侵袭性淋巴瘤的金标准化疗，方案化疗应力争达到完全缓解其后给予 2 ~ 3 个周期的巩固，化疗总共约需 6 ~ 9 周期，初治不能达到 CR 或复发病例给予挽救联合化疗，常用药物有依托泊苷、异环磷酰胺、阿糖胞苷及顺铂等，CR 仅约 20% ~ 30%，且缓解期短，此类难治及复发病例特别是化疗尚敏感者可进行大剂量化疗或加放疗联合自体造血干细胞移植。③高侵袭性 NHL：包括 Burkitt 淋巴瘤和淋巴母细胞淋巴瘤，病情呈高度侵袭性，进展迅速，易播散至骨髓及中枢神经系统。治疗应给予短期积极的强化联合化疗，近年应用较大剂量环磷酰胺、阿糖

胞苷并与多柔比星、长春新碱、依托泊苷和泼尼松等组成联合化疗方案，并给予中枢神经系统预防治疗，疗效显著提高。淋巴母细胞淋巴瘤的治疗采用高危急性淋巴母细胞白血病的治疗策略，给予积极的诱导化疗，常用多柔比星、柔红霉素等蒽环类药，环磷酰胺、长春新碱、泼尼松及左旋门冬酰胺酶、阿糖胞苷等及中枢神经系统预防治疗，如鞘内注射氨甲蝶呤、阿糖胞苷或全身应用大剂量氨甲蝶呤，并联合亚叶酸钙解救，完全缓解后给予巩固化疗，并应用氨甲蝶呤、6 - 巯基嘌呤、长春新碱、泼尼松等药进行维持化疗，共治疗约 2 年。

3. 造血干细胞（骨髓）移植

对于年龄在 60 岁以下，并伴有不良预后因素的患者，如果能够耐受高剂量化疗，可考虑进行自体造血干细胞移植。骨髓受累的患者还可考虑异基因造血干细胞移植。

目前国内外研究自体造血干细胞移植对弥漫性、进展性淋巴瘤取得令人鼓舞的结果，但尚存在自身骨髓体外净化问题。

4. 靶向药物治疗

（1）单克隆抗体

理想的靶抗原应为肿瘤特异性抗原，仅在肿瘤细胞中表达，而正常细胞不表达或很少表达，并且靶抗原应在肿瘤细胞中表达稳定均一，不产生分泌型抗原，避免抗体与血循环中的抗原结合并清除，主要分为两大类：

①抗 B 细胞淋巴瘤单克隆抗体：目前取得临床应用价值的有 Inotuzumab ozogamicin（IO，CMC-544）、人源化抗 CD20 抗体（GA-101）和 Ofatumumab（HuMax. CD20）等。IO 是与卡奇霉素（calicheamicin）共轭的 CD22 抗体。GA-101 已被 FDA 批准用于治疗复发难治慢性淋巴细胞白血病（CLL）。Ofammumab 是人源化抗 CD20 单克隆抗体，主要是杀死利妥昔单抗耐药细胞株，多用于复发难治性 NHL 和 CLL，对复发难治性 CLL，单药应用已取得 CR 为 32% 的良好疗效。②抗 T 细胞淋巴瘤单克隆抗体：主要有人源化抗 CCR4 抗体和微小管抑制剂 SGN-35。CCR4 在成人 T 细胞白血病淋巴瘤（ATLL）中高表达，主要表现为皮肤浸润。临床研究显示应用抗 CCR4 抗体治疗，外周 T 细胞淋巴瘤非特指型患者有效率为 50%。微小管抑制剂 SGN-35 已得到 FDA 批准，用于治疗复发难治间变大 B 淋巴瘤和间变性大细胞淋巴瘤（ALCL）。

（2）放射免疫治疗

NHL 对放疗高度敏感，单克隆抗体对肿瘤细胞特异性结合，使放射免疫治疗（RIT）成为 NHL 的理想疗法。通过与抗体偶联的放射性核素释放的射线损伤靶细胞及靶细胞周围未表达靶抗原的细胞（旁观者效应），达到治疗淋巴瘤的作用。目前已经入临床试验的抗体 - 核素偶合物有 [131] 碘 - 抗 CD20 抗体和 [90] 钇 - 抗 CD20 抗体。

（3）低分子化合物

①组蛋白去乙酰化酶抑制剂：西达本胺（Chidamide，爱谱沙）是中国自主研发的全球知识产权保护的全新分子实体，是国际上开发进展最快的口服给药的亚型选择性组蛋白去乙酰化酶抑制剂，属于全新作用机制的表观遗传调控剂类新型靶向抗肿瘤药物。西达本胺在临床有效浓度下主要通过激活患者自身的抗肿瘤细胞免疫而非细胞毒起作用，西达本胺安全性较好，主要不良反应为可控制的血液毒性。临床研究证实，西达本胺单

药治疗复发或难治性外周 T 细胞淋巴瘤非特指型患者疗效明确且有一定的疗效维持作用，口服给药依从性强，具有全新的抗肿瘤作用机制，较好的疗效/风险比，具有重要的临床应用价值。②蛋白酶体抑制剂硼替佐米、雷帕霉素靶蛋白（mTOR）抑制剂雷帕霉素、嘌呤核苷磷酸化酶（PNP）抑制剂 Forodesine、蛋白激酶抑制剂 Enzastgaurin、免疫调节药物来那度胺，但这些药物多尚在临床试验中。

第十八节　多发性骨髓瘤的现代医学治疗

一、多发性骨髓瘤概述

1. 流行病学及危险因素

多发性骨髓瘤（MM）是常见的血液系统恶性肿瘤，骨痛是其最常见的症状。MM 是浆细胞不正常增生、侵犯骨髓的一种恶性肿瘤。其肿瘤细胞起源于骨髓中的浆细胞，而浆细胞是 B 淋巴细胞发育到最终功能阶段的细胞。因此 WHO 将其归为 B 细胞淋巴瘤的一种，称为浆细胞骨髓瘤/浆细胞瘤。MM 常伴有多发性溶骨性损害、高钙血症、贫血、肾脏损害。由于正常免疫球蛋白的生成受抑，因此容易出现各种细菌性感染。发病率估计为 2 ~ 3/10 万，男女比例为 1.6 : 1，患者年龄一般 > 40 岁，黑人患者是白人的 2 倍。

2014 年在美国约有 15 490 个诊断病例，其中有 10 136 例死亡，全球发生率为 4/10 万。以传统化疗治疗 MM 患者的平均存活时间为 28 个月，7.3% 可存活十年以上。MM 好发于 60 岁以上的中老年人，患者并不是短时间产生临床症状的，其病情通常为渐进式发展，且症状不明显，大部分患者是因为疼痛尤其是下背痛或骨折就医而被发现。

MM 的发生原因不明，推测和环境中的化学物质、家族遗传及肥胖有关。在骨髓瘤患者培养的树突状细胞中，发现了与卡波西肉瘤相关的疱疹病毒，这提示两者存在一定的联系。

2. MM 的诊断

（1）临床表现

MM 起病徐缓，临床表现多样，主要有：①贫血和出血；②肝、脾、淋巴结肿大，骨髓瘤肾；③神经系统症状：神经系统髓外浆细胞瘤可出现肢体瘫痪、嗜睡、昏迷、复视、失明、视力减退；④细菌、真菌、病毒感染；⑤肾功能损害；⑥淀粉样变，常发生于舌、皮肤、心脏、胃肠道等部位；⑦包块或浆细胞瘤；⑧高黏血症；⑨血栓或梗死。

（2）实验室检查

①血常规：血红蛋白减少，呈正细胞正色素性贫血；②骨髓象：增生活跃，浆细胞占 15% 以上，并有形态异常的骨髓瘤细胞，其余各系细胞大致正常，因病变常呈局灶性，故应多次、多部位穿刺检查；③血免疫球蛋白测定：IgG > 35g/L、IgA > 20g/L、IgD > 2.0g/L、IgE > 2.0g/L、IgM > 15g/L；④尿本 - 周蛋白测定：> 1.0g/24h；⑤红细胞沉降率增快、血钙增高、尿素氮升高、肌酐增高。

（3）骨 X 线片、CT 或同位素扫描

可发现多部位穿凿样溶骨性病变或广泛性骨质疏松。

二、MM 的治疗

1. 化 疗

（1）MP（马法兰 + 泼尼松）方案

20 世纪 70 年代开始作为 MM 的一线治疗，并一直沿用至今，对初治患者的有效率为 50%~60%，CR 为 5%，治疗后中位存活期 24~36 个月。目前 MP 方案是 70 岁以上初治患者的一线治疗方案。

（2）VAD（长春新碱 + 多柔比星 + 地塞米松）方案

对于初治的 MM 有效率超过 80%，CR 达 10%~20%，同时有不损伤造血干细胞、骨髓抑制轻、肾功能不全的患者无须调整剂量和起效快等优点，近年来作为年轻患者及临床进展较快患者的首选方案。研究表明，传统的标准化疗方案 VAD 和 MP 并不能延长患者的总体存活率（Overall Survival, OS），只有大剂量化疗联合干细胞移植才能延长患者的 OS。

2. 造血干细胞（骨髓）移植

若年龄 <50 岁的患者应及早准备进行外周血自体造血干细胞移植疗法；若为 >60 岁的老年患者则不宜采用此种方法治疗。外周血自体造血干细胞移植是 MM 治疗中近年来的一个历史性进展，其治疗效果强于普通化疗或对症治疗。

自身造血干细胞移植（ASCT） 指干细胞的提供者是患者本人，一般患者年龄均 <65 岁，患者没有心、肝、肾等器官严重障碍，并且患者对放化疗预处理方案具有耐受力，细胞移植的时机通常选择在机体内肿瘤负荷最小的情况下。近十年 MM 患者采用常规化疗效果不佳，CR 非常低，并且患者还具有复发率高等特点，但是经过临床不断研究发现，ASCT 在一定程度上可以提高患者 CR，并且将患者存活期延长。

清髓性异基因造血干细胞移植（Allo-HSCT） 适用于年龄 <60 岁的患者，并且还具有 HLA 相合供者，Allo-HSCT 具有移植物中含有 GVT 及肿瘤细胞效应，并且大部分患者通过该方法治疗后，分子生物学缓解相对稳定，自 1983 年 Allo-HSCT 应用到 MM 患者治疗以来，Allo-HSCT 已经治疗了 1100 余例 MM 患者，约 300 例患者的无病存活时间可以达到 3~6 年，甚至更长，并且远期复发率远远低于 ASCT。

非清髓异基因造血干细胞移植（NST） 具有移植并发症发生率低，预处理程度低的优点，并且在将 TRM 降低的同时还能够保留 GVT 效应。因此，在临床上使用前景非常好，临床上有大量试验研究证明，NST 在 MM 患者的疗效上优于 Allo-HSCT。有文献研究显示，MM 患者采用 ASCT 治疗后再行 NST，患者分子遗传学缓解稳定性较高。

3. 新型治疗药物

MM 的治疗策略在不断发展、完善。传统的化疗手段使患者的症状减轻，延缓了疾病的进展，但是未能有效地防止耐药和复发，而生物靶位等新型药物的出现使 MM 治疗有了突破性进展。近年来，随着沙利度胺（Thalidomide）、来那度胺（Lenalidomide）、硼替佐米（Bortezomib）等药物的出现，MM 患者的缓解率较前明显提高，进入 21 世纪以来，MM 的 5 年存活率从 32.8% 提高到了 40.3%。一线治疗后缓解持续时间越长，存活期越长。

（1）蛋白酶体抑制剂

①硼替佐米：硼替佐米是第一个蛋白酶体抑制剂，通过可逆性地抑制蛋白酶体的活性，阻断 NF-κB 等多条通路，从而抑制多种重要调节蛋白的降解，诱导肿瘤细胞凋亡。硼替佐米还有延迟肿瘤细胞生长、阻滞细胞周期、抑制血管新生的作用。主要不良反应有贫血、血小板减少症、肾功能受损、高钙血症、心力衰竭、呼吸困难、周围神经炎等。目前常用的联合治疗方案有硼替佐米 + 环磷酰胺 + 地塞米松、硼替佐米 + 低剂量马法兰 + 地塞米松、硼替佐米 + 多柔比星 + 地塞米松、硼替佐米 + 沙利度胺 + 马法兰 + 泼尼松治疗方案。②卡非佐米：卡非佐米（Carfilzomib）属于不可逆性蛋白酶体抑制剂，可选择性结合在 20S 蛋白酶体的苏氨酸活性位点的 N 末端，从而发挥诱导细胞凋亡、阻滞细胞周期、抗骨合成代谢活性的作用，由于卡非佐米是不可逆的蛋白酶体抑制剂，可更持久地作用于蛋白酶体。卡非佐米与硼替佐米比较其不良反应更少，尤其是神经毒性低，耐药率也低，对硼替佐米治疗后复发的患者也有疗效。联合用药有卡非佐米 + 来那度胺 + 地塞米松、卡非佐米 + 硼替佐米 + 地塞米松等。③Ixazomib：Ixazomib 是一种口服的蛋白酶体抑制剂，主要用于 MM、全身性轻链淀粉样变（AL）及其他恶性肿瘤治疗。临床研究证明口服 Ixazomib 单药用于 MM 患者巩固治疗安全有效。该药服用方便，耐受性良好，每周或两周一次即可，且每周 1 次的治疗还可明显降低 3 级非血液学毒性事件的发生。

（2）免疫调节药物（IMid）

①沙利度胺：沙利度胺是第一代 IMid，它是 20 世纪 50 年代最先在德国上市的一种用于治疗妊娠期恶心、呕吐的镇静剂，但随后发现其具有导致"海豹肢"畸形儿的不良反应而被禁用。直到 1999 年 Singhal 等首次证明沙利度胺对传统或高剂量化疗耐药的 MM 有效。沙利度胺在 MM 特别是复发/难治型骨髓瘤（RRMM）方面的临床疗效是确切的。相对于来那度胺及泊玛度胺（Pomalidomide）而言，沙利度胺的抗血管新生作用更强，它能够减少促进血管生成的血管内皮生长因子和成纤维细胞因子的分泌，从而抑制血管生成。而且能减少整合素亚基的合成，并通过环氧合酶 - 2 途径来降低瘤内微血管的密度，从而抗肿瘤增生。沙利度胺的不良反应主要有周围神经炎、便秘、嗜睡和深静脉血栓。目前沙利度胺 + 马法兰 + 地塞米松的 MPT 方案与长春新碱 + 沙利度胺 + 地塞米松（VTD）方案已经成为治疗 MM 的一线方案。②来那度胺：来那度胺是第二代 IMid，相比于沙利度胺，其免疫调节及抗肿瘤活性更强，不良反应更小。来那度胺可激活 T 淋巴细胞产生 IL-2，增强 NK 细胞的免疫活性，发挥免疫调节作用，也可抑制血管生成，抑制细胞因子及骨髓基质细胞介导的肿瘤细胞抗药性的产生，使骨髓瘤细胞凋亡。其不良反应主要为骨髓抑制、深静脉血栓。来那度胺 + 地塞米松的 RD 方案已经成为无法行自体干细胞移植患者的一线治疗方案。③泊玛度胺：泊玛度胺是第三代 IMid，它是在第二代 IMid 来那度胺的邻苯二甲酰环上增加了 1 个羰基而得到的。其作用机制主要是选择性抑制缺氧诱导因子，减少 VEGF 的表达，进而达到抗血管生成的作用。该药被 FDA 批准用在其他药物（如来那度胺、硼替佐米）治疗无效的 MM 患者治疗上。相比于沙利度胺和来那度胺，其剂量用量小，抗 MM 作用强，毒副作用小，是新型的 IMid 药物。泊玛度胺 + 地塞米松的 PD 方案主要用于对沙利度胺和来那度胺耐药的 RRMM 患者。

（3）新烷化剂

苯达莫司汀（Bendamustine）是一种双功能基烷化剂，具有抗肿瘤和杀灭细胞的作用。它的作用机制是通过烷化作用使 DNA 单链和双链交联，从而打乱 DNA 的功能、抑制 DNA 的合成，也可使 DNA 与蛋白质之间，以及蛋白质与蛋白质之间产生交联，从而发挥抗肿瘤作用。主要不良反应包括粒细胞减少、血小板减少及神经病变。

（4）组蛋白去乙酰酶（HDAC）抑制剂

①帕比司他（Panobinostat）：帕比司他于 2015 年 2 月被 FDA 批准用于 MM 患者的治疗。该药可抑制组蛋白去乙酰化酶（HDAC）的活性，从而发挥作用。这个过程延缓了 MM 患者体内浆细胞的过度生成，并可诱导这些危险细胞死亡。帕比司他单药对 MM 无明显疗效，但与硼替佐米、地塞米松（VD 方案）合并用药有协同作用。②伏立诺他（Vorinostat）：伏立诺他是一种组蛋白去乙酰酶抑制剂，目前主要用于治疗皮肤 T 淋巴细胞淋巴瘤。研究提示伏立诺他联合硼替佐米治疗 MM 有效。

（5）Bruton 酪氨酸激酶（BTK）抑制剂

依鲁替尼是一种小分子 BTK 抑制剂，能够与 BTK 活性中心的半胱氨酸残基共价结合，抑制恶性 B 细胞的存活和增殖。研究表明，依鲁替尼能抑制破骨细胞活性，抑制破骨细胞来源的肿瘤生长因子的释放，且可上调 NF-κB 通路中 p65 的表达。临床研究显示，依鲁替尼对硼替佐米耐药的 RRMM 患者尤其有价值。主要血液学不良反应是血小板减少、贫血和中性粒细胞减少。

（6）单克隆抗体

①Elotuzumab：Elotuzumab 是一种单克隆抗体，它可提高 NK 细胞活性（直接作用于 SLAMF7 或 CD16），从而通过抗体依赖的细胞介导细胞毒性作用（ADCC）途径靶向消除表达 SLAMF7 的恶性肿瘤细胞。有研究表明，当其与来那度胺、地塞米松联用时，可使缓解持续时间平均延长大约 5 个月。②达雷木单抗（Daratumumab）：达雷木单抗是一种抗 CD38 单克隆抗体，具有杀灭表达 CD38 肿瘤细胞的功能，达雷木单抗单药治疗对既往已经接受过多次化疗的 MM 患者治疗有效。达雷木单抗的耐受性很好，无患者因为不良事件的发生而终止用药，最常见的不良反应是输液部位皮肤反应，通常出现在第一次或第二次给药时。一般与来那度胺、地塞米松联合用药。③Isatuximab（SAR650984）：SAR650984 是另一种人源化抗 CD38 单克隆抗体，一般与来那度胺、地塞米松联合治疗 RRMM 患者。

（7）程序性死亡受体 1（PD-1）及其配体（PD-L1）

PD-1 是 T 细胞调节受体 CD28 家族中转导抑制信号的共刺激分子，广泛表达于活化 T 细胞、记忆性 T 细胞和调节性 T 细胞，其结合配体 PD-L1 或 PD-L2 后可下调 T 细胞活性，介导免疫反应的负性调节信号。肿瘤细胞通过上调 PD-L1 的表达，诱导抗肿瘤 T 细胞凋亡，使肿瘤细胞免于免疫清除，通过阻断 PD-1/PD-L1 信号通路可有效抑制肿瘤生长。临床研究显示 PD-1 抗体抑制剂 Pembrolizumab 联合来那度胺和地塞米松治疗 RRMM 有效。

第四章 "与瘤共存"理论阐释

第一节 "与瘤共存"基本内涵

有别于正常组织细胞，癌细胞具有其特异的持续生长、侵袭及远处转移的能力，在不断消耗机体能量的同时导致脏器的衰竭、死亡。若癌细胞在机体免疫的监视下，不再持续生长、不发生侵袭转移，即失去它的生物学特性，就不会导致患者死亡，这就是"与瘤共存"理论的关键。"与瘤共存"是指患者经过规范化的抗肿瘤综合治疗后，常见的肿瘤相关症状（如出血、癌痛、咳嗽、吞咽困难等）消失，肿瘤病灶稳定不再扩散，病情长期维持并趋于好转，同时患者拥有良好的体力状况；换言之，机体免疫保护功能大于肿瘤扩散能力，使癌细胞长期静止、休眠，处于临床治愈的健康状态。如果机体的免疫能力与肿瘤的生物学特性能够达到平衡，将肿瘤转变为不持续增生、不侵袭转移的细胞，那么即使体内有癌，也如同糖尿病、高血压病的带病存活一样，患者可以"与瘤共存"而不会危及生命。

与瘤共存是中医肿瘤学重要的学术思想，也是中医治疗肿瘤的特色和优势之一。为积极倡导推广"与瘤共存"学术思想在肿瘤临床治疗中应用。现对中医肿瘤"与瘤共存"学术思想初步探讨如下。

1. 对与瘤共存的认识

长期以来，西医治疗肿瘤以"无瘤存活"为目标，治疗方法以手术治疗、放射治疗、化学治疗、分子靶向治疗等为主，这些治疗都以试图杀死、消灭肿瘤为主要目的，属于对抗性治疗。对抗性治疗虽然取得了一定的临床疗效，但也难以根治肿瘤，临床往往出现过度治疗，甚至出现"瘤未消、人先亡"的悲剧。

近年来，肿瘤治疗观念逐步发生转变，2006 年 WHO 明确提出恶性肿瘤是一种可控、可治的慢性病。WHO 指出 1/3 的恶性肿瘤是可以预防的，1/3 的恶性肿瘤是可以通过早期发现、早期诊断、早期治疗而治愈的，另外 1/3 的恶性肿瘤可以通过治疗提高患者的生活质量，减轻患者的痛苦，延长患者的存活期。目前，越来越多的西医学者认识到肿瘤是一类全身性、系统性疾病，与中医学一贯强调肿瘤是一种局部属实、整体属虚的全身性疾病观点一致。

中医学认为疾病是机体功能失调的表现，治疗当以调节机体状态的平衡为要务，所谓"阴平阳秘，精神乃治"。缩小瘤体、消除肿瘤，不是中医治疗肿瘤的长处所在，其优势在于通过辨证论治，控制肿瘤的生长与进展，提高患者的存活质量，延长存活期，实现带瘤存活。西医的"姑息治疗"与中医的"与瘤共存"学术思想不谋而合，中医所倡导的肿瘤带瘤存活思想，也得到了西医专家的共鸣。我国著名肿瘤学家孙燕院士指出：

"当各种原因导致癌症达不到根治的时候，要让患者保持非常好的生活质量，保持带瘤存活意义深远；像糖尿病、高血压一样，让癌症患者正常工作、很好的生活，这就是我们现在很重要的一个要点。"目前，带瘤存活理念已成为中西医肿瘤界的一个广泛共识，客观上反映并推动了肿瘤治疗策略的转变，促使西医工作者逐步摒弃肿瘤的过度治疗，促进了肿瘤的合理化和人性化治疗。

2. 与瘤共存学术思想的源流

中医"与瘤共存"学术思想源远流长，我国历代医家虽未明确提出，但是其核心思想在中医古籍中早已有所体现。《黄帝内经》曰："大积大聚不可犯也，衰其大半而止，过则死，此治积聚之法也。"指出肿瘤治疗原则为"衰其大半而止"，提出肿瘤治疗不可过度。这种反对肿瘤治疗"赶尽杀绝"是"与瘤共存"学术思想的雏形。清代《医宗金鉴》提出肿瘤只要能够早期发现，施治得法，癌疾也是可以"带疾而终天"的，这一观点与"与瘤共存"学术思想颇为接近。

1997 年，我国著名中医肿瘤学家周岱翰教授将自己多年从事肿瘤临床工作的经验汇集成册，出版了《肿瘤治验集要》，首次明确提出"与瘤共存"学术思想。周教授认为"辨证治疗常能延长患者存活时间，称为带瘤存活"。具体而言，肿瘤是局部属实、全身属虚的病症，在治疗的过程中，当正邪对峙、邪难压正的情况下，即可出现带瘤存活的特殊阶段，此阶段治疗目的在于通过辨证论治改善症状、提高存活质量、延长存活期，这是中医治疗肿瘤的特点和优势之所在。

3. "与瘤共存"学术思想的内涵

"与瘤共存"学术思想是指以中医理论为指导，遵循整体观念，通过辨证论治的方法，调节机体达到正邪的平衡状态，控制肿瘤的生长与进展，不以消灭清除肿瘤为目的，以改善临床症状、提高存活质量、延长存活期为诊疗目标。带瘤存活主要适用于中晚期恶性肿瘤，因中晚期恶性肿瘤往往多病邪深重、正气亏虚，难以根治。带瘤存活的条件是保持正邪之间的平衡状态，带瘤存活的方法是辨证论治、整体调节，带瘤存活的目标是提高患者生活质量、延长存活期。带瘤存活强调人与肿瘤的和谐共生，通过扶正祛邪整体调节，使癌细胞长期处于静止、休眠状态，使机体的免疫功能与肿瘤的生物学特性保持平衡，实现人与肿瘤的和平共处。

4. "与瘤共存"学术思想的应用

（1）辨证原则

基于"与瘤共存"学术思想，中晚期恶性肿瘤的辨证重在辨正气的强弱、邪气的盛衰。正气即机体抵御外邪的能力，辨正气即辨机体的脏腑气血阴阳的强弱；邪气指痰、瘀、湿、毒等病理因素，辨邪气即辨病理因素的盛衰。辨证属正邪对峙、邪难压正的情况，则可实现带瘤存活；辨证若属邪盛正衰、无力抗邪，则会导致"瘤存人亡"。

（2）治则治法

"与瘤共存"学术思想指导下的肿瘤治疗原则是扶正祛邪，以扶正为主，适当兼顾祛邪。肿瘤的病程始终贯穿着"正邪相争"的过程，通过扶正祛邪，使得正邪力量势均力敌，达到正邪之间的平衡状态，肿瘤的生长与发展受到控制，则可实现带瘤存活。

治疗当以扶正为主　扶正是实现带瘤存活的关键，扶正治法主要包括健脾益气、滋养肝肾、益气养阴等法，其中又以健脾益肾、益气养阴为关键。肾为先天之本，肾精充足，则真气充盛，形体健壮，抗病力强；脾为后天之本，脾主运化，脾为气血生化之源，运化水谷精微充养脏腑四肢百骸，巩固提升机体正气。肿瘤患者往往脾肾两虚、气化无力，则正气亏损，因此健脾益肾当为维护正气之主要治法。肿瘤侵袭人体常易耗气伤阴，多以气阴两虚为主，因此益气养阴亦为扶正之要法。在健脾益肾、益气养阴的基础上，扶正之法应随正虚的具体情况分别选择补气、补血、养阴、温阳之治法。

治疗适当兼顾祛邪　　祛邪亦是扶正，实现带瘤存活，可适当兼顾祛邪。祛邪治法具体包括理气解郁、抗癌解毒、化痰散结及活血化瘀等法。祛邪法当遵循"祛邪而不攻邪，衰其大半而止"的原则，祛邪应当适度，方可在不伤正气的条件之下达到祛邪的目的。癌毒是肿瘤发生发展的关键，癌毒多起于气机郁滞，气滞不行则津液、血液运行不畅，痰瘀由此产生，癌毒与痰瘀互结形成肿瘤。因此理气解郁、抗癌解毒、化痰散结、活血化瘀是肿瘤祛邪的常用治法，其中理气解郁为祛邪的先导，抗癌解毒是祛邪的核心，化痰散结、活血化瘀为祛邪的重点，补虚扶正则为祛邪的根本。

5. "与瘤共存"学术思想的意义

"与瘤共存"学术思想强调遵循中医理论，通过辨证论治，调节机体达到正邪的平衡状态，控制肿瘤的生长与进展，以提高存活质量、延长存活期为诊疗目标。该学术思想是以保存患者生命为最终目的，在控制肿瘤发展的同时，最大限度维护机体的生理功能，与高血压、糖尿病等慢性疾病的治疗思想一致，为将肿瘤作为慢性疾病治疗提供了理论依据与实践途径。"与瘤共存"学术思想推动了肿瘤临床疗效评价标准的改变，近年来，肿瘤临床疗效评价已从单一的瘤体大小为评价指标转变为以临床症状、主观感受、生活质量等多方面的评价指标。疗效评价指标的调整更新后更能反映中医治疗肿瘤的特点，更能体现中医肿瘤治疗的优势。

"与瘤共存"学术思想提高了中医药在肿瘤治疗中的地位。中医药在改善临床症状、提高生活质量、延长存活期等方面具有优势，不应作为晚期肿瘤患者的最后选择，而应早期全程的参与肿瘤治疗的全过程，实现肿瘤患者的带瘤存活。总之，"与瘤共存"学术思想为肿瘤治疗提供了新的思路与方法，是今后中西医肿瘤治疗的主要治疗策略和诊疗模式。

6. 结语与展望

近年来，"与瘤共存"学术思想被越来越多肿瘤专家学者所接受认可，"与瘤共存"学术思想反映了中医治疗肿瘤的特色和优势，已经成为中医肿瘤的主流学术思想之一。中医肿瘤学"与瘤共存"学术思想是中医肿瘤理论不可或缺的重要组成部分，但目前尚未形成系统完整的理论体系，中医肿瘤界应进一步推广"与瘤共存"学术思想在肿瘤临床治疗中的应用，积极探索构建中医肿瘤带瘤存活理论体系。

第二节　"与瘤共存"理论的运用思考

恶性肿瘤目前是危害群众健康的首要因素，其治疗是困扰医学界的难题。临床上常以缩小瘤块、完全杀灭肿瘤细胞为治疗的终点，但在此同时难免会损伤正常机能的运作，对免疫功能产生抑制，如果过度治疗，甚至会促进肿瘤的扩散。无瘤状态的获得并不总是转化为存活期的获益。有别于传统观点，"与瘤共存"是在以维持机体对肿瘤的反应性的前提下，稳定肿瘤，使其休眠，从而达到延长存活期的目的。

是否所有的患者都适用于带瘤存活的理念，如何去选择患者，或者说如何运用"与瘤共存"这一概念？针对此类问题我们总结了近年"与瘤共存"理论的进展，并探讨其临床应用。

一、"与瘤共存"的基本条件

肿瘤的生成是一个多因素介导的复杂过程，包括启动、促进及演变 3 个进程，一旦进入到演变阶段，则无法再逆转。然而，经临床验证，对于诊断为早期的患者，通过适当治疗如外科切除后最终可以完全治愈。在通过精细的检查（如 RT-PCR）时，我们仍能发现血液中微转移的癌细胞，但由于机体的免疫力，没有适合生长的环境而不形成肿瘤。因此，癌症患者在其诊断前或治疗后体内可能都存在癌细胞，但只要癌细胞不持续增长形成临床可以检测到的肿瘤，我们视这些患者已完全治愈，因此，癌细胞的长期存在并不重要，在失去了适合其生长的环境和条件，它并不会无限制性生长造成对机体功能的损害，这就是我们所追求的"与瘤共存"。要创建"与瘤共存"内环境，有两个关键因素。

1. 正常的生理功能

保证机体正常营养供给从而维持各脏器正常的生理功能是至关重要的。正常的生理功能，特别是免疫功能，是抑制肿瘤恶性生物学行为的屏障。倘若机体没有充分的准备来抵御抗癌治疗，那么在打击肿瘤的同时，不可避免就会对屏障功能造成影响，骨髓造血、胃肠黏膜代谢及肝细胞功能等因增殖活跃均易受到严重损伤，甚至促进病情的恶化。正常均衡饮食是营养的最佳供给途径。针对体力状况欠佳患者静脉应用脂肪乳剂、配合一些提高免疫力的药物，如胸腺素、丙种球蛋白、香菇多糖等，均是可以选择的。如果有较严重的并发症，如严重的肝硬化并发肝癌，那么首要是针对肝硬化进行治疗，而不是忙于治疗肿瘤，因为并发症没控制，就缺乏了"与瘤共存"的基础，机体就丧失了扭转癌细胞恶性行为的能力。

2. 肿瘤"休眠"

消除肿瘤的恶性行为，使恶性肿瘤转变为良性肿瘤，只能长期而缓慢生长。与传统的治疗不同，其治疗效果并不追求肿瘤体积的缩小，而是要求瘤细胞处于不活跃状态。这些癌肿无论体积多大，只要不发生侵袭转移就如同良性肿瘤只是一个占位病变而已，并不足以对生命构成威胁。肿块存在，不活动、不进展，就是"与瘤共存"成功的标志。

治疗策略的选择对早、中期癌症患者而言，在经过恰当的治疗后，已基本消除了癌肿的威胁，此时即使一些正常组织的增殖细胞被错杀，但不会造成雪上加霜的结果，多数患者可以获得不错的远期存活期。中晚期癌患者则没有那么幸运，综合治疗效果仍不尽人意，甚至部分患者因过度治疗而病情进展。对于这部分无法根治的患者，目前最大的弊病就是过度治疗，尽全力多途径杀灭肿瘤，最终，机体未能将其完全清除，反使适应性更强、恶性程度更高的肿瘤细胞被人为筛选出来，此类细胞在缺乏机体的免疫监控下变得异常活跃，可使病情骤然恶化进展。

中晚期患者的最佳治疗策略是什么？我们认为，在秉承循证医学的规范化治疗基础上，权衡患者状态、肿瘤的分子生物学标志物（预测与预后指标）、经济条件等多种因素，达到以最小的损伤、最小的痛苦，用最小的经济费用赢得最大的治疗效果，使患者在一定时期内病情稳定并趋于好转，甚至处于临床治愈的健康状态。这是每一位医生在肿瘤治疗中必须考虑的问题，也是每一位医生在肿瘤治疗中必须遵守的基本原则。

二、中医药在"与瘤共存"治疗中的优势

中医药目前在肿瘤治疗中应用广泛。从中医学角度来看，在恶性肿瘤的启动、促进、演进3个阶段中，"正邪相争"始终贯穿其中，治疗的任一阶段必须权衡机体与肿瘤（整体与局部）之间的关系。

中医药治疗肿瘤是分阶段的。对于早中期患者，中医药配合手术、放化疗等不同治疗手段，一方面可预防肿瘤的复发和转移，另一方面可提高术后辅助放化疗的敏感性，减少副作用。此阶段，以"祛邪"为主，中医药是"配角"，其介入的目标是让西医的治疗手段顺利完成。对于晚期肿瘤患者（包括局部晚期而无法根治和远处转移），内科的姑息治疗为其主要手段。面对此部分体力状态尚可的患者，现代医学往往采取化疗、放疗等对人体免疫力损伤较大的治疗手段，在未能有效控制瘤体的同时破坏了患者正常的抗邪机能，往往得不偿失。运用中医学整体观理论，维持人体"与瘤共存"后机体免疫和肿瘤的对抗平衡，不刺激肿瘤挑战机体，在分期较晚、患者体力较差的情况下更符合其"个体环境"，最终求得"治病留人"的目的。此阶段，以"扶正"为主，中医药可以起到主导的作用，扶正与祛邪并行，以稳定瘤体为首要目的。辨证施治的原则可以很好地根据患者基本状况的不同进行调整，在兼顾整体的同时灵活选方施治，也是个体化治疗原则的体现。

三、结 论

放化疗是现阶段人类治疗中晚期癌症的重要手段，但由于规范化的欠缺及人体、瘤体的异质性，一味追求"无瘤存活"而舍本求末的过度治疗仍然多见。我们认为，有效的治疗并不需要肿瘤的完全消退，机体的反应对癌症治疗最为重要，"与瘤共存"应该是在规范化治疗基础上的个体化治疗，规范化是为了避免过度治疗的发生，个体化则是因为患者、肿瘤的异质性所决定的。关键是选择合适的患者、采取正确的策略、在恰当的时机，达到带瘤存活的目的。中医药虽在抑瘤细胞方面逊于现代医学，但可提高人体免疫力和机体内环境的调控能力，整体抗癌的同时以辨证论治来同病异治，有力地保护、恢复宿主的抗癌能力，提升生活质量、延长存活期。

第五章 "与瘤共存"的具体方案

一、中药疗法

1. 汤 药

汤药，指中药煎剂，又称汤剂，是指将切细、打碎得单味药，或按照医师处方配伍的多种生药材，加水、放入煎药锅内煎煮一段时间后，去渣，取浓缩药汁所制成液体药剂，乃目前中医临床上广泛采用的一种剂型。

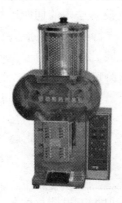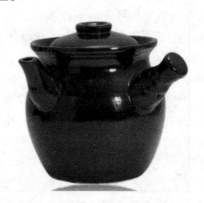

汤剂主要用水作溶剂，但有时也可能根据药性和治疗上的需要，而添加酒、醋、蜜等同煎，其目的主要是促使药物中的有效成分溶出。

汤剂作为中医治病的一种剂型已有悠久历史，特点如下：①方剂有效成分经过高温杀菌溶于水后，服用时人体更容易吸收，可迅速发挥药效；②医生可以根据患者的病情变化，而灵活增减药味及药量；③适用突发而且病因不明的新病，或病情较危急的病症。

煎剂最大的缺点是抓药煎煮费时，其次为药液保存不宜过长，一般当日分 2~3 次服完。

2. 灌 肠

灌肠法是用导管自肛门经直肠插入结肠灌注液体，以达到通便排气的治疗方法。能刺激肠蠕动，软化、清除粪便，并有降温、催产、稀释肠内毒物、减少吸收的作用。此外，亦可达到供给药物、营养、水分等治疗目的。

（1）操作步骤

①备齐用物携至床边，向患者解释，嘱其排尿，屏风遮挡。②患者取左侧卧位，双膝屈曲，露出臀部，垫治疗巾及橡胶单于臀下，弯盘放于臀边。不能自我控制排便的患者可取仰卧位，臀下垫便盘。盖好被子，只暴露臀部。③挂灌肠筒于架上，液面距肛门40~60cm，润滑肛管，并排气，夹紧肛管。④将肛管轻轻插入直肠（成人 7~10cm，小

儿 4~7cm），松开夹子，使溶液缓慢灌入。⑤观察液体灌入情况，如灌入受阻，可稍移动肛管；有便意时，适当放低灌肠筒，并嘱患者深呼吸。⑥液体将流完时，夹紧橡胶管，用卫生纸包住肛管拔出，放弯盘内，擦净肛门。嘱患者平卧，保留 5~10min 后排便。⑦清理用物，并做好记录，如 1/E 表示灌肠后大便一次。

（2）注意事项

①掌握灌肠的温度、浓度、流速、压力和液量，如为肠伤寒患者灌肠，溶液不得超过 500ml，压力要低（液面距肛门不超过 30cm）；降温灌肠应保留 30min 后排出，排便后 30min 测体温，并记录。②灌肠过程中注意观察患者反映，若出现面色苍白、出冷汗、剧烈腹痛、脉速、心慌、气急等，立即停止灌肠并通知医生进行处理。③禁忌证：急腹症、消化道出血、妊娠、严重心血管疾病等不宜灌肠。④操作时尽量少暴露患者肢体，保护患者自尊心，并发防止受凉。⑤肝性脑病患者禁用肥皂水灌肠，充血性心力衰竭患者或钠水潴留患者禁用生理盐水灌肠。

3. 药 浴

药浴对人体具有独到功效，自古以来一直受医学界重视。沐浴前在水中"加料"亦有助促进健康，例如加入适量白酒、白醋等，可清洁身体及消除疲劳，更能治疗痔疮、便秘及有助增强性能力。药浴，在中国已有几千年的历史。据记载自周朝开始，就流行香汤浴。所谓香汤，就是用中药佩兰煎的药水。其气味芬芳馥郁，有解暑祛湿、醒神爽脑的功效。伟大爱国诗人屈原在《云中君》里记述："浴兰汤兮沐芳华。"其弟子宋玉在《神女赋》中亦说："沐兰泽，含若芳。"从清代开始，药浴就作为一种防病治病的有效方法受到历代中医的推崇。

我国最早的医方《五十二病方》中就有治婴儿癫痫的药浴方。《礼记》中讲"头有疮则沐，身有疡则浴"，《黄帝内经》中有"其受外邪者，渍形以为汗"的记载。可以讲，药浴的历史源远流长，奠基于秦代，发展于汉唐，充实于宋明，成熟于清代。晋、南北朝、隋唐时期，临床医学发展迅速，药浴被广泛地应用到临床各科。宋、金、元、明时期，药浴的方药不断增多，应用范围逐渐扩大，药浴成为一种常用的治疗方法。元代周达观在《真蜡风土记》中记有"国人寻常有病，多是入水浸浴及频频洗头便痊愈"。可见当时药浴已成为当时医生和百姓常用的一种治病方法。到了清朝，药浴发展到了鼎盛阶段，清代名医辈出，名著相继刊行。随着《急救广生集》《理瀹骈文》等中医药外治专著的出现，中药药浴疗法已进入比较成熟和完善的阶段。

药浴在中医中，药浴法是外治法之一，即用药液或含有药液水洗浴全身或局部的一种方法，其形式多种多样：全身浴分为"泡浴"和"淋洗浴"，俗称"药水澡"；局部洗浴的又有烫洗、熏洗、坐浴、足浴等称谓，尤其烫洗最为常用。药浴用药与内服药一样，亦需遵循处方原则，辨病辨证，谨慎选药，同时根据各自的体质、时间、地点、病情等因素，选用不同的方药，各司其属。煎药和洗浴的具体方法也有讲究：将药物粉碎后用纱布包好（或直接把药物放在锅内加水煎取亦可）。制作时，加清水适量，浸泡 20min，然后再煮 30min，将药液倒进浴盆内，待温度适度时即可洗浴。在洗浴中，其方法有先熏后浴之熏洗法，也有边擦边浴之擦浴法。

药浴作用机理概言之，系药物作用于全身肌表、局部、患处，并经吸收，循行经络血脉，内达脏腑，由表及里，因而产生效应。药浴洗浴，可起到疏通经络、活血化瘀、祛风散寒、清热解毒、消肿止痛、调整阴阳、协调脏腑、通行气血、濡养全身等养生功效。现代药理学研究也证实，药浴后能提高血液中某些免疫球蛋白的含量。

常见的药浴种类主要分为三类，包括全身浴、坐浴、足浴，使用方法也非常简单，只需要把溶解好的药水倒入调好水温和水量的浴盆或浴桶中，然后把身体泡在水里即可；人在泡浴的过程中逐步可以感受到身体发生的变化。

全身浴　对于无禁忌证者可选择全身浴，针对各种亚健康状况，效果显著，刚开始泡浴可能会感觉身体不适，但泡过以后却感觉非常舒适。

坐浴　针对妇科，增强免疫力、调理周期不适。不方便全身泡浴者可选择坐浴。

足浴　适合所有人群，舒经活络、促进睡眠、缓解精神压力、缓解足部及小腿肌肉关节酸痛，方便易用。

瑶浴　主要有排毒养颜、养心安神、妇科炎症、月子调理、舒筋活络、十二级通脉、减肥降脂、活血化瘀、驱寒除湿等功效，长期使用效果显著。

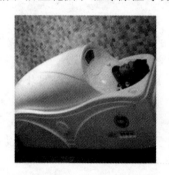 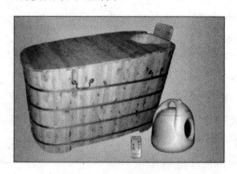

苗浴　调节血脂、血糖、血压，舒缓疲劳，护肝养肾，养神醒智，缓解疼痛，减缓静脉曲张，排毒散寒，健脾养心，强筋健骨，增强免疫，活血通络。

藏浴　护肝利胆，调理"三高"、缓解风湿、类风湿关节炎腰腿疼痛，健脾养胃，排毒养颜，滋养卵巢，治疗失眠多梦、骨质疏松腰背酸痛，调理心脑血管。

〔1〕**药浴步骤**

·溶解：用十倍于药包（粉）的开水浸泡5~10min。

·调好水温：根据自己的耐热习惯在39℃~45℃之间来调整水温，如果首次泡浴没经验水温就调到夏天39℃、冬天42℃，并且在泡浴过程中适当调整温度。

·把溶解好的药包和药水同时倒入木桶之后要用手揉捏药包，把里面的有效成分挤压出来。

·首次泡药浴因为没有经验，有一些身体反应后就有些害怕不敢再泡下去，只要在耐受范围之内，鼓励自己多坚持一段时间，最好达到10min以上，直到发现有排毒反应后再休息，另外可以采用中间休息2~3次每次3min的方法来缓解身体不适，只要累计泡浴时间达到20min即可。

·根据反应调整水温：不同的人耐受力有很大的差别，第一次进水5~8min时根据对于水温的感受，及时调整水温，以达到最佳的效果，否则水温高了会感到难以忍受，水温低了又没有效果，直到几次泡浴后对水温的耐受力有了把握，根据经验就可以把温度调整到位，达到满意的效果。

（2）注意事项

· 饭后 1h 方可入浴。

· 浴前 4h 内没有进食，则一定要准备好牛奶、糖水或其他流食，以备患者不适时食用。

· 浸泡药浴前、中、后应适当补充水分。

· 浸泡场地应注意通风良好，但不可受寒。

· 起浴后皮肤表面发红，并持续 30min 至 1h 的发汗均属正常的药效作用，但注意不可蓄意吹风，以免受寒。

· 泡过药浴以后、在皮肤发红、发热状况没有消退之前，请勿使用任何护肤品和化妆品。

· 有轻度高血压或低血压病史、心脏功能稍差者应在家人陪伴下使用，并注意场地通风，每次浸泡时间不宜太长（约 3~6min），如在浸泡过程中感到心跳加快或呼吸过于急促时，应起身于通风良好处稍作休息，待恢复后再次浸泡，一般分两到三次浸泡即可。

· 部分使用者（尤其是较为肥胖的使用者）浴后皮肤出现轻微刺痛感或出现小丘疹，均属排毒自然现象，可继续使用。

· 产妇在分娩时如有手术行为，须待拆线后再进行泡浴，若无手术行为，可于产后 7d 开始泡浴。

· 先淋浴后泡浴，或先洗头洗脸再进入木桶泡浴，浴后无须再冲洗，直接擦干即可。

· 身体虚弱者在浸泡过程中会出现头晕、心跳加快、恶心、全身酸软无力等症状，属于正常现象，随着泡浴对体质的调整会逐渐消失。

· 体虚、受风寒、湿气重的人群在泡浴后会出现风疹、湿疹、关节疼痛、并伴有瘙痒等症状，一般在 2h 以后逐渐消失，属于好转反应。

（3）药浴禁忌

· 中度以上高血压或低血压病史、心脏功能不良患者慎用。

· 有严重哮喘病者应避免使用，或遵医嘱。

· 皮肤有较大创面时应慎用。

· 女性妊娠期及月经期间避免使用。

· 具有严重过敏史的患者慎用。

4. 熏 蒸

熏蒸是中药外治疗法的分支。中药熏蒸疗法又称为中药蒸煮疗法、中药汽浴疗、药透疗法、热雾疗法等。在一些少数民族地区，被称为"烘雅"。中药熏蒸是以热药蒸汽为治疗因子的化学、物理综合疗法。这种方法最早用于临床的自先秦就有记载，后世不乏其术。到清代，中药熏蒸趋于成熟。新中国成立后，随着科学技术的日新月异，中药熏蒸无论是理论还是实践均有相应发展，逐渐泛用于休闲保健、康复疗养和临床治疗精神疾病等诸多方面。

（1）熏蒸历史悠久

《礼记》云："头有疮则沐，身有疡则浴。"《黄帝内经》亦曰："其有邪者，渍形以为汗，邪可随汗解。"《五十二病方》随马王堆汉墓出土，明确提出用中药煎煮的热药蒸汽熏蒸治疗疾病，其中有熏蒸洗浴八方，如用骆阮熏治痔疮；用韭和酒煮沸熏治伤科病症等。东汉医圣张仲景的《金匮要略》亦记载了用苦参汤熏洗治疗狐蝨病蚀于妇人下部的药方与手法。晋代葛洪的《肘后备急方》记述了用煮黄柏、黄芩熏洗治疗创伤与疡痛症。唐宋时期，熏蒸获得较快发展。在熏蒸阴部、熏蒸足部的基础上，又提出熏眼、熏发等方法。医药大家孙思邈的《千金要方》则记载了用大剂黄芪防风汤熏蒸治疗柳太后中风不语使其苏醒的方药与手法，以及中药熏蒸疗法用于皇宫深院救治皇太后的中风重症，足可窥见中药熏蒸疗法在当时的作用和影响之一斑。元明清时期熏蒸疗法得到进一步发展并日趋成熟完善。清代的《急救广生论》和《理瀹骈文》是中药外治分支科学体系的成熟与完善；尤其是《理瀹骈文》宏论之精辟、辨证之颠扑不破更是将中药外治从实践到理论推向一个全新的高度；其中融会贯通了外治宗师吴师机"余学外治十余年、逮亲验数万人，其治愈不胜计"的艰辛实践。

（2）宫廷熏蒸由来已久

在唐代宫廷皇妃就用温泉、鲜花浴身。元代《御药院方》记载了皇帝、皇后的熏蒸药方及治疗关节痛、痔疮、阳痿、阴囊肿痛等多种熏蒸药方。尤其在清代，熏蒸在清宫方药中占有很大的比例。在《慈禧光绪医方选仪》中就曾收载慈禧光绪常用熏蒸方65首。其中熏身方20首，熏头方16首，熏面方3首，熏眼方15首，熏蒸四肢方7首，坐熏蒸方4首。可见熏蒸疗法在宫廷中的运用受到了高度重视。

新中国建立后，随着科技的进步，亦有一批很有影响的专著如《自然疗法大全》《实用中医独特疗法大全》《当代中药外治临床大全》《中国医学疗法大全》等十余种有关中药熏蒸洗浴疗法的单行本相继出版，师承前人，推陈出新，为中药外治和中药熏蒸疗法的不断发展推波助澜。

（3）具体操作方法

传统熏蒸法　把药放在器具里（不锈钢、陶瓷或瓷砂）。然后加些水煮沸，找好合适的姿势，把要蒸熏的部位放在器具以上用蒸汽熏蒸，注意避免烫伤，熏蒸时间大约20min到半小时，最后关火。

时尚熏蒸法　采用中药熏蒸机（药浴机），全自动人性化设计。把中药包放在中药煮蒸器中煎煮，使用者只要坐在机器里面享受蒸汽浴20min。自动控温，自动进水、补水、排水，还配有方便治疗的清洁淋浴花洒和立体音响（收音机、外接CD），熏蒸治疗与音乐治疗相结合，使治疗效果更加显著。

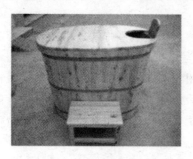 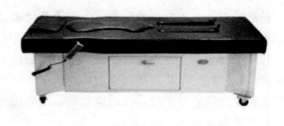

（4）熏蒸适应证

精神疾病　失眠症、抑郁症、焦虑症、头痛症、精神障碍、精神分裂等。

风湿类疾病　风湿、类风湿性关节炎、强直性脊柱炎。

骨伤类疾病　腰椎间盘脱出症、肩周炎、退行性骨关节病、各种急慢性软组织损伤。

皮肤类疾病　银屑病、硬皮病、皮肤瘙痒症、脂溢性皮炎等。

内科　感冒、咳嗽、高脂血症和高蛋白血症、糖尿病、失眠、神经官能症、血栓闭塞性脉管炎、慢性肠炎。

妇科　痛经、闭经等。

（5）熏蒸疗法的十大功效

疏通经络　可放松筋骨，打通人体经络，促进气血循环，对各种风痛有效。

净血排毒　可改善人体新陈代谢，促进血液循环，帮助排除体内废物及肝肾毒素，对各种水肿有特效。

清毒杀菌　可深入皮下组织，杀菌消毒，清除污垢，帮助去死皮，使肌肤美白。

清除疲劳　可使全身放松，缓解压力，心情愉快，恢复活力。

活化细胞　可使全身细胞活跃，有效改善体质，增强免疫能力。

强化机能　可刺激人体微循环系统，改善人体各种机能。

减肥瘦身　可帮助排汗，消除多余热量，燃烧多余脂肪，使身体苗条，凹凸有形。

美容除斑　可调节内分泌，预防妇科病，消除色斑。

改善睡眠　浴 20min，相当于 40min 的剧烈运动，浴后可进入深度睡眠，醒后倍感轻松、精神。

预防冻疮　可改善四肢微循环，缓解手脚冰凉症状，预防治疗冻伤。

5. 酵素浴

酵素浴是一种独特的酵素养生温浴。酵素是生物中带有催化作用的蛋白质，促进生物体内的有机反应（分解、合成、吸收、排泄、发热等），是身体不可缺少的物质。通过严格工艺自然萃取上百种植物酵素，混合添加在天然柔软的松柏木屑中，与其发酵自然产生热能，温度高达 60℃以上。将身体埋入木屑中利用热能提供温浴，被公认为最健康的干式温浴法。

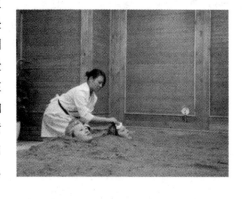

酵素浴源于日本，最开始是日本皇室的养生长寿方法，最后流传日本、韩国民间，在韩国是各大排毒中医院的主打项目，主要用于慢性病调理和女性子宫排毒等，风靡六七十年，一直很受大众欢迎，目前国内酵素浴刚刚起步两三年，在传统日韩酵素浴的基础上，把米糠酵素浴和香柏木酵素浴结合，开发出米糠酵素浴、香柏木酵素浴、米糠香柏木综合酵素浴，也可以叫美体美白瘦身酵素浴、大众养生酵素浴和高效营养酵素浴，这样更能适合不同人群的需求。

酵素俗称"酶"，是维持身体正常功能、促进新陈代谢、进行组织修复等所必需的生命元素。酵素与人体健康息息相关，所有的身体活动几乎都需要酵素参与，是细胞代谢、新生、分解、消化等必不可少的重要介质，所以酵素又被称为生命之源。

酵素浴中使用的松柏木屑通过热能产生的气体中含有大量负氧离子。另外，大自然森林中的空气中覆盖着浓度较高的负离子空气，大量呼吸负离子空气，可提高人体自愈能力，改善神经、心血管、血液、呼吸系统等。酵素浴又被称为植物酵素温浴。

植物酵素温浴采用内驱外吸的方法。身体被木屑全面铺盖，大约5min左右，体内大量排汗，通过酵素作用，皮肤呼吸促进血液循环，将全身的毒素化解排出体外。排汗排毒方法是其他排毒方法的6倍。因为木屑比重较轻对心脏没有负担，同时呼吸松柏木的香气让我们感到舒缓神经，身体轻松，心情舒畅。酵素浴具有改善体质、预防疾病、美白护肤、增强免疫力等功效。

酵素浴按基料不同分为米糠酵素浴和香柏木酵素浴，二者区别只是酵素浴槽里发酵的基料不同，米糠酵素浴是以米糠为基料的酵素浴，米糠营养价值高，米糠里含有水分15.37%、蛋白质11.29%、脂肪16.15%、纤维素7.42%、无氮浸出物19.92%、矿物质29.95%，由此可知，米糠的蛋白质含量颇高，脂肪也多，米糠风味良好，维生素B含量高。据分析，经脱脂的米糠，粗蛋白质占17.5%，粗脂肪仅占5.4%。酵素浴槽发酵时产生味道一般人开始不太适应；而香柏木酵素浴最大的优点就是发酵时有香味，人们更容易接受。但营养价值、浴后效果不如米糠酵素浴。

酵素浴原理　高效营养酵素浴主要以纳豆激酶为主要霉菌发酵，研究认为食用纳豆1~12h纳豆激酶可发挥溶解血栓的功能。据统计，脑梗死、心肌梗死等各种血栓病患者中，这种高效营养酵素浴主要针对心脑血管方面疾病的各类慢性病，效果很明显，患者洗过10~30次这种酵素浴，能很快发挥其溶解血栓的功能。

发酵方法　酵素浴要通过微生物发酵产生热量才会起作用的，最常用的发酵剂就是枯草芽孢杆菌，使用枯草芽孢杆菌的标准就是含菌量的高低，原则上菌数越高，发酵时间越快。市面上比较常见的含菌数是$2 \times 10^{10}/g$，选择的时候注意问清楚杂菌的含量，发酵方法：按物料使用量的1/1000添加枯草芽孢杆菌，如1吨物料加1kg枯草芽孢杆菌，把枯草芽孢杆菌、红糖和水按1:1:20的比例浸泡8~24h，称之为活化，活化好后，把这些水与物料搅拌均匀即可（注意：如果20倍的水不够搅拌，可以加入足够的水到活化好的水里再搅拌）。一般情况下，6~24h后会逐渐升温，最高可达70℃左右。温度只要控制在50℃~70℃左右即可让客人进行酵素浴。此温度一般持续几天，当温

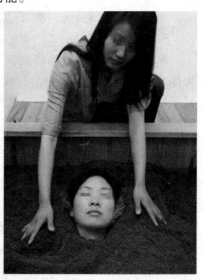

度下降时，可往里面加入适当的红糖搅拌均匀即可。枯草芽孢杆菌得到养分补充，会继续作用，但不宜长期添加红糖，就要把物料重新换掉发酵，否则使用时间过程。会产生杂菌，杂菌太多就会影响到酵素浴的质量。

二、物理疗法

物理疗法指应用各种物理因素作用于人体，以防治疾病的方法，称为物理疗法（physical therapy），简称理疗。应用一种或多种物理能量条件作用于人体诊断或防治疾病的方法称为物理疗法。

理疗有悠久的历史，特别是20世纪70年代以来，扩大了理疗的适应证，提高了理

疗效果。随着现代物理学的发展，更有效的理疗方法将不断被充实到理疗学科中来。人们应用自然界或人工的物理因子以及传统医学中的物理方法作用于患病机体，引起体内一系列生物学效应，达到消除病因，消除或减轻疼痛，恢复受破坏的生理平衡，增强机体防卫功能、代偿功能和组织再生功能，使疾病得到康复。

（1）**物理疗法主要分类**

人工疗法　如酒精擦浴等。

电疗法　包括静电疗法、直流电疗法、低频电疗法、中频电疗法、高频电疗法、超高频电疗法、特高频电疗法、离子导入疗法、电离空气疗法、电水浴疗法、射频疗法、经颅微电流刺激疗法等。

磁疗法　包括静磁场疗法、脉动磁场疗法、低频磁场疗法、中频电磁场疗法、高频电磁场疗法等。

光疗法　包括红外线疗法、可见光疗法、紫外线疗法、激光疗法等。

此外，还有超声波疗法、水疗法、传导热疗法、冷冻疗法、运动疗法、拔罐疗法、电子生物反馈疗法等。自然疗法，包括矿泉、气候、空气、日光、海水疗法等。

（2）**物理疗法主要作用**

共同性作用　如充血、消炎、镇痛等。

特殊性作用　如低频电流引起肌肉收缩；紫外线促进维生素 D 的形成；直流电流的电解、电泳，能将药物离子导入体内；超声波的振荡雾化；高频电可使组织内部产生"内生热"等。

直接作用　如高能量激光治疗疣、胎痣、血管瘤；紫外线刺激皮肤细胞和杀菌；直流电场内的离子移动；超高频电场促使偶极分子振荡以及电解拔毛等。

反射作用　是间接作用，是理疗的主要作用机制，是不同于其他疗法的主要特点，是借机体的反射作用和防御性反应，来保持和恢复生理平衡，从而消除病理过程。

（3）**物理疗法临床应用**

预防方面　许多种物理因素应用于健康人，可以增强抵抗力，预防某些疾病。

治疗方面　①抗炎作用，理疗都可促进炎症的吸收消散，按炎症的性质，可分别选用各种疗法。②镇痛作用，主要针对神经、关节、肌肉疼痛以及内脏的痉挛性疼痛。③兴奋作用，主要用于神经麻痹、肌肉萎缩、局部感觉障碍等。④缓解痉挛作用。⑤松解粘连、软化瘢痕。此外，还有脱敏、杀菌、治癌、解热及发汗作用等。

康复方面　物理疗法在病后恢复和伤残者功能重建中，具有重要的实用价值。在病后，物理因素，如紫外线疗法、水疗法、温泉疗法、日光浴疗法等，可以增进食欲，促进体能恢复。对伤残者功能恢复，如电疗、光疗、水疗、体育疗法均可广泛应用，能提高劳动能力和降低残废率。

（4）**物理疗法其他应用**

复合疗法　即同时在同一患者或同一部位，进行两种以上的方法。

联合疗法　先后连续应用两种以上的理疗方法。

交替联合疗法　是两疗法间隔时间较长的联合作用，即交替应用。

两种以上理疗方法的目的是利用物理因素的协同或相加作用以增强疗效。另外，在某些理疗过程中，出现症状、体征恶化现象，即加剧反应。这种加剧反应一般无须特殊处理，多在理疗进行中自然消退。局部加剧反应如持续 1 周以上，或症状进一步加重，则宜减少剂量，延长时间，或停止理疗。全身加剧反应时应停止数日，从小剂量开始或更换其他理疗方法。

（5）适应证和禁忌证

适应证　应选择适当的理疗方法，针对治疗某种病证，理疗适用范围包括各种炎症、神经系统疾病、心血管系统疾病及骨伤科疾病等。

禁忌证　严重的心脏病、动脉硬化、有出血倾向、恶病质及可刺激肿瘤细胞生长的物理因素，均属禁用范围。

三、饮食疗法

饮食疗法又称食疗或食治，即利用食物来影响机体各方面的功能，使其获得健康或愈疾防病的一种方法。饮食疗法属于灵魂医学（soul medicine）范畴，老百姓讲"民以食为天"，读《本草纲目》亦领悟出"医食同源"的真谛。饮食疗法，不仅供给人体生理所必需的营养素，而且还能够调整机体内信使平衡，纠正人体内信使的病理状态。

通常认为，食物是为人体提供生长发育和健康存活所需的各种营养素的可食性物质。也就是说，食物最主要的是营养作用。其实不然，中医很早就认识到食物不仅能营养，而且还能疗疾祛病。如近代医家张锡纯在《医学衷中参西录》中曾指出，（食物）"患者服之，不但疗病，并可充饥；不但充饥，更可适口，用之对症，病自渐愈，即不对症，亦无他患"。可见，食物本身就具有"养"和"疗"两方面的作用。而中医则更重视食物在"养"和"治"方面的特性。

饮食疗法是中国人的传统习惯，通过饮食达到调理身体、强壮体魄的目的。饮食疗法文化源远流长，饮食疗法是一种长远的养生行为。古人通过食疗调理身体，现在的人通过食疗减肥、护肤、护发。饮食疗法是一种健康的健体之道。饮食疗法既可预防疾病、延年益寿，又可对疾病起治疗作用。这也是中国的药膳科学。

（1）饮食疗法的具体应用

药膳　药膳学是在中医理论指导下，用食物养生治病的保健方法。与中医一样，药膳学经过几千年漫长历程，已形成了一门完整的科学理论体系。但是，它还和中医一样发展十分缓慢，仍有待后人在现代科学技术指导下，进一步完善、发扬光大，造福人类。

少食　少食如果控制得当，不但有利于正常人的健康，而且更有利于患者的康复，一举两得。我们知道大部分疾病都或多或少地影响食欲，出现纳差等症状，人们往往做些可口饭菜，规劝患者多吃些，殊不知往往事与愿违，这样做增加了受损伤的胃肠道及相关脏器组织的负担，反而不利于疾病康复。

禁食　禁食或者说饥饿疗法，顾名思义。如患急性胃肠炎的患者，也是不吃饭为好，配合药物治疗有利病情康复。轻度疾病的可单独应用禁食即饥饿疗法，往往能奏效。至于外科手术后的禁食，一来是防止麻醉刚醒出现误吸，二来是减轻应激状态的胃肠道压力。

气功禁食修炼法是中国气功在修炼上的一种禁食方法，说的是在修炼气功的同时，不吃食物，但必须喝水或者吃些水果，时间为 1 ~ 7d 不等。肥胖者以及正常人可以试用，不但可以起治疗作用，还有预防保健作用。

顺应四季变化，适时施用食疗：春为发陈之季，食宜护阳保肝；初夏骄阳似火，食宜益气清心；长夏湿邪氤氲，食宜利湿健脾；秋令燥盛地干，食宜滋阴润肺；冬月寒司物化，食宜温散补肾。

（2）饮食疗法优点

中医历来强调"药疗不如食疗"，以食物为药物具有以下几大突出的优点：①饮食疗法不会产生任何毒副作用，而药物治病则不然，长期使用往往会产生各种副作用和依赖性，而且还可能对人体健康造成影响；②这些食物都是日常生活中的平凡之物，价格低廉，有的甚至不花分文，让我们在日常用餐中便可达到治病的目的，这又是昂贵的医药费所无法比拟的。

（3）常用食物疗法

小米粥 取小米适量，加水煮粥，晚餐食用或睡前食之。小米性微寒，具有健脾、和胃、安眠之功效。据研究，小米中色氨酸和淀粉的含量都很高，食后可促进胰岛素分泌，提高脑内色氨酸的数量，所以能起到安眠的效果。

牛乳粥 先以粳米60g煮粥，待粥将熟时，加入新鲜牛乳半磅再煮为粥。牛奶中含有人体产生疲倦的物质——色氨酸。研究证明，大脑神经细胞中分泌物血清素，它可抑制大脑的思维活动，从而使大脑进入酣睡状态。人失眠的时候，就是由于脑细胞分泌血清素减少，而色氨酸却是人体制造血清素的原料，所以晚间食用牛乳粥，会产生催眠作用。

龙眼肉粥 龙眼肉30g，大枣5枚，粳米60g。共煮，随意食用。龙眼肉含有多种维生素和糖类营养素，不仅可以滋补强身，还有镇静、健胃作用，可专治心脾血虚引起的失眠。晚睡前煮粥服，其催眠的效果良好，老人尤为见效。

大枣粥 大枣10~15枚，粳米60g。煮粥，晚餐趁温热服。大枣味甘性平，含糖类、蛋白质、维生素C、有机酸、黏液质、钙、磷、铁等，有补脾安神的功效，经常食用催眠效果良好，老年人尤宜。

莲子汤 取莲子30g，加食盐少许，水煎服。莲子有益心、肾，助睡眠之效，患有心悸怔忡，睡眠不实，以及患有高血压症或由心火太盛引起的烦躁失眠者，每晚睡前服一剂，便可安然入睡。

糖水百合 取百合100g，白糖适量入锅，加水500ml，煮至百合烂熟，睡前温热食服。百合味甘微寒无毒，补虚清心，除烦安神，白糖益胃养心，故糖水百合对心阴不足之虚烦失眠，疗效较佳。

桑椹汤 取桑椹25~50g，加入适量冷水煎，每晚服。桑椹含有葡萄糖、果糖、苹果酸、钙及多种维生素等，具有宁心、滋肝肾、补血等功效。鲜果上市季节常食适量，对于用脑过度失眠的人大有裨益。中成药桑椹膏，也是四时皆宜的养血、补脑、安眠的佳品。老年人睡前食用，可收到安眠的良好效果。

蜂蜜或果汁 睡前服用，再饮一杯温开水，体内会产生大量的血清素，对烦躁不易入睡者，可使大脑皮层受到抑制而较快进入安睡状态。

葵花子 每晚嗑一把葵花子，有很好的安眠功效。葵花含蛋白质、糖类、多种维生素和多种氨基酸及不饱和脂肪酸等，具有平肝、养血、降低血压和胆固醇等功效。近年来科学家发现，它所含的维生素B，有调节脑细胞代谢，改善其抑制功能的作用。每晚食用，有镇静催眠作用。

苹果　因疲劳过度引起失眠时，可吃些苹果、香蕉和梨，这一类水果属于碱性食物，能抗肌肉疲劳。水果中的糖分在体内能转化为血清素，可促使人入睡。若将橘橙一类水果切开，放在枕边闻其香味，可使人镇静，利于入睡。

藕、藕粉　取鲜藕以小火煨烂，切碎后加适量炼熟的蜂蜜，可随意食用。藕味甘平，含大量的碳水化合物，丰富的钙、磷、铁和多种维生素，具有清热、养血、补肺、滋阴等多种功效，不仅是老年人的滋养佳品，而且睡前冲泡适量，加糖调味食用，有安神入睡的功效。

四、运动疗法

运动疗法，是指利用器械、徒手或患者自身力量，通过某些运动方式（主动或被动运动等），使患者获得全身或局部运动功能、感觉功能恢复的训练方法。康复医学所要解决的最常见问题是运动功能障碍，因此运动疗法已成为康复治疗的核心治疗手段，属于物理疗法（PT）两大组成部分之一（另一组成部分为物理因子疗法）。

运动疗法主要采用"运动"这一机械性的物理因子对患者进行治疗，着重进行躯干、四肢的运动，感觉、平衡等功能的训练，包括关节功能训练、肌力训练、有氧训练、平衡训练、易化训练、移乘训练、步行训练。

（1）**适应证**

外科疾病　骨折，肌肉韧带劳损或撕裂，腰椎间盘突出症或其摘除术后，颈椎病，肩关节周围炎，人工关节术后，膝关节半月板或游离体摘除术后，截肢术后，断肢再植术后，胸腔、腹腔大手术后，外翻足、内翻足、扁平足，脑震荡、脑挫伤，烧伤、冻伤，静脉曲张及其术后等。

内科疾病　冠心病、心脏瓣膜病、心力衰竭代偿期、高血压病，慢性气管炎、支气管炎、肺炎、支气管哮喘、肺气肿、肺结核、肺不张，胃和十二指肠溃疡病、内脏下垂、胃肠功能紊乱、慢性胃炎、慢性胆囊炎、慢性肝炎，肥胖病、糖尿病，风湿性关节炎、类风湿性关节炎等。

神经科疾病　脑血管疾病后遗症、周围神经损伤、腰神经根炎、多发性周围神经炎、神经官能症、面神经麻痹、进行性肌萎缩、脊髓空洞症等。

妇产科疾病　子宫脱垂、慢性盆腔炎、产后等。

（2）**不良反应**

运动的益处是肯定的，但运动疗法潜在的不良反应也应引起重视。

由于运动会加重心脏负担，因此可能使缺血性心脏病或高血压（常无症状）加重，引起心脏功能不全或心律失常。也可能诱发心绞痛甚至心肌梗死。

本身血压过高，而运动后可能会发生体位性低血压；视网膜病变者，运动后视网膜出血的可能性增加，增殖性视网膜病变进展；糖尿病肾病的患者，运动会减少肾血流量，使尿蛋白排出增加，加重肾脏病变；部分糖尿病患者，尤其是 1 型糖尿病患者，在未很好控制血糖的情况下，运动会使血糖上升，出现尿酮体，甚至酮症酸中毒；采用胰岛素或磺脲类药物治疗的患者，在运动中易发生低血糖。

鉴于上述潜在的副作用，专业人员在指导糖尿病患者运动时应按不同病情选择适当的运动量和运动方式，尤其对于老年糖尿病患者，更要严格掌握适应证。

（3）常见运动疗法

· 医疗体操：医疗体操是运动疗法中最常用的方法，能按所需运动方式、速度、动作的幅度、协调性与肌肉的力量进行训练，做到循序渐进。医疗体操可以是全身性的，也可是局部性的，或全身性与局部性相结合。在进行医疗体操时可使用器械，也可徒手。分为主动运动，即利用患者自身主动进行，被动运动是利用外力来增大关节的活动范围及肌肉力量。外力包括健侧肢体、旁人的力量或器械的力量。医疗体操可用于预防疾病，以促进身体健康，可用于损伤与疾病的治疗，根据疾病与伤残的特点、功能状况和要达到的治疗目的，有针对性地选择合适的医疗体操进行训练。可选用不同的方式，例如肌肉力量的训练、关节活动度的训练、耐力训练、放松训练、呼吸训练、平衡运动等。关于运动量、运动强度、活动范围，应根据患者对运动的耐受情况，及时予以调节。也可根据病情及情况分阶段进行训练。

· 有氧训练：有氧训练是以增加人体吸入、输送和使用氧气能力为目的的耐力性训练。也是提高机体有氧代谢能力的健身方法。此种训练方法简便、易行，运动方式对技巧的要求不高，易于推行，其运动方式有步行、健身操、游泳、自行车、原地跑、登楼梯、跳绳等。人体生理负荷量是由锻炼的强度、训练的次数、每次训练持续时间等决定的，而人体可以自监自控训练，因而安全有效。一般采用中等强度的耐力性训练，对心肺功能有良好作用，可提高负荷量，增加携氧能力，并且对改善机体有氧的分解代谢与合成代谢的进程有促进作用，还可以增加肌肉的收缩力。有氧训练方法较多，但以库柏（Cooper）训练法具有代表性，各种训练水平的人都可采用。

· 民族形式的体疗：有武术、气功、推拿、行走、跑步、保健体操、五禽戏，太极拳、八段锦、钓鱼、爬竿等许多方法，应用器械健身的有拔河、跳绳、踢毽球、荡秋千、划龙舟，以及武术中使用的刀、枪、剑、棍棒等。

· 体疗处方：医师根据患者的心血管及运动器官的功能状态及整体健康状况，提出适当的医疗体育方法及运动量，并指出在进行医疗体育活动时应注意的事项等，即为体疗处方。

开处方前的准备 为使体疗处方更为合理，开列体疗处方前应进行体疗处方讨论或体疗查房，由临床经治医生与体疗医生共同协商、讨论。因临床经治医生了解病情，而体疗医师则掌握针对病情的体疗知识，有利于开出更合适的体疗处方。必须全面询问病史或健康状况，有无参加运动的禁忌证，进行全面体格检查、功能检查与评定。对接受体疗的心脏病患者，要作运动试验，对骨关节功能障碍或神经肌肉疾病者，要进行关节活动度及肌力检查与评定，有条件者应做肌电图及神经传导速度等检查。要书写完备的病历，包括主诉、现病史、家族史、个人生活、职业、心理及社会交往史、体格检查、功能检查及功能评估、综合性功能检查与评估。

处方的内容 a. 运动种类，有耐力性运动、放松性练习，医疗体操、器械练习等，应指明以哪一种为主或者兼而有之。在根据病情的要求下，避免患者感到单调、枯燥。b. 运动强度、时间与频度，运动疗法最重要的是运动量，包括强度、持续时间及频度三因素。上述三种因素可以互相调整，如强度过大，时间与频度则适当减小。

控制运动强度方法根据不同的疾病而不一样，治疗脏器疾病时一般采用中等强度，但最适合的运动强度应通过运动试验决定，常用运动时的心率，运动时的吸氧量与最大吸氧量表示。而对另一类疾病，如骨关节功能障碍者，一般以每次运动后局部有轻微酸胀感及不出现疼痛为适宜。对于神经系统所引起的瘫痪部位在进行活动后，以不发生肌肉明显疲劳感为宜。

运动持续时间，一般为 15~30min，耐力性运动 15~60min。运动时间的长短，还应考虑运动强度，如运动强度较大，则运动持续时间可以适当减少。

频度即运动的间隔时日，一般每天或隔日 1 次，但对神经系统或骨关节功能障碍者，除每天运动 1 次外，还应增加自我锻炼时间。另外，间隔不要超过 4d。因运动间隔时间太长，运动效应会消失，影响治疗效果。

经过一定时期运动后，根据身体功能改善的情况，对原处方可作适当修改，或制定新的运动处方，以便取得更好疗效。

五、心理疗法

心理疗法又叫精神疗法，与化学、天然药物及物理治疗不同，是医生与患者交往接触过程中，医生通过语言来影响患者的心理活动的一种方法。

心理疗法是康复方法之一。用心理学方法，通过语言或非语言因素，对患者进行训练、教育和治疗，用以减轻或消除身体症状，改善心理精神状态，适应家庭、社会和工作环境。包括心理咨询、支持性心理治疗、领悟治疗或说理治疗、信念治疗、放松治疗、系统脱敏治疗、行为治疗、集体治疗等。

翻开中国古代医家的医著，中医先哲们从整体宏观的角度探讨了"形神"，即心身间的生理病理关系，构筑起朴素的心身医学体系。形成了具有民族特色的"脏腑藏神""七情内伤"的理论和本土化的"情志相胜"的操作技术，留下了耐人寻味的经典医案。与现代心理治疗的一些方法有着异曲同工之妙。

张从正（1156—1228 年），金元四大医家之一，是中医"攻下派"的代表医家。张氏精于中医的心理治疗，他在发挥《黄帝内经》中情态相胜的理论时说："悲可治怒，以怆恻苦楚之言感之，恐可以治喜，以恐惧死亡之言怖之；怒可以治思，以污辱欺罔之言触之；思可以治恐，以虑彼志此之言夺之。凡此五者，必诡诈谲怪，无所不至，然后可以动人耳目，易人听视。"《儒门事亲》中记载了张氏运用感、娱、怖、触、夺等方法无药而愈病的验案，可窥古代中医心理疗法的一斑。

（1）笑疗祛痞满

息城司侯，闻其父死于兵乱，大悲痛哭，遂觉胃脘胀满，状若覆杯，疼痛难忍，服药无寸效。张子和出诊时，恰巧逢巫医在患者的床边念念有词。于是他便模仿巫医的举止神态，"杂以狂言以谑病者"。司侯大笑不已，数日后痞满皆散。

中医情态致病说认为，七情内伤可致脏腑的功能失调，出现腹满、胀痛、呃逆、泄泻等症状。司侯因悲忧不解，气郁于中，聚而成痞，情志不畅是根本的原因。张氏巧用"喜胜忧"的情态相胜之理，使患者乐而忘忧，气其舒缓通和而祛病。现代心理学则将笑视作一种愉快心境或轻松情绪的体现，对改善抑郁、焦虑、恐惧等情绪状态十分有益。对周围事物荒唐的认识和个人优越感的产生，便会带来心身的放松和快慰。近年来，国外的笑俱乐部生意红火，说明"笑疗"正越来越被现代人所青睐。

（2）娱乐除狂怒

项关令之妻，病怒不欲食。叫呼怒骂，"欲杀左右，恶言不辍"。众医皆用药治疗，半年多症状未减。张从正认为此病既然药治不效，当施情治。便让两个女娼各涂丹粉作伶人状，妇人大笑。次日，又令作角斗，患者又大笑不止。然后让两个能吃的妇女，在患者床前进食，时夸美味可口，病妇忍不住索食品尝。数日后怒减食增，不药而病瘳。

医案中的病妇因大怒而致躁狂，出现语言、情绪、行为方面的异常。张氏先以姿色艳丽的歌伎舞于床前，又让她们角斗于庭院，使患者置身医者设置的欢快的情境中，因暴怒导致的脏腑功能失调得到矫治。现代心理学中的娱乐疗法是指通过各种娱乐活动，如听音乐、看戏剧、读诗词、做游戏等，来改善不良情绪，矫治不良行为。

（3）击几疗惊悸

卫德新之妻，夜间因遇盗贼惊吓坠于床下，遂惧怕声响，甚至听到家人的脚步声都会"惊倒不知人"。张从正思考再三，乃命二侍女将患者两手按在高椅上，在其面前置一竹几，用木棍反复敲击。病妇开始听到敲击声胆战心惊，连续敲击后，便习以为常。

张从正认为："惊者，为自不知故也；恐者，自知也。平者常也，常见之必无惊。"以惊恐之法，来治疗由惊恐所导致的惊悸症，是中医情志相胜理论的独具匠心的发挥。从临床心理学的角度看，本症属于神经症中的"恐惧症"。在特定的心身状态下，本来无害或无关的体验，即盗贼的行径使卫妇产生恐惧感，这种应激的负强化和泛化，使其惧怕任何声响。张氏用木棍敲击竹几，让患者长时间处在最恐惧的逼迫情境中，达到"移精变气"，改变内在旧情境的目的。

（一）常见的几种心理疗法

1. 格式塔心理疗法

"格式塔心理疗法"是由美国精神病学专家弗雷德里克·S·珀尔斯博士创立的。其"格式塔疗法"有九项原则：

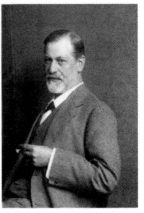

生活在现在 不要老是惦念明天的事，也不要总是懊悔昨天发生的事，把你的精神集中在今天要干什么。

生活在这里 对于远方发生的事，我们无能为力。杞人忧天，对于事情毫无帮助。

停止猜想，面向实际 很多心理障碍，往往是没有实际根据地想当然造成的。

暂停思考，多去感受 格式塔疗法的一个特点，就是强调作为思考基础的感受，感受可以调整、丰富你的思考。直觉思维是一种非常宝贵的心理品质，但是，现在人们过分地强调逻辑思维，几乎变成一台失去情感的机器。

接受不愉快的情感 愉快和不愉快是相对而言的，因此，要有接受愉快情绪、也要有接受不愉快情绪的思想准备。

不要先判断，应先发表参考意见 "格式塔疗法"认为，对他人的态度和处理人际关系的正确做法应该是先不要判断，先要谈出你是怎样认为的。这样做，就可以防止和避免与他人不必要的摩擦和矛盾冲突。

不要盲目地崇拜偶像和权威 不要盲目地附和众议，从而丧失独立思考的习性；也不要无原则地屈从他人，从而被剥夺自主行动的能力。

我就是我　应该从自己的起点做起，充分发挥自己的潜能。竭尽全力做好自己能够做的事情。

对自己负责　"格式塔疗法"的一项重要原则，就是要求自己做事自己承担责任。

2. 以情胜情的心理疗法

以情胜情疗法简称情胜疗法，是根据中医脏象学说五行生克的理论来治疗患者的。人有七情，分属五脏，五脏及情志之间存在着五行相制。不良的情志活动会导致人体阴阳偏盛偏衰，使心理活动失去平衡，从而引起疾病的发生。而正确运用情志之偏，补偏救弊，则可以纠正阴阳气血之偏，使肌体恢复平衡协调而使病愈。但实际上，情胜疗法与情志之间阴阳属性的对立互制密切相关，也就是说，情绪变化有阴阳属性之分，有对立而言，当情志活动出现了阴阳的偏盛偏衰，只要采用与之相对的情志之偏，即可进行矫正，而并不一定拘泥于五行相制理论。如怒与恐、悲与喜、惊与思、乐与愁、喜与怒等，都是彼此相反的情感活动，它们可互为调节控制，使阴阳重新趋于平衡。在古代典籍中记载了大量情胜疗法的案例。

3. 激怒疗法

愤怒有忘思眠、解忧愁、消郁结、抑惊喜之效，在治疗中有广泛的应用。中医认为，肝木之志为怒，脾土之志为思，木克土、怒胜思。愤怒虽然是一种不良的情绪，但它属于阳性的情绪变动，因此对忧愁不解而意志消沉、惊恐太过而胆虚气怯等属于阴性情绪变化所致疾病，均可用激怒疗法治之。子思夫，日夜思虑，思之过度则伤脾，这在当时社会中，对女子是莫大的羞辱，因此该女子大哭大怒，怒则思解，使病得治。

据《吕氏春秋·至忠》记载："齐王有疾，使人之宋迎文挚。文挚至，诊王之疾，谓太子曰：'王之疾必可已也。虽然，王之疾已测必杀挚也。'太子曰：'何故？'文挚对曰：'非怒王则疾不可治，怒王则文挚死。'……（文挚）与太子期，而将往而不当者三，齐王固已怒矣。文挚至，不解履登床，履玉衣问王之疾，王怒而不与言。文挚因出辞，以重怒王，王叱而起，王之疾乃遂已。"这则医案，是中医心理疗法的较早记载。从"非怒王则疾不可治""以重怒王，王叱而起"可以看出，齐王患的是因情志而致的病，或因思或因郁，而怒可以治思在克郁，所以文挚故意激怒齐王，王一怒之下，"疾乃遂已"。

激怒疗法的案例甚多，几乎历代的医家著作中都有记载，如清代学者陈梦雷所著《医部全录》中记载了这样一个案例："一女子病不食，而北卧者且半载，医告术穷。翁（作者注：指元代名医朱丹溪）诊之，肝脉弦出寸口，曰：'此思男子不得，气结于脾故耳。'叩之则许嫁丈夫人广且五年。翁谓其父曰：'是病惟怒可解，盖怒之气击而属木，故能冲其土之结，今宜触之使怒耳。'父以为然。翁入而掌指面者三，责其不当有外思。女子号泣大怒，怒已进食。翁复潜谓其父曰：'思气虽解，然必得喜，则庶不再结。'及诈以其夫有书，且夕且归。后三月，夫果归，而病不作。"

4. 喜乐疗法

心之志为喜，肺金之志为悲，火克金、喜胜悲。喜为良性情绪变化，因而可以治疗因忧怒、思虑、悲哀等不良情绪活动所致病变以及与喜乐相对立的表现为阴性情绪状态所致疾病。

据传清代有位八府巡按，久病而忧其疾不愈，医者多人不见其效。后请一名医，诊之断曰：月经不调。巡接见之大笑，以后每想到此事，即自然发笑，其病不觉渐愈。笑属心志，喜可胜忧，男子岂能有月事？巡按思及此即笑，常笑则忧解，故病不觉而愈。

清代名医魏之秀所著《续名医类案》中亦有喜乐疗法的记载："张子和治项关令之妻，病饥不欲食，常好叫呼怒骂，欲杀左右，恶言不辍。众医半载无效。张视之曰：'此难以药治。'乃使二娥，各涂丹粉，作伶人状，其妇大笑。次曰，又令作角抵，又大笑。其旁令两个能食之妇，常夸其食美，其妇亦索其食，而为一尝之。不数日，怒减食增，不药而瘥。"此案患者所得狂症，与现代医学之歇斯底里颇为类似。此症"叫呼怒骂"，为发在肝。怒气冲逆，扰神明则狂，克脾土过甚则不食。张子和令娥作伶、角抵，逗以嬉戏，使妇大笑。大笑，喜之极也。喜则气缓，消耗心气。上逆之气，得下消之喜气，又诱以美食，故怒平食增，不药而愈。

5. 悲哀疗法

悲哀属于阴性消极情绪，但在一定条件下，悲哀可平息激动、控制喜悦、忘却思虑，从而转化为积极的治疗作用。肺金之志为悲，肝木之志为恶，悲则气消，怒则气上，金能克木，悲可胜怒。喜与怒同属阳性亢奋情绪，与忧悲相对立，故悲哀疗法亦可治疗狂喜。

《续名医类案》中亦有悲哀疗法的案例：先达李其性，归德府鹿邑人也。世为农家，癸卯获俊于乡，伊父以喜故，失声大笑，及春举进士，其笑弥甚。历十年擢谏垣，遂成病疾。初犹间发，后宵旦不能休。大谏甚忧之，从容与太医某相商，因得所授。命家人给父云："大谏已殁。"及父恸绝几殒。如是者十日，病渐瘳。伴而为邮语云："赵大夫治大谏，绝而复醒。"李因不悲，而症永不作矣。喜性心志为火，过喜则伤心。心主神明，一旦有病，就会出现意识障碍，喜怒无常。李父过喜伤心，以致笑病发而不止。突获其子死讯，悲恐万分，恐伤肾，肾主水，以恐制喜，即水克火。故病可愈。

6. 惊恐疗法

即以惊恐手段制止患者的病态情绪的一种疗法。肾水之志为恐，心火之志为喜，水能克火，恐可制喜。惊又可气乱、气散，从而解除因忧思而导致的气机郁结、闭塞，故利用使人惊惶之类的刺激方法，可以治疗某些忧虑症。

清代大医徐灵胎所著《徊溪医书》中载：某殿选新以状元及第，告假以归。至淮上而有病，求某名医。医曰："疾不可为也几日必死，可速归，疾行犹可抵里。"殿选嗒然气沮，兼程而归，越七日而无恙，其仆进曰："医有一柬，嘱门而呈现之。"殿选拆视，中言："公自及第后，大喜伤心，非药力所能愈，故仆以死恐之，所以治病也，今无妨矣。"殿选大佩服。此殿选状元新及第，喜乐至极，正气耗散，难以药治。名医以死相诈，惧死恋生，人之常情，新状元悲忧气结，上焦气闭不行，下焦回还不散，耗者得益，散者得敛，故能不药而愈。

现代医家何时希所著《历代无名医家验案》中载："有患者因惊而厥，两目上窜，经治疗，它恙俱愈，而瞳仁上翻不能下，患者终日但见屋顶，不能行步及一切生活。有医者今患者坐高座，匿人于座下，于静中大声鸣金，患者大惊，瞳仁遂下如常人。"中医认为，目为肝窍，惊气入肝，此属因惊肝经阴血受损，而致目系失养所致。医者惊因惊治，令患者坐高座，下匿人突然敲锣，患者受惊，惊而下视，瞳仁遂下。上者下之，升者降之，故疾愈。

7. 思虑疗法

思虑疗法就是以思则气结而收敛由于惊恐、狂喜所致涣散之神气，并通过思生理智，使患者主动排除某些不良情绪的一种疗法。脾土之志为思、肾水之志为恐，思则气结，恐则气下，土能克水，思能胜恐，故惊恐、狂喜之气散之症，均可以思虑疗法治之。

《晋书·乐广传》载：（乐广）尝有亲客，久阔不复来，广问其故，答曰："前在座，蒙赐酒，见杯中有蛇，意甚恶之，既饮而疾。"于是河南所事壁上有角弓，漆画作蛇，广意杯中蛇即角影也。复置酒于前处，谓客曰："杯中复有所见不？"答曰："所见如初。"广乃及告其所以，客豁然意解，沉疴顿愈。因疑致疾，古今皆有之。杯弓蛇影，是其典型之例。对于此类疾病，医者只要弄清病由，对症解之，病者自会疑去意解，疾除人安。

8. 抑郁症自救心理疗法

倘若症状轻微，可以尝试自救。美国心理学家托尔认为，不同的人进入不同的抑郁状态，只要遵照以下 14 项规则，抑郁症状便会很快消失。

·遵守生活秩序，从稳定规律的生活中领会生活情趣。按时就餐，均衡饮食，避免吸烟、饮酒及滥用药物，有规律地安排户外运动，与人约会准时到达，保证 8h 睡眠。

·留意自己的外在形象，保持居室整齐的环境。

·即使心事重重，沉重低落，也试图积极地工作。

·不必强压怒气，对人对事宽容大度。

·主动吸收新知识，尽可能去接受和适应新的环境。

·建立挑战意识，学会主动解决矛盾，并相信自己会成功。

·虽遇小事，即使你心情烦闷，仍要特别注意自己的言行，让自己合乎生活情理。

·对待他人的态度因人而异，积极地调动自己的热情。抑郁的人，对外界每个人的反应态度几乎相同，即冷漠而疏远。

·拓宽自己的情趣范围，可以通过运动、冥想、瑜伽、按摩松弛身心。

·不要将自己的生活与他人作比较，尤其是各方面都强于你的人。

·记录美好的事情，锁定温馨时刻、快乐时刻。

·不必掩饰自己的失败。

·尝试以前没有做过的事，开辟新的生活空间。

·与精力旺盛又充满希望的人交往。

9. 大挫后心理疗法

（1）清除思绪

由于压力反应是一种生理与情绪方面的交互作用，让您的心灵休息一下，将会有助于放松身体。清除思绪是其他心理放松方法的基础，其原理非常简单：只要心中专注于一个平静的字眼、想法或画面，就可能产生高度松弛的感觉。常做清除思绪练习，有助于改善心情，平衡灾后生活中的压力。

·找一个舒适的环境，尽可能避开烦心的事物、噪音及干扰。

·以最舒服的方式轻松地坐下或躺下来，松开任何紧绷的衣物，脱掉鞋子。

·闭上眼睛，慢慢深呼吸。心中专注于一个平静的字眼、想法或画面，尽量持续 5～10min。

·刚开始时，容易有其他思绪进入您的脑中，这时不要紧张或灰心，继续放松深呼吸，然后慢慢再试一次。

·做完以上练习之后，伸展一下身体，用力呼气。

（2）肌肉放松

有些人可能不容易达到放松的效果。如果你一直很紧张，而又不确定到底怎样的感觉才叫放松的时候，怎么办？请试试渐进式肌肉放松法吧，它可以帮助你真切地感受紧张与放松之间的差别。渐进式肌肉放松法是一种三阶段的技巧。首先，绷紧肌肉，并注意这时有什么样的感觉；然后突然放松力量，并注意有什么样的感觉；最后，仔细比较这两种感觉有什么不同。建议在安静、放松的气氛之下进行练习，可以坐着或躺着进行，每次练习只需要花 15min。

·以轻松的方式坐下来。

·先将两手臂平行抬高至胸前，握紧拳头，绷紧手部的肌肉，直到不能再用力为止。

·注意这时有什么感觉。你的肌肉会紧绷，而你的手部甚至可能会轻微地颤抖。你可能会感受到手部、腕部及下臂的张力。

·维持这种紧绷的状况几秒钟，然后再突然放松力量。

·突然松开拳头，并抛开紧绷的感觉。你可能会感觉到手突然变轻松了，这时请仔细感受腕部及前臂压力疏解的感觉。

·注意你的手在紧绷时及压力放松时的感觉有什么不同。在放松的时候，你的手是感到刺痛还是温暖？你在紧绷时所感觉到的震颤，在放松时是否消失了？

·依次用此方法延伸到身体其他部位的肌肉。或者你也可以从头部开始练习，紧绷脸部的肌肉，再放松，然后依次到肩膀、双臂、双手、胸部、背部、双腿及双脚至脚趾。

（3）自我暗示

自我暗示是一种渐进式的技巧。开始时先专注于一个心理上的暗示线索，例如"我的左臂感到沉重且温暖"。当你专注在这项"暗示指令"时，会感觉手臂真的越来越沉重，越来越温暖。然后再依次把注意力集中在右臂、左腿、右腿等等，重复下达同样的指令。一天练习两次，或当感到紧张时即进行此项练习，每次练习约 10min。自我松弛是一种需要常常练习的技巧，熟练以后可以让自己随时平静放松下来。开始练习时，一天进行两次，每次约 10min。4~8 周之内，可能在专心做 5min 之后，便能产生放松反应。只要持续地练习，就会发现越来越能随心所欲地放松身体了！

·以最舒服的方式轻松地坐下或躺下来，松开任何紧绷的衣物，闭上眼睛，正如前面介绍的"清除思绪"训练法，尝试清除思绪，让自己达到轻松放松的状态，脑中不再有其他杂乱思绪。

·集中注意力于左臂，在心中反复告诉自己"我的左臂感到温暖且沉重"，尝试去体会那个感觉。

·这时，手臂会慢慢感到越来越温暖，越来越沉重。然后再把注意力依次集中在右臂、左腿、右腿，用同样的方式做自我暗示，速度不要太快。

·如此做一遍下来，会感到四肢完全放松。

·做完这项练习之后，深呼吸，并舒展一下身体。睁开眼睛，缓慢地呼气，并注意身体有什么样的感觉。

（4）白日梦法

即自由自在地做白日梦，也就是让想象力自由地奔驰。试着想象可以让自己感觉到很温暖、很平静、完全放松且吸引你的平静画面，试着想象其中所有的细节。例如，想象躺在一个温暖的海滩上，温暖的阳光照在背上，想象听到海浪拍打沙滩的声音，微风吹在脸上的感觉，空气中自由平静的味道，再想象水面上的浪花，想象水面上点点的白帆……不管何时何地，只要感到需要就放松一下，恢复到以前轻松生活的时候，不妨做个"白日梦"，运用想象力，想象或回忆生活经验中最舒服放松的一个画面，就可以给自己的心灵放个假。

（二）心理治疗几大类型

1. 药物治疗

以三环类或四环类抗抑郁剂为主。较新的药物包括选择性 5 - 羟色胺再摄取剂（SSRI）类药物，如百忧解、帕罗西汀。目前最新型的抗抑郁剂为特异性 5 - 羟色胺能抗抑郁药（NaSSA）类，如米氮平。这些药物只有医生善于把握，因人而异，恰到好处。

2. 电痉挛治疗

电痉挛治疗是一种快速而有效的治疗方法，用一定量的电流通过脑部，激发中枢神经系统放电，全身性肌肉有节奏地抽搐。此法在专业医生的操作下，几乎不会感受到痛苦，它能使抑郁症状和抑郁情绪迅速得到缓解，总有效率可达 70% ~ 90%。

3. 心理治疗

心理治疗方法多种多样，可选择一种符合自己的方法，推荐放松疗法，若与药物相配合则疗效更佳。放松疗法（Relaxation therapy）又称松弛疗法，它通过身体的逐级放松，而达到情绪的逐级舒缓。经常放松，你会惊喜地发现，当紧张或者应激的时候，你可以随意地放松全身肌肉，随时降低交感神经的兴奋性，随时改善身体紊乱的机能，持久保持轻松的心情。

中国的气功、印度的瑜伽、日本的坐禅、德国的自生训练、美国的渐进松弛训练、超然沉思等，都吸纳了放松疗法的精髓，以达到静心之超然境界。

（1）自我练习方法

·首先要学会控制自己的呼吸：舒服地坐在椅子上，或躺在床上，将注意力集中在吸气和呼气上，慢慢将空气吸进肺里（尽可能地使吸进肺里的空气最多），让空气在肺里停留几秒钟，然后缓缓呼出。注意节奏，即有节奏地吸入呼出，一边呼吸一边在心里数数，例如，吸气（一、二、三、四），停留（一、二），呼气（一、二、三、四）。也可以同一节奏默念"吸—呼，吸—呼，吸—呼"。

·其次是肌肉松弛练习：要配合呼吸进行，将注意力集中在身体的某一个部位，吸气的时候，慢慢紧张该部位，只要觉得已经用力（约八成力气）就可以了，随着呼气慢慢地释放该紧张部分，逐渐放松，不要突然松开。以最自然轻松的姿势坐下，上半身的重量都置于臀部，两脚的重量平均置于脚掌上，两手自然地放于大腿内侧，然后轻闭双眼。将双手抬到水平位置，用力向前伸直，用力握紧拳随后再放松，把两手慢慢放回大腿内侧，然后感受肌肉放松情形。额头上扬拉紧额头的肌肉，渐次用力再放松。将眉头往中间拉紧，鼻子和嘴都皱起来，逐次用力后再放松。用力咬紧牙关牙齿，逐渐放松。用力张开嘴巴，再把舌头用力抵住下面的门牙约 10s，逐步用力后放松。接下来把身体坐正。低头将下巴抵住前胸，两手向后用力，使胸膛挺出来，也是用力向后放松。做两个深深的呼吸。

·最后一个动作是将两脚抬到水平位置，脚尖向下压，拉紧腿部的肌肉，再逐渐放松。接着是整个身体放松的状态持续 5～10min。

（2）心理治疗方案

增强心理弹性——放得下。我们常说一个人要拿得起，放得下。而在付诸行动时，"拿得起"容易，"放得下"难。所谓"放得下"，是指心理状态，就是遇到"千斤重担压心头"时能把心理上的重压卸掉，使之轻松自如。

年过八旬的吴阶平教授在谈及精神养生时介绍的一条主要经验就是"不把悲伤的事放在心上"。他认为"人生不如意的事常八九"，总要想得开，以理智克制感情。著名学者季羡林老先生的养生经验是奉行"三不主义"，其中有一条就是"不计较"。这都体现了"放得下"的心理素质。在现实生活中，"放不下"的事情实在太多了。比如子女升学啦，家长的心就首先放不下；又比如老公升职或者发财啦，老婆也会忐忑不安放不下心，怕男人有钱变坏了；再如遇到挫折、失落或者因说错话、做错事受到上级和同事指责；以及好心被人误解受到委屈，于是心里总有个结解不开，放不下等。总之有些朋友就是这也放不下，那也放不下，想这想那，愁这愁那，心事不断，愁肠百结。长此以往势必产生心理疲劳，乃至发展为心理障碍。

英国科学家贝佛里奇指出："疲劳过度的人是在追逐死亡。"中国唐代著名医药家、养生学家孙思邈，享年 102 岁。他在论述养生良方时说："养生之道，常欲小劳，但莫大疲……莫忧思，莫大怒，莫悲愁，莫大惧……勿把忿恨耿耿于怀。"他指出这些心理负担都有损于健康和寿命。事实也是如此，有的人之所以感到生活得很累，无精打采，未老先衰，就因为习惯于将一些事情吊在心里放不下来，结果在心里刻上一条又一条"皱纹"，把"心"折腾得劳而又老。辨证论治，对症下药，处于上述各种状况时，最简单可行的方法就是"放得下"。"文革"期间有位从部队调到地方工作的师级干部，他因不服"四人帮"横行，而被打成"老右派"。当时批判他的大字报铺天盖地。但这位干部也真绝，在大热天居然披着棉大衣去看大字报。别人以为他"发寒热"，他却幽默地说："这就叫心定自然凉。"有位著名演员在受审查的"牛棚"里，不但说笑如常，而且还自编了一套"牛棚健身法"，直到如今，他还在用此法锻炼身体，年过八旬照样到戏曲沙龙引吭高歌。"不管风吹浪打，胜似闲庭信步。"这是多么的放得下啊！这些都是特殊情况下特殊人物的特殊放得下。

在通常情况下，"放得下"主要体现在以下几方面：

财能否放得下　李白在《将进酒》诗中写道："天生我材必有用，千金散尽还复来。"如能在这方面放得下，那可谓是非常潇洒的"放"。

情能否放得下　人世间最说不清道不明的就是一个情字。凡是陷入感情纠葛的人，往往会理智失控，剪不断，理还乱。若能在情方面放得下，可谓是理智的"放"。

名能否放得下　据专家分析，高智商、思维型的人，患心理障碍的比率相对较高。其主要原因在于他们一般都喜欢争强好胜，对名看得较重，有的甚至爱"名"如命，累得死去活来。倘然能对"名"放得下，就称得上是超脱的"放"。

忧愁能否放得下　现实生活中令人忧愁的事实在太多了，就像宋朝女词人李清照所说的"才下眉头，却上心头"。忧愁可说是妨害健康的"常见病，多发病"。狄更斯说："苦苦地去做根本就办不到的事情，会带来混乱和苦恼。"泰戈尔说："世界上的事情最好是一笑了之，不必用眼泪去冲洗。"如果能对忧愁放得下，那就可称是幸福的"放"，因为没有忧愁确是一种幸福。最后想引用一句中国古人的话："宠辱不惊，看庭前花开花落，去留无意，望天上云卷云舒。"让我们一起来学会"放得下"，以此来增强我们的心理弹性，共享"放得下"的养生福分。

六、西医疗法

西医疗法包括化学治疗、放射治疗、手术治疗、生物免疫疗法等。

（一）化学治疗

化疗是化学药物治疗的简称，是利用化学药物阻止癌细胞的增殖、浸润、转移，直至最终杀灭癌细胞的一种治疗方式。它是一种全身性治疗手段，和手术、放疗一起，并称为癌症的三大治疗手段。由于化疗药物的选择性不强，在杀灭癌细胞的同时也会不可避免地损伤人体正常的细胞，从而出现药物的不良反应。因此，在接受化疗药物的时候，一方面希望能够达到最佳的抗肿瘤作用，另一方面也要注意预防和识别化疗药物的不良反应。

保罗·恩利希最先使用了化学疗法这个名词，他是一所研究感染性疾病和血清研究所的所长。在利物浦，已有人试着用一种合成的砷化合物来治疗寄生虫的感染。但当恩利希试图重复这些结果时，他发现疾病产生了对这种药物的耐药性。他要求化学家试着合成许多不同的砷化合物。后来，另一位德国科学家弗里茨·绍丁在1905年发现了引起梅毒（一种性传播疾病）的微生物。恩利希就用他的化合物来试验对这种新微生物的治疗作用。他高兴地发现，606号化合物有效果。他把这种化合物称为洒尔氟散，并戏称它为"神奇的子弹"，因为它对梅毒有特效。1911年，它被第一次运用于梅毒的治疗。

从那以后，科学家们一直在寻找能杀伤肿瘤细胞、不对人体造成严重伤害的化学物质。在发现有效的化学物质之前，科学家得对几千种化学物质进行测试。

许多种癌症现在能被治愈。干扰素是人体针对某些病毒发生反应后而自然产生的蛋白质。它们刺激人体自身的防御系统，杀伤一些癌症细胞。它们已经被成功地用于治疗某些类型的白血病，并能延缓一些肿瘤的发展。

1. 化学治疗临床应用的四种方式

（1）晚期或播散性肿瘤的全身化疗

这类肿瘤患者通常缺乏其他有效的治疗方法，因此常常一开始就采用化学治疗，近期的目的是获得缓解。通常人们将这种化疗称为诱导化疗（Induction Chemotherapy）。如开始采用的化疗方案失败，改用其他方案化疗时，称为解救治疗（Salvage Treatment）。

（2）辅助化疗（Adjuvant Chemotherapy）

是指局部治疗（手术或放疗）后，针对可能存在的微小转移病灶，防止其复发转移而进行的化疗。例如骨肉瘤、睾丸肿瘤和高危的乳腺癌患者术后辅助化疗可明显改善疗效，提高存活率或无病存活率。

（3）新辅助化疗（Neoadjuvant Chemotherapy）

针对临床上相对较为局限性的肿瘤，但手术切除或放射治疗有一定难度的，可在手术前或放射治疗前先使用化疗。其目的是希望化疗后肿瘤缩小，从而减少切除的范围，缩小手术造成的伤残；其次化疗可抑制或消灭可能存在的微小转移，提高患者的存活率。现已证明新辅助化疗对膀胱癌、乳腺癌、喉癌、骨肉瘤及软组织肉瘤、非小细胞肺癌、食管癌及头颈部癌可以减小手术范围，或把不能手术切除的肿瘤经化疗后变成可切除的肿瘤。

（4）特殊途径化疗

腔内治疗　包括癌性胸腔内、腹腔内及心包腔内积液。通常将化疗药物（如丝裂霉素、顺铂、5-FU、博来霉素）用适量的流体溶解或稀释后，经引流的导管注入各种病变的体腔内，从而达到控制恶性体腔积液的目的。

椎管内化疗　白血病及许多实体瘤可侵犯中枢神经系统，尤其是脑膜最容易受侵。治疗方法是，通常采用腰椎穿刺鞘内给药，以便脑脊液内有较高的药物浓度，从而达到治疗目的。椎管内常用的药物有氨甲蝶呤及阿糖胞苷。

动脉插管化疗　如颈外动脉分支插管治疗头颈癌，肝动脉插管治疗原发性肝癌或肝转移癌。

尽管目前已有四十余种常用的抗肿瘤药物，而且新药还在不断地发展，但欲取得好的疗效，还必须有合理的治疗方案，包括用药时机、药物的选择与配伍、给药的先后次序、剂量、疗程及间隔时间等，才能做到全面、合理、有效地选择联合化疗方案。通常联合化疗方案的组成要考虑以下原则：①使用不同作用机制的药物，以便发挥协同作用；②药物不应有相似的毒性，以免毒性相加，患者不能耐受；③单一用药必须有效。

2. 化疗注意事项

·开始治疗前诊断必须明确。白血病、多发性骨髓瘤与恶性组织细胞瘤必须得到血液学和骨髓细胞学诊断。恶性淋巴瘤与其他各种实体瘤必须得到局部组织的病理诊断，化疗药物一般不用于诊断性治疗，更不能作为安慰剂使用，以免给患者造成不必要的损失。

·患者一般情况较好，血常规及肝、肾功能正常，才能耐受化疗。凡有下列情况之一者，应慎重考虑药物的种类与剂量：年老体弱，以往经过多种化疗或与放疗同时进行，肝、肾功能异常，明显贫血，白细胞或血小板低于正常值，营养不良、血浆蛋白明显减少，肿瘤骨髓转移，肾上腺皮质功能不全，有发热、感染或其他并发症，心肌病变等，慢性肺功能不全。

3. 化疗失败原因

患者方面　骨髓与其他重要器官（肝、肾、心、肺等）的功能不全，患者的一般情况太差，不能耐受化疗。

病情方面　原发或继发性耐药；增殖比率较低处于静止期细胞多；肿瘤的负荷过大。

药物方面　选择性不强，对肿瘤和正常组织细胞的损伤差别不大；对 G0 期细胞无效或效力太差；不能作用于"避难所"内的瘤细胞如不能通过血脑屏障而进入颅内；最有效的使用方法尚未找到。

即使在治疗过程中感到不适，往往也可在两个疗程之间（暂停治疗期间）迅速复原，而且可在觉得病情好转时恢复日常活动。如果在家服用化疗药片，化疗则对日常生活的干扰较少。在口服化疗药物期间，仍然可以根据患者自己的精神状态，正常上班及参加各种社交活动。

有些需要通过静脉注射的化学疗法，可以在医院门诊部进行，但有些情况的确需要入住医院一段时间，这样就需要对日常生活安排做出较多改变。但只要向雇主解释为什么需要请假，相信大多数雇主都会谅解。

对大多数接受化疗的患者来说，偶尔饮用一些含酒精的饮料，不会影响治疗的效果。

化疗是治疗肿瘤广为认可的有效手段，广泛用于手术前、手术后及晚期肿瘤的姑息治疗。目前使用的绝大多数化疗药物是通过抑制细胞增殖来发挥抗肿瘤作用的，而细胞增殖是正常细胞和癌细胞的共同特点，因此这些药物对人体都有较大毒性，正常使用可能会出现一些化疗相关性急性疾病。

4. 化疗不良事件及其处理措施

下面总结一下化疗相关性急性疾病，扼要介绍其处理方法和管理措施，具体如下：

（1）化疗药液外渗

化疗药物毒性大，刺激性强，药液外渗往往会造成严重后果，发生了究竟该如何处理？

·药液外渗的处理方法：化疗药外渗可引起局部疼痛、局部组织肿胀及溃疡坏死，或形成局部硬结。静脉输注药外渗的一般处理原则为：①停止输液；②抬高肢体；③保留针头，回抽外渗药物；④注入 5～10ml 生理盐水稀释渗出药物；⑤局部使用解毒剂；⑥局部外用皮质类固醇激素；⑦2% 普鲁卡因局部封闭；⑧冷敷；⑨局部用中药芒硝粉或硫酸镁外敷，或者外敷薄土豆片或黄瓜片。

·静脉炎形成的处理办法：先有药液外渗，后有静脉变硬呈条索状改变，局部皮肤有色素沉着，严重者局部肢体麻木肿胀疼痛。静脉炎重在预防。选择条件良好的静脉输液，或者选择深静脉置管输注化疗药可杜绝此类现象。此外，药物要稀释到一定浓度，输注时调节好速度。治疗措施有局部热敷、外涂喜疗妥乳膏有助于减轻症状及促进恢复。

（2）过敏反应

紫杉醇过敏反应发生频繁，发生率为 10%～20%，主要是做好预防措施，随时准备好抗过敏药物。用药前常规给予地塞米松片和苯海拉明预处理，可减轻或预防过敏反应发生。当然还有其他化疗药物均有过敏可能。

对于过敏反应，无须等待实验室检查结果，在第一时间给予肾上腺素、氧疗、雾化吸入 β_2 受体激动剂、抗组胺药等治疗。

肾上腺素　对于出现喉头水肿、支气管痉挛、荨麻疹的患者需立即肌内注射 0.3～0.5ml 的 1:1000 肾上腺素稀释液。必要时每隔 10～15min 重复给药 1 次，总共 3 次。患者如出现严重低血压、严重支气管痉挛、严重上呼吸道水肿等危重情况，可一次性静脉推注 0.5～1.0ml 的 1:10000 肾上腺素稀释液（可以间隔 10～15min 后重复给药）。经上述处理后，如症状仍无明显改善，可以 1～4pg/min 的速度持续静脉输注肾上腺素，直至患者症状缓解。如果短时间内无法建立静脉通路，紧急情况下可气管内给药，剂量为上述静脉用药剂量的 2 倍。

氧疗　患者出现呼吸困难，可给予面罩吸氧。出现严重嗜睡、低氧血症时可给予气管插管。如果患者有上呼吸道水肿，无法行气管插管，则需要气管切开。氧疗的目标值是血饱和度 >90%（PO_2 >60mmHg）。

支气管扩张剂 对于持续支气管痉挛的患者，可雾化吸入用沙丁胺醇。

抗组胺药 肾上腺素治疗以后，可再给予苯海拉明 25～50mg，每 4～6h 一次，静脉注射/肌内注射/口服，及西咪替丁 50mg 静脉注射或 150mg 每 8h 一次口服（或者其他 H_2 受体拮抗剂），有助于减轻组胺的释放效应，进一步缓解低血压及轻度的荨麻疹相关症状。

糖皮质激素 因过敏反应出现支气管痉挛的患者，可给予糖皮质激素治疗。首次剂量为甲强龙 120mg 静脉注射 1 次，继以 60mg 静脉注射，每 6h 一次。上述糖皮质激素治疗还有助于减轻过敏反应的晚期症状（可在出现早期表现的 6～12h 后出现）。

循环支持 低血压通常对肾上腺素治疗有反应，但对于肾上腺素治疗后血压仍不升高的患者，可能需要补充生理盐水。对于积极补充容量后仍为顽固性低血压的患者，必要时可给予去甲肾上腺素或肾上腺素等血管加压药物维持。

心电监护 出现过敏反应后需要接受肾上腺素治疗的患者，应常规给予严密监护，甚至需将其安排到重症监护病房观察。有时候病情出现反复，可在早期症状出现后数小时才表现出来，故监护至少需要持续 24h 后才能撤除。

（3）骨髓抑制

大多数化疗药物均可引起不同程度的骨髓抑制。需定期复查血常规，通常先出现白细胞减少，然后出现血小板减少，前者多比后者严重，少数可出现严重贫血。如出现重度骨髓抑制，合并粒细胞缺乏性感染，应紧急将患者转至层流床，做好床边保护性措施，给予一级护理，必要时给予特级护理。

具体处理措施：①停药；②预防和治疗感染；③口服各种升白细胞药物，如利可君片、升白胺、鲨肝醇等；④白细胞严重减少（Ⅲ度以上）时可用粒细胞集落刺激因子（G-CSF）100μg 或者 200μg 皮下注射，每天 1～2 次，连用 3d；⑤有输血指征者，成分输血；⑥白蛋白、血浆输入；⑦短期血小板显著降低，可用 IL-11 皮下注射，并给予止血药以防出血。

（4）胃肠道毒性

黏膜炎 化疗药物容易引起口腔炎、舌炎、食管炎和口腔溃疡，导致疼痛和进食减少。常见药物包括 5-FU、氨甲蝶呤。治疗以对症处理为主，应注意口腔卫生，保持清洁和湿润，用盐水或者康复新等含漱；严重口腔炎停用化疗。

恶心、呕吐 为最常见的不良反应，严重的呕吐可导致脱水、电解质紊乱。化疗所致呕吐可分为急性呕吐、延缓性呕吐和预期性呕吐。急性呕吐是指化疗后 24h 内发生的呕吐；延缓性呕吐，是指化疗 24h 以后至 7d 内所发生的呕吐；预期性呕吐是指患者在此之前的治疗周期中经受了难受的急性呕吐后，在下一次化疗给药前所发生的恶心和呕吐，是一种条件反射。常用的止吐药物目前以 5-HT$_3$ 受体拮抗药疗效最好。用法：格雷司琼 3mg，化疗前 0.5～1h 静脉注射；昂丹司琼 8mg 于化疗前 0.5～1h 静脉注射或口服；或用甲氧氯普胺、苯海拉明及地塞米松三联镇吐，对轻到中等强度呕吐也有较好疗效。

其他 化疗还可引起食欲减退、腹胀、腹泻和便秘等，可对症处理治疗。腹泻主要见于伊立替康等化疗药物，主要建议备用洛哌丁胺，必要时使用。

（5）皮肤毒性

化疗药物可引起的皮肤毒性包括瘙痒、脱发、皮疹、皮炎、色素沉着等。脱发是很多化疗药物常见的不良反应，主要药物有蒽环类、紫杉醇、CTX、VP-16、VCR、5-FU等。所致脱发为可逆性的，脱发一般发生于首剂化疗后 2~3 周，在停化疗后 6~8 周再逐渐长出。有报道对使用多柔比星的患者可用特制的冰帽，有一定的防脱发作用。

（6）化疗的心脏毒性

许多抗肿瘤药物对心脏有一定的毒性作用，以蒽环类抗生素为主，其中又以 ADM 最为重要，可引起一种与剂量有关的心肌病。如使用这些药物，一定要行心电监护，并定期检测心功能。

在影响多柔比星心脏毒性的有关因素中，累积总剂量是最重要的危险因素。选择脂质体多柔比星心脏毒性小，可供选择。

蒽环类药物性心肌病在临床上可分为三种：

急性心肌心包炎　一般在用药的几天内发生，表现为一过性心律失常、心包积液和心肌功能不全。偶尔会导致短暂的心力衰竭、死亡。

亚急性心脏毒性　起病隐匿，可在末次用药后出现症状，但以末次用药后 3 个月发病者最多。临床表现可为心动过速和疲劳，最后可出现肺气肿、右心充血征和心排出量降低。应用强心药物可使病情稳定。

治疗蒽环类药物性心肌病通常需要经静脉用药以增强心肌收缩力，并降低心脏的后负荷。血管紧张素转化酶抑制剂在稳定心力衰竭和延缓心肌病的恶化中起着重要作用。无效者也可选用选择性 β 受体阻滞药。

大剂量持续输注氟尿嘧啶的心脏毒性的表现有心前区疼痛、ST-T 改变、房性心律失常、心肌梗死、心功不全、猝死。DDP 对心脏的影响可有房颤、心绞痛及 ST-T 改变。

（7）肺毒性

一系列抗肿瘤药物可引起肺毒性，另有不少非抗肿瘤药物也可引起肺实质损害。抗肿瘤药物所致的肺毒性主要表现为肺间质炎和肺纤维化。

博来霉素是最易引起肺毒性的药物，3%~12% 病例有 X 线或生理功能改变，1%~2% 可发生急性致死性肺损害。

处理化疗有关的肺毒性的最好方法是预防。对已产生的肺损害尚无肯定有效的治疗方法，一旦发现毒性，首要措施是停药。皮质类固醇治疗的效果虽尚未经对照研究证实，但尚可用。

（8）肝毒性

抗肿瘤药物引起肝毒性的主要途径有三：①直接损伤肝细胞；②导致肝脏疾病基础疾病加重，特别是病毒性肝炎；③由于潜在的肝脏疾病改变抗肿瘤药物的代谢，导致其体内代谢时间延长，不良反应增加。

化疗患者应预先了解的病史包括用药史，有肝功能不全者慎用或减量使用抗肿瘤药。化疗期间应定期查肝功能包括 AKP、GT 等酶学测定，需与转移性肝癌或肝浸润及病毒性肝炎等鉴别。

一般而论，肝细胞损伤，特别是药后短期内出现的转氨酶升高，多属一过性，停药后可迅速恢复。联苯双酯、谷胱甘肽、易善复、甘草酸二铵、葡醛内酯等有助于转氨酶恢复正常。如能接受护肝药物大多患者仍可继续接受治疗。

（9）泌尿系统不良反应

抗肿瘤药物的泌尿系影响主要有肾损害和出血性膀胱炎。

肾损害　大多数引起肾功能障碍的细胞毒性药物损害肾小管而非肾小球，可即刻发生，也可延迟发生，出现于长期用药中或停药后。顺铂的肾毒性最为突出，用药后可出现血清尿素氮及肌酐升高。一般发生于 7～12d，可于 1 个月左右恢复，少数需数月，个别有不可逆性肾衰竭出现。环磷酰胺和异环磷酰胺是具有相似化学结构的类似物，毒性、抗肿瘤效果相似，但两者的肾毒性明显不同。环磷酰胺无任何肾毒性，而异环磷酰胺可引起多种肾功能指标异常，某些严重的肾功能异常可致命，或造成需长期血液透析的不可逆性肾功能衰竭。氨磷汀的使用可减少或防止顺铂的肾毒性。处理措施：定期检测肾功能、充分水化及采用联合化疗减少单药剂量为预防措施。为减少肾毒性的发生，在顺铂化疗时不宜同时使用其他可能导致肾损害的药物。

出血性膀胱炎　主要见于环磷酰胺或异环磷酰胺的治疗，环磷酰胺可引起无菌性化学性膀胱炎。用量大时应足量补液。长期用药需定期随访尿常规。发生膀胱炎宜停药，以后尽可能避免使用。异环磷酰胺引起化学性膀胱炎的原理和环磷酰胺一致。使用美司钠基本上可预防。

（10）神经系统反应

常见的是外周神经毒性反应。紫杉醇类主要引起外周神经毒性，这种毒性是剂量依赖性的，通常在停药后可逐渐恢复。顺铂神经毒性的发生率为 50% 左右，常见神经毒性是周围神经损伤，运动功能一般不受影响。顺铂神经毒性治疗方法为减少或停止用药，氨磷汀有保护作用。奥沙利铂末梢神经毒性尤为明显，用药当天或次日需要预防性戴保护手套，防寒保暖。5-FU 类主要预防性使用维生素 B_6。

5. 化疗罕见急症预处理方案

（1）循环呼吸系统急症

①致死性心律失常

症状：晕厥，心悸，胸痛。

相关药物：紫杉烷类、蒽环类、异环磷酰胺、氟尿嘧啶、吉西他滨、顺铂（顺铂使用前后纠正低钾及低镁可降低心律失常的风险）。

检查：心电图。

处理：停药，纠正水电解质紊乱，心电监护至少 24h，对潜在致命性心律失常者予药物治疗，必要时安装起搏器。

②自发性气胸

症状：突发性胸痛，呼吸困难。

相关药物：多发生于化疗后 2～7d，多见于化疗敏感肿瘤如生殖细胞肿瘤、淋巴瘤、肉瘤。后续化疗应注意气胸的反复出现。

检查：胸片。

处理：根据气胸量选择穿刺抽气或留置胸腔闭式引流，必要时行急诊手术。

③致死性间质性肺炎

症状：干咳、呼吸困难、低热，随症状进展而加重。

相关药物：博来霉素、氨甲蝶呤、环磷酰胺。

检查：肺部听诊为双肺底爆裂音，胸片提示双肺底渗出，胸部 CT 提示弥漫性间质性渗出影和磨玻璃样改变。

处理：静脉注射大剂量甲泼尼龙或口服泼尼松龙 60～100mg/d，多数对糖皮质激素反应良好，但应缓慢减量防止病情反复。

④体质特异性药物反应

症状：意识模糊，发热，寒战，喘鸣或低血压。

相关药物：博来霉素、氨甲蝶呤、环磷酰胺。

检查：相关实验室检查。

处理：扩容、血管加压素、抗组胺药或大剂量类固醇激素治疗。

⑤急性呼吸窘迫综合征

症状：急性发作的进行性呼吸困难。

相关药物：吉西他滨、环磷酰胺、多西他赛等，起病时间差异大。

检查：血氧监测提示顽固性低血氧，胸片提示双肺弥漫性渗出影、无左心衰临床证据。

处理：停药、机械通气、支持治疗等。

（2）消化系统急症

①中性粒细胞减少性盲肠炎

症状：右下腹痛，发热（可有腹膜炎和脓肿体征）。

相关药物及疾病：紫杉烷类、顺铂、奥沙利铂、伊立替康、蒽环类；常见于血液系统恶性肿瘤或采用大剂量化疗的实体瘤患者。

检查：中性粒细胞减少。超声：肠壁增厚≥4mm，血运丰富。CT 示肠壁增厚、结肠周围炎症、肠壁囊样积气、腹水。

处理：禁食、输液、广谱抗生素治疗；有全身感染征象者，予集落刺激因子（GSF）治疗。初始治疗不推荐手术，病情加重或发生肠梗阻、穿孔或坏死等并发症，可考虑手术。

②中毒性直肠炎

症状：腹痛、腹胀、发热、心悸、休克等败血症表现。

相关药物及疾病：FEC 方案、MACE 方案、ChlvPP 方案；首先排除感染，尤其是难辨梭菌感染。

检查：X 线提示结肠明显扩张 >6cm。

处理：对症支持治疗，必要时镇痛、输血；加重时尝试肠道减压以减少肠穿孔风险。保守治疗无效时考虑手术，先行姑息性结肠造口术，必要时行全结肠切除术。

③急性胰腺炎

症状：上腹痛，多伴恶心、呕吐。

相关药物：紫杉烷类、异环磷酰胺、长春瑞滨、顺铂等。

检查：血浆淀粉酶和脂肪酶浓度 > 正常值上限 3 倍。

处理：多采用保守治疗，包括静脉输液、镇痛和肠外营养。

（3）造血系统急症

①急性溶血性贫血

症状：急性背痛，发热，寒战，贫血（呼吸困难、心衰加重），溶血（黄疸、尿色加深）。

相关药物及疾病：顺铂、卡铂、奥沙利铂等；用药极短时间内发生。

检查：血红蛋白下降，珠蛋白下降，球形红细胞增多。间接抗球蛋白或 Coom 试验阴性，直接抗球蛋白试验阳性，存在特异性抗 IgG 抗体。

处理：停药、大量输液、抗感染，输血维持 Hb≥8g/L；监测肾功能、血浆生化指标和尿量，预防溶血性尿毒综合征。病情持续恶化则予大剂量糖皮质激素（甲泼尼龙 500mg/d）和血浆置换术。

②急性血小板减少

症状：皮肤瘀斑或出血。

相关药物及疾病：铂类、环磷酰胺等。常在用药后数小时至48h内发生。

检查：血小板减少。流式细胞仪检测药物性依赖性抗体确诊。

处理：停药、输血小板。如有活动性出血，PLT 应 $>50 \times 10^9$/L；如有发热，PLT 应 $>20 \times 10^9$/L；如无出血或发热，PLT 应 $>10 \times 10^9$/L，输血后监测 1h。

（4）神经系统急症

①脑血管事件

症状：脑血管事件及体征。

相关药物及疾病：顺铂、吉西他滨、5-FU 等；初始应检查凝血功能，以排除弥散性血管内凝血。

检查：颅脑 CT/颅脑 MRI。

处理：对门冬酰胺酶导致的血管栓塞性卒中，行抗凝治疗 3~6 个月，如对抗凝药物无反应，予抗凝血酶治疗；纠正高血压等危险因素。

②可逆性后部白质脑病综合征（RPLS）

症状：突发头痛、行为改变或意识状态改变，多有癫痫性发作和视力改变。

相关药物及疾病：顺铂、吉西他滨、环磷酰胺、异环磷酰胺、氨甲蝶呤等。RPLS 高危因素有血容量负荷 > 基线体重的 10%、平均血压 > 基线的 25%、肌酐浓度 > 0.16mmol。

检查：脑 MRI 提示对称性顶枕部白质水肿，除枕叶距状沟和旁正中区外的高信号。

处理：去除致病因素（如高血压）；症状完全缓解后化疗可继续进行；再次发生时需要换药。

（5）急性血管事件

①急性动脉栓塞

症状：逐渐加重的剧痛，麻木，患肢苍白、发凉，脉搏消失，毛细血管再充盈减弱，出现皮肤花斑，严重时瘫痪。

相关药物及疾病：顺铂为基础的化疗方案，行心脏彩超排除心源性栓子，并排除凝血功能障碍。

检查：超声及血管造影。

处理：抗凝治疗，必要时手术取栓、血管再通。如无禁忌证，可行溶栓治疗。

②急性肠系膜缺血

症状：急性发作性腹痛，多数有腹膜炎体征。

相关药物及疾病：顺铂、环磷酰胺、氟尿嘧啶、氨甲蝶呤。

检查：CT血管成像，通常开腹手术确诊。

处理：大量补液、使用抗生素、急诊手术处理。

（二）放射治疗

肿瘤放射治疗（Radiation therapy）是利用放射线治疗肿瘤的一种局部治疗方法。放射线包括放射性同位素产生的α、β、γ射线和各类X线治疗机或加速器产生的X线、电子线、质子束及其他粒子束等。大约70%的癌症患者在治疗癌症的过程中需要放射治疗，约有40%的癌症可以用放疗根治。放射治疗在肿瘤治疗中的作用和地位日益突出，已成为治疗恶性肿瘤的主要手段之一。

放射疗法虽仅有几十年的历史，但发展较快。在CT影像技术和计算机技术发展帮助下，现在的放疗技术已由二维放疗发展到三维放疗、四维放疗技术，放疗剂量分配也由点剂量发展到体积剂量分配，及体积剂量分配中的剂量调强。现在的放疗技术主流包括立体定向放射治疗（SRT）和立体定向放射外科（SRS）。SRT包括三维适形放疗（3D-CRT）和三维适形调强放疗（IMRT）；SRS包括X刀（X-knife）、γ刀和射波刀（Cyber Knife），X刀、γ刀和射波刀等设备均属于立体定向放射治疗的范畴，其特征是三维、小野、集束、分次、大剂量照射，它要求定位的精度更高和靶区之外剂量衰减得更快。

放射治疗的疗效取决于放射敏感性，不同组织器官及各种肿瘤组织在受到照射后出现变化的反应程度各不相同。放射敏感性与肿瘤细胞的增殖周期和病理分级有关，即增殖活跃的细胞比不增殖的细胞敏感，细胞分化程度越高放射敏感性越低，反之愈高。此外，肿瘤细胞的氧含量直接影响放射敏感性，例如早期肿瘤体积小、血运好、乏氧细胞少时疗效好，晚期肿瘤体积大、瘤内血运差，甚至中心有坏死，则放射敏感性低；生长在局部的鳞癌较在臀部和四肢的肿瘤血运好，敏感性高；肿瘤局部合并感染，血运差（乏氧细胞多），放射敏感性下降。因此，保持照射部位清洁，预防感染、坏死，是提高放疗敏感性的重要条件。临床根据对不同剂量的反应，将放射线对肿瘤的敏感性分为：①放射高度敏感肿瘤，指照射20~40Gy肿瘤消失，如淋巴类肿瘤、精原细胞瘤、肾母细胞瘤等；②放射中度敏感肿瘤，需照射60~65Gy肿瘤消失，如大多数鳞癌、脑瘤、乳腺癌等；③放射低度敏感肿瘤，指照射70Gy以上肿瘤才消失，如大多数腺癌，肿瘤的放射敏感性与细胞的分化程度有关，分化程度越高，放射敏感性越低；④放射不敏感（抗拒）的肿瘤如纤维肉瘤、骨肉瘤、黑色素瘤等。

但一些低（差）分化肿瘤如骨的网状细胞肉瘤、尤文肉瘤、纤维肉瘤腹膜后和腘窝脂肪肉瘤等，仍可考虑放射治疗。

1. 放射治疗适应证

按照各系统中的不同种类的肿瘤，目前治疗的适应证可以分为以下类别：

（1）消化系统

口腔癌早期手术和放射疗效相同，有的部位更适合放射治疗，如舌根部癌和扁桃体癌。中期综合治疗以手术前放射治疗较好。晚期可做姑息性放射治疗。食管癌早期以手术为主，中晚期以放射治疗为主，另外颈段及胸上段食管癌因手术难度大、术后生活质量差等原因，一般行放射治疗。肝、胰、胃、小肠、结肠、直肠癌以手术治疗为主。结肠、直肠癌手术治疗可能较放射治疗有好处。早期直肠癌腔内放射的疗效与手术治疗相同。肝、胰癌的放疗有一定姑息作用。

（2）呼吸系统

鼻咽癌以放疗为主。上颌窦癌以手术前放疗为好。不能手术者行单独放疗，一部分可以治愈。喉癌早期放疗或手术治疗，中晚期放疗、手术综合治疗。肺癌以手术为主，不适合手术又无远地转移者可行放射治疗，少数可以治愈。小细胞未分化型肺癌要行放疗加化疗。

（3）泌尿生殖系统

肾透明细胞癌以手术为主，手术后放疗有一定好处。膀胱早期以手术为主，中期手术前放疗有一定好处，晚期可做姑息治疗。肾母细胞癌以手术、手术与放疗化疗三者综合治疗为好。睾丸肿瘤应先手术，然后行手术后放疗。子宫颈癌早期手术与放疗疗效相同，Ⅱ期以上只能单纯放疗，且疗效较好。子宫体癌以手术前放疗为好，不能手术者也可放射治疗。

（4）乳腺癌

以手术治疗为主，凡Ⅰ期或Ⅱ期乳癌，肿瘤位于外侧象限，腋窝淋巴结阴性者手术后不做放疗，Ⅰ期而肿瘤位于内侧象限或Ⅱ期乳癌皆做手术后放疗。Ⅲ期手术前照射也有好处。对早期乳癌采用"保乳术"后对乳腺及淋巴引流区进行放疗，疗效也很好。

（5）神经系统肿瘤

该类脑瘤大部分要做手术后放疗。髓母细胞应以放疗为主，神经母细胞瘤手术后应行放疗或化疗，垂体瘤可放疗或手术后放疗。

（6）皮肤及软组织恶性肿瘤

皮肤黏膜（包括阴茎及口唇）早期手术或放疗均可，晚期也可放疗；黑色素瘤及其他肉瘤，应以手术为主。也可考虑配合放疗。

（7）骨恶性肿瘤

骨肉瘤以手术为主，也可做手术前放疗。骨网织细胞肉瘤、尤文瘤可行放疗辅以化疗。

（8）淋巴系统肿瘤

Ⅰ、Ⅱ期以放疗为主，Ⅲ、Ⅳ期以化疗为主，可加用局部放疗。

放射治疗的绝对禁忌证很少，尤其是低姑息性治疗，例如对局部转移灶的止痛大部分有效。但也要视患者和单位的条件决定，一般来讲，晚期肿瘤患者处于恶病质的情况下，可作为放射绝对禁忌证。另外食管癌穿孔、肺癌合并大量胸腔积液也应列为绝对禁忌证。

凡属于放射不敏感的肿瘤，应作为相对禁忌证，如皮肤黑色素瘤、胃癌、小肠癌、软组织肉瘤、骨软骨肉瘤等。一般行手术治疗后补充术后放疗。急性炎症、心力衰竭，应在控制病情后再做放疗。肺癌需作较大面积照射而肺功能又严重不全时不宜做放疗。

2. 放射治疗的不良反应

放化疗的毒副反应是有目共睹的。尽管近年来在研制新药和新方法中都把降低毒性反应当成攻关的目标之一，但放化疗的毒性反应仍成为临床治疗中的一大难点。以下为放疗的常见不良反应及处理。

·放疗引起厌食、恶心、呕吐怎么办？恶心呕吐是肿瘤放疗时常见的副作用之一，大多数是因为放疗引起的胃肠功能紊乱造成的。防治的办法：此时患者应注意卧床休息，多饮水，以利代谢物的排泄。应精心烹调食物，少食多餐，吃易消化的食物，不要吃过甜、辛辣油腻和气味不正的食物，吃咸味的点心和食物。口服维生素 B_6、甲氧氯普胺等药物，可减轻恶心。如呕吐严重可肌内注射甲氧氯普胺等药物。最简便的方法是用手按压或针刺内关穴和足三里穴，也会有所帮助。厌食是最早出现的症状之一，也是放疗过程中的一种不良反应，对食欲不振要根据不同情况对症下药。如因放疗引起的食欲不振，可服用维生素 B_6 及助消化药和开胃药，也可选择食用开胃食品山楂等。上述症状较重者一般处理效果不好时可考虑输液或停止放疗。

·如何正确对待放疗引起的发热？放疗过程中发热的情况时有发生，原因有多方面。放疗本身造成的组织损伤，尤其是肿瘤组织坏死吸收可引起低热；放疗毒副反应引起的血象下降、免疫功能减退，也易合并病毒或细菌感染而引起发烧，使用化疗或其他免疫增强药物等，也可造成发热加重。因此出现发热时，应首先明确原因，以便正确处理。

发热后可视程度不同采取相应处理措施。低于38℃的发热，可不用退热药物，多饮温开水，注意休息，促其排汗、排尿，多能耐受并稳定至正常。如体温超过38℃，引起明显头痛或全身不适，应使用退热药物，如阿司匹林、解热止痛片等，也可用湿毛巾行头部冷敷，待进一步明确发热原因后再做相应处理。如应用抗生素控制细菌感染，应用抗病毒药物控制病毒感染，或适当调整原来的放疗、化疗方案等。如体温持续升高达38.5℃以上，应暂停放疗，稳定病情，静脉输液给予支持，必要时应用抗生素、维生素及适量糖皮质激素。

·放疗对血常规有何影响？造血系统对放射线高度敏感，部分患者在放疗中可出现外周血常规指标下降。其产生的原因是放射治疗时骨髓内各种造血细胞的分裂增殖受到抑制，导致向周围血中释放的成熟细胞减少，包括白细胞、红细胞和血小板。放射线对生成这三种细胞的前体细胞的放射敏感程度是相同的，但由于白细胞和血小板的寿命很短，因此外周血中计数很快下降，而红细胞的生产时间很长，贫血出现较晚。因此放疗期间应每周检查血常规一次，如白细胞低于 $3.0 \times 10^9/L$，应暂停放疗。

单纯放疗一般不易引起明显的血常规指标下降，下降的多少与照射野大小、部位及是否应用过或同时应用药物等因素有关。放疗中应加强饮食营养，促进造血功能，减轻放射线对骨髓的损害。食物宜高维生素、高蛋白。对下降明显者，应选用升高血常规指标的药物，如升白细胞药物鲨肝醇、利血生、维生素 B_4。重度白细胞下降，有感染风险者，可应用粒细胞集落因子，如非格司亭等，可使白细胞数量迅速回升。还可采用成分输血或输新鲜全血。白细胞下降明显者，其抵抗力明显下降，易合并细菌、病毒感染，应注意预防。有血小板减少者，应注意有无出血向，防止各种损伤，预防出血的发生。发生出血时，应积极应用止血药物。对于血常规指标下降严重者，应停止放疗，及时纠正，使用抗生素预防感染。

·放射治疗对身体免疫力是否有影响？目前临床使用的放射线在杀死肿瘤细胞的同时，不可避免的影响正常组织，使机体免疫功能减退。有些患者在接受治疗中需做某些区域淋巴系统的照射，以及对邻近肿瘤的某些免疫器官（如胸腺）进行高剂量照射，有的需要进行全身照射、半身照射或全淋巴系统照射，使患者的白细胞下降，免疫球蛋白水平下降，从而影响免疫功能。

· 放射治疗过程中，患者如何保护放射区的皮肤？肿瘤患者在放射治疗过程中，为了保护好放射区的皮肤，所穿内衣要宽松、柔软，最好是纯棉吸水性强的内衣，以减少对局部皮肤的摩擦、潮湿等刺激。照射局部保持清洁干燥，照射野标记要清晰可见，模糊不清时应由医生重新标记，切不可自己涂画。不要在照射野内粘贴胶布、涂抹红汞、碘酒等刺激性药物，不用肥皂等碱性物质清洗局部，不要暴晒等，避免一切理化因素的刺激。患者应注意保护放射区的皮肤，保证其完整性，以顺利完成放疗。

· 放射治疗区的皮肤瘙痒怎么办？放射性皮肤损害是放疗中和放疗后经常遇到的问题，好发于颈部、腋下及腹股沟等皮肤薄嫩和多皱褶的部位。放射性皮损的发生除了与局部皮肤的解剖结构有关外，还与照射总剂量、分割剂量、总疗程时间、射线种类、外界气候条件及患者的自我保护等因素有关。照射部位的皮肤出现红斑、烧灼感和刺痒感时，可用手掌轻轻拍打局部皮肤。涂 0.2% 冰片淀粉或消毒干燥的滑石粉，在此期间患者应将放射野内皮肤暴露、透气并保持干燥，忌用凡士林软膏或湿敷。放射野内皮肤尽量减少涂抹肥皂和用力搓擦。忌用手挠抓，以免加重局部皮肤的损伤。

· 放射治疗处的皮肤出现脱皮、糜烂、渗出怎么办？在放疗期间医生应定期检查放射野内的皮肤反应，一旦出现皮肤红肿或干性脱皮，可停照 2~3d 以避免皮肤损伤进一步发展而产生湿性脱皮。照射区域的皮肤出现充血、水肿甚至出现渗液和糜烂时，应暂停放疗。要保持患部清洁，严防感染，用含抗生素和地塞米松软膏，如氯地霜外敷或用硼酸溶液湿敷以使皮损尽快愈合，恢复治疗，可用庆大霉素、康复新湿敷后行暴露疗法，可起到抗感染，消除炎症、水肿，加速病损组织修复的作用。也可涂紫草油、禁止使用酒精擦拭。湿润烧伤膏对放疗引起的皮肤损害也有较好疗效。对于皮肤破溃同时合并的细菌感染，若较轻较局限，可外用抗炎药膏，如红霉素、氯霉素软膏；当感染较重时，可肌注或静滴抗炎药物。总之照射区皮肤的破溃流水为正常的放疗反应，只要患者与医生通力合作、合理治疗，是可以痊愈的。

· 头颈部肿瘤患者做放射治疗时应注意什么问题？头颈部是肿瘤的好发部位，所发生的各种肿瘤约占全身肿瘤的 20%。头颈部恶性肿瘤在治疗过程的不同时期大多数须接受放疗。头颈部肿瘤患者在接受放疗时应注意哪些问题？

放疗前，患者应自觉戒除吸烟、酗酒等不良习惯。这样可减轻放疗过程中射线所致正常组织损伤，如咽喉糜烂、口腔溃疡等。另外，可避免烟酒刺激造成肿瘤复发或产生第二原发性肿瘤。若放疗范围包括口腔者，放疗前应请口腔科医生全面检查，必要时治疗口腔内病灶，以控制口腔内感染灶，拔除残留牙齿断根和修补龋齿等。若行拔牙等口腔手术者，至少在术后 2 周后方可考虑做放疗。

放疗中和放疗后，因常有放射线所致唾液腺功能降低，唾液分泌减少，牙齿自我保护功能下降，患者除有口干不适外，口腔内易发生感染，出现放射性龋齿。因此，患者应多注意口腔卫生，饭后要漱口和刷牙，牙膏可选用些含氟牙膏。放疗后 2 年内应尽量避免行拔牙等口腔手术，以避免手术创伤所致放射性骨坏死的发生。若非行手术不可，可到专科医院就诊。放疗中和放疗后，应保持生活规律性、增强体质以尽量避免上呼吸道感染，从而避免上呼吸道感染所致黏膜下毛细血管的扩张和鼻咽、鼻腔等部位的大出血。在春秋干燥季节，鼻腔内可滴用薄荷、液态石蜡等以保护局部黏膜。鼻咽癌患者放疗后，鼻咽黏膜抗感染能力下降，局部易产生黏膜炎，分泌物增加有时伴有异味，这时可在医生指导下使用鼻咽冲洗方法以解除症状。部分获得痊愈的鼻咽癌患者可出现颞颌关节强直及周围肌肉挛缩、张口困难等后期出现的放射损伤。因此，放疗疗程结束后，患者平时可做些张口和闭口的功能训练。

· 头颈部放疗患者洁齿有何治疗意义？头颈部放疗患者由于受照射部位和照射范围的影响产生口腔反应是一种常见的不良反应。人们在进食或进其他食物时，一些食物残渣和细菌不可避免地残留在牙缝中。当放疗到一定量时口腔唾液腺、牙床血管及牙骨髓受到损伤，使局部抵抗力降低而引发感染，表现口干、牙痛、牙髓炎、口腔黏膜水肿、口腔溃疡等。因此放疗时保持口腔和牙齿清洁，保证放疗的顺利进行是非常重要的。

· 鼻咽癌患者放疗过程中为何要练习张口、闭口运动？张口受限为鼻咽癌患者远期放疗反应，无特殊治疗措施，重在预防。患者应在放疗中及放疗后经常做张口运动，防止咀嚼肌及周围组织的纤维化。一旦发生张口受限，应指导患者进行功能锻炼，并注意口腔卫生。

· 鼻咽癌患者放疗过程中出现口腔、咽喉疼痛如何处理？口腔、咽喉疼痛是鼻咽癌患者放疗时最常见的不良反应，常在放疗两周左右开始发生。患者早期口腔黏膜充血、水肿，出现点、片状白膜，患者表现为咽干、咽痛、吞咽困难。为减轻反应可多饮水，保持口腔湿润，并采用口泰或复方硼砂溶液漱口，口服舒雅禾 25mg，每天 3 次。若出现严重的黏膜反应，如口腔溃疡、糜烂、影响进食时可暂停放疗，并给予口咽部喷药，用药为康复新 20ml、庆大霉素 24 万 U、利多卡因 100mg，每天 3 次于饭前半小时喷雾。必要时静脉给予抗生素治疗，并注意口腔卫生。

· 常用鼻腔冲洗液有哪些？鼻咽冲洗可清除分泌物及脱落的坏死组织，预防局部感染，防止黏膜损伤，并可增强放射线的穿透力。一般每天冲洗 2 次，冲洗液为生理盐水，2.5%～3% 硼酸钠溶液或 2% 双氧水（过氧化氢溶液）。每次放疗前冲洗一次，局部炎症严重者可适当加用抗生素冲洗，如庆大霉素、阿米卡星等。对鼻塞严重者可先用麻黄素滴鼻液滴鼻后行冲洗。鼻咽癌患者怎样冲洗鼻腔？患者取半坐位，头稍向前倾，前面放一弯盘，将装有溶液的鼻咽冲洗器的前端，轻轻插入一侧鼻孔，患者张口呼吸，用手轻轻挤压鼻咽冲洗器，使冲洗液缓慢流入鼻咽，由另一侧鼻孔流出，两侧交替进行。冲洗过程中应注意：a. 鼻咽冲洗每天 1～2 次。b. 冲洗时压力不可过大，以免导致并发症。c. 冲洗时嘱患者勿说话，以免引起呛咳。d. 冲洗完毕嘱患者勿用力擤鼻涕，以免用力过大引起鼻咽腔出血。

· 癌症患者出现口咽疼痛如何处理？a. 嘱患者多饮水，进食温热软饭，以减轻食物刺激，必要时饭前用 0.2% 普鲁卡因液含漱，以达到表面麻醉，利于进食的目的。b. 采用庆大霉素 24 万 U，地塞米松 5mg，生理盐水 20ml 雾化吸入，每天 2 次。c. 疼痛严重不能进食者，应静脉补充液体，以保证机体营养供给。

· 头颈部肿瘤患者放疗后为什么会出现口干，如何防治？正常人的唾液由腮腺、颌下腺、舌下腺及腮腺分泌，以保持口腔湿润，帮助食物的消化，而患头颈部恶性肿瘤的患者在接受放射治疗时，上述腺体大都在放射野内。在接受了高剂量的放疗后，正常腺体的腺细胞不能分泌足够的唾液，唾液变得少而黏稠，故患者会觉得口干。这种情况在放疗中便开始出现并可能伴随终生。虽然目前还没有很好的办法使唾液分泌功能恢复正常，但以下办法可以使症状减轻：①在制订治疗计划时，医生如果能避开腮腺等腺体时，应运用各种治疗手段尽量避免照射这些腺体或让其受量过高，尤其是患有一侧舌癌、齿龈癌及颊黏膜癌时；②运用多种治疗计划，如放疗加手术，体外放疗加组织间插植或腔内治疗，控制大面积放疗的剂量，加强局部剂量，即使腺体的损害减少，肿瘤也能得到很好地控制；③患者在治疗过程中少量多次饮水，多吃一些富含维生素的食物和水果，如蔬菜、梨、西瓜、草莓等；④少吃辛辣食品及"补药"（如人参等），忌烟酒；⑤注意口腔卫生，多漱口；⑤配合生津、去火的中药治疗，如胖大海、麦冬、菊花、绿茶冲泡服用。

·头颈部放疗时口腔黏膜会出现白膜、破溃如何处理？患有头颈部肿瘤的患者，因不光肿瘤区域接受治疗，还包括其相应的预防治疗范围，一般口腔、咽喉都在放射治疗野内，所以包括正常组织范围较大。相应的放疗反应也较大，当放疗至 20～30Gy 时，由于口咽黏膜急性充血、水肿，患者会觉得口干、咽痛，尤其咽东西时加重，有相当多的患者说"连咽唾液都很困难"。随着放疗剂量的增加，有的黏膜破溃形成溃疡，一些坏死物质沉积于此，形成一层白色的膜，我们称之为"白膜"，当医生检查时会发现口咽部充血、糜烂、溃疡并有白膜，一般多见于软腭、颊黏膜等部位。这时患者的反应很重，有些患者甚至滴水不入。这时，对于患者来说应该多含漱，保持口腔清洁，多吃清淡的食物，像牛奶、蛋羹、米粥、梨水、西瓜汁等，忌辛辣食物和烟酒。对于医生来说，可以给患者口服大剂量的维生素 B、C、E 等，也可在饭前半小时口服丁卡因糖块，减轻下咽疼痛，以利进食，同时还可以配合中草药如胖大海、菊花、麦冬等治疗。大多数患者在经过上述处理后，随放疗野的缩小，症状会逐渐减轻并可以坚持治疗，只有少数患者因种种原因反应很严重以至于暂停放疗。这样患者可能会有发热、局部化脓等症状，此时可予输液全身抗炎等处理。严重反应一般多见于营养差、体质弱的患者，以及放疗单次剂量高、放疗速度快或合并化疗者。

·头颈部放疗时患者为什么会脱发，脱发还会再长出来吗？放疗使用的高能射线穿透能力很强，而人的头颅大小有限，所以射线完全可以穿透。只要头颈部照射野内有头发或射线通过的路径上有头发，那么射线对头发毛囊的生长都会有影响，达到一定剂量后就会引起脱发。放疗引起脱发后头发还会再长出来，只不过每个人头发长出来的时间不同。

·照射胸部的患者进食时为什么会出现下咽疼痛？胸部接受放疗的患者，当放疗至 20Gy 以后，患者会出现下咽痛或胸骨后不适的感觉，尤其是吃馒头、米饭时，这是因为在放射野内食管接受了放疗，出现黏膜充血、水肿，这一般为暂时现象，通过进软质、清淡食物，放疗野的改变，上述症状会减轻或适应，患者不要着急。如果症状加重出现，放射性食管炎，患者不能进食，可通过输液，口服局麻药物，甚至暂停放疗等办法来缓解症状。

·放疗期间患者会有哪些全身反应？如何处理？在放疗期间常见的全身反应有恶心呕吐、食欲不振，疲乏等，一般都不十分严重，多是因放疗后导致胃肠功能紊乱所致，也有的是因为脑干受到照射或放疗野太大，加上患者精神紧张，忧虑、疼痛等都会加重这些反应。可以服用一些健胃消食的药物，如维生素 B_6、甲氧氯普胺、多潘立酮、胃蛋白酶等，以促进胃肠蠕动和消化。另外，应确立战胜疾病的信心，增强与病魔做斗争的勇气，把吃好饭当作首要的治疗，饮食上要做到色、香、味俱佳，种类多样，易消化，无特殊气味，饭后适当作些运动。如果反应十分严重，可采用配合输液、静滴止吐药物，甚至暂时中止治疗的办法来解决。另外，白细胞和血小板下降，也是全身反应之一，可予补血食物如猪肝、猪蹄、升血药物及中药配合治疗，必要时可输成分血并暂停放疗。

·白细胞和血小板降至什么程度要停止放疗？患者接受放疗时，尤其是照射较大范围的扁骨、骨髓、脾及大面积放疗，如全肺放疗、全骨盆放疗、全腹放疗时。造血系统受影响导致全血细胞下降，如白细胞和血小板的下降。白细胞和血小板下降到一定程度就会对人体产生影响并有一定的危害，如患者自觉全身乏力，易导致严重感染甚至败血症，有出血倾向，导致内脏、颅内出血致死亡。所以当白细胞 $< 3 \times 10^9/L$，血小板 $< 70 \times 10^9/L$ 时应暂停放疗，升血对症治疗，血常规指标恢复后再开始治疗。不过，当放射野较小，如垂体瘤的放疗，或放射野未包括造血系统时，如颈部的放疗、四肢软组织的放疗，如果白细胞 $< 3 \times 10^9/L$，但 $> 2 \times 10^9/L$，血小板 $< 70 \times 10^9/L$，但 $> 50 \times 10^9/L$ 时，仍可继续放疗，但应严密监测血细胞的变化，如果呈逐渐下降的趋势，则应立刻停止放疗，加强升血治疗。

（三）手术治疗

手术或外科手术（Surgery）是指医生用医疗器械对患者身体某个器官或组织进行的切除、缝合等治疗。以刀、剪、针等器械在人体局部进行的操作，来维持患者的健康，是外科主要治疗方法，俗称"开刀"。目的是医治或诊断疾病，如去除病变组织、修复损伤、移植器官、改善机体的功能和形态等。早期手术仅限于用简单的手工方法，在体表进行切、割、缝，如脓肿引流、肿物切除、外伤缝合等。故手术是一种破坏组织完整性（切开），或使完整性受到破坏的组织复原（缝合）的操作。随着外科学的发展，手术领域不断扩大，已能在人体任何部位进行。应用的器械也在不断更新，如手术刀即有电刀、微波刀、超声波刀及激光刀等多种。因之手术也有更广泛的含义。

1. 肿瘤外科手术的分类

（1）根治性手术

手术中把肿瘤及其转移的淋巴结一起整块切除。施行这种手术的条件是：①要求病期较早；②要看肿瘤的具体位置，如大肠癌，可允许广泛的组织切除而很少影响患者以后的生活质量；而脑肿瘤则手术切除的范围非常有限，因切除范围过大会造成严重的后果。

（2）减瘤手术

肿瘤向远处转移和扩散，但原发肿瘤尚可以切除时，手术切除原发肿瘤，以减轻全身症状，提高机体免疫功能，也有利于其他治疗（如化疗、放疗等）的作用发挥。但应用时应根据患者的具体情况而定。如大肠癌已有肝或肺转移时，手术切除原发癌既无多大困难又无多大危险，这时应争取手术。如原发性肺癌已有骨转移时，手术创伤大、危险大，且术后对生活质量的影响严重，则手术就得不偿失了。

（3）修复性手术

临床上有些手术对患者的创伤大，对形体美的破坏性严重，随着医学科学的发展，对其已有很多补救性手术，如乳腺癌切除术后乳房重建、头面部肿瘤切除后自体组织修复、直肠癌切除的原位肛门重建术等。从肿瘤治疗的角度上看，此类手术属于"锦上添花"的范畴，因此对于这类手术的效果要求较高，故应严格掌握适应证。

（4）预防性手术

临床上某些手术还应用于肿瘤的预防。如有些先天性或后天性病变，在发展到一定程度时可能恶变，如能及时进行手术治疗，则可能预防癌症的发生。如家族性结肠息肉病的肿瘤或肠切除术等。

（5）姑息性减症手术

部分肿瘤虽已不能手术切除或手术切除的意义不大，但出现了严重的威胁生命的并发症（如晚期胃肠道癌大出血、梗阻），也可通过手术的方法解除直接威胁生命的并发症。手术的目的是减轻患者的痛苦，提高患者的生活质量，延长患者的生命。

（6）诊断性或分期性手术

临床上，大部分肿瘤经过医生的检查及 X 线、B 超、CT、磁共振、内镜、穿刺细胞学检查等，可做出较准确的诊断，但仍有一部分肿瘤手术前难以确诊或难以准确分期，需要通过手术探查或取出部分或全部肿瘤做病理检查，如乳腺肿块的定性诊断或腹腔恶性淋巴瘤的分期性诊断。临床对这类带有诊断或分期目的而施行的手术称为诊断性或分期性手术。

（四）生物免疫疗法

在医疗界中，癌症的治疗一直是一大难题。癌症是一种致死性疾病，会使患者生命安全面临巨大威胁。患癌症时，会出现很多的症状，再加上众多的并发症，让患者苦不堪言。对于癌症患者来说，癌症治愈一直是一个遥不可及的愿望。因为在医疗界中并不存在彻底治愈癌症的治疗方式，医生能做的只能是控制癌症病情的发展，治愈只能是一个美好的愿望。

近年来，癌症的发病率呈现出不断上升的发展趋势，并且有年轻化的演变趋势，很多年轻人也患上了这种死亡性疾病，让自己的生命进入了倒计时。癌症是一种不断发展的疾病，癌细胞会不断地转移到患者的全身各处，不断地生长繁衍，导致人体消瘦、无力、贫血、食欲不振、发热及严重的脏器功能受损等等。

癌症会发生在身体的各个部位，发生的部位不同，病理形态也不同，因此会产生各种各样的临床表现。但癌症的早期往往症状很少，待发展到一定阶段后才渐渐表现出一系列症状和体征。

肿块 癌细胞恶性增殖所形成的，可用手在体表或深部触摸到。甲状腺、腮腺或乳腺的癌灶可在皮下较浅部位触摸到。肿瘤转移到淋巴结，可导致淋巴结肿大，某些表浅淋巴结，如颈部淋巴结和腋窝淋巴容易触摸到。至于身体较深部位的胃癌、胰腺癌等，则要用力按压才可可触到。恶性肿瘤包括癌症肿块生长迅速，表面不平滑，不易推动；良性肿瘤则一般表面平滑，像鸡蛋和乒乓球一样容易滑动。

疼痛 出现疼痛往往提示癌症已进入中、晚期。开始多为隐痛或钝痛，夜间明显。以后逐渐加重，变得难以忍受，昼夜不停。一般止痛药不起作用。疼痛一般是癌细胞侵犯神经造成的。

溃疡 由于某些体表癌的癌组织生长过快，营养供应不足，出现组织坏死所形成的。如某些乳腺癌可在乳房处出现火山口样或菜花样溃疡，有血性分泌物渗出，并发感染时可有恶臭味。此外，胃癌、结肠癌也可形成溃疡，一般只有通过胃镜、结肠镜才可观察到。

出血 癌组织侵犯血管或癌组织小血管破裂而产生的。如肺癌患者可咯血、痰中带血；胃、结肠、食管癌则可便血。

梗阻 癌组织迅速生长而造成的梗阻。当梗阻部位在呼吸道即出现呼吸困难，食管癌梗阻食管则吞咽困难；胆道部位的癌可阻塞胆总管而出现黄疸；膀胱癌阻塞尿道而出现排尿困难等。总之，因癌症所梗阻的部位不同而出现不同的症状。

其他 颅内肿瘤可引起视力障碍（压迫视神经）、面瘫（压迫面神经）等多种神经系统症状；骨肿瘤侵犯骨骼可导致骨折；肝癌引起血浆白蛋白减少而致腹水等。

随着医疗行业的不断发展及完善，出现了新兴的癌症治疗技术——生物免疫疗法。它是一种应用最广、最成熟的肿瘤生物治疗技术，目前临床上常用的是 CLS 生物免疫治疗即自体免疫细胞治疗技术（用自己的细胞治自己的病），它是提取患者自身的免疫细胞进行体外培养，然后再回输到患者体内，用自己的细胞治疗自己的病，不仅无明显毒副作用，还能改善免疫功能，故不会发生排异，治疗更简便、安全。

CLS 生物免疫治疗是将 DC 和 CIK 细胞结合起来，培养双克隆免疫细胞，直接精确地杀伤肿瘤细胞，而不损伤任何正常组织，具备更强大的抗肿瘤特性，能清除体内不同部位的微小残留病灶，有效防止肿瘤复发与转移。CLS 生物免疫治疗技术联合手术、化疗和放疗综合治疗，能起到良好的临床疗效，对不同肿瘤实施"个性化"免疫细胞治疗方案，进一步提高了治疗效果。这种联合应用多种免疫细胞实施个性化治疗的技术与方案将成为未来肿瘤治疗的发展趋势。

DC 细胞，全称树突状细胞，是近年来倍受人们关注的专职抗原递呈细胞（APC），能摄取、加工及呈递抗原，启动 T 细胞介导的免疫反应。由美国学者 Steinman 于 1973 年首次在小鼠淋巴结中发现。

CIK 细胞，即细胞因子诱导的杀伤细胞，是一种新型的免疫活性细胞，CIK 增殖能力强，细胞毒作用强，具有一定的免疫特性。由于该细胞同时表达 CD3 和 CD56 两种膜蛋白分子，故又称为 NK 细胞（自然杀伤细胞）样 T 淋巴细胞，兼具有 T 淋巴细胞强大的抗癌活性和 NK 细胞的非 MHC 限制性杀瘤等优点。该细胞对肿瘤细胞的识别能力很强，如同"细胞导弹"，能精确"点射"肿瘤细胞，但不会伤及"无辜"的正常细胞。尤其对手术后或放化疗后患者效果显著，能消除残留的微小转移灶，防止癌细胞扩散和复发，提高机体免疫力，因此，CIK 细胞被认为是新一代的肿瘤过继细胞免疫治疗的首选方案。

最新研究显示，DC 细胞与 CIK 细胞共培养后，可提高细胞的增殖速度和杀伤活性，且使其对肿瘤细胞的杀伤作用更具特异性。而且 DC-CIK 细胞对于血液、消化、呼吸、泌尿及生殖系统等多个系统肿瘤细胞均有杀伤作用。

目前，常规进行 CIK 细胞、DC 细胞进行或 DC-CIK 细胞的培养技术都是首先用血细胞分离机对 4000~8000ml 外周血进行体外循环，提取出外周血里的单个核细胞，然后在 GMP 实验室进行细胞培养获得具有抗癌活性的 CIK、DC 或 DC-CIK 免疫细胞。此过程中用血细胞分离机大剂量提取肿瘤患者外周血中的单个核细胞（幼稚细胞），可能会对患者的免疫系统造成损伤，临床操作时具有较大风险，很多肿瘤患者由于身体虚弱而无法完成此过程。要想克服这一困难，唯有运用极高极严格的细胞培养技术。让肿瘤患者获得无风险无损伤的肿瘤免疫细胞治疗成为医护人员和研发人员的责任,经过两年多几百次的实验,终于取得了重大突破,实现了 DC-CIK 细胞的高效率培养,培养效率比常规技术提高了百倍。现在只需要采集患者 40ml 左右的外周血,就可以培养出 1010 个 DC-CIK 细胞,明显优于常规的培养方法,其效应细胞 CD3$^+$、CD56$^+$ 高达 30% 以上。DC-CIK 抗癌细胞实验表明,DC-CIK 细胞杀癌细胞的活性明显高于 CIK 细胞,与血细胞分离机采集 PBMC 方法培养的 DC-CIK 细胞癌细胞活性相当,21 世纪初人类开始的生命方舟计划对于 DC 细胞的研究取得了长足的进步。

生物免疫疗法治疗癌症的优势:

·效果确切,有效率高:对有些癌症,有效率高达70%。

·无放疗、化疗毒副作用,患者不痛苦,耐受性好,杀瘤特异性强。

·能够激发全身性的抗癌效应,对多发病灶或转移的恶性肿瘤同样有效,可以帮助机体快速恢复被放疗、化疗破坏的抗癌免疫系统,提高远期抗癌能力。

·对癌症术后防复发效果显著,远期抗癌效果良好。

生物免疫疗法与手术治疗、放化疗治疗不同的就是利用患者身体中的细胞,不会产生不良反应,是一种安全有效的癌症治疗方式。

1. 生物治疗

肿瘤生物疗法是应用生物技术调节和增强肿瘤患者机体的免疫防御机制以杀伤肿瘤,有效清除患者体内残存肿瘤细胞的一种新兴肿瘤治疗手段。

生物治疗是一个广泛的概念,涉及一切应用生物大分子进行治疗的方法,种类十分繁多。从操作模式上分为非细胞治疗和细胞治疗。生物治疗是继手术、放疗和化疗后发展的第四类癌症治疗方法,系利用和激发机体的免疫反应来对抗、抑制和杀灭癌细胞。

(1) **肿瘤生物疗法类型**

肿瘤生物疗法有多种类型,目前还没有一个明确统一的划分。大致可分为细胞治疗与非细胞治疗(如抗体、基因疫苗等治疗技术)两大类。其中,自体细胞免疫治疗技术是目前应用较成熟的肿瘤生物治疗技术,并已被卫生部(现为国家卫计委)批准进入临床应用。

"用自己的细胞治疗自己的病",一种安全无痛苦的新型肿瘤生物疗法为身患"绝症"的人们打开了一扇绿色之门。

2009 年 3 月,卫生部颁布了《医疗技术临床应用管理办法》,将自体免疫细胞治疗技术纳入第三类医疗技术进行管理,通过审批的医疗机构可以开展临床应用。自此,这种被医学界称之为"最新的生物疗法"——自体免疫细胞治疗技术,将应用于我国癌症的临床治疗,成为继手术、放疗和化疗后第四种重要的肿瘤治疗手段。

(2) **国内外肿瘤生物治疗技术的研究现状**

肿瘤生物疗法在欧美及日本等发达国家已发展 20 多年,被广泛应用于临床。FDA 于 1992 年批准了生物免疫疗法为治疗癌症的基本疗法之一。日本称 21 世纪癌症治疗为"细胞治疗世纪",生物免疫疗法代表肿瘤治疗的发展方向。

2002 年,WHO 综合外科、基因学、免疫学的研究成果,发布了"快速提高免疫细胞数量和活性,清除癌细胞周围抑制免疫的活性物质,平衡癌细胞膜异常电位,撕破癌细胞的伪装保护层"的肿瘤治疗指导原则。

2009 年 3 月，卫生部审核批准"自体免疫细胞（T 细胞、NK 细胞）治疗技术"应用于癌症临床治疗。

2010 年 4 月 29 日，FDA 批准了前列腺癌症树突状细胞疫苗 Provenge（sipleucel-T）用于治疗晚期激素治疗不敏感性前列腺癌。

2. 细胞免疫治疗

细胞免疫疗法，是一种应用最广、最成熟的肿瘤生物治疗技术。通过在实验室中应用高端生物技术对杀癌免疫细胞进行大量的活化培养，使其具有高效识别和杀灭癌细胞的能力，再回输患者体内，以达到治疗肿瘤的目的。其中，免疫细胞的培养技术是核心部分。

基因疫苗指的是 DNA 疫苗，即将编码外源性抗原的基因插入到含真核表达系统的质粒上，然后将质粒直接导入人或动物体内，让其在宿主细胞中表达抗原蛋白，诱导机体产生免疫应答。抗原基因在一定时限内的持续表达，不断刺激机体免疫系统，使之达到防病的目的。

目前临床上常用的是自体免疫细胞治疗技术（用自己的细胞治自己的病），它是提取患者自身的免疫细胞进行体外培养，用自己的细胞治疗自己的病，故不会发生排异，治疗更简便、安全。

2009 年 3 月，卫生部颁布了《医疗技术临床应用管理办法》［卫医政发（2009）18号］，将"自体免疫细胞（T 细胞、NK 细胞）治疗技术"纳入第三类医疗技术进行管理，通过审批的医疗机构可以开展临床应用。

（1）DC-CIK 自体细胞免疫疗法应用原理

人体随着生物的进化逐渐形成一套完善的免疫机制来对抗肿瘤的发生，其中 DC 及 CIK 细胞就是免疫系统抗击肿瘤细胞增殖最重要的一环。

①DC 细胞：寻找肿瘤细胞的"雷达"

DC 又称树突状细胞。它是目前发现的功能最为强大的专职抗原递呈细胞，也是唯一能激活幼稚 T 细胞的抗原递呈细胞，在免疫应答的诱导中具有独特地位。临床研究结果显示，DC 细胞可促使患者 T 细胞增殖分化，还可激活 B 淋巴细胞，全面启动抗体免疫系统产生高效而特异的抗肿瘤效应，帮助重建肿瘤患者对肿瘤细胞的免疫监视功能。

DC 细胞的功能如同"雷达"，通过在体内随着血液全身各处主动搜索、识别肿瘤细胞，并把信息传递给免疫活性细胞，促进其激活和大量繁殖。

②CIK 细胞：杀伤肿瘤细胞的"导弹"

CIK 细胞即细胞因子诱导的杀伤细胞，是一种新型免疫活性细胞。这类细胞的特点是增殖速度快、杀瘤活性高、杀瘤广、对多重耐药肿瘤细胞同样敏感，并且识别能力很强，好比一枚"细胞导弹"能"瞄准"肿瘤细胞进行杀伤。这两种细胞共同特点是没有MHC 限制性杀伤肿瘤。

通过负载肿瘤抗原的 DC 与 CIK 的有机结合（即 DC-CIK 细胞）能产生特异性和非特异性的双重抗肿瘤效应，二者具有一定的互补作用。DC-CIK 细胞不仅能激发、增强肿瘤患者特异性抗肿瘤免疫应答，有效清除体内残留病灶，且在患者体内诱发免疫记忆，从而获得长期的抗瘤效应。

DC-CIK 自体细胞免疫治疗可有效杀灭术后残留的肿瘤细胞，防止复发和转移，减轻放化疗的毒副作用，减轻患者痛苦，提高患者自身免疫机制和生活质量，延长患者生命。

③自体免疫细胞治疗肿瘤流程简便，患者无痛苦

自体免疫细胞治疗技术是通过提取患者体内不成熟的免疫细胞（采血），在实验室进行活化培养使其具有高效识别和杀灭肿瘤细胞的能力后，再回输患者体内。患者只需配合做采血与回输血两个步骤，无须住院。因为用的是患者自己的细胞，故不会发生排斥，且无明显毒副作用（除了有些患者可能会出现轻微发热的迹象之外，无其他明显的毒副作用），不会给患者带来身体上的痛苦。

（2）细胞免疫治疗技术流程图（具体流程如下图所示：）

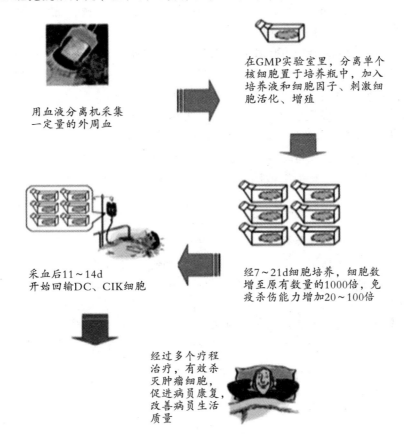

用血液分离机采集一定量的外周血

在GMP实验室里，分离单个核细胞置于培养瓶中，加入培养液和细胞因子、刺激细胞活化、增殖

采血后11~14d开始回输DC、CIK细胞

经7~21d细胞培养，细胞数增至原有数量的1000倍，免疫杀伤能力增加20~100倍

经过多个疗程治疗，有效杀灭肿瘤细胞，促进病员康复，改善病员生活质量

（3）注意事项

患者心、肺、肝、肾功能正常，一周内血常规指标在正常范围，无感染（或感染已被控制），3个月内检查的凝血三项和肝肾功能正常。此外，在细胞疗法的禁忌证（见"细胞免疫疗法"介绍）所列范围内的患者，不能接受CLS自体免疫细胞治疗技术治疗。

肿瘤的免疫治疗是激发和增强机体的免疫功能，以达到控制和杀灭肿瘤细胞的目的。

免疫疗法只能清除少量播散的肿瘤细胞，对于晚期的实体肿瘤疗效有限。故常将其作为一种辅助疗法与手术、化疗、放疗等常规疗法联合应用。先用常规疗法清扫大量的肿瘤细胞后，再用免疫疗法清除残存的肿瘤细胞，可提高肿瘤治疗的效果。已经建立了多种免疫方法，并在动物实验中取得了良好疗效，但当临床应用时受到的影响因素很多，其临床治疗的效果尚需进一步提高。

（4）肿瘤免疫治疗的常见类型

·非特异性免疫治疗：是指应用一些免疫调节剂通过非特异性地增强机体的免疫功能，激活机体的抗肿瘤免疫应答，以达到治疗肿瘤的目的。例如卡介苗、短小棒状杆菌、酵母多糖、香菇多糖、OK432 及一些细胞因子如 IL-2 等均属于此类。

·主动免疫治疗：肿瘤的主动免疫治疗是指给机体输入具有抗原性的瘤苗，刺激机体免疫系统产生抗肿瘤免疫以治疗肿瘤的方法。该法应用的前提是肿瘤抗原能刺激机体产生免疫反应。此种方法对手术后清除微小的转移瘤灶和隐匿瘤、预防肿瘤转移和复发有较好的应用效果。治疗用瘤苗有以下几类：

活瘤苗　由自体或同种肿瘤细胞制成，使用时有一定的危险性，较少用。

减毒或灭活的瘤苗　自体或同种肿瘤细胞经过射线照射、丝裂霉素 C、高低温等处理可消除其致瘤性，保留其免疫原性并与佐剂合用，对肿瘤的治疗有一定的疗效。

异构的瘤苗　自体或同种肿瘤细胞经过碘乙酸盐、神经氨酸酶等修饰处理增强了其免疫原性，可作疫苗应用。

基因修饰的瘤苗　将某些细胞因子的基因或 MHC I 类抗原分子的基因、黏附分子如 B7 基因等转移入肿瘤细胞后，可降低其致瘤性，增强其免疫原性，这种基因工程化的肿瘤苗在动物实验研究中，取得了肯定的效果，人体应用的前景尚待评价。

抗独特型抗体　抗独特型抗体是抗原的"内影像"，可代替肿瘤抗原进行主动免疫。已用于治疗 B 淋巴细胞瘤。

·被动免疫治疗：肿瘤的被动免疫治疗是指给机体输注外源的免疫效应物质，由这些外源性效应物质在机体内发挥治疗肿瘤作用。主要有以下两大类：

抗肿瘤导向治疗　利用高度特异性的单克隆抗体为载体，将细胞毒性的杀伤分子带到肿瘤病灶处，可特异地杀伤肿瘤细胞。根据所用的杀伤分子的性质不同，肿瘤的导向治疗可分为：a. 放射免疫治疗（radioimmunotherapy），将高能放射性核素与单克隆抗体连接，可将放射性核素带至瘤灶杀死肿瘤细胞；b. 抗体导向化学疗法（antibody-mediated chemotherapy），抗肿瘤药物与单抗通过化学交联组成的免疫偶联物，可以将药物导向肿瘤部位，杀伤肿瘤细胞，常用的有氨甲蝶呤（MTX）、多柔比星等；c. 免疫毒素疗法（immunotoxin therapy），将毒素与单克隆抗体相连，制备的免疫毒素对肿瘤细胞有特异性的强杀伤活性。常用的毒素有两类：一类是植物毒素，包括蓖麻籽毒素（RT）、相思子毒素（abrin）、苦瓜毒素（MD）等。另一类是细胞毒素，包括白喉毒素（DT）、绿脓杆菌外毒素（PE）。经过临床应用，单克隆抗体导向疗法取得了一定的治疗效果，但其存在的某些问题限制了其临床应用和疗效提高。如所用的单克隆抗体多为鼠源单克隆抗体，应用人体后会产生抗鼠源单克隆抗体的抗体，使其不能反复应用，从而影响了其疗效。用基因工程的方法，使鼠源抗体人源化可减少这个问题。认为用导向药物治疗实体瘤的效果有限。在腔内肿瘤如膀胱癌的治疗方面，可能有较好的效果。导向药物对清除转移的小肿瘤灶可能具有较好的治疗效果。

过继免疫疗法（adoptive immunotherapy）　是取对肿瘤有免疫力的供者淋巴细胞转输给肿瘤者，或取患者自身的免疫细胞在体外活化、增殖后，再转输入患者体内，使其在患者体内发挥抗肿瘤作用。过继免疫疗法的效应细胞具有异质性，如 CTL、NK 细胞、巨噬细胞、淋巴因子激活的杀伤细胞（LAK）和肿瘤浸润性淋巴细胞（TIL）等都在杀伤肿瘤细胞中起作用。LAK 细胞是外周血淋巴细胞在体外经过 IL-2 培养后诱导产生的一类新型杀伤细胞，其杀伤肿瘤细胞不需抗原致敏且无 MHC 限制性，有人认为 LAK 细胞主要成分是 NK 细胞。TIL 是从实体肿瘤组织中分离得到的，经体外 IL-2 培养后可获得比 LAK 细胞更强的杀伤活性。CTL 是 TIL 细胞的主要成分。已将 LAK 细胞、TIL 与 IL-2 合用在临床治疗晚期肿瘤患者，对于某些类型肿瘤如黑色素瘤、肾细胞癌患者确有一定治疗效果。

3. 生物治疗的效果

（1）**生物疗法在治疗恶性肿瘤中的作用**

长期临床经验积累证明，单一学科、单一治疗手段已经难以包揽恶性肿瘤（即癌症）的治疗任务，恶性肿瘤的根治性治疗需要多学科、多手段的综合治疗。

对手术后的肿瘤患者采取何种治疗手段能够降低复发率、提高存活期，是目前肿瘤学研究的重点及难点之一。越来越多的循证医学研究指出，肿瘤治疗不能靠单一学科治疗，而是需要多学科综合治疗。

目前治疗癌症的三大常规方法是手术、化疗及放疗。它们较之生物疗法能更快速地作用于肿瘤，使得肿瘤在短时间内缩小或消失，及时配合生物治疗，能将那些"潜伏""休克"的癌细胞彻底清除干净，防止癌症的复发转移；且能增强患者的免疫功能，减少因手术、放化疗治疗和不良反应所带来的身体损害。手术、放疗、化疗联合生物疗法对肿瘤综合治疗的显著疗效，在多年肿瘤临床试验中已得到了证实。

（2）**肿瘤生物疗法解决了传统治疗手段的弊端**

手术、化疗、放疗是肿瘤的三大常规治疗手段，能快速作用于肿瘤。然而手术对机体的损伤较大，且不能解决癌细胞转移的问题；放化疗有着严重的毒副反应，它们在杀死癌细胞的同时也会不可避免地损害正常细胞，降低人体免疫力。尽管这些手段也在不断改进，但都无法除净癌细胞，不能有效控制癌症的高复发与高转移率，对患者 5 年存活率的提高收效甚微。

生物疗法与放疗、化疗有着明显区别，具有杀伤肿瘤特异性极强、毒性小等优势。其通过调节和增强肿瘤患者机体的免疫防御机制，能全面清除各种残存癌细胞，防止肿瘤复发转移，还可增强人体抗癌免疫力；在提高患者存活率，改善患者生活质量上有显著作用。

（3）**细胞免疫疗法在与手术、放化疗联合治疗中所起的作用**

·能杀灭手术无法杀灭的微小病灶。

·能清除放化疗不能杀灭的休眠期肿瘤细胞。

·增强放化疗药物的敏感性。

·降低放化疗的毒副反应。

·增强患者的抗癌免疫功能。

（4）**细胞免疫疗法对不同期的癌症治疗具有实效作用**

·早期肿瘤术前应用，可避免由于手术应激所引起的免疫功能下降，提高手术成功率。

·手术、放疗或化疗后应用，可消灭体内残留的癌细胞，防止肿瘤复发转移，提高治愈率。

·放疗、化疗疗程之间及结束后应用，可增强其疗效，提高耐受性并减轻不良反应。

·晚期肿瘤已失去手术机会或体质较差者，无法耐受大剂量放化疗或化疗不敏感及耐药时，单用生物治疗能明显改善症状，提高生活质量，延长存活时间。

·临床治愈患者定期应用，可以预防转移和复发。

·癌前病变应用可以阻止癌变进程，预防肿瘤的发生。

4. 对生物治疗的了解

（1）**细胞免疫疗法结合手术治疗的效果及最佳应用时机**

手术后立即使用生物治疗，能迅速清除散在的癌细胞和微小病灶，有效预防肿瘤复发转移，并且迅速提高免疫力。DC-CIK 自体细胞疗法配合手术的最佳时机：术前采血，术后 1 个月即开始回输。同时，术前、术后检测免疫功能全套并进行对比，回输后再检测对比。

（2）**细胞免疫疗法结合化疗治疗的效果及最佳应用时机**

DC-CIK 自体免疫细胞疗法通过提高机体免疫功能，抑制肿瘤细胞耐药性，降低治疗中的感染发生率，并提高对化疗的敏感性，从而提高治疗有效率并可提高化疗的疗效，减轻不良反应，因此应在化疗前、中、后贯穿使用细胞治疗。DC-CIK 自体免疫细胞疗法配合化疗使用的最佳时机为化疗后 1 周进行生物治疗。DC-CIK 自体免疫细胞疗法具体操作方法：①化疗后 1 周，血常规分析判断能否进行生物治疗。②进行生物治疗，生物治疗疗程结束后可再进行化疗，化疗后可进行生物治疗下一个疗程。

（3）**细胞免疫疗法结合放疗治疗的效果及最佳应用时机**

DC-CIK 自体免疫细胞疗法能针对性地杀死肿瘤细胞，对血液中肿瘤细胞及微小转移灶及隐匿灶具有有效杀灭作用，且对正常组织毫无损害，从而有效地防止肿瘤复发。可在放疗前、中、后应用细胞治疗。DC-CIK 自体免疫细胞疗法配合放疗使用的最佳时机为放疗后 2d。DC-CIK 自体免疫细胞疗法具体操作方法：进行生物治疗，生物治疗疗程结束后 2d 以上可再进行放疗，放疗后可进行生物治疗下一个疗程。

（4）**生物治疗适用的肿瘤范围**

细胞免疫疗法适合于多种实体肿瘤的治疗，包括恶性黑色素瘤、前列腺癌、肾癌、膀胱癌、卵巢癌、结肠癌、直肠癌、乳腺癌、宫颈癌、肺癌、喉癌、鼻咽癌、胰腺癌、肝癌、胃癌等。此外，对白血病也有较好的疗效。

（5）**细胞免疫疗法的禁忌证**

细胞免疫疗法不适用于以下患者的治疗：孕妇或者正在哺乳的妇女；T 细胞淋巴瘤患者；艾滋病患者；不可控制的严重感染患者；对 IL-2 等生物制品过敏的患者；正在进行全身放疗、化疗的患者；晚期肿瘤造成的恶病质、外周血常规指标过低患者；器官移植后长期使用免疫抑制药物和正在使用免疫抑制药物的自身免疫病患者。

魏则西事件引发的思考

2012 年，魏则西考入某大学计算机专业。他成绩优异，排名在班级前 5%。

2014 年 4 月，魏则西被查出得了滑膜肉瘤。这是一种恶性软组织肿瘤，目前没有有效的治疗手段，存活率极低。魏则西休学。

2014 年 5 月 20 日至 2014 年 8 月 15 日，魏则西接连做了 4 次化疗，25 次放疗。

2014 年 9 月至 2015 年底，魏则西先后在某医院进行了 4 次生物免疫疗法的治疗，花费了二十多万元。

计算机专业大学生魏则西，生前通过网上搜索到某医院，接受一种号称为"肿瘤生物免疫治疗方法——DC-CIK疗法"的治疗，在耗费二十多万元后，最终不幸去世。

据报道，5月2日，恒瑞源正（上海）生物技术有限公司首席科学家，上海交通大学药学院分子药理学教授、客座教授，美国斯坦福大学医学院细胞生物学博士后，夏威夷大学医学院生物医学博士周向军在接受《中国经营报》记者采访时表示："魏则西之死中涉及的CIK、DC-CIK是美国2000年就淘汰的技术。淘汰的技术原因是CIK不含肿瘤特异性T细胞，临床试验没有发现治疗效果。"

事实上，目前，肿瘤细胞免疫治疗技术并未获得国家卫生和计划生育委员会临床应用的"准生证"，该技术仅被限定在临床研究范畴；此前，仅总后勤部卫生部曾经批准部分医院开展免疫细胞治疗临床应用试点。

据周向军博士介绍，肿瘤免疫治疗真正的转折点是2010年前后，以B淋巴细胞白血病CD19CAR-T治疗，晚期复发黑色素瘤的CTLA-4抗体和PD-1抗体治疗的优异疗效为标志，学术界和医学界终于理解和接受了这样一种医学现象：患者体内如果有足够多的肿瘤特异性T细胞，是有可能完全清除体内的肿瘤细胞从而延长患者生命的。同时，借助于二代测序技术对多种肿瘤的全外显子和全基因组测序，也明白了为什么名声正隆的靶向药只延长中位存活期却不改变5年存活率：因为所有靶向药，肿瘤因为高度突变而存在抗靶向药的耐药亚克隆细胞，在靶向药使用后耐药亚克隆细胞不受影响而导致肿瘤很快复发。

周向军博士说："在此之后国外大药企，从辉瑞、默沙东、施贵宝到诺华、GSK，纷纷处理了手上的靶向治疗项目，而全力转向肿瘤免疫治疗开发，包括各种不同免疫检查点抑制剂，肿瘤特异性T细胞如特异性TIL、MASCT、CAR-T、TCR-T。这从近几年的AACR和ASCO会议的报告内容就知道了。"这表明，肿瘤细胞免疫治疗技术目前还不成熟，仅被限定在临床研究范畴。

第六章　肿瘤康复

一、肿瘤康复治疗概述

1. 肿瘤康复的概念

肿瘤康复尚无明确公认的概念，根据国内外有关资料，参考一般康复的定义，我们不妨这样描述，肿瘤康复就是调动医、患、家庭和社会各方面的积极性，综合运用西医、中医、心理、营养、身心锻炼、社会支持等措施和技术，最大限度地提高癌症的治愈率，延长患者的存活期，改善患者的生活质量，帮助患者早日回归社会。

2. 肿瘤康复的必要性

随着医学科学及相关学科的发展，恶性肿瘤的诊治水平不断增高，癌症患者较长期存活，甚至治愈的病例越来越多。这些患者在临床治疗同时和之后，有必要进行康复治疗。

恶性肿瘤是一类难治的慢性全身性疾病。目前，治疗癌症尚缺乏特效的根治方法。临床上，通过手术、放疗和化疗，即使把肉眼能见的肿瘤完全清除，或达到完全缓解，也很难保证日后不再复发或转移。因此，每一个患者都需要后续的康复治疗。随着社会的发展，生活水平的提高，人们非常珍惜生活，追求生活质量，更珍惜自己的健康和生命。癌症尽管难治，但每个患者都渴望能够得到治愈。科学的临床治疗无疑是治愈疾病的关键措施，但一个人总不能老住在医院里，出院以后如何尽快恢复健康，如何防止复发和转移，如何适应新的家庭和社会生活等涉及康复的问题都是患者非常关心的。癌症患者有以下几方面的康复需要：

·身体方面，癌症患者除渴望尽快清除体内的肿瘤以外，也希望能及时解除疼痛、咳嗽、呼吸困难、恶心、厌食、营养不良等躯体痛苦，减轻各种治疗所带来的不良反应，需要增强体质，为各种治疗及适应家庭和社会生活提供良好的身体条件。

·心理方面，癌症的难治性、长时期的疾病折磨以及疾病引起的社会适应性的明显降低都可以使患者产生较严重的心理问题或障碍。患者需要得到理解、支持、鼓励和安慰，减轻心理上的痛苦。

·社会方面，癌症患者仍然具有社会属性，患者有得到家庭及社会支持、受人尊重、建立人际关系、参加社会活动、重新工作等权利和要求。这些都需要通过康复治疗给予指导和解决。

3. 肿瘤康复的目的

提高治愈率　治愈癌症，临床治疗是关键，康复治疗是保证。临床上经过手术、放疗或化疗，可见的肿瘤可以被清除或达到完全缓解，如能实施科学的康复治疗，就可能防止肿瘤复发或转移，使患者长期存活。另外，有不少带瘤者，经过适当的康复治疗，可以使病情稳定，甚至在少数患者中出现肿瘤完全消失。

延长存活期 对于一些临床治疗效果不佳的中晚期癌症，通过免疫、中药、心理等康复治疗，可以起到延缓病情发展、延长患者存活期的作用。

改善生活质量 适当的心理治疗和护理、及时有效的对症治疗、合理的营养等措施可以减轻患者的心身痛苦，增强患者的体质，提高生活质量。

回归社会 治疗癌症的目的不仅要让患者存活，而且要让其尽可能地回归家庭和社会，承担家庭和社会责任，享受家庭和社会生活带来的幸福。在这一点上，临床治疗后体质的恢复、受损器官功能的锻炼、健康心理的重建等康复措施显得尤其重要。

4. 肿瘤康复的范围

心理康复 随着肿瘤心理学的发展，人们逐渐认识到社会心理因素在肿瘤发生、发展和预后中起着非常重要的作用。癌症患者从怀疑诊断起，普遍存在着不同程度的心理压力，这种心理压力作为应激源可引起机体强烈的应激反应，并通过降低机体免疫力、影响进食和睡眠等，大大减弱了机体的抗病能力，促进肿瘤发展，降低治疗效果。更有甚者，患者可因绝望而拒绝接受治疗，或出现轻生念头和自杀行为。临床上也发现，心理素质较好、心理压力较小的患者，治疗效果往往较理想，预后也较好，而心理压力较大、情绪低落的患者往往疗效和预后不好。因此，适当的心理康复对于提高癌症患者的治愈率和生活质量可起到关键的指导作用。心理康复措施包括认知疗法、心理疏导、音乐、放松、暗示、催眠、心理支持等。

减轻患者痛苦 针对患者的各种症状和治疗的不良反应采取相应措施给予治疗，其中包括一些姑息治疗，如为解决消化道阻塞进行的改道手术、肿瘤压迫呼吸道而进行的放射治疗等，还有控制癌痛、抑制呕吐、促进食欲、镇咳等对症治疗，可大大减轻或消除患者的痛苦，改善患者的生活质量。最有代表性的癌痛控制是减轻患者痛苦、提高生活质量的重要措施之一。

增强患者的抗病能力 采用生物免疫、中医药治疗、营养支持、体育锻炼等措施提高患者的免疫力，可起到抑制肿瘤生长、减少复发和转移的作用。

合理营养 合理营养可起到预防和减轻恶病质、帮助患者尽快恢复体质、增强抗病能力的作用。

器官功能康复 其中包括喉癌患者喉切除术后配置人工喉，或锻炼用食管发音恢复语言能力，乳腺癌术后上肢水肿的恢复，直肠癌和泌尿道术后瘘口的护理，面部手术的整容，截肢患者残肢功能的重建等。

体能锻炼 运动可提高机体抗病能力，可疏导精神压力所引起的各种生理和病理生理反应。经常参加体育锻炼可使人精力充沛、自信心增强、思维敏捷、乐观开朗。运动还可使人更多地注意自己的身体，唤起对自身健康的责任心。体育锻炼不仅可以增强体质，而且也是有效的心理治疗方法。

气功锻炼 气功是练功者发挥意识能动作用，综合运用调息（呼吸锻炼）、调身（身体锻炼）和调心（心理锻炼）三类手段，对心身进行锻炼，通过调动和培养自身的生理潜能，来实现强身治疗目的的一项医疗保健方法。

生活指导 包括怎样处理治病养病与生活、学习、工作之间的关系；怎样调整病后的生活目标；癌症患者的婚姻、性和生育问题；如何建立一个健康的生活方式等。

家庭及社会支持 可以从精神上、经济上、社会适应性上给患者以支持，有利于患者的全面康复。

临终关怀 临终患者给予生理、心理、精神、社会等多方面的照顾，同时对其家属提供心理支持。

5. 康复治疗与临床治疗的关系

康复治疗与临床治疗既有统一性，又有对立性。从方法上二者有许多共同之处，例如，临床上的一些姑息治疗，如解决消化道阻塞进行的改道手术、肿瘤压迫呼吸道而进行的放射治疗等，也可以说是康复治疗。再如，免疫治疗、中医中药治疗等既可以作为临床治疗，也可用于康复治疗。但临床治疗和康复治疗所采用的手段各有侧重，前者主要采用手术、放疗、化疗，后者更偏重于心理治疗、减轻患者的痛苦、营养支持、生活指导等。康复治疗和临床治疗总的目标是一致的。但临床治疗主要侧重于尽快清除体内的肿瘤，而康复治疗则着重于帮助患者尽快恢复心身健康，提高生活质量，防止复发和转移，提高患者的社会适应能力。从时间上看，一般认为临床治疗在前，康复治疗在后，但实践中二者已无严格界限。一旦建立诊断，毫无疑问要首先进行临床治疗，但同时也离不开康复治疗。譬如，肿瘤患者的心理问题几乎贯穿于整个诊疗过程之中，所以诊疗的开始就应该实施心理康复治疗。从某种意义说，临床治疗本身也可以起到很好的心理治疗作用，因为疗效的好坏直接影响着患者的心理变化过程。另外，设计临床治疗方案也应该考虑日后患者器官功能的恢复和重建问题。总之，康复治疗和临床治疗二者不能截然分开，在实际工作中，应根据不同的病情、在不同的时间合理地结合应用。

6. 健康、生活质量的概念与肿瘤康复

随着医学科学的发展，医学模式也在发生着转变。目前，医学模式已由单纯的生物医学模式转变为生物、心理、社会医学模式。该模式认为，疾病是人的心理、生理及环境（自然的和社会的）体系中所有相关因素相互作用的结果。因此，在实施防治疾病和促进健康时，要全面考虑生物、心理和社会诸因素的共同作用。WHO从成立时就提出："健康是一种在身体上、心理上和社会上的完满状态，而不是没有疾病和虚弱的状态。"有关生活质量目前尚无统一的概念，从对大量的资料分析可以大致认为，生活质量是人们对健康三个方面状态的主观体验。良好的健康状况可以给人一种良好的体验，意味着生活质量较高。疾病状态下患者忍受着各种痛苦，生活质量自然就会下降。从肿瘤康复的目的、内容和方法可以看出，肿瘤的康复治疗正是围绕提高患者生活质量、促进患者恢复全面健康而展开的。可见，肿瘤康复治疗在整个肿瘤的治疗中占有极其重要的地位。

二、肿瘤患者的心理康复

1. 心理社会因素与恶性肿瘤发生的关系

生活事件与肿瘤发生 英国学者斯诺（Snow）对250例乳腺癌及子宫颈癌的病例进行分析后发现，其中156例在发病前有明显的精神创伤，从而认为精神创伤是癌症病因中最强烈的因素之一。Leshan（1967）在对大量的文献资料分析后发现，癌症发病前最

多见，也是最明显的心理因素是失去亲人的感情。这种生活事件一般先于癌发病前 6～8 个月。因失去亲密感情而造成的抑郁、绝望和难于宣泄的悲哀常常是发生肿瘤的预兆。Leheer（1980）用社会再适应量表对 14 例胃癌患者分析表明，患者在首次症状出现前两年内生活变化显著。Jacobs 和 Chailes 用社会再适应量表对患癌儿童及普通儿科患者的家庭做了比较分析，发现患癌组儿童在发病前一年重大事件发生率较高。

个性特征与肿瘤发生 Temoshok 和 Baltrusch 研究发现，C 型行为类型人群容易患癌症。这种行为的特征是：过分耐心、回避冲突、过分合作、屈从让步、不做决定、不拒绝、负性情绪控制力强、追求完美、生活单调等。1980 年北京市肿瘤研究所在北京城区进行了一次胃癌的病例对照调查研究。结果发现"好生闷气"居该次研究的 54 项危险因素之首。另有观察表明，76% 的癌症患者发病前有明显的精神压力影响，而一般内科患者只有 32%。

癌症患者的特殊情感生活史 美国的劳伦斯在探索紧张与情感对癌症发生的影响时发现，在 500 多例癌症患者中，76% 的患者具有同一独特类型的感情生活史，而在对照组的非癌症患者中，这种类型只占 10%。这种感情生活史影响或决定了患者以后的精神状态，并导致癌症发生。这类生活史有以下特征：①儿童时期，因父母早亡、离婚或父母经常吵架，或与父亲或母亲或双亲长期分离等而得不到真正的母爱或父爱，体验不到家庭的温馨，因而内心深处产生孤独寂寞的感觉，对获得长久满意的家庭抱失望的态度。为了弥补这些缺感，孩子就试图去讨好别人，在得到别人喜欢的同时，得到精神上的安慰。②成年以后，这种人在事业、人际交往和自我家庭的建立上找到了力量的源泉和生活的意义。因而就把主要精力放在这种力量的源泉之中。③如果这种关键的力量一旦消失（如离婚、丧偶、事业失败、理想破灭、至爱亲朋死亡等），童年时期的创伤便又重新唤起，悲观失望和无依无靠的感觉再度出现。④其中有些性格内向，总是把感情（尤其是消极的感情，如生气、痛苦和失望等）埋在心里的人，如果长期处于这种消极的情绪之中不能自拔，就意味着会发生癌症。

动物实验心理因素与癌症发生的关系 在动物实验中也已得到证实。Sklar 和 Anisman 把条件完全相同的小鼠随机分为实验组和对照组，在饲养条件完全相同的情况下，两组动物都同时饲以微量的致癌物质，所不同的是对照组给予一个舒适安逸的环境，而实验组经常给予干扰和恐吓，干扰和恐吓的方式采用不定时敲打鼠笼和在鼠笼周围放猫等。结果发现，实验组动物的肿瘤发生率明显高于对照组。

2. 心理社会因素在恶性肿瘤发展及预后中的作用

临床上经常看到，两个年龄相仿，患有同样肿瘤，病情严重程度及治疗计划也都相同，但治疗效果却截然不一。分析后所能发现的唯一区别是一个患者情绪悲观，而另一个患者却充满乐观精神。美国癌症研究所对早期进行手术的恶性黑色素瘤患者的调查研究表明，对治疗怀疑、丧失信心、悲观抑郁者易复发，存活时间比心情开朗、富于勇敢斗争精神的患者为短。特别是某些患者在患癌后，考虑问题多，悲观失望，病中再受到其他打击，病情往往急转直下。有关心理因素与癌症发展的关系，Sklar 等曾用动物实验进行研究。首先给小鼠接种可移植的肿瘤细胞，然后随机分为三组。给第一组小鼠以疼痛的电击，电击后可以逃开；同时给另一组小鼠以电击，但小鼠无法逃开；第三组不给电击。结果证明，无法逃开电击的一组小鼠肿瘤细胞生长和小鼠的死亡都较可以逃开的一组小鼠为快，而逃开组和不受电击组小鼠的瘤生长速度基本相同。综上所述，心理社会因素在癌症的发展、预后和转归等多方面都起着十分重要的作用。良好的情绪状态可提高临床治疗效果，使病情日渐好转，甚至出现难以置信的肿瘤自然消失。而不良的情绪可使病情每况愈下，甚至在短时间内出现最坏的结果。

3. 心理社会因素诱发癌症及影响癌症发展与转归的机制

目前已知机体主要通过以下三种机制抵御肿瘤的形成和发展：①神经机制；②内分泌机制；③免疫机制。

一个人在一生中避免不了要受到来自社会、心理、躯体和文化方面不良因素的刺激，如政治动乱、战争、考试、离婚、家庭不幸事件、退休，面临一些需要抉择而产生的心理冲突，各种理化和生物刺激（强烈的噪音、损伤、微生物、疾病等）以及语言环境的改变等。这些因素都会给机体造成一种紧张状态，产生应激反应。心理应激是由于个体在生活适应过程中，关于环境要求与自己应对能力不平衡的认识引起的一种心身紧张状态。心理应激一旦产生就会通过一系列心理（包括行为）和生理反应的形式表现出来。生理反应主要表现为交感神经—肾上腺髓质系统兴奋性增强和垂体—肾上腺皮质系统分泌增加。心理反应可表现为焦虑、抑郁、悲伤、失望等。人体是由许多不同的细胞、组织、器官和系统组成，整个机体的生命活动是靠它们协调一致的功能来完成的。而这种协调一致的活动又靠神经内分泌来调节。如果强烈而持久的应激状态使神经内分泌系统功能紊乱，就会引起机体内稳态的失调，使某些细胞生长失控、突变，最终导致癌症发生。在机体的抗癌机制中，目前认为免疫机制最为重要。许多研究资料表明，患先天性免疫缺陷病的患者易得癌症，如共济失调性毛细血管扩张症患者伴有体液和细胞免疫功能缺陷，10%的患者可合并白血病或其他恶性肿瘤（淋巴瘤和网状细胞肉瘤等）；先天性全血细胞减少症患者急性白血病的发生率比正常人多20倍；Bloom综合征患者每6个人中，就有1人并发恶性肿瘤；普通可变型免疫缺陷病的患者常发生慢性淋巴细胞性白血病、霍奇金淋巴瘤、胃肠道肿瘤等。另外，艾滋病（获得性免疫缺陷综合征）患者易患Kaposi肉瘤；因肾移植或其他原因长期使用免疫抑制剂的患者恶性肿瘤发生率比正常人明显增高。机体处于应激状态时，大脑皮层—下丘脑—垂体—肾上腺皮质系统引起糖皮质激素分泌增多。后者可使机体的免疫功能降低，对癌细胞的"免疫监视"、抑制和杀伤作用减弱，进而促进癌的发生和发展。Bartron曾发现，因遭受抛弃而情绪极度抑郁的人，血液中T淋巴细胞（肿瘤免疫的主要细胞之一）明显减少；动物实验也表明，小鼠在紧张环境下糖皮质激素水平增高，T淋巴细胞减少，胸腺退化，脾脏萎缩，皮下接种肿瘤的成功率及肿瘤生长速度增加。在心理因素影响肿瘤发展和预后的机制中，有两个重要的间接机制，即饮食与睡眠，不容忽视。良好的心理状态可提高食欲，利于各种营养物质的摄取，同时睡眠也可得以保证。足够的营养和高质量的睡眠可使机体的抗病能力增强。相反，不良的情绪可严重影响食欲及睡眠，削弱机体的抗病能力。

4. 癌症患者的心理特点

癌症患者的心理状况极大地影响着其治疗效果和预后。因此，有必要认识和掌握癌症患者的心理特征和发生发展规律，以便及时给予调整和正确的引导，为临床治疗和康复创造一个良好的心理环境。

（1）焦　虑

焦虑是癌症患者在预感要发生不良后果时出现的一种复杂的心理反应，主要特征是恐惧和担心。焦虑在癌症患者中普遍存在，一般出现在患者得知自己患了癌症后的早期、病情有恶化和复发时，主要表现为烦躁不安、感觉过敏、出汗、心悸、厌食、恶心和腹部不适等。引起焦虑的原因首先是患者害怕癌症可能夺去自己的生命。虽然随着医学科学技术的发展，癌症已不等于死亡，但就总体上说，癌症仍然是人类死亡的主要原因之一，加上患者耳闻目睹癌症可怕的情景，产生恐惧感是很自然的。治疗阶段患者往往担心治疗是否有效，治疗的不良反应是否很大；担心手术能否将肿瘤切除干净，手术可能给自己带来难以忍受的痛苦，切除肿瘤的同时会损害健康的脏器，甚至造成终身残疾。实施放疗及化疗时，患者经常担心射线和化疗药物在杀死癌细胞的同时对正常组织和器官的损害，特别是损伤自己的免疫功能，反而使病情恶化。另外，担心化疗引起的恶心呕吐、食欲减退影响进食，加重病情，担心脱发影响美观等，都会使患者产生焦虑情绪。在治疗期间和出院后，病灶已被清除或病情已基本控制，患者开始考虑出院后的人际关系、自己在亲友们心中的地位以及怎样重新生活、工作和学习等问题，加上担心可能会复发，患者也会产生不同程度的焦虑。应当指出，一定程度的焦虑有利于激发患者对自身疾病的重视，增加治疗的责任心。但过分长期的焦虑就会影响患者的免疫功能，不利于治疗和康复。因此，给患者作好耐心细致的思想工作，宣传癌症不可怕，解释各种治疗的特点，可能出现的不良反应及其处理方法等，对于解除患者的焦虑情绪都是十分重要的。

（2）愤　怒

愤怒往往发生在癌症刚刚确诊时，是患者面对癌症的一种无奈的表现。此时，患者会在一些小事和枝节问题上对自己的家属、亲朋好友，甚至医护人员大发雷霆。引起愤怒的原因主要是，经过多方检查和医生的告知，患者不得不接受自己确实患了"绝症"，患者回想起自己平时工作勤勤恳恳，为人正直善良，为什么灾难偏偏降临到自己身上，加上想到马上要忍受较长时间的疾病和各种治疗对自己的折磨，就感到非常的愤怒。癌症患者的愤怒情绪也是很自然的，一般持续时间较短。因此，家属、医护人员等应充分体谅，并耐心地加以疏导，使其尽快平静下来，积极地配合各种治疗。

（3）抑　郁

抑郁即情绪低落。癌症患者的抑郁情绪多发生在得知自己患癌，经过一段思想波动以后，仍然认为癌症是非常可怕的，最终可能会夺取自己的生命，而自己又无能为力，对治疗缺乏信心，悲观失望，对生活失去兴趣。这种情绪一般持续时间较长，有时和焦虑交替出现。癌症患者的抑郁情绪可表现为少言寡语、无精打采、少气无力、唉声叹气，对治疗显得非常被动，常伴失眠、食欲不振。严重者可因绝望而出现自杀行为。应当指出，抑郁情绪对患者的治疗和康复是极为不利的，医生和家属应时时注意患者的情绪变化，并及时给予正确的引导。有人建议在必要的时候适当给以抗抑郁药物治疗。

（4）绝　望

绝望主要是由于部分患者对癌症产生的消极观念引起的。在他们看来，癌症是一种不治之症，治疗癌症的各种方法不仅没什么用处，而且还会造成极大的痛苦，引起严重的毒副反应。因此，这样的患者对治疗不抱任何希望，非常被动，个别患者甚至拒绝治疗，更有甚者对生活失去兴趣而萌发自杀的念头。绝望的患者几乎都有抑郁情绪。

（5）孤　独

癌症患者产生孤独感的原因主要有两个方面：一方面是患者突然离开家庭、工作岗位和一些亲朋好友，住进医院，一时不能适应新的环境，在没有完全进入患者"角色"之前，面对医护人员及病友，不知如何应对；另一个原因是癌症患者所特有的，即来自家属、医护人员对自身病情的消息封锁。癌症患者家属几乎都有一种不想让患者知道病情的心愿，唯恐给患者增加精神痛苦。所以家属往往千叮咛万嘱咐不让包括医生在内的有关人员告诉患者疾病的真实情况。这样，无形中把患者孤立起来，患者的孤独感可通过抑郁表现出来。

（6）多　疑

多疑是癌症患者较普遍的心理反应，是患者过于关心自己病情的表现。在癌症刚刚确诊时，患者不愿承认现实，总是猜疑诊断是否准确，检查结果是否弄错。治疗过程中，患者会疑虑手术是否已将病灶清除，化疗方案是否最适合自己的病情。对医生、家属和其他有关人员的言行倍加关注，听到他们低声细语，看到他们有不好的表情，都认为与自己的病情有关，怀疑自己的病情很重，治疗效果不好等。所以，针对患者多疑的情况，医护人员、家属、探视患者的好友等一定要注意在患者面前的言行举止，认为不该说的话千万别说，该说的话就要公开并毫不保留地说出来，以免患者产生不应有的疑虑，影响患者的情绪。

（7）适应障碍

适应障碍是严重威胁人生命健康的疾病之一，人人都不愿把自己和癌症联系起来。因此，在癌症诊断过程中，患者总是拿一些可能不是癌症的证据提供给医生，期盼医生说自己患的不是癌症。这说明患者不愿进入患者"角色"。在确诊之初，患者往往因身患"绝症"而产生恐惧、紧张、愤恨等不良情绪，此时患者从心目中也并没有进入患者角色，不能正视现实，静下心来考虑如何配合医生积极治疗，战胜疾病。这种适应障碍严重者可延误诊断和治疗方案的及时实施。在经过正规的临床治疗之后，手术已将病灶清除，必要的预防性放疗和化疗亦已进行完毕，患者的一般状况逐渐改善，此时出院是很自然的事。但有部分患者由于对医疗照顾的依赖性较强，加上害怕以后复发，所以不愿出院。即使出院了也不愿退出患者这个角色，希望得到他人的照顾。这种情况在刚出院时是可以理解的，但长期如此，不利于患者重新走向社会。更具体地说，不利于患者恢复身体、心理和社会的全面健康。在癌症患者的诊疗过程中，上述心理反应表现出一定的规律性。一般来讲，恶性肿瘤的早期不出现特异的症状和体征，而经常按其他疾病进行诊治，例如，肺癌患者可能诊断为结核或一般炎症，胃癌患者可能按胃炎或胃溃疡治疗，结肠癌诊断为痢疾等。有些癌症是在体检时偶然被发现。因此，在疑诊癌症之前，一般不引起大的心理反应，或只出现非特异的情绪低落或烦躁。患者出现较为特异的症状，临床有关检查提示癌症，或根据现有的医疗卫生常识以及医务人员的谈话、议论、表情，患者开始怀疑自己可能患了癌症时，患者会顿生恐惧心理，但同时又不相信自己会得癌症，总想讲一些不是癌症的证据给医生听，期望医生说自己患的不是癌症。另一方面既想迫切知道确切的诊断，又怕做有确诊意义的检查，这种矛盾心理有时可使患者错过早期诊断机会。当通过进一步的检查已证明患者确实患了癌症，通过医生的告知、家属透露、偷看病历等，患者知道自己所患疾病的真实情况时，患者会出现复杂的心理变化，时而恐惧癌症会夺取自己的生命，时而愤恨癌症为什么偏偏长在自己身上，时而因自己患上"绝症"而对生活悲观失望，陷入极度痛苦之中，时而想起自己还有重要的事情要做而树立要活下去的决心。总之，这个时期患者的情绪变化多端，波动较大，对有关人员的言行、表情十分敏感。但一个最基本的心理变化就是，知道自己患了癌症而心境压抑、意志比较薄弱。过了情绪波动期以后，患者逐渐平静下来，面对现实，同意接受治疗，原意听取家人、朋友、医生的良言相劝。以上所述及的癌症患者的心理反应和心理过程只是众多患者的一般表现。由于文化水平、年龄、性别、人格等因素的影响，不同的患者可出现不同的心理变化，如由于文化水平较低，不知道癌症意味着什么，患者可不出现明显的心理变化；不同年龄的人对人生有不同的观点，对癌症也有不同的心理反应；性格刚强、平时比较乐观的人可不出现明显的心理压力，或能在较短时间内把自己的心理调整过来。因此，医生、家庭和社会人员要根据患者的不同心理变化，区别对待，正确引导，帮助患者度过情绪关，鼓励他们树立战胜疾病的信心，为治疗打下良好的基础。

5. 肿瘤患者的心理治疗

（1）心理治疗的概念

心理治疗又称精神治疗，是临床医护工作者运用心理学的理论、技术和方法，主要通过语言或行动来改善患者的情绪，提高其对疾病的认识，消除其心理问题，增强其战胜疾病的信心和能力，以达到减轻疾病或促进疾病痊愈目的的方法。一般认为，心理治疗有广义和狭义之分。狭义的心理治疗是指专业人员运用心理学的理论和技术治疗心理或心身疾病的方法。从广义上讲，在整个治疗过程中，临床医护人员采用心理学的理论、技术和方法，通过谈话、接触等方式，来解除患者的心理问题，都是心理治疗。另外，良好的医德医风、幽雅的环境、融洽的医患关系也可起到心理治疗作用。

（2）癌症患者心理治疗应注意的几个问题

·临床治疗应视为心理治疗的一部分：癌症患者产生心理问题的原因比较清楚，主要是对癌症的恐惧或在治疗过程中对一些知识的不解等引起的。因此，能够清除或减轻癌患的各种治疗措施（手术、放疗、化疗等）本身就是很好的心理治疗方法。很显然，当一种合理的治疗方案使肿瘤缩小或消失时，患者的不良情绪就会得到改善。

·癌症患者的心理治疗需要多方面的协助：癌症患者的心理易波动，且多疑，对有关人员的言语非常敏感。因此，对癌症患者进行心理治疗不能单纯依靠专业心理医生，而需要医护人员、家庭成员和社会有关人员的密切配合。可想，一方做耐心细致的疏导工作，而另一方不注意言行，说出或做出一些不应该的话或行动，是起不到很好的治疗作用的。最能影响患者心理的是主管医生，因为患者住进医院，把身体的一切都交给了主管医生，主管医生是他最信赖的人。家属的作用也是他人不可替代的，家属无微不至的关怀可给患者以安慰和希望，可缓解患者的孤独感。亲戚朋友的鼓励也有助于增强患者的信心。

·癌症患者的心理治疗是一个长期的过程：癌症患者的心理压力一般较重，很难在较短时期内经过几次治疗得到完全缓解，加上疾病本身的慢性和反复的过程，所以对癌症患者实施心理治疗需较长时期坚持不懈的努力。一些心理压力较重的患者经过疏导治疗后，情绪可很快得到好转，但几天后心理压力会再度加重。原因之一也与短时间内未见到病情明显好转有关。

·对癌症患者实施心理治疗应有主动性：按常规，患者求医，医生施治。但癌症患者的心理问题是伴随着躯体疾病出现的。在患者看来，身体是第一位的，加上患者对心理因素在癌症治疗和康复中的重要作用认识不够和不愿暴露自己内心的脆弱，所以临床上很少有患者主动找医生解决心理问题。为了帮助患者从身心两方面得到康复，要求医生在行药物、手术、放疗等措施的同时，应主动为患者解除心理上的痛苦。

·注意了解患者的心理变化：癌症患者的心理往往是不稳定的，在疾病的不同阶段、接受不同的治疗、不同的疗效反应等情况下，可出现不同的心理。并且很容易受外界因素影响而出现情绪波动。因此，医生应时刻注意患者心理的变化，针对不同的心理采取相应的治疗方法加以处理。

（3）一般性心理治疗

一般性心理治疗是一种最常用和基本的心理治疗方法，很容易掌握和应用。它具有支持和加强患者防御功能的特点，能使患者减少焦虑和不安，减轻抑郁和忧伤，增强安全感和信心。一般性心理治疗基于这样的理论，即人在来自身体的（如肿瘤）、精神的（如家庭不幸事件）和社会的（如解除工职）应激源的作用下，会产生应激反应。应激的心理反应可表现为焦虑、紧张、抑郁、悲伤、失望等。在这种心理紧张状态下，人们常通过心理平衡系统来增强自己的应对能力。自我防御机制就是减轻心理压力的常用方法。以癌症患者为例，当患者得知自己患癌后，先是出现焦虑、紧张和恐惧，接着为了减轻这种心理上的痛苦，开始怀疑诊断是否正确。这种"否认态度"可缓解心理上的巨大压力。但这种心理平衡的方法带有很大的歪曲性，只能在短时间内起一定程度的作用，当得知自己患癌确信无疑时，焦虑、紧张的情绪又会加重。不过绝大多数患者在出现这些不良情绪的同时，都热切希望自己的疾病能够被治愈。此时，给患者以心理支持，增强心理平衡系统的机能和对心理压力的承受能力，指导他们采取正确的方法克服悲观、焦虑、恐惧、失望的心理，取得患者在治疗上的密切配合，是很有必要的。常用的一般心理治疗方法有解释、鼓励、安慰、保证、暗示等。

解释　解释是一般心理治疗的基本方法。人们患疾病后，由于对自己所患疾病缺乏认识和了解，容易产生焦虑和紧张的情绪。医务人员有必要及时向患者进行解释，讲明道理，帮助患者解除顾虑，树立信心，加强配合。癌症是一种特殊的疾病，由于它的严重性和人们对其产生的偏见，使癌症患者更易出现焦虑、紧张的情绪。所以，解释工作对癌症患者特别有利。向患者说明癌症的发生和发展过程，使患者建立一个科学的概念；说明癌症的可治疗性，使患者树立战胜疾病的信心；说明癌症的严重性和慢性过程，引起患者对疾病的重视和做好长期同疾病做斗争的准备；说明各种治疗措施的疗效和毒副反应及处理方法，使患者做到心中有数；说明心理因素和自身抵抗力在癌症发生和发展中的重要作用，增强患者参与抗癌斗争的主动性。在进行解释工作时，注意语言要通俗易懂，态度要和蔼可亲，避免与患者发生争执，影响治疗效果。

鼓励和安慰　癌症患者感情比较脆弱，遇到一些不解的事情容易向不好的方面考虑。医生应时刻洞察患者的心理改变，及时给予鼓励和安慰。治疗前多讲一些癌症防治方面的快速进展，将要实施的治疗方案的科学性、先进性和疗效的可靠性，鼓励患者坚定治疗决心和树立必胜的信心。出现不良反应时，应讲明不良反应与疗效之间的辩证关系，不良反应是暂时的，以及不良反应的有效处理措施等，使患者心理上得到安慰，不至于灰心丧气。出现复发时，应说明复发无非是身体抵抗力降低或癌细胞再次活跃引起的，只要采取有效的治疗，仍能取得满意的效果，甚至得到治愈。另外，以已愈患者如何战胜癌症的实例和请抗癌明星现身说法，能使患者得到很好的鼓励和安慰。

保证　癌症患者思想多疑，诊断之初常怀疑诊断是否正确，不愿进入患者角色。此时，从科学角度向患者保证诊断的正确性，有利于治疗方案的及时实施。在治疗阶段，患者最担心的是自己接受的治疗是否合理。医生应以充分的临床实践和研究为依据，用充满信心的态度和坚定的语调，向患者保证所采用的治疗方法是最合理的，以解除患者的疑虑。至于疗效问题，由于癌症尚未彻底攻破，不能随意做出保证。但有一点可以肯定的是，无论何种类型和期别的肿瘤，只要采取合理的综合治疗，都会得到较满意的疗效，甚至治愈。

（4）认知疗法

所谓"认知"是指一个人对某个对象或对某件事情的认识和看法，如对环境的认识、对事件的见解、对自己、对他人的看法等。认知疗法是以改变不良性认知从而促使心理障碍和心理生理障碍好转的一类心理治疗的总称。癌症患者大都存在对肿瘤诊疗过程中的负性认知，如"癌症是不治之症""治疗会给患者带来很大痛苦""癌症是可怕的"等。这些不良认知不仅会削弱患者治疗的信心，而且使患者出现严重的不良情绪和行为反应，进而通过心理生理机制加速疾病的发展，影响整个疗效和预后。

①引起癌症"可怕"的原因

"癌症"作为可怕的名词在人们心目中根深蒂固。其原因主要有以下几个方面：

历史的原因　癌症虽然是一个古老的疾病，但在20世纪50年代以前人们对癌症的认识还很浅薄。治疗上除手术切除外尚缺乏有效的综合治疗手段。因此，癌症患者的死亡率在当时很高。在我国解放初期，由于经济和医疗技术落后，使许多癌症患者得不到有效的治疗，出现不应有的牺牲。这些历史的原因造成的"癌症可怕"的观念给今天的人们带来了极坏的影响。

癌症本身的原因　癌症是一种很特殊的疾病。它起源于正常细胞，在某些生物学特征上又类似于正常细胞，加上癌细胞会转移和复发，给治疗带来了很大难度。目前癌症仅次于心、脑血管疾病已成为威胁人类生命健康的主要疾病之一。另外，癌症的发病年龄逐渐年轻化，发病率有逐年上升的趋势。这些都是引起人们恐癌的原因。

文学艺术及媒体宣传的误导　在一些电影和电视剧里，经常可以看到主人翁因为癌症而死亡的情景。因为在作者和导演心里，癌症是不治之症，扮演"杀手"最为合适。更有甚者，干脆把癌症冠以"绝症"的字眼。类似这样的情况，在小说、新闻媒体、主持人的言谈话语里，到处都可找到。这些误导给人们心目中造成了一个极不正确和极坏的影响，那就是癌症是一种不治之症。

其他　社会上有这样一种现象，正常的和好的消息不易引起人们的注意，但坏消息往往在很短时间内传播开来。对于癌症也是如此，像一些癌症患者经过治疗完全康复，并重新走上工作岗位这样的消息，很少在人们心目中引起关注，但对于因癌症在较短时间内死亡的人却印象颇深。所以当某人患了癌症之后，他更多的是回想自己的家属、亲戚朋友、同志中间有人因癌症死亡的情景，而很少想起那些癌症康复者。这也是增加患者恐癌心理的原因。另外，在个别医务人员中，"癌症不等于死亡"的观念还没有牢固树立，对患者的宣传不够，心理治疗跟不上去，也都与癌症患者的恐癌心理有关。

②转变观念

癌症不可怕　可通过以下几个方面改变患者"癌症是不治之症"等错误观念，帮助患者建立"癌症不可怕、癌症可以治愈"的科学认知。

癌症可防可治　自从威胁人类生命的主要传染病（如天花、鼠疫、霍乱、伤寒、结核等）得到控制和基本控制以来，癌症在人类疾病谱中越来越占据重要地位。同时人类对癌症的研究也相应加强和不断深入。几十年来，全世界投入了大量的人力、物力和财力用于研究癌症，对癌症的认识从组织、细胞水平直到分子、基因水平不断加深。因此，无论在基础研究上，还是在临床预防、诊断和治疗上都取得了很大的发展。1981 年 WHO 癌症顾问委员会明确指出，1/3 的癌症可以预防，1/3 的癌症如能早期诊断可以治愈，1/3 的癌症经适当治疗可以减轻痛苦，延长生命。实际上个别晚期癌症经过科学的治疗，加上患者本人的顽强拼搏和不懈努力，最终也能达到治愈目的。

癌症可以早期发现　临床实践证明，早期诊断是治愈癌症的关键。随着医疗卫生常识的逐渐普及，人们的防癌意识也逐渐增强。因为最早体察到患癌信息的主要是患者本人，所以，个人防癌意识的增强可使患者在出现较早症状时，及时到医院就诊，这就为癌症的早期发现提供了重要条件。近些年来，随着肿瘤细胞学、生物化学和分子生物学研究的不断深入，对肿瘤本质的认识也进一步加深，加上其他有关学科的发展，使诊断肿瘤的方法不断增多，诊断的敏感性和准确性逐渐提高。X 线、B 超、同位素可为诊断提供许多重要资料；CT、磁共振检查甚至能发现 5mm 的肿瘤；内镜技术的应用，不仅可以直接观察到气管、食管、胃、结肠、膀胱等处的肿瘤，而且可取活检；一些化验可以通过检查血中某些肿瘤标志物的微量改变为癌症诊断提供重要的依据，如检查血中甲胎蛋白的改变来诊断肝癌等。另外，一些简便易行、无痛苦的方法也不断出现，如近红外乳腺扫描、肿瘤信息诊断等可为进一步诊断提供重要的佐证。利用上述方法有组织有计划地进行体检使患者发现了许多早期癌症。

治疗癌症前景乐观　随着医学科学技术的不断发展，治疗癌症的方法越来越多，不断完善。传统的手术、放疗和化疗各具特点和优势，在整个癌症的治疗上仍然起着重要的作用，创造了一个又一个奇迹。生物免疫治疗、中医中药、热疗、心理治疗等的应用，也给癌症的治疗增添了不可忽视的力量。综合治疗更是集各种疗法之长，在治疗中收到了良好的效果。纵观几十年来治疗癌症的进展可以看出，治疗方法逐渐改进，治疗效果逐渐提高。从总的 5 年治愈率来看，20 世纪 30 年代为 30%，70 年代为 40%，到了 80 年代上升为 60% ~ 70%。在近 50 年里，全世界已推出 50 种以上抗癌化疗药物。绒毛膜上皮癌、儿童急性淋巴细胞性白血病、睾丸癌等 10 余种恶性肿瘤能够治愈。手术、放疗和化疗的综合应用，能使 60% 以上的乳腺癌患者长期存活，也可使 30% 的胃癌患者病情缓解。在一些发达国家，癌症总治愈率早已达到 50%。在美国，皮肤癌、宫颈癌（原位癌）的治愈率为 100%。可见，随着时间的推移，癌症的治愈率会逐渐提高，相信在不远的将来，人们会像征服细菌感染一样征服癌症。

机体存在着强大的抗癌机制　研究发现，从致癌因素作用于机体到形成临床可见的肿瘤，机体始终存在着抗致癌和抑制肿瘤生长的机制。a. 机体对致癌物的代谢灭活：许多化学致癌物质进入体后要经过一系列的代谢变化。机体内存在着许多代谢酶类，特别是在肝脏。有些致癌物质经过代谢以后可转变为无活性的物质从体内排出，使机体免除致癌物的侵扰。b. DNA 损伤的修复：各种致癌因素在致癌过程中，几乎都会引起 DNA 损伤。事实上，一个完整的机体内部，不断有细胞 DNA 的损伤。但很少有细胞转变为癌症。这是由于机体内存在着一整套 DNA 损伤的修复机制。当某一个细胞 DNA 损伤时，在细胞内一系列酶的参与下，自动将损伤部位切除掉，再经过合成作用来修复损伤。c. 免疫监视与免疫杀伤免疫监视学说认为，免疫功能部分是作为阻止体细胞突变产生癌细胞的机制而进化的，机体的免疫系统能够识别并通过细胞免疫机制破坏带有非自身标记的肿瘤细胞。机体借免疫监视功能，可使新出现的恶性细胞在尚未形成肿瘤前即被清除，从而起到抗肿瘤作用。对于已经形成的肿瘤，机体会像对病原体一样可对其产生免疫应答。后者包括体液免疫和细胞免疫应答，其中细胞免疫在抗肿瘤免疫中起主要作用。参与抗肿瘤免疫的细胞主要有 NK 细胞、巨噬细胞、T 细胞和 B 细胞。机体依靠这些免疫细胞可抑制肿瘤的发展，个别情况下可使肿瘤完全消失。临床发现，免疫功能较强的癌症患者预后较好，免疫功能较低的患者病情发展快，治疗效果较差。目前，据此设计的肿瘤免疫疗法在临床上正发挥着越来越重要的作用。

癌症可以自愈　临床发现，有些患者在正规医院诊断为恶性肿瘤，并已属晚期。医生认为已无法按常规治疗，或因为经济困难等原因患者未接受治疗。本来预计只能活几个月、半年多的患者，在没有经过任何正规治疗的情况下，却奇迹般地活下来，一年又一年，无肿瘤发展，病情稳定，甚至出现肿瘤消失。这就是癌症的自然"痊愈"或自然"消失"。癌症的自愈现象进一步说明机体的抗癌机制不容忽视。其实，就目前来讲，机体的抗癌机制才是彻底治愈癌症的最根本的因素。

"抗癌明星"的榜样作用　所谓"抗癌明星"是对那些不肯向命运屈服，勇敢与癌症抗争，并取得胜利的癌症患者的赞誉。为了让社会知道癌症不等于死亡，癌症患者需要康复治疗，总结交流癌症康复的经验，宣扬抗癌明星的事迹，激励癌症患者振作精神，坚持不懈地与癌症做斗争，呼唤社会各界对癌症患者的同情和关心，创造条件，改善癌症治疗环境，推动医学模式的转变，探索符合我国实际的癌症康复之路，促进癌症康复事业的发展，让更多的癌症患者活下来，重返社会，继续为国家和人民做贡献，20 世纪 90 年代以来全国各地先后举行了抗癌明星评选活动。被评出的"抗癌明星"大多数为中晚期癌症患者，存活 5 年以上，最长的达几十年。有些患者在病愈后还为社会做出了很大贡献。从他们的治疗和康复过程来看，除了接受科学的临床治疗以外，他们大都采取了一系列正确的康复治疗，特别是有一个良好的心态，对治疗充满信心。近几年的事实已经证明，这些"抗癌明星"为新发的癌症患者起到了很好的榜样作用。通过上述几方面的认知重建，可有效地减轻或消除患者的心理压力，帮助患者建立"癌症可防可治"的积极信念，树立战胜癌症的信心，鼓励患者积极参与疾病治疗和康复。

（5）**行为治疗**

·放松疗法：放松疗法又称松弛训练或自我调整疗法，是一种通过机体的主动放松来增强对机体自我控制能力的有效方法。我国的气功、印度的瑜伽、日本的坐禅，以及20世纪西方开始兴起的放松训练等，都属于放松疗法。该疗法是在一个安静的环境中按一定的要求完成某种特定的动作程序，通过反复练习，使人们学会有意识地控制自身的心理生理活动，以达到降低机体的唤醒水平，增强适应能力，调整那些因紧张所造成紊乱了的心理生理功能。心理应激理论认为，在各种应激源的作用下，心理应激一旦产生，就会通过一系列心理（行为）和生理反应的形式表现出来。适当强度的心理应激不仅可以提高机体的警觉水平，促进对环境的挑战，而且可以提高人们适应生活的能力，促进身心健康。然而过于突然、强烈和持久的心理应激可降低机体对外界致病因素的抵抗力，造成对许多疾病的易罹患状态或加重已有疾病。癌症是一种严重的疾病，对患者来说，"癌症"一词本身就是一个强烈的应激源，可引起机体较强烈而持久的心理应激反应。研究表明，心理应激引起的紧张反应大多与交感神经系统张力增强有关，而放松疗法则以交感活动降低为特征。所以，放松疗法很适合用于调整由心理应激引起的心理和生理功能失调。

长期实践证明，放松训练不仅对一般的精神紧张、焦虑等有显著疗效，而且也适用于各种心身疾病。放松训练具有良好的抗应激效果。在放松状态下可出现血压下降、呼吸频率及心率减慢、全身肌肉张力下降，并有四肢温暖、头脑清醒、心情轻松愉快和全身舒适的感觉。长期做放松训练还可改变人的某些个性特征，改变个体在应激时的心理和病理心理反应，从而起到陶冶情操的作用。研究表明，在深度放松状态，人类大脑皮层的唤醒水平下降，交感神经系统及其有关的功能活动降低，副交感神经系统及其有关的功能活动相对升高。此时，机体耗能减少，对蛋白质的消化吸收能力增强，血氧饱含度增加，血红蛋白含量及其携带氧的能力提高，指端血管容积增大，皮肤温度升高，肌电水平下降，皮肤电阻增大，血及尿中儿茶酚胺降低，血糖下降。这些反应说明，放松可通过神经、内分泌系统的调节，影响机体各系统的功能，进而起到防治疾病的作用。

常用的放松疗法的种类很多，但其核心都是"静、松"二字，就是在一个安静的环境里，保持最宁静的心境，并使情绪轻松和肌肉放松。常用的放松疗法有以下几种：

静默法 我国气功中的静功是静默法的典型代表。练功时采取坐位或卧位，调整呼吸，排除杂念，意守丹田，入静。或者运用意念引导"内气"，使之按经络循行路线循环，达到调理阴阳、疏通经络、更新气血、疗养疾病和延年益寿的目的。另外，印度的瑜伽和日本的坐禅都属于这种方法。

松弛反应 这是美国心理学家本森根据东方静默法的特点创立的一种新的训练方法。其要领是安静的环境、肌肉放松、轻松的姿势、重复默念一个简短的词句或短语。

自生训练 这种训练方法是由德国生理学家沃格特根据"自我暗示可以得到类似催

眠的状态"的观点提出来的，后经整理修改被广泛应用。训练时需要一套带有暗示性的指导语。遵照指导语，患者逐步体验伴随肌肉放松而出现的沉重感，体验伴随血管扩张而出现的温暖感，从而进入心理和生理的放松。

渐进性放松　是由美国生理学者 Jacobson 创立的一种由局部到全身，由紧张到松弛的肌肉放松训练。在安静的环境里，患者取舒适的体位（坐位或平卧位），微闭双眼，在指导语的引导下，进行"收缩—放松"交替训练，每次肌肉收缩 5~10s，然后放松 20~30s。

·生物反馈疗法：生物反馈是利用仪器将个体在通常情况下意识不到的与心理生理过程有关的某些生物信息，如肌电活动、皮肤温度、心率、血压、脑电等反映出来，以视觉或听觉的方式呈现给个体，训练个体通过对这些信息的认识，学会有意识地控制自身的心理生理活动，达到调整机体、防治疾病目的的新的心理治疗方法。生物反馈是行为治疗的发展，它更强调个体在防病治病中的主观能动作用。生物反馈放松疗法是在传统的放松训练基础上，借助于仪器完成治疗的一种心理疗法。大量的研究和实践证明，传统的放松训练可以调节机体的心理和生理功能，治疗与应激有关的各种疾病，促进患者的心身健康。然而，在传统的放松训练过程中，没有一个客观指标来衡量治疗效果，而只是根据被治疗者的主观体验来判断，因而很难确定机体功能失调的情况和放松的程度。由于个体间对放松体验的差异，使治疗者和被治疗者之间信息的交流产生困难，不利于纠错和调整训练方法，影响疗效的发挥。再者，有些患者并不真正知晓自己的体验是否意味着放松，这就使得传统的放松训练带有一定的盲目性。对于那些接受能力和自我控制能力较差的患者，更难把握放松训练的要领，很难达到完全放松。值得庆幸的是，生物反馈放松训练法弥补了这些缺陷和不足。应用生物反馈技术可以使被治疗者通过反馈的听觉或视觉信息，了解到自身生理功能的变化。并通过大脑来有意识地对其进行调节。生物反馈仪通过数字的显示、指针的偏离及声、光的变化，可以向被治疗者提供与自身的内脏活动和情绪等密切相关的信息，使被治疗者随时了解自己在一般状态、放松状态和不同程度紧张状态下的血压、心率、皮肤温度、肌电、脑电等生理指标的变化。有了客观指标，不仅可以使患者知道自己学到了什么，而且可以有根据地调整放松策略。通过对训练前后生理指标的对比，可以判断训练方法的合理性，从而克服训练的盲目性。临床实践表明，应用生物反馈技术可明显加快训练的进程，大大提高放松的效果。

·放松结合内心意象疗法：意象（想象）与其他心理治疗一样有其生理基础。心理免疫学研究表明，精神活动通过脑神经细胞发出的信息可以提高机体的免疫力。由于高级神经活动和情绪反应可以"开启或关闭"神经系统和免疫系统之间的联络通道，所以良好的精神状态和积极的内心意象也可以通过各种机制促进机体的康复。内心意象疗法是由美国得克萨斯州沃思堡癌症咨询和研究中心的西蒙顿夫妇创立的，其根据动机心理学原理，在传统放松基础上充分发挥患者的积极想象，用于治疗晚期癌症。这种改变展望的方法的中心内容，是人们对自己所希望的事件产生内心意象，通过意象的形成，一个人在内心中明确他（她）希望发生什么事情，通过这种反复的陈述，马上就会预期自己所希望的事情会真的发生。根据积极展望的结果，患者就用与自己所希望达到的目标相一致的方法开始行动。卡尔在长期的工作中发现，内心意象法有以下作用：减轻对癌症的恐惧心理；改变患者的一些不正确的态度，增强"要活下去"的信心和意志；促进机体的免疫功能，改变癌症的病程；作为一个判断患者现有信念并改变旧有信念的方法，患者所用的象征和图像的改变，能有力地改变原有信念，使之更适合于康复；可作为患者同无意识联系的工具；它是减轻精神压力和情绪紧张的一般方法；此方法能用来正视和改变绝望和无能为力的状态。

（6）气功治疗

气功是我国的民族文化遗产，气功养生学是祖国传统医学的一个重要组成部分。气功是练功者发挥意识能动作用，综合运用调息、调身和调神三类手段，对心身（精神和形体）进行锻炼，通过调动和培养自身的生理潜力，来实现强身治疗目的的一项医疗保健方法。原中国中医研究院气功研究室主任张洪林经多方研究认为，气功是利用自我暗示的方法，使意识进入自我催眠状态（所谓入静），通过良性的心理调整，使体内各系统生理功能趋向协调，甚至使病变的形态实质得以修复，从而达到防治疾病目的的一类自我锻炼方法。

调神、调身和调息是练气功的三大要素。所谓调神是指意识锻炼。在排除一切思想杂念的情况下，使注意力高度集中在身体的某些部位或身体外的某一方向、某一事物，并持续下去，这就是意守。实验表明，通过意守入静，会在大脑皮层建立起一个稳定的兴奋灶，通过负诱导机制对皮层其他区域起保护性内抑制作用，减弱病理性兴奋灶的兴奋性，增强生理性兴奋灶的作用，使皮层有序化程度增强，自主神经功能也得到相应的调整，从而起到积极的治疗作用。调身是指练功要保持一定的姿势或采取正确适当的动作引导。可采用卧式、坐式、站式或走式。要求在意念的指导下做自然、柔和、绵绵不断的规律性动作。调息是指呼吸锻炼，要求和调神、调身相配合，使呼吸逐渐达到匀、细、深、长。根据中医理论，气功主要通过"意"和"气"的锻炼，调整脏腑功能，增强气化功能，发挥平秘阴阳、调和气血、疏通经络、培育真气的作用，从而达到祛病延年之功效。初步的实验性研究提示，气功对机体阴阳平衡调节产生的影响是广泛存在的，锻炼过程中依据采用的功法和机体机能状态差异可呈现"抑亢助虚"的双重调节作用。气功锻炼时，在心静体松的基础上，通过"以意领气"，内气沿一定经络路线正常循行，而发挥其作用，使经络瘀阻得以改善，气血运行得以流畅，经气也随之充实。通过气功锻炼，内气旺盛，经络疏通，气血也得以调和。临床上可以见到许多练功者在练功后出现面色红润、手足温热。研究发现，经过一个阶段的气功锻炼，练功者原来存在的血流动力学改变和血液流变学异常可发生不同程度的有益的调整变化，如心脏功能增强，外周循环状况改善，血液凝聚现象减轻等。总之，通过坚持不懈的气功锻炼，可以增加机体调整、适应、抗病和康复能力，即扶助正气、祛除病邪，从而起到治病强身的功效。现代医学研究发现，练功可引起脑电波的改变，调节自主神经功能紊乱，通过改变cAMP/cGMP的比值，调节机体内部的功能活动。练功还可以提高机体免疫功能，有研究证明，练功后嗜酸性粒细胞数增加，白细胞吞噬功能增强，SIgA和溶菌酶升高，淋巴细胞转化率增高，玫瑰花形成率增加。从心理学角度讲，气功锻炼可起到暗示、催眠和行为治疗的作用。目前，气功作为一种心身锻炼方法在癌症康复上已受到人们的关注。特别是郭林新气功的创立，更引起广大癌症患者的极大兴趣，在推广应用过程中，使许多患者受益。郭林新气功是郭林根据家传，结合祖国医学有关气功原理和方法，参考现代医学生理、病理、针灸、经络理论，以及她身患宫颈癌，大小手术六次，与癌症拼搏的经验中悟出的一套动静相兼、易学效高、自成体系的气功。郭林新气功具有辨证施治，动静相兼，悟外导引，呼吸新鲜，脚跷手摸，分度三关（意义守关、松静关和调息关）、简便易学和不易出偏的特点。实践证明，郭林新气功在癌症康复中的作用是明显的，主要表现在能振奋精神、增强体质、调整血象、提高免疫力，还可以起到缓解病情、减轻痛苦、延长生命、提高生活质量的作用。

（7）音乐治疗

心理音乐治疗是运用心理学方法，通过音乐手段来治疗心因性疾病及某些心身疾病的方法。大量研究表明，音乐与健康之间存在着密切的关系。音乐可以对人的心理和生理产生影响，能够调节呼吸、循环、内分泌、免疫、精神神经等系统的功能状态，起到镇静、改善人的情绪、个性特征和行为方式、增强记忆力等作用。音乐治疗疾病是通过生理和心理两条途径来实现的。声音是由物体的振动引起的，声音包含着一种物理能量。当这种能量以一定的频率、节奏作用于人体时，可引起器官、组织和细胞发生和谐的共振，使各器官活动的节奏趋于协调一致，从而起到解除疾病、促进健康的作用。有研究者认为，人处在优美动听的音乐环境之中，神经、心血管、内分泌及消化等系统的功能可以得到改善。另一方面，良性的音乐可提高大脑皮层的兴奋性、激发人的感情、陶冶人的情操、加强人们对人生意义的认识、增强自信心、改善情绪、有助于减轻或消除各种应激源产生的不良应激反应。音乐治疗是让患者听音乐，而不是随便听声音。每一首乐曲都有其特有的节奏、曲调、和音及旋律。研究发现，不同的乐曲可以使人产生不同的心理感受。例如，C调——纯洁、果感、虔诚；D调——热烈；E调——安定；F调——柔和、热情、和悦、阴沉、悲哀、神秘；G调——平静、谐趣、忧愁或喜悦；A调——自信、希望、柔情、伤感；B调——勇敢、豪爽、悲哀、恬静。在进行音乐治疗时，要根据患者的具体情况选择适当的乐曲。忧郁的患者宜听"忧郁感"的音乐为好，性情急躁者宜常听节奏慢、让人思考的乐曲，心境不好的人多听优美的轻音乐或严肃的古典音乐，受惊的人宜听一些柔和、轻松的乐曲，悲观、消极者宜选宏伟、粗犷和令人振奋的音乐，疲劳的患者最好能多听一些舒展优美、轻松流畅的乐曲，失眠的患者多听节奏徐缓与和声悦耳的音乐，等等。对于癌症患者可根据其心理变化特点，选择适当的乐曲，以帮助他们调整好心理和生理状态。

①音乐治疗癌症原理

专家们认为，音乐主要是对患者情绪、神经、心理的影响来达到治疗目的。音乐对人体的影响分物理和化学两种。物理作用是音乐通过有一定规律频率的声波振动，使人体内产生声波而共振，促进心脏节奏性跳动、胃肠蠕动、肌肉收缩等，把人体抗癌能量充分发挥出来，以调节人体的抗癌能力。化学作用是指音乐可以使大脑神经兴奋、舒畅，促使人体分泌有利于健康的激素，从而改善血液循环、呼吸及内分泌失调。

②音乐治疗功效

对人体生理功能的影响　音乐能通过大脑边缘系统调节躯体运动及自主神经、大脑皮质功能，并刺激网状结构提高或降低中枢神经系统的活动水平，对人体产生良好的影响。

提供一个发泄情绪的方式　现代医学明确指出，人的心理因素在疾病的发生发展中起着很大的作用。如情绪的过分压抑，是许多疾病发生的主要原因。心理因素与癌症的发生有着内在必然联系。保持情绪平衡的一个有效方法就是表现出来，音乐就能满足人的这一需要，为人提供一个情绪发泄的方式，能影响人的情绪，使其平静下来。

交流情感　疾病使人与外界的交流出现障碍。而通过音乐使人产生丰富的联想及表现情感，达到改善与外界交流的目的。音乐也是现实和非现实、意识和无意识之间的一条桥梁。通过想象，平衡并满足人的情感，达到治疗作用。

音乐是一种物理能量　音乐是一种声音，声音是声波的振动，是一种物理能量，一定声波的振动，作用于体内各个系统发生同步的和谐共振，产生一种类似细胞按摩的作用，使其产生兴奋和抑制，从而达到降压、镇痛的目的。

③适合癌症患者听的音乐

古典放松音乐　莫扎特长笛与竖琴协奏曲，小夜曲集。

中文放松音乐　现代心身疾病保健音乐——癌症钢琴演奏Ⅰ、Ⅱ。

闽南语放松音乐　望春风——台湾创作歌谣先驱邓雨贤音乐作品全集Ⅰ、Ⅱ小喇叭演奏。

日本放松音乐　东洋音乐篇3~9集，日本抒情音乐1~10集。

英语放松音乐　赖英里——长笛之爱，理查克莱德门——浪漫旋律第25集，远离非洲，睡眠与梦，Romantic the touch。

④癌症患者音乐疗法注意事项

·向患者说明音乐疗法的科学性、必要性，使患者产生信任感、依赖感。

·治疗时应避免周围环境的干扰，最好在有专门设备的治疗室内个别进行。

·向患者介绍乐曲的内涵与背景，引导患者进入意境，并根据患者不同的文化水平和音乐素养，让其在规定的乐曲情绪范围内挑选曲目，千万不可强求，同时可组织并鼓励他们自演自唱，其治疗效果更好。

·治疗的音量应掌握适度，一般以70分贝以下疗效最佳。音乐治疗每天2~3次，每次以30min左右为宜，治疗中不能总重复一个乐曲，以免久听生厌。

（8）暗示疗法

·暗示的概念：暗示是一种普遍的心理现象。有关暗示的概念有许多描述。巴甫洛夫认为："暗示是最简单、最典型的条件反射。"心理学家康克林认为："暗示是认识作用不加批判地无条件接受。"彼得罗夫斯基等认为："受暗示性在于一个人很容易受别人的影响，他的行为动机不是自己形成的意见或信念产生的，而是他人影响的结果。"《辞海》中是这样描述的，暗示是在无对抗态度条件下，用含蓄、间接的方式对人的心理和行为产生影响。这种心理影响表现为使人按一定的方式，或接受一定的信念或意见。暗示多采用语言形式，但用手势、表情或其他带有暗示性的信号也能达到暗示的目的。人在感觉、知觉、记忆、想象、思维、情感、意志等方面都能受到暗示的影响而改变。

·癌症患者的暗示治疗：暗示的作用可分为两个过程，一是通过语言或行动的刺激使受暗示人产生观念的过程，二是在这种观念的基础上引起行动的过程。前者是暗示作用发挥的前提条件；而暗示作用的真正发挥还必须把外界刺激转变为自我观念，并把这种观念付诸行动。暗示可以来自别人，如医生对患者进行的暗示治疗，也可以来自自己，后者称为"自我暗示"。

·医生对癌症患者进行的暗示治疗：医生对癌症患者进行的暗示治疗可贯穿于整个医患关系过程，从怀疑诊断谈及治疗的问题时起，到患者出院乃至以后复查时的每一次接触中，医生都可以通过言行举止给患者一种暗示治疗。例如，诊断已经确定，医生果断自信地对患者说"你患的癌症尚属较早期，及时手术效果很好""这种癌症先做放疗或化疗，然后行根治手术，会收到满意的效果"。做完手术给患者说："手术很顺利，没有发现转移。"化疗一个疗程后，根据复查结果对患者说："肿瘤有所缩小，有望完全消失。"复查时见到患者说声："你的气色不错，恢复得挺好。"这些语言都可以起到积极的暗示治疗作用，缓解患者的心理压力，提高治疗疾病的信心，使患者建立起一个良好的心境。医生还可采用语言加药物的暗示治疗。这种治疗主要针对一些患者关心的自觉症状，如疼痛、咳嗽、胸闷、腹胀等。用药前给患者说明这种药物的特性，缓解某一症状的特殊效果，让患者相信该药能解除他的痛苦，然后用药物治疗。这些药物可以是有针对性的，也可以是安慰剂。临床发现，这种语言加药物的暗示治疗对缓解症状特别是疼痛有很好的效果。

·患者自我暗示治疗：从暗示作用的两个过程可以看出，医生对患者进行的暗示治疗是暗示发挥作用的条件，而暗示作用的真正发挥必须经过患者把医生给予的暗示性刺激转变为自我观念，并把这种观念付诸行动，即自我暗示。在诊疗过程中，癌症患者从医生、家属、病友及其他有关人员的言谈话语和健康教育中，或通过自己翻阅一些肿瘤医疗常识，接受了许多带有积极性的暗示信息。这些信息可使患者得到良性的暗示，起到调整不良情绪、缓解心理压力、提高信心的作用，并在付诸行动中增强疗效、促进康复。因此，作为一个癌症患者应当千方百计地学习和掌握一些肿瘤方面的医疗知识，改变观念，正确对待自己所患的疾病，在科学的基础上，就治疗和康复过程中的每一个环节建立积极的暗示，在付诸行动中促进自己的身心康复。

（9）催眠心理治疗

·概念："催眠"一词至今尚无一个固定的概念。一般认为，催眠是指用放松、单调刺激、集中注意力、想象等方法人为诱导出的一种特殊的心理状态。其特点：被催眠者的自主判断能力、自主意愿行动减弱或消失，不加批判地接受催眠师的指令或暗示；被催眠者与催眠师保持密切的单线联系。在深度催眠状态下可发生感觉、知觉、认知的歪曲或丧失。现代科学理论证明，它是通过大脑的心理暗示作用，改变人的心理生理机能，达到催眠状态，使人的意识活动发生变化，潜力得以释放，人的心理和生理功能得到加强，起到防病治病的作用。催眠心理治疗是在催眠状态下进行心理暗示而达到治疗疾病为目的的心理治疗方法。实践证明，在催眠状态下，暗示治疗的作用要比意识清醒时大得多。良性暗示可引起机体一系列的心理生理改变，起到调整心理生理功能、改善情绪、提高机体免疫和修复能力，从而促进身心健康的作用。

·癌症的催眠心理治疗：催眠本身可以起到一般心理治疗作用。但是要想解决某类或某个患者的心理问题或障碍，就需要借助于在催眠状态下受暗示性较强的特点，对患者进行有针对性的心理治疗。尽管催眠心理治疗常常能收到奇特的疗效，但对于像肿瘤患者这样心理问题较严重的情况，需要有计划、有步骤地进行，不能操之过急。一般治疗分五个步骤，各步骤间存在着密切的联系，注意联合应用。以下就癌症患者的催眠心理治疗分别述之。

增强信心，改善情绪　在催眠状态下，用肯定、自信的语气，简单明了地说明随着医学科学的发展，癌症是可以治愈的；有先进的诊疗手段和机体强大的抵抗力，有抗癌明星做榜样，癌症是可以战胜的，癌症不可怕。并正面暗示患者：经过这次催眠，你的情绪会好起来，信心会增强，一定有一个好的治疗效果。

消除症状　由于疾病本身的和治疗的原因，癌症患者往往有许多症状，如疼痛、失眠、恶心、焦虑、抑郁等。每次针对一至两个突出的症状进行暗示治疗。消除焦虑和抑郁症状可与第一步的增强信心、改善情绪结合起来。当通过疏导患者认识到癌症是可以治愈的，癌症并不可怕时，其焦虑和抑郁的情绪自然就会减轻。再通过进一步地暗示："你接受的治疗是非常合理的，你现在的病情有所好转，将来效果一定很好。"针对患者的失眠，首先要说明睡眠对人体是很重要的，足够的睡眠有助于提高机体的抗病能力，有利于疾病的康复。然后针对失眠的原因采取相应的暗示治疗。假如患者是因惧怕癌症而失眠，通过上述治疗即可奏效；若患者是因害怕治疗的不良反应而失眠，应当解释不良反应与疗效之间的辩证关系及处理不良反应的有效措施，消除患者的顾虑。另外，可暗示患者：催眠能很好地解除失眠，以后每当睡觉时要想到现在是睡觉的时候了，今晚一定能睡个好觉，醒后精力充沛。针对癌症患者的疼痛，催眠可起到特殊的治疗作用。调查发现，心理因素在癌性疼痛中占有较重的成分，很适合做心理治疗，再加上催眠状态下有镇痛的作用。实践证明，催眠治疗对缓解癌痛有较好的作用。术中针对某个部位的疼痛可这样暗示患者："你的疼痛已经消失，你已体会不到疼痛，这种感觉在你醒后仍然存在，疼痛就会消失。"注意暗示要重复几次，语调要肯定。

发掘症结　一般来讲，癌症患者的心理问题或障碍都是惧怕癌症会夺取自己的生命或围绕诊治过程中一些不解的问题而产生的。然而，也不乏其他如家庭、社会的原因，还有一些患者因担心别人说自己不坚强，虽心情不好，也不愿说明是惧怕癌症引起的。对于这些，在催眠状态下，通过诱导患者可讲出真情，然后根据不同的原因采取相应的疏导和暗示治疗。

调整性格　性格特征与癌症的发生有一定关系。目前已知 C 型性格的人较易患癌症。许多患者患癌症后会被其所压倒，表现出退却和懦弱的性格。这些都不利于疾病的康复。催眠中可用分析的方法帮助患者克服和纠正不良的性格特征，鼓励患者以正确和积极的心理面对现实，不怕困难，敢于向癌症做斗争。

·挖掘潜力：催眠术是通向心灵的一把钥匙，是打开潜意识的一个有效方法。通过催眠能使人的潜力得以充分发挥。癌症患者依赖心理较强，治疗靠医生，生活靠家属。催眠治疗时，要充分说明自身抵抗力是战胜癌症的重要力量。通过讲解癌症自愈的现象，机体存在一整套抗癌免疫机制等，以调动患者参与抗癌的积极性。术中还可暗示患者：只要从心理上和行动上与医生积极配合，一定会有良好的治疗效果。

（10）建立医生、家庭及社会支持体系与癌症患者的心理治疗

癌症患者不仅忍受着身体上的痛苦，而且忍受着精神上极大的痛苦。在治疗期间癌

症患者完全丧失家庭及社会适应性，即使到了康复期，患者仍需要一个较长的疗养和恢复阶段，仍不能参加正常的家庭建设、工作、学习和其他社会活动。也就是说患者不能靠自己的劳动付出来换取生活中的乐趣。而且，患者离开家庭、工作岗位和亲朋好友，住进医院，一时不能适应新的环境，或出院后在家调养，与社会接触减少，均可使患者出现孤独感。因此，针对上述情况加强医生、家庭和社会多方面的心理支持对改善患者的生活质量是非常必要的。其实，患者也渴望得到心理上的帮助和支持，渴望了解自己的病情及其变化。肿瘤心理咨询和康复指导过程中也发现，每当患者得到一些心理上的支持，了解到一些有关的治疗和康复方面的知识，都会出现情绪高涨，战胜疾病的信心倍增。调查也发现，给癌症患者进行健康教育、社会心理治疗，对改善患者的生活质量、延长存活期、提高疗效起着非常重要的作用。

有研究表明，给患者适当的劝告可缓解其焦虑和抑郁情绪，提高其战斗精神；心理学教育也可改善患者的生活质量。另外，美国著名癌症康复专家卡尔非常重视患者、家属支持体系在患者康复中的作用，并提出了一系列怎样关心体贴患者、鼓励患者树立起对疾病的责任感，并积极参与恢复健康等的主张，在实践中收到了良好的效果。由此看来，解除患者的痛苦不仅需要医生的直接治疗，而且需要家庭及社会的辅助作用和患者的主动参与。因此，在治疗癌症患者时，动员各方面的力量，全面考虑各种因素对治疗的影响是非常重要的。这里所说的建立医生、家庭及社会支持体系的目的就是发挥医务人员、患者、家庭和社会各方面的作用，共同为癌症患者的治疗创造一个良好的条件，使患者早日从身体、心理和社会上得到康复。在医生、家庭及社会支持体系中，医生无疑起着主力军作用，因为患者住进医院接受治疗，最信赖的是医生，把一切希望也都寄托在医生身上。因而医生的言行也最能影响患者的心理活动，起到别人不能替代的作用。这就要求医生应从生物、心理、社会医学模式出发，不仅治病，还要治人，除了制定和实施合理的治疗方案以外，应根据情况逐渐将病情告诉患者，告诉疾病的可治疗性，使患者在"战略上藐视它"；告诉病情的严重性，使患者在"战术上重视它"，并做好打"持久战"的准备。通过给患者讲解一些肿瘤方面的常识、肿瘤诊断和治疗方法的快速发展、治疗效果的逐渐提高，以及癌症患者康复的实际例子，帮助患者改变"癌症即不治之症"的错误观点，使他们能正确认识癌症，正确对待治疗，增强战胜癌症的信心；告诉患者机体内有强大的识别和杀伤癌细胞的免疫功能，以及癌症可以自愈的现象，以增强患者参与抗癌的主动性；告诉治疗可能出现的不良反应及相应的处理措施，以解除患者焦虑紧张的情绪，使患者做到心中有数，出现不良反应时不至于惊慌失措。例如，胃癌手术引起的饭量减少可通过少量多餐、残胃或肠管的膨大而代偿；肝脏部分切除可由健存部分再生而完全代偿；一侧肾切除可由健侧代偿；一些内分泌腺体的切除可通过激素替代治疗加以补偿；放、化引起的白细胞减少，停药后可慢慢恢复，或应用升白细胞药物帮助恢复。医生要以高度的责任感和精湛的医术取得患者的信任和治疗上的很好配合，要及时发现和处理患者的各种不良心理反应，帮助患者度过心理障碍关，为临床治疗和康复创造一个良好的心理环境。对患者的家属，医生也有责任让其了解病情的真相，通过介绍实施治疗方案的科学性、合理性和可行性，取得他们的信任和配合。要教会他们如何从心身两方面护理患者，如何观察病情的变化，并及时向医生汇报，以便调整治疗方案及采取相应的处理措施。对患者的单位领导和亲朋好友，除了简单地告诉病情以外，更多地劝告他们不要频繁地探视患者，以免暴露出引起患者不良情绪的言行和表情。要让他们多从正面鼓励患者战胜疾病，真诚地希望患者早日康复，重新走上工作岗位，共同为社会做出贡献。

家属除了精心护理患者，给患者以无微不至的关怀以外，还应当学习一些相关的医疗常识，学会怎样观察病情的变化，并及时向医生汇报；要不断地给患者以心理支持，多给患者谈一些愉快的事情，谈病愈后美好的将来，要让患者体会到你的关怀不仅仅是尽尽义务，而是真诚地希望他早日康复；在谈及病情时，一定要注意方式，该直言相谈的，要坦率交流，因为这样可起到分担患者痛苦、减轻患者心理负担的作用；要经常鼓励患者树立战胜疾病的信心和参与抗癌、恢复健康的勇气。

工作单位的领导和亲朋好友不仅要从感情上给以关怀，经济上给以帮助，更重要的是从精神上给以支持，不要让患者"放心养病"，不能在患者面前表露出惋惜、可怜的言行，而是希望他早日康复，重新走上工作岗位，继续为社会做出贡献。建立了医生、家属和社会支持体系，无形中给抗癌斗争增加了力量。患者、医生、家属及社会各方面之间的互相信任、互相理解、积极配合、团结一致、互相鼓励、交流感情，一方面可增强各方，特别是患者战胜疾病的信心，另一方面可使患者觉得自己并非"孤军作战"，从而消除或减轻孤独无助、绝望悲伤和抑郁的情绪。家属和社会的关怀和希望可帮助患者找到新的生活目标和精神寄托，使患者认识到自身存在的价值，从而增强对自身健康的高度责任感，有利于发挥患者的主观能动性。融洽的医患关系有利于制定和实施合理的治疗方案，有利于及时交流信息和感情，有利于治疗方案的调整和心理治疗的进行。因此，建立医生、家属及社会支持体系，加上患者本人的主动配合，对提高患者的生活质量有着极为重要的意义。

三、肿瘤患者的生活指导

1. 改变生活方式

从病因学上来看，与高血压、冠心病、糖尿病等一样，肿瘤也是一种生活方式疾病。与肿瘤发生有关的不良生活方式有吸烟、酗酒、过食、偏食、缺少运动、不良性行为等。对于肿瘤患者来说，如果这些因素继续存在，势必会影响疾病的治疗和康复。因此，改变不良的生活方式也是一个不容忽视的康复措施。要绝对戒烟、戒酒，避免过食，注意饮食的合理搭配，加强体育锻炼，注意劳逸结合，保证足够的睡眠，日常生活要有规律性。

2. 建立新的生活目标寻找精神寄托

人生无时不在追求，在不同的时期、不同的背景下有不同的追求，大到将来成为一名出色的政治家、有突出成就的科学家或拥有亿万资产的企业家，小到一名对社会有贡献的普通一员；远到在一生中能够做出具有划时代意义的发明创造，近到下个星期天能有一次郊游、钓鱼或野餐。其实，人的一生就是不断追求的一生。人们就是从这种追求中不断取得乐趣、幸福，体味到人生的价值和美好。这种良好的情感对于调整身心健康非常有利。有观察表明，一些治疗效果显著的晚期癌症患者都有很重要的理由继续活下去。他们都感到自己对某一生活目标的强烈追求是疗效奇佳的一个原因。那些能够活得更长的人，正是那些把自己投身于有意义的活动中去、感到值得活下去的人。因此，树立起重要的生活目标可能是癌症患者恢复健康所需的内在力量的主要源泉。

癌症患者树立生活目标应注意以下事项：

·树立目标：①生活的目的：你的学习、事业、家庭建设等；②娱乐方面的目标：妥善安排下棋、打牌、看电影、看电视、钓鱼、听音乐等；③身体健康方面的目标：定期参加体育锻炼等。

·目标应具体明确：建立生活目标的目的是激励自己采取一步步的行动去实现它，从而在追求目标和实现目标的同时，使内心得到欣慰和快乐。因此，要求目标一定具体明确，也就是能很好地看到或体验到。例如，每天晨练 1h，练气功两次，看一个章节的专业书等。

·生活目标一定要现实：建立生活目标是帮助你找到新的精神寄托，调整不良情绪，增强战胜疾病的信心。但是，如果你的目标太多、太大，超过你力所能及的范围，就有可能失败。后者可削弱你的斗志，使你沮丧、抑郁，不利于疾病的康复。因此，建立生活目标一定要在你力所能及的范围内，要在一定的时间内看到目标的实现。这样才能使你看到成绩，看到自身有能力像正常人一样的生活、学习和工作，也有能力征服所患的癌症。

·付诸行动：建立生活目标不能只停留在口头上，梦幻中，而要付诸行动，要有充分的思想准备，那就是实现同样目标可能要付出比常人更多的努力。

·长期和短期目标相结合：长远目标（如三年内使家庭致富、供孩子上大学、完成一项科研项目等）可激励你不断地追求、进取，内心总是充满信心和希望。近期目标（如每周锻炼三次身体、阅读几篇文章、给孩子辅导几次作业等）可以使你不断地看到成绩，增强自信心。二者结合起来可使你的生活充实，内心充满乐趣和希望。

3. 处理养病与体育锻炼、家务活动和工作之间的关系

癌症患者经过临床治疗，肿瘤已经清除或基本清除，但在一般情况下，刚出院患者的身体还比较虚弱，需要很好地休养。此时，患者往往面临怎样休养、休养多长时间、能否从事一些家务活动、能否参加体育锻炼、敢不敢继续工作等问题。有一些患者在经历了一场"生与死"的考验之后，虽然肿瘤已经清除，但恐癌心理一时很难消除，总害怕可能复发或转移。因此，他们多不愿意退出患者角色，出院后还想处处得到他人的照顾，觉得能够活下来就是万幸，还谈什么劳动和工作。更有甚者，整天卧床不起，稍有活动还需家人搀扶。也有一些家属抱有同样心理，为了表示他们对患者的关怀，坚持让患者躺在床上，或坐在家中，不让患者管任何事情和参加一切活动，唯恐累着患者，招致复发。在这些患者和家属看来，养病就需要绝对的休息，其实这是不正确的。诚然，癌症患者治疗后有复发和转移的可能，需要较长时期的康复过程，甚至从此一生都要注意防止复发。但康复的过程绝不是休息的过程，它包括必要的辅助治疗（如中药治疗等）、合理的营养和饮食治疗、心理和体能锻炼等。要认识到癌症患者绝不是废人，癌症患者仍然有享受家庭和社会生活的权利和要求，治愈后能够完全和正常人一样生活、学习和工作，处理好养病与劳动、工作、体育锻炼之间的关系，对疾病的恢复有很好的促

进作用。因此，癌症患者和家属一定要转变观念，把身心休息和锻炼科学地结合起来，出院后要根据自己的身体条件，尽量做一些力所能及的活动。开始可到室外（公园或田间）散步，随后可适当做一些简单的家务活动，以后逐渐增加锻炼和工作的强度。这样既可以锻炼身体，加快体能恢复，又可使患者体味到自身存在的价值，增强战胜疾病的信心。

·怎样安排体育活动？生命在于运动，说明运动在保持健康的机体上起着极为重要的作用。研究发现，运动可提高机体的免疫功能及其他抗病能力，可以疏导精神压力所引起的各种生理和病理生理反应。经常参加体育锻炼可使人精力充沛、自信心增强、思维敏捷、乐观开朗。运动还可使人更多地注意自己的身体，唤起对自身健康的责任心。可见，体育锻炼不仅可以增强体质，而且也是有效的心理治疗方法。

癌症患者进行体育锻炼时应遵循以下原则：①由弱到强，循序渐进治疗和康复阶段的癌症患者在体能上都有不同程度的降低。因此，在运动强度上应由弱到强，循序渐进。开始可以在床上做一些简单的肢体活动，接着在室内活动，然后到户外运动，从散步、慢跑、快跑、广播体操到各种球类活动等。②选择你所喜爱的运动，这不仅起到锻炼身体、增强抗病力的作用，而且会使患者心情愉快，达到心理治疗的目的。③坚持锻炼，研究发现，短时间、间断时间较长的锻炼起不到健身作用。所以，坚持锻炼是很重要的。每次运动不少于1h，坚持每天锻炼（间隔时间不得超过48h）是可取的。④力所能及，每次锻炼达到轻度疲劳而心情愉快的程度为好。

·怎样安排工作？参加工作和社会劳动是患者重新走向社会的表现，是一件令人激动和高兴的事。而且事情发生在一个患了被认为是"不治之症"的癌症患者身上，更具有特殊的意义。无数抗癌明星的事迹告诉我们，癌症患者不仅能够痊愈，而且可以参加工作，并为社会做出不平凡的成绩。事实上，能够参加工作就说明患者从思想上战胜了癌症。参加工作后和同志们一起谈论学习、工作和生活又是缓解思想压力的良好方法。一定体力活动的工作还可增强体质。参加工作可证明自身不仅有能力战胜癌症，而且能像正常人一样为社会做出贡献。工作中做出成绩会使患者感到欣慰，自信心增强，进一步促进疾病的康复。这种康复—工作—心情愉快，自信心增强—进一步康复的良性循环对彻底治愈癌症非常有益。因此，在康复阶段的每一名患者，都不应把自己作为患者而整天在家"养病"。要及时转变角色，时时想着尽早参加一些有意义的活动和工作，实现自己美好的人生价值。

四、癌症患者的营养与饮食治疗

临床上发现，绝大多数癌症患者都有不同程度的营养不良。严重的营养不良更是晚期癌症患者的突出症状，可表现出严重的消瘦、贫血、全身衰竭等恶病质征象。营养不良可增加治疗的并发症，降低对治疗的耐受能力，影响患者的生活质量，缩短存活期。尽管单纯的营养补充不能很好地阻止恶病质的形成和改善恶病质状态，但合理的营养可防止患者营养状况恶化，维持和增强患者的体质。因此，癌症患者的营养支持在整个治疗和康复过程中仍然是非常重要的。

1. 癌症患者营养不良的原因

摄入不足 癌症发展到一定程度所产生的一些毒素及接受放、化疗后产生的分解产物可引起食欲减退；对于消化系统的癌症，如食管癌、胃癌、胰腺癌、肝癌、肠癌，由于消化道运动障碍、消化液分泌不足，可直接导致食欲不振、进食量减少和消化吸收功能障碍；癌症产生的一些症状，如疼痛、恶心、呕吐、腹泻、吞咽困难等都会影响患者的食欲及消化吸收功能；消化系统手术（如胃切除术，肝、胆、胰手术，改道术），放射线对消化器官的直接照射，化疗药物引起的中枢性呕吐和消化道黏膜的损伤，更是造成严重食欲不振和消化吸收障碍的原因。另外，癌症患者出现的心理压力和各种不良情绪可通过神经内分泌机制影响消化道的运动，减少消化液的分泌。这也是造成营养不良的原因。

代谢异常　在肿瘤的发生和发展过程中，机体内出现了一些代谢酶类改变，进而导致物质代谢异常。研究发现，癌症患者的基础代谢率相对较高。肿瘤细胞主要靠产能低的糖酵解获得能量，因而浪费了大量能量。癌症患者脂肪和蛋白质分解代谢增强，合成代谢减弱。这些代谢异常直接与癌症恶病质的形成有关。

消耗过多　癌细胞具有繁殖速度快的特点，因此需要消耗更多的营养。而且，在营养不足的情况下，癌细胞有优于正常细胞夺取营养的能力；肿瘤本身及继发感染引起的发热，机体修复因放、化疗和手术引起的损伤，都需要消耗额外的营养。由于上述种种原因，癌症患者很容易出现营养不良。营养不良可引起消瘦，贫血，全身各器官、系统的功能减退，体能下降，抗病能力减弱等一系列对机体不利的改变。这些都可以成为影响治疗效果、使病情恶化的原因。值得一提的是，病情的恶化会加重患者的心理负担，削弱战胜疾病的信心和斗志。结果食欲进一步下降、免疫功能进一步减低、病情也进一步恶化。这种恶性循环可对治疗和康复带来严重不利影响。由此看来，对于癌症患者来说，补充合理、足够的营养不仅是维持一般生命活动的需要，而更应当被视为治疗癌症的一个重要组成部分。

2. 癌症患者营养支持

（1）合理营养

合理营养对于维持正常健康、防病、治病是非常重要的。无论任何人（正常人或各种患者）都需要合理的营养。人体需要的基本营养素有蛋白质、脂肪、碳水化合物、维生素、矿物质、膳食纤维和水，膳食中哪一种营养素都不能少。但遗憾的是没有一种食物能满足所有营养素的需要，这就要求在选择食物品种时应合理搭配。合理的平衡膳食应符合以下要求：

要具备各种营养素　要有足够的热量来保证生命活动消耗的需要；要有适当量的蛋白质供机体组织修复、更新需要，维持正常的生理功能；要有充分的矿物质参与构成机体组织和调节生理生化机能；要有丰富的维生素保证有关生命活动的正常进行；要有适量的纤维素帮助肠道蠕动和正常排泄，减少有害物质在体内的存留；要有足够的水分维持各种生理、生化功能的正常进行。

要有合理的膳食安排　正常情况下，一日三餐，两餐间隔时间 4~6h 比较合理。癌症患者如出现消化吸收功能减退，可根据情况采取少量多餐。

要能促进食欲、易于消化吸收　癌症患者多有各种原因引起的食欲减退和消化吸收功能减弱。因此，在选择和烹调食品时，既要注意食品的色、香、味，又要易于消化吸收。

要保证食品卫生　癌症患者的抗病能力一般较弱，所用食品要保证清洁卫生，以免引起食物中毒和造成其他身体损害。满足各种营养素的供给需要在各类食物间相互取长补短。一个平衡营养的膳食需要选择几类食物。选择粮食类主要提供热量，肉、蛋、奶、豆类主要供应蛋白质，蔬菜类主要提供维生素和矿物质，烹调油类主要补充脂肪，特别是不饱和脂肪酸。

出院后和康复期间的营养与饮食　癌症患者在接受各种治疗后还面临着恢复健康和防止复发、转移的问题。因此，从饮食上应围绕健康恢复和防止复发、转移来考虑。治疗后的初期，患者身体往往还比较虚弱，加强营养是非常必要的。原则上仍应强调高营养、全面营养。从治疗意义上讲，要多选择补益性食品。身体基本恢复以后，抗转移和复发，以及防止再发癌症成为主要矛盾。在此期间，除保证各种营养素的供给外，宜选择具有提高免疫功能、防癌、抗癌作用的食品，如白薯、大豆制品、薏苡仁、芹菜、大蒜、胡萝卜、芦笋、西红柿、无花果、猕猴桃、葫芦、山楂、香菇、蘑菇、木耳等。同时要少吃腌、熏、炸、烤等含有致癌物的食品，不吃霉变食品。

（2）癌症患者饮食治疗注意事项

·预防为主：在进行手术、放疗、化疗之前，要千方百计保证营养的供给，以防止营养不良。

·制订饮食计划：无论在什么情况下（如食欲减退、恶心等），都要有计划地、保质保量地摄入营养。

·把饮食当作治疗疾病的主要手段之一：一般来说，患者都把各种治疗视为解除自身疾患的手段，所以在接受治疗时，不管忍受多大的痛苦，都比较乐意。如果把进食也作为一种治疗，把食物当作药物，就会克服许多原因造成的不想进食和食量减少。

·少量多餐和必要的加餐是保证营养的好办法。

·进食前避免精神刺激和情绪波动。

·吃饭的环境要令人愉快，尽可能和大家一起就餐。

·该吃什么就吃什么，不要想吃什么就吃什么，注意饮食品种的合理搭配，保证各种营养素的供给。

五、中医中药在肿瘤患者康复中的作用

中医对肿瘤认识已久，对肿瘤的发生发展有独到的见解，临床治疗实践中也收到了一定的效果。在近代，借助于先进的科学技术，以及在和西医结合的过程中，中医对肿瘤的认识不断加深，中医中药治疗肿瘤的地位也逐渐被肯定。多年的临床实践证明，中医治疗肿瘤有以下优点：①整体观念强，能增强机体全身的内在抗癌机制；②作用温和，毒副作用小；③能弥补其他治疗的不足，减小放、化疗不良反应；

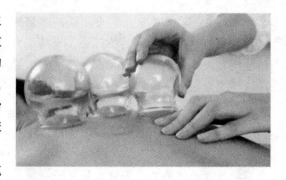

④无痛苦，患者易接受。

中医中药治疗肿瘤可达到以下目的：①减轻症状和体征，改善患者的生活质量；②通过调整阴阳和五脏六腑平衡，改善机体的机能状况；③减轻放、化疗的毒副反应，加速术后恢复；④增强放、化疗效果；⑤抑制肿瘤生长；⑥控制或延缓复发，延长患者生命。恶性肿瘤是一种慢性疾病，有较长时期的康复过程。肿瘤患者康复治疗的目的是提高机体的免疫能力、清除体内可能残存的瘤细胞、防止复发和转移、帮助机体尽快恢复健康。中医中药治疗肿瘤的特点和作用说明，其非常适合肿瘤患者的康复治疗。

六、肿瘤患者的临终关怀

19 世纪初，在法国里昂有一位天主教徒设立了一个收容和照顾那些患癌症而不能治愈的贫穷妇女的场所，用 Hospice 一词来表示。现代的 Hospice 一词既指收治晚期癌症患者的地点和机构，也指为临终患者及家属提供姑息性和支持性的医护措施。我国把它译作"临终关怀"。临终关怀不仅是指对临终患者的生理、心理、精神和社会等方面的照顾，而且包括对其家属提供心理支持。

临终关怀机构的总目标是提高临终患者的生活质量，使患者能够平静无痛苦、舒适、安详和有尊严地走完人生的最后旅程，具体包括：①强调晚期癌症患者和家庭是一个基本医疗照护单位；②帮助他们选择一种比较充实、舒服的生活；③解除患者身心痛苦；④保证每周 7d，每天 24h 的医护服务，并强调医疗照顾的连续性，不论患者是住在医院或是住在家里；⑤组织一个多学科的、训练有素的医护小组为患者及家庭提供服务；⑥培养和训练照护晚期癌症患者的卫生专业人员和普通人员；⑦进行晚期癌症患者医疗照护的科学研究；⑧为患者家庭制订一个居丧计划。临终关怀服务的宗旨是以照护为中心，以提高临终生活质量为目的，维护人的尊严，共同面对死亡。有关临终关怀的具体内容和措施，请参考姑息治疗、癌痛控制、心理治疗、社会支持等内容。

七、肿瘤康复组织及其作用

癌症康复是一项全面系统的工作，需要多种专业人员的密切配合，才能获得最佳效果。因此，为了帮助癌症患者尽可能恢复到患病前的状态或努力提高他们的生活质量，需要有一个专门帮助癌症患者康复的组织，在国外称之为康复小组。这个组织应包括癌症康复医师、癌症康复护士、物理治疗师、体疗师、作业治疗师、心理学家或精神保健专家、社会工作者、家庭照顾护士及非专业性的志愿者。

·癌症康复医师在患者的康复中起主要作用，其作用是提出康复治疗处理意见，与其他学科康复人员协作，共同为癌症患者制订一套康复计划，并检查督促该计划的执行。

·癌症康复护士协助、指导患者日常生活活动等各种康复训练，执行医嘱，密切配合康复医师工作，帮助和督促患者完成康复治疗计划。

·物理治疗师针对癌症本身和治疗后所引起的残疾，实施各种物理治疗。

·体疗师制订体疗计划，并指导医疗体育工作。

·作业治疗师利用作业治疗的基本理论和技术，为患者制订各种作业训练计划：包括日常生活活动训练、职业劳动能力训练、家庭生活适应能力训练，帮助患者提高生活质量。

·心理医师提供必要的心理咨询和治疗，使患者能够愉快地接受治疗和生活。

·社会工作者帮助患者重新回到家庭、社会、工作单位应有的位置，使患者在精神上、经济上、职业上、医疗上和社会政治文化生活等方面得到照顾和支持，努力改善患者的生活、医疗和经济状况。

·家庭照顾护士在患者出院后或终末期，帮助患者及家属执行康复护理计划，并陪同患者家属度过沮丧期。

·非专业志愿者是一批热心公益事业、富有同情心的志愿人员组成。他们不受专业限制，尽自己所能为癌症患者提供康复服务。他们也可以是已愈的癌症患者或家属。我国各地的癌症康复组织中的许多成员即是如此。

八、肿瘤康复工作存在的问题和展望

1. 存在的问题

肿瘤康复治疗是新近发展起来的康复医学与肿瘤学相结合的一个分支。肿瘤康复工作在一些发达国家早已受到重视，并取得了长足进展。美国一些肿瘤康复专家特别注重患者的心理康复，他们利用心理疏导、想象、音乐、放松等心理治疗，使一些晚期癌症患者树立了战胜疾病的信心，改善了患者的生活质量，并使个别患者得到长期存活。美国癌症协会于 1973 年就明确了四个癌症康复目标：①诊断时的心理支持；②治疗后的最佳身体功能；③需要时的职业咨询；④癌症治疗和控制的最终目标和理想的社会功能。然而，我国的肿瘤康复工作起步较晚，受各种因素的影响，还存在许多需要解决的问题。

（1）认识不够

目前，绝大多数医务工作者对生物、心理、社会医学模式、健康及生活质量的概念认识和理解不足；基本上仍按单纯的生物医学模式来指导医疗实践；治疗的对象主要是肿瘤本身，而不是完整的患者；考查疗效也是看肿瘤是否完全被清除，或肿瘤缩小了多少，患者的存活率有多高；不知道改善和提高患者的生活质量也是治疗肿瘤的目的之一；只重视临床治疗，不重视康复治疗，不了解临床治疗和康复治疗之间的关系，康复治疗观念淡薄，康复治疗的知识缺乏。另外，整个社会、患者及其家属，甚至不少医务工作者都认为"癌症是不治之症"。这种观念上的错误事必会给医疗和康复实践带来偏差。医生觉得经过治疗能够让患者活下来已经是很幸运了，对患者的生活质量考虑较少。在同样思想的影响下，患者则觉得治疗中忍受一些痛苦在所难免，治疗后也较少考虑重新回归社会的问题。社会上则很少把患者的康复作为自己的责任，患者从社会上得到的精神、经济及职业等方面的支持与国外相差甚远，不少情况下患者还会受到社会的歧视。这些都严重阻碍着癌症康复工作的开展，影响着患者的生活质量。

（2）缺乏专门的机构和专业人员

目前我国专门开展肿瘤康复工作的机构还为数甚少，即使有个别肿瘤康复医院、康复中心或疗养院性质的机构，也很少按照要求开展系统的肿瘤康复工作。一些真正意义上的肿瘤康复治疗是在肿瘤医院内部进行的。在癌症康复治疗中能够发挥作用的组织和人员缺乏沟通和结合，不能形成系统的工程，像发达国家所说的癌症康复组织几乎不存在。从事癌症康复的专业人员也很少，大部分的康复治疗是随着临床治疗由肿瘤各科临床医护人员完成的。除了癌症患者自发组织起来的一些康复组织开展一些自助治疗以外，出院后患者的社会支持体系不健全。这些都给癌症康复工作带来不少困难。

2. 肿瘤康复展望

在我国，20 世纪 80 年代一些癌症患者自发组织起来，开展了以身心锻炼为主的群众性康复活动，收到了较好的效果，得到了癌症患者和家属的好评，同时也受到了医学和社会各界人士的关注。为了对该项活动给予科学的指导，推动我国肿瘤康复事业的发展，1990 年成立了中国抗癌协会癌症康复会。近几年每年都召开一次全国肿瘤康复经验交流会，对群众性的康复活动走向科学化、正规化等方面起到了积极的推动作用。目前，全国各地的康复会、俱乐部等康复组织在出院后患者的康复治疗中正起着越来越重要的作用。为了推动全国的癌症康复工作和开展癌症康复的临床和基础研究，1993 年中国抗癌协会又成立了癌症康复与姑息治疗专业委员会。该委员会在癌痛控制的宣传和普及工作方面起到了很重要的作用，在全国范围内收到良好的效果。还进行了癌症恶病质等姑息治疗方面的研究。目前，我国的肿瘤康复工作逐渐受到重视，肿瘤康复治疗在整个肿瘤治疗中的地位也正在被肯定，一些医院已经成立了康复科，为患者提供康复咨询和指导。带有科普性质的《癌症康复》杂志已在全国公开发行，纵观国内外肿瘤康复工作的进展，相信随着社会的发展，人们肿瘤康复意识的不断提高，我国的肿瘤康复事业必将得到蓬勃发展。

第七章　肿瘤认识存在的问题及对策思考

1858 年，德国病理学家 Rudolf Virchow 的《细胞病理学》拉开了癌症现代治疗的帷幕，百年现代抗癌战，已逐步出现了手术、放疗、化疗、靶向治疗等旨在消灭肿瘤的治疗方法，并在疗效上取得了较大幅度的提高。然而，据国际癌症研究机构（IARC）于 2014 年初公布的全球癌症调查报告：全球 184 个国家/地区癌症的发病率、病死率等相关数据，显示 2012 年全球新增 1400 万癌症病例，死亡人数达 820 万例，肿瘤导致的死亡人数已超过所有冠心病及卒中的死亡病例总数，并预测至 2030 年，每年新增癌症病例将从 2008 年的 1270 万例增长至 2140 万例。与此同时，癌症致死人数将增长至届时的 1300 万/年。许多恶性肿瘤如乳腺癌、肺癌、结直肠癌、前列腺癌的存活率及治愈率并没得到明显的改观。肿瘤的社会经济负担更是日益繁重。

1. 肿瘤治疗之困

德国诺贝尔生理学或医学奖获得者 Paul Ehrlich 提出了 "Magic Bullet" 这一概念，声称可以靶向消灭病原体或肿瘤细胞而不殃及机体的正常细胞。抗生素的诞生似乎是对此理论的强烈印证。1971 年 Folkman 在《新英格兰医学杂志》上提出，所有肿瘤都必须依赖持续不断的血管生成，阻断这一过程就能够消灭肿瘤。血管形成抑制剂的诞生被认为开启了肿瘤治疗的新时代，且靶向于血管内皮生长因子（VEGF）的血管形成抑制剂在动物模型和临床前期实验中均显示了十分诱人的应用前景。然而，就在 Folkman 实验室，Angiostatin 和 Endostatin 这两种血管形成抑制剂却得出了令人十分失望的结果。2004 年，用于肾癌和胃肠间质瘤的 Sunitinib 和作用于肾癌和肝癌的 Sorafenib 被批准上市，这些药物并不像 Folkman 所预言的那样理想。由于肿瘤对其的适应机制，停药几周或几个月后肿瘤仍然可能复发，而一旦复发会进展更快。且目前的靶向制剂同样出现了传统化疗药物所具有的不良反应发生率和严重程度，从脱发、髓源性抑制、黏膜炎症、恶心、呕吐等转变为血管炎、皮炎、内分泌紊乱、凝血机制异常、免疫紊乱、神经毒性及肺间质纤维化等，几乎涉及机体的任何系统。新近的一篇有关分子靶向药物的荟萃分析，结果表明伴随着存活率的改善，由药物毒性引起的后果明显严重于对照组。

自从 20 世纪中期癌基因和抑癌基因的发现，肿瘤被理所当然地认为是基因随机性突变的积累以及关键分子通路异常导致的结果，即体细胞突变理论（SMT），这一理论极大促进了肿瘤的基础研究及药物开发。1996 年，美国临床肿瘤学家 Charles Sawyers 主持了一项针对癌细胞基因突变的药物临床试验，它是治疗慢性淋巴细胞白血病的伊马替尼。结果发现，这种药物的治疗效果非常理想。然而一旦对该药物产生耐受，肿瘤细胞会再次卷土重来。SMT 认为肿瘤是细胞或者亚细胞层次上由于基因突变造成的异常增殖性疾病。但是，依此理论诞生的肿瘤治疗效果却让人们始料未及，甚至得出了一些与自身假说相矛盾的试验结果：①如果肿瘤的发生真是一些关键基因突变累积所触发的事件，那么如何解释在罕见的情况下，一些恶性肿瘤自发消失？②着色性干皮病患者的成纤维细胞存在 DNA 对化学或紫外线诱发基因突变的修复缺陷，虽然此类患者皮肤癌的发生率明显增加，但为什么其他类型肿瘤的发生率并未发生明显的变化？一项纳入 17 897 例 Down 综合征患者的调查发现，此类患者较正常人更易罹患白血病和睾丸癌，但是为什么其他恶性肿瘤特别是乳腺癌的发生率却明显减低？③将正常小鼠的卵巢组织移植到脾脏，为什么会在移植部位诱发肿瘤？④将具有特定孔径结构的高度惰性物质植入到动物皮下为什么能诱发肉瘤？⑤一项研究发现在 210 种肿瘤中，73 种并没有检测到基因的异常突变。

半个世纪以来，肿瘤的基础和临床研究确实产生了海量的数据，但我们在肿瘤是如何发生和进展的认识道路上依然举步维艰。肿瘤形成的 SMT 随着研究的进展逐渐出现了无法解释的缺陷甚至矛盾。Wolken-hauer 等认为造成这一困境的原因主要在于我们缺乏一种真正的肿瘤生物学理论，实验以及研究的层次欠恰当，同时还可能存在方法学上的问题。就连对 SMT 的推动做出巨大贡献的 Weinberg 也坦言，我们缺乏一种新的概念和认识肿瘤复杂性的策略。

2. 复杂适应系统、混沌、熵与肿瘤

纵观许多其他学科的历史，比如数学、物理学、天文学等可以发现，只有当一门学科的法则被重新定义后才能得到长足的进展，肿瘤学也应当如此。当今肿瘤形成的主流观点仍植根于多次打击学说，因而肿瘤被认为是一个线性的系统。还原论（Reductionism）是主张把高级运动形式分解复原为低级运动形式的一种哲学观点，认为每一种研究对象都可以化解为各部分的组合加以理解和描述。还原论主导下的单基因治疗策略让我们对基因、蛋白因子及通路等有了十分深入的认识。但是，我们却陷入了难以整合这些庞杂数据的困境。近年来，复杂适应系统（CAS）理论、混沌理论（Chaos theory）等被成功应用到物理学、化学、生物学、工程技术、经济学之中，并解释了许多此前在复杂系统中被认为是偶然的现象。但是，如果将这些理论应用到肿瘤的发生和发展之中，也许会给我们带来一种崭新的视角，可能对其产生更为深入的认识。CAS 是于 20 世纪下叶由 John Holland 教授在 SantaFe 研究所成立 10 周年时提出的，它是由相对独立的多因子、多层次、多要素构成，而彼此能够通过相互偶合等多种方式相互作用和影响而发生十分敏感和密切的联系。

肿瘤是一个复杂的适应系统，肿瘤细胞、亚克隆、干细胞、耐药细胞、肿瘤相关的免疫细胞、细胞外基质（extracellular matrix，ECM）、基因突变、新生血管、细胞因子、激酶、转录因子等众多物质和纷繁信号网络共存于肿瘤这一体系。CAS 具有自组织能力、主动形成并改变存活策略的能力。适应性造就复杂性，肿瘤系统会因自身及多种层次的相互影响而时刻处于动态变化和演进的适应过程。

混沌理论是一种通过严谨的数学方法，处理复杂形式与混乱变动的模型。它认为事物发展的结果对初始条件和临界条件极具敏感的依赖性，一个变量的微小变化对其他变量乃至整个复杂系统都有着不成比例的、巨大的影响。"巴西的一只蝴蝶偶然扇动翅膀所带来的微小气流，几周后可能会变成席卷得克萨斯州的一场龙卷风"，这被称作著名的"Lorenz 蝴蝶效应"现象。英国肿瘤研究院肿瘤学家 Paul Workman 说，肿瘤就是一个生态系统。系统越复杂，蝴蝶效应愈显著，且发生的频率也更高。肿瘤在组织层面上所表现的结构异型、排列紊乱、极性丧失等，在细胞层次表现出的细胞异型、核浆比例失衡、病理性核分裂等，在代谢水平显示的正常物质的无序消长、反常的能量生成、血管分布的杂乱以及在其他生物学行为上表现出的模糊浸润、蔓延、转移等，表明在肿瘤这一复杂系统的各个层面均存在着混乱和无序，即宏观至组织、结构及微环境，微观至基因、肿瘤系统的每一个层次及层次之间，熵值增大。所谓熵（Entropy），是描述体系混乱度的状态函数，系统越混乱，熵值越大。钱学森在《论系统工程》中写道：系统本身尽管产生熵，但系统也同时向环境输出熵，系统保留的熵在减少，所以走向有序。肿瘤细胞通过从外界环境中摄取负熵和释放正熵，保持自身熵处于一个相对较低的状态，维持自身系统活动的有序进行。大数据时代给肿瘤生物学带来了深入精准的试验结果。然而对于肿瘤这一复杂适应巨系统，整体一定远远大于局部之和。过分专注于精细靶点的研究结果，其临床转化价值极有可能会被系统的复杂性和适应性所极大地削弱。因此对各因素、各层次的还原分析研究不可能取代对系统整体的研究。而熵理论、混沌和复杂性研究的目的就是通过特定的方法在不同层次上的复杂组成关系及其与环境的相互作用和整体特性，发现其发生、发展、因果关系，寻求变化规律，揭示整体的活动机制，加以处理并应用于肿瘤的基础研究和临床治疗之中。

3. 物理特性的微小变化是否会引起生物学行为的龙卷风

虽然肿瘤浸润的启动事件还没有得到阐明，但越来越多的证据表明，细胞机械动力学，比如细胞黏附、细胞和组织的形变、内外源性的应力等在肿瘤浸润转移的触发之中扮演着驱动性的角色。上皮细胞通过细胞间的结构装置从环境中感受并整合机械物理信号是肿瘤发生浸润和转移的首个限速步骤。运动是标志宇宙间一切事物、现象过程变化的哲学范畴，是物质存在的根本方式。辩证唯物主义根据自然科学和社会科学发展的历史，按照从低级到高级，从简单到复杂的顺序排列，把运动的基本形式概括为以下五种：机械运动、物理运动、化学运动、生物运动、社会运动。低级运动形式是高级运动形式的基础，高级运动形式是从低级运动形式发展而来，并且包含着低级运动形式。同样，肿瘤细胞也当如此。因为肿瘤细胞的生物学行为包含着细胞机械力学的成分，肿瘤细胞的机械力学行为较生物学行为更为原始、更为低级，因此也更为基础。Stamenovic 等认为，肿瘤具有高度适应能力且时刻处于演进之中，转移的肿瘤细胞有可能最终能够适应时刻变化的微环境，并随着疾病的发展转移至许多其他器官。肿瘤细胞的这种可塑性很可能涉及成百上千种基因，而在肿瘤的发展过程中，细胞的机械行为是不可或缺且最为基础的一个环节。Forgacs 等研究发现，如果没有细胞骨架，细胞将无法进行正常的信号转导和正常存活。Makale 等认为肿瘤的浸润与其机械刚性相关，通过控制肿瘤的 ECM 刚度能够改变肿瘤的表型，肿瘤细胞骨架的表达变化受到 ECM 应力的感受和调控，肿瘤细胞核的变形可以触发特定基因的表达，并认为细胞骨架动力学、细胞应力的产生、细胞黏附以及 ECM 中的流体力学在肿瘤的发生、发展和转移中起着十分重要的作用。肿瘤细胞所受到的机械应力可能会触发多种刺激肿瘤细胞运动的相关因子释放。Stamenovic 研究表明，细胞的机械流变特性关系到细胞生物学功能的发挥，且可能起着核心作用。肌动蛋白 α-actinin-1 及 α-actinin-4 影响细胞骨架的构筑、对细胞及环境机械刚性的感受以及胶质瘤细胞的运动能力，可能介导胶质瘤的生物学浸润。Ras 相关的 C3 肉毒素底物 1（RAC1）是小分子 GTPases 中 Ras 相似物（Rho）家族的一员，研究表明细胞核中 RAC1 的累积会引发依赖肌动蛋白的细胞核形变，并增强细胞核的可塑性及肿瘤细胞的浸润能力。细胞不仅存活在复杂的生物化学环境中，还处于各种各样的生物物理环境之中。如何将机械应力转化为生化信号以及这些信号的传导与整合并转化为细胞的行为变化，这一复杂的过程被称为力—化学—生物偶联。细胞的周期、生长、分化和凋亡是被复杂的细胞骨架蛋白、机械应力及生物化学信号网络所控制。新近的一项关于丝裂原激活的蛋白激酶（MAPK）家族的新成员 $P38\gamma$ 在乳腺癌细胞运动和转移中所起作用的研究，结果发现在敲除 $P38\gamma$ 基因后，乳腺癌细胞运动能力瘫痪，并认为 $P38\gamma$ 失活介导的细胞骨架构筑变化是这一现象的始作俑者。外界生物物理应力如 ECM 的重塑、弹性回缩力、肿瘤细胞的空间分布等会影响肿瘤细胞的异质性，并可能决定特定的细胞增殖、凋亡、转移甚至代谢特征和治疗的抵抗。因此，更为深入地研究这些力学特征是如何调控肿瘤的演进和转移，将有助于肿瘤治疗的进步和发展。细胞微环境中的物理信号能直接影响肿瘤细胞的黏附和转移。所有这些现象表明肿瘤生物学与细胞机械力学的融合也许能为恶性肿瘤的治疗带来策略性的变革。未来肿瘤干预的靶点也许不仅在于特异的生物分子，还可能更多地包括特定的物理行为。樊代明院士曾提出，要想更客观地认识肿瘤，弄清癌变相关的关键分子事件（CAKME）十分重要，因为肿瘤的发生发展涉及多基因、多通路和多分子的过程，而 CAKME 指的就是这些通路中最重要的通路，众多分子中最重要的分子。那么，我们是否可以从肿瘤细胞的机械行为的角度去探索 CAKME 呢？也许正如著名的物理学家 Neil Born 所言："生物学的主要特征必须到一种奇特的有机体中去找，在这种有机体中用普通力学加以分析的特点和典型的原子论的特点交织在一起。"

4. "最优解"与"满意解"

扩大范围的根治性手术、增加剂量的放化疗以及高度特异性的分子靶向治疗，通过尽可能彻底性地消灭肿瘤细胞，无疑是临床工作者所极度追求的理想疗法。然而，在保证安全的前提下尽可能切除肿瘤本身就是一个对立统一体，恶性肿瘤的边界到底在哪里？即使达到影像学的全切除是否就意味着肿瘤的彻底清除？尽管放疗剂量的不断提高，为什么许多恶性肿瘤还是在放射区内复发？新近的一项研究表明，高剂量的化疗不仅没有达到预期的效果，事实上反而却加速了恶性肿瘤耐药细胞的形成和生长。"最优解"是数学逻辑中的概念，在肿瘤治疗中，上述疗法可以称为肿瘤之谜的最优解，然而最优解的有效度则高度依赖于系统每一个环节的稳定性，而肿瘤是一个复杂的适应系统。但是，如果我们不去过分追求绝对最优的策略，转而追求简洁有效的满意解，甚至是非劣解，肿瘤治疗的效果也许会更好。比如，有的研究者试图通过减低药物剂量，仅希望部分程度上控制肿瘤细胞，从而达到延长肿瘤患者的存活期和提高生活质量，而非最大限度地追求消灭肿瘤，研究者将其称为"adaptive therapy"，即杀灭一定数量的肿瘤细胞使肿瘤维持在一定的体积，在不继续增大的同时尽可能减少对机体的损害。它通过维持一定数量的对治疗敏感的细胞，从而抑制耐药细胞的形成和增殖。而体内试验表明，与传统化疗策略相比，这样反而能够更加有效地控制肿瘤并延长试验组的存活期。有趣的是，中国的传统医学把肿瘤从最开始，就看作是与机体状态密切相关的全身性疾病，而非局部细胞或是器官的疾病，基于这种整体观的文化和哲学基础，传统医学的肿瘤治疗策略是从宏观上调控和改善机体的状态，它通过调动、激发机体本身的机能以纠正这种气机、阴阳失衡，认为这种内气的增强和重获平衡，可以帮助克制甚至最终战胜肿瘤，促进康复，从而使中晚期癌症患者得以更为长期地存活，并保证更好的生活质量。而上述新化疗思路与此理念如出一辙。因此，"带瘤存活"并不是肿瘤治疗的让步或无能，"扶正祛邪"也可能蕴含着肿瘤治疗的新思路。

5. 结　语

分子生物技术的巨大进步将肿瘤生物学的研究深化到基因组学、蛋白组学及代谢组学等，我们不能否认更多的分子生物学数据很有可能将带来新的更具前景的肿瘤治疗策略。但也有确凿的证据表明，现存的多种治疗模式通常只会带来短期的疗效，并最终会被肿瘤细胞的进化机制所耐受。很多肿瘤学家和肿瘤生物学家理所当然地认为肿瘤生物学的首要法则是基因。随着研究的加深，也许我们应该重新审视这一假说。从近年来突起的控制论、信息论、物理及数学理论的视角，认识肿瘤的物理、生物等行为可能会给肿瘤的形成和发展提供一种新的认识思路。如果从生命起源和物种演进的视角，物理机械行为的发生一定先于生物学行为的形成，且有研究表明晚期肿瘤细胞的机械性构筑存在缺陷，这很可能为我们从肿瘤物理学的机械力学角度去干预肿瘤提供新的思考。"满意解"与"最优解"是数学逻辑中的概念，然而恶性肿瘤的治疗原则同样也存在这一问题，非特异性治疗的难题在于识别，靶向性治疗的困境在于适应。而传统中医能够超脱于这些局限。东西方不同的肿瘤认识思维，不同的肿瘤治疗策略，应兼收并蓄，寻找其间的平衡与真正的融合。即便如此也不尽然能够解决所有的问题，但定能深化我们对肿瘤的认识，或许甚至带来肿瘤治疗模式的革新，从而促进肿瘤研究的临床转化效率。要想充分认识肿瘤，我们所需要的绝不仅仅是技术上的更新，更是方法及策略上的变革。

参考文献

[1]石学敏. 针灸学[M]. 北京：中国中医药出版社，2007.

[2]于河，谷晓红. 恶性肿瘤的中医学发病机制及治则探讨[A]. 第11届全国中医药防治感染病学术大会暨江苏省中西医结合肝病学术年会[C]. 2011.

[3]苏雅，夏黎明，祝永福. 针灸治疗癌因性疲乏的研究进展[J]. 中国民族民间医药，2015，24(17)：38-40.

[4]曾益新. 肿瘤学[M]. 3版. 北京：人民卫生出版，2012.

[5]马泰，孙国平，李家斌. 细胞自噬的研究方法[J]. 生物化学与生物物理进展，2012，39(3)：204-209.

[6]吕金胜. 胃三针防治化疗所致恶心呕吐的研究[D]. 广州中医药大学，2012.

[7]陈实功. 外科正宗[M]. 天津：天津科学技术出版社，2012.

[8]侯新芳，倪光夏. 艾灸治疗恶性肿瘤研究进展[J]. 世界中西医结合杂志，2014，9(1)：101-104.

[9]丁成华，孙晓刚. 中医舌诊图谱[M]. 北京：人民卫生出版社，2013.

[10]袁和平，袁红霞. 舌下络脉诊法图谱[M]. 太原：山西科学技术出版社，2013.

[11]全国肿瘤登记中心. 2013中国肿瘤登记年报[M]. 北京：军事医学科学出版社，2014.

[12]吴君德. 肿瘤患者舌象特点的临床研究[D]. 北京中医药大学，2011.

[13]石明晴，韩克，夏玉兰. 补肾疏肝法干预妇科恶性肿瘤术后及放化疗后抑郁症状研究[J]. 辽宁中医药大学学报，2013，15(2)：164-168.

[14]贾建光，马莉，李靖. 四君子汤及拆方含药血清对胃癌细胞株侧群细胞的生长抑制研究[J]. 中国临床药理学与治疗，2013，18(5)：513-518.

[13]胡皓，赵一，蔡小平. 赵国岑教授运用中医药治疗食道癌经验[J]. 中医学报，2016，31(12)：1845-1848.

[14]孟祥林，罗宏伟. 原发性肝癌中医辨治体会[J]. 中医临床研究，2016，8(1)：53-55.

[15]郭仁清. 周仲瑛教授癌毒理论与消化系恶性肿瘤的辨治实践[D]. 南京中医药大学，2010.

[16]王海强，刘朝霞，郑丽红. 谢晶日教授治疗原发性肝癌临床经验[J]. 中医药信息，2014，31(1)：60-61.

[17]吴继，张琰，赵海音. 针灸联合耳穴疗法治疗癌性疼痛的临床研究[J]. 中华中医药学刊，2014，32(8)：1904-1906.

[18]郭勇. 恶性肿瘤及并发症中西医结合治疗[M]. 2版. 北京：人民军医出版社，2014.

[19]龙群. 中医药治疗中晚期胰腺癌临床体会[J]. 世界临床医学，2015，9(7)：155-157.

[20]张奕. 中医药治疗中晚期胰腺癌的Meta分析[J]. 医学信息，2014，27(11)：117-119.

[21]许彬，张振勇. 胰腺癌的中医临证要点[J]. 国际中医中药杂志，2014，36(3)：2461-2463.

[22]罗红梅. 中药内服外敷治疗胰腺癌疼痛的临床观察[J]. 湖北中医杂志，2015，37(3)：5-7.

[23]仇新宁，崔立华，张淑坤. 中药单体及有效成分防治胰腺癌的实验研究进展[J]. 中国中西医结合外科杂志，2016，22(4)：412-413.

[24]刘靖薇，李远，赵永辰. 基于医案数据分析的大肠癌术后中医证治规律研究[J]. 医学研究与教育，2016，33(6)：24-27.

[25]刘海，杨建琼，熊亮，等. 吉祥草提取物对人结肠癌 HT-29 细胞体外抑制作用的研究[J]. 时珍国医国药，2013，24(5)：1103－1105.

[26]何带桂，温俊林，王华倩，等. 血桐叶水提物对人结肠癌 LoVo 细胞的增殖抑制作用[J]. 广东工业大学学报，2013，30(1)：120－124.

[27]宋竖旗，卢建新，张亚强. 中医药治疗前列腺癌的新进展与思考[J]. 中国中西医结合外科杂志，2015，21(6)：629－633.

[28]王金秀，李小江，陈军. 贾英杰论前列腺癌的中医病机与治疗[J]. 新中医，2014，46(4)：20－23.

[29]司富春，杜超飞. 前列腺癌的中医证候和方药规律分析[J]. 中华中医药杂志，2015，30(2)：581－585.

[30]庞然，卢建新，高筱松，等. 前列消癥汤治疗激素难治性前列腺癌的临床研究[J]. 中国中西医结合外科杂志，2013，19(4)：374－377.

[31]梁鑫，高健刚，孙小庆，等. 茶多酚对前列腺癌细胞 DU145 生长的影响[J]. 中华男科学杂志，2013，19(6)：495－500.

[32]吴忠祥，贺龙刚，谭达全. 半夏泻心汤及其拆方对 Hp 感染小鼠胃黏膜保护作用的研究[J]. 湖南中医药大学学报，2010，30(5)：23－25.

[33]方勇，侯琦，卢瑜. 异丹叶大黄素下调膀胱癌细胞的细胞周期蛋白 D1 表达并诱导 GO/G1 细胞周期阻滞[J]. 中国病理生理杂志，2013，29(3)：442－448.

[34]张丽瑞，陈葳，李琛，等. 紫铆因抑制膀胱癌细胞增殖的体内外研究[J]. 肿瘤防治研究，2014，41(7)：714－718.

[35]迟庆龙，王艳波，王春喜. 水飞蓟宾对人膀胱癌细胞系 T24 和 5637 的增殖抑制及凋亡诱导作用[J]. 吉林大学学报：医学版，2014，40(2)：266－270.

[36]李佳青，韩咏梅，李占海. 香菇多糖对人膀胱癌 BIU-87 细胞增殖的抑制作用[J]. 解放军医药杂志，2013，25(11)：52，55.

[37]孙烨，李朋娟，刘昳. 乳腺癌中医临床表型量表的初步研制[J]. 中医杂志，2016，57(9)：743－745.

[38]钱振冲，彭永昊，蒋洁尘. 109 例子宫颈癌中医辨证分型[J]. 武汉医学院学报，1981，2：37－39.

[39]王恩军，靳玮，王哲，等. 山茱萸多糖诱导宫颈癌细胞凋亡及 Bax 蛋白表达的变化[J]. 中国实验方剂学杂志，2012，18(10)：260－262.

[40]王灵丽. 白花败酱总皂苷抗小鼠宫颈癌的活性探讨[J]. 国际中医中药杂志，2011，33(12)：1083－1085.

[41]王兵，侯炜. 中医辨治鼻咽癌的几点认识[J]. 世界中西医结合杂志，2013，8(1)：89－91.

[42]蒙雯雯，黄雪梅，卢德成. 中药夏枯草对甲状腺癌 SW579 细胞的抗增殖作用[J]. 医药前沿，2012，2(8)：74－76.

[43]贾艺雯，张海拜. 皮肤癌的中药外治法[J]. 中医外治杂志，2012，21(1)：47－49.

[44]钟华，尹蓉莉，谢秀琼，等. 不同莪术提取物对小鼠皮肤癌的药效研究[J]. 时珍国医国药，2010，21(10)：2566－2567.

[45]喻国华，李智萍. 紫草提取物对人皮肤癌 A431 细胞株抑制增殖[A]. 江西省中医药学会 2011 年学术年会论文集，2011.

[46]王若琼，罗秀素，尹利明. 应用中医药治疗急性白血病临床经验[J]. 浙江中西医结合杂志，2015，25(3)：221－224.

[47]杨淑莲，孙长勇，王茂. 中医药干预急性白血病治疗策略[J]. 中国中医急症，2015，24(5)：818－820.

[48]陈小红，高瑞兰，陈益民，等. 白花蛇舌草注射液对 HL-60 细胞凋亡相关基因和蛋白表达的影响[J]. 中国中医药科技，2012，19(3)：226－228.

[49]许亚梅,贾玫,张雅月.恶性淋巴瘤(石疽)常见证候要素及中医证型初探[J].北京中医药,2013, 31(10):727－728.

[50]杜美莲,周永明.周永明教授治疗恶性淋巴瘤经验[J].辽宁中医药大学学报,2013,15(3): 103－104.

[51]庄步玺,梁昊,卢芳国.多发性骨髓瘤中医病机分析及证治思路[J].湖南中医药大学学报,2016, 36(8):14－16.

[52]余雪,章亚成,季建敏.中医药治疗多发性骨髓瘤[J].吉林中医药,2015,35(5):442－444.

[53]俞雷,侯安继,胡艳,等.多发性骨髓瘤中医辨治体会[J].湖南中医药大学学报,2012,32(12): 33－54.

[54]戴嫩,于天启,陈亚勇.补肾活血、祛痰解毒法中药联合化疗治疗多发性骨髓瘤疗效观察[J].新中 医,2013,45(8):141－142.

[55]吕红.禹州漏芦诱导人多发性骨髓瘤U266细胞凋亡及其机制研究[D].山西医科大学,2013.

[56]董帅军,韩保卫,韩英民.观察生物免疫治疗与化疗对胃癌的疗效比较[J].中国现代药物应用, 2014,8(9):62－64.

[57]杨柳青,秦叔逵,龚新雷,等.索托非尼治疗国人中晚期HCC的临床研究[J].中国新药杂志,2013, 22(17):2053－2059.

[58]陈菊香,周红轩,朱利群,等.吉西他滨联合奥沙利铂方案合并高强度聚焦超声治疗晚期胰腺癌的 疗效观察[J].实用癌症杂志,2015,30(2):217－219.

[59]van der Paardt MP, Zagers MB, Beets-Tan RG, et a1. Patients who undergo preoperative chemoradiothera- py for locally advanced rectal cancer restaged by using diagnostic MR imaging:a systematic review and meta analysis[J]. Radiology, 2013, 269(1):101－112.

[60]梅加林,殷德福,高飞,等.新辅助化疗在局部晚期非小细胞肺癌外科手术中的应用价值探析[J]. 中外医学研究,2016,14(12):52－53.

[61]支修益,刘宝东.肺癌诊治的两大理念:微创和精准[J].中国微创外科杂志,2017,17(1): 335－337.

[62]那彦群,叶章群,孙颖浩,等.2014版中国泌尿外科疾病诊断治疗指南[M].北京:人民卫生出版 社,2014.

[63]徐维锋,李汉忠,张玉石,等.3D腹腔镜与2D腹腔镜下保留肾单位手术的对照研究[J].中华泌尿 外科杂志,2014,35(6):410－413.

[64]Zuber S, Weiss S, Baaske D, et al. Iodine-125 seed brachytherapy for early stage prostate cancer:a single- institution review[J]. Radiat Oncol, 2015, 10:49.

[65]卢慕峻,张克,张明,等.高危及局部晚期前列腺癌新辅助治疗后行腹腔镜下前列腺癌根治术的临 床体会[J].中华临床医师杂志,2015,36(2):196－199.

[66]Chang L, Graham PH, Hao J, et al. PI3K/Akt/mTOR pathway inhibitors enhance radiosensivity in ra- dioresistant prostate cancer cells through inducing apoptosis, reducing autophagy, suppressing NHEJ and HR repair pathways[J]. Cell Death Dis, 2014, 5:1437－1438.

[67]王月生,钟惟德.现代膀胱癌发病因素的流行病学分析[J].现代泌尿生殖肿瘤杂志,2010,2(6): 363－367.

[68]韩锐,孙燕.新世纪癌的化疗预防与药物治疗[M].北京:人民军医出版社,2005.

[69]刘宇,黄群爱,刘瑞磊,等.射频消融联合胞嘧啶鸟嘌呤寡脱氧核苷酸治疗小鼠乳腺癌皮下模型 [J].中华实验外科杂志.2015,32(8):1869－1871.

[70]丁波泥,钱立元,赵于军,等.腔镜腋窝淋巴结清扫术与传统开放手术治疗乳腺癌的Meta分析[J]. 中南大学学报:医学版,2015,40(7):782－789.

[71]陈争春,黄勇进.子宫颈癌及宫颈上皮内瘤变流行病学调查[J].中国现代医药杂志,2012,14(6):

42 - 44.

[72]徐荣，安媛，程卫. 分化型甲状腺癌的微创手术治疗[J]. 现代肿瘤医学，2014，22(11)：2573 - 2575.

[73]仇明. 内镜甲状腺癌根治术争议与评价[J]. 中国实用外科杂志，2010，30(3)：197 - 199.

[74]王辉，王萍，宋丽红，等. CT引导下粒子植入治疗中晚期肺癌近期疗效观察[J]. 中国实用医刊，2010，37(24)：32 - 33.

[75]Rstom SA, Liborio LS, Paschoal FM. Reflectance confocal microscopy of cutaneous melanoma：Correlation with dermoscopy and histopathology[J]. An Bras Dermatol, 2015, 90(3)：411 - 414.

[76]林洪明. 手术治疗颜面部皮肤癌的长期疗效观察[J]. 实用癌症杂志，2016，31(2)：323 - 325.

[77]张彬. 面部皮肤癌手术缺损修复的常用局部皮瓣[J]. 中华耳鼻咽喉头颈外科杂志，2011，46(5)：433 - 436.

[78]Roozeboom MH, van Kleef L, Arits AH, et al. Tumor thickhess and adnexal extension of superficial basal cell carcinoma(sBCC) as determinants of treatment failure for methyl aminolevulinate(MAL) photodynamic therapy(PDT), imiquimod, and 5-fluorouracil(Fu)[J]. Am Acad Dermatol, 2015, 73(1)：93 - 98.

[79]赵东陆，马军. 恶性淋巴瘤治疗进展：第57届美国血液学会年会报道[A]. 白血病. 淋巴瘤，2016，25(2)：72 - 75.

[80]陈飞，王玉娟，张克俭，等. 硼替佐米联合地塞米松及沙利度胺治疗多发性骨髓瘤临床观察[J]. 临床血液学杂志，2011，24(3)：176 - 177.

[81]Ueki K, Yamada S, Tsuchimoto A, et al. Rapid progression of vascular and soft tissue calcification while being managed for severe and persistent hypocalcemia induced by denosumab treatment in a patient with multiple myeloma and chronic kidney disease[J]. Intern Med, 2015, 54(20)：2637 - 2642.

[82]熊墨年. 肿瘤治疗与康复新理念——"与瘤共存"[A]. 全国第二届喻嘉言学术思想研讨会论文集，2007.

[83]张鲁文，毕素栋，陆叙林. 肿瘤防治ABC[M]. 北京：军事医学科学出版社，2002.

[84]赵卫忠. 临床肿瘤治疗决策的思考[J]. 医学与哲学：临床决策论坛版，2009，5(30)：4 - 6.

[85]张弘. 对演化理论解读恶性肿瘤发生与治疗的哲学反诘[J]. 医学与哲学，2015，36(2B)：80 - 82.

[86]赵晨辉，韦义，牛晓娜，等. 肿瘤认识存在的问题及其对策思考[J]. 临床决策研究，2015，36(10B)：1 - 4